D. Baumhoer, I. Steinbrück, W. Götz

Histologie

Daniel Baumhoer
Ingo Steinbrück
Werner Götz

Histologie

Kurzlehrbuch zum Gegenstandskatalog

2. Auflage

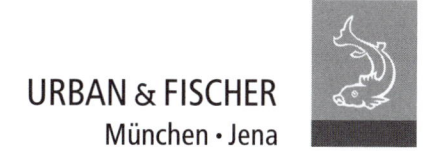

URBAN & FISCHER
München · Jena

Zuschriften und Kritik an:
Urban & Fischer, Lektorat Medizinstudium, Sabine Hennhöfer, Karlstraße 45, 80333 München

Wichtiger Hinweis für den Benutzer
Die Erkenntnisse in der Medizin unterliegen laufendem Wandel durch Forschung und klinische Erfahrungen. Herausgeber und Autoren dieses Werkes haben große Sorgfalt darauf verwendet, dass die in diesem Werk gemachten therapeutischen Angaben (insbesondere hinsichtlich Indikation, Dosierung und unerwünschten Wirkungen) dem derzeitigen Wissensstand entsprechen. Das entbindet den Nutzer dieses Werkes aber nicht von der Verpflichtung, anhand der Beipackzettel zu verschreibender Präparate zu überprüfen, ob die dort gemachten Angaben von denen in diesem Buch abweichen und seine Verordnung in eigener Verantwortung zu treffen.

Bibliografische Information Der Deutschen Bibliothek
Die Deutsche Bibliothek verzeichnet diese Publikation in der Deutschen Nationalbibliografie; detaillierte bibliografische Daten sind im Internet über http://dnb.ddb.de abrufbar.

Alle Rechte vorbehalten
   1. Auflage 2000
   2. Auflage 2003
© 2003 Urban & Fischer Verlag München • Jena

Das Werk einschließlich aller seiner Teile ist urheberrechtlich geschützt. Jede Verwertung außerhalb der engen Grenzen des Urheberrechtsgesetzes ist ohne Zustimmung des Verlages unzulässig und strafbar. Das gilt insbesondere für Vervielfältigungen, Übersetzungen, Mikroverfilmungen und die Einspeicherung und Verarbeitung in elektronischen Systemen.

Um den Textfluss nicht zu stören, wurde bei Patienten und Berufsbezeichnungen die grammatikalisch maskuline Form gewählt. Selbstverständlich sind in diesen Fällen immer Frauen und Männer gemeint.

Planung: Dr. med. Dorothea Hennessen
Lektorat: Sabine Hennhöfer
Herstellung: Peter Sutterlitte
Satz: Kösel, Kempten
Druck und Bindung: Kösel, Kempten
Fotos/Zeichnungen: Daniel Baumhoer und Ingo Steinbrück
Umschlaggestaltung: Spiesz-Design, Neu-Ulm

Printed in Germany
ISBN 3-437-42231-6

Aktuelle Informationen finden Sie im Internet unter http://www.urbanfischer.de

Gewidmet meinem Vater Bernd Baumhoer (1944–2000),
der meine Mutter und mich viel zu früh verlassen musste.

Vorwort zur 2. Auflage

Die Idee zu diesem Buch entstand, als vor einigen Jahren während meiner früheren Tätigkeit an der Abteilung Histologie der Universität Göttingen die damaligen Medizinstudenten Daniel Baumhoer und Ingo Steinbrück bei mir mit einem Stapel schematischer histologischer Zeichnungen und Texte als Vorlagen für ein Histologie-Skript vorstellig wurden. Beim Verlag Urban & Fischer stießen wir sofort auf Resonanz und die Bereitschaft zur Umsetzung des Materials in ein Kurzlehrbuch. Nach Erscheinen waren wir über die gute Annahme des Buches durch die Studierenden der Medizin und Zahnmedizin überrascht, sodass jetzt bereits eine zweite, überarbeitete Auflage nötig wurde. Bedanken möchten wir uns bei den vielen Leserinnen und Lesern, die uns auf Fehler in der 1. Auflage aufmerksam gemacht sowie mit konstruktiver Kritik und Vorschlägen zu Verbesserungen bei der neuen Auflage beigetragen haben!

Was will dieses Buch?

- Dieses Kurzlehrbuch will und kann weder ein ausführliches Lehrbuch noch einen Atlas der Histologie ersetzen, soll aber eine aktuelle Alternative zu den auf dem Markt befindlichen, veralteten Skripten sein.
- Das Buch ist ein Arbeitsbuch, das vor allem auch zur Benutzung während der Kurse der mikroskopischen Anatomie gedacht ist. Da in vielen Histologiekursen an deutschen Universitäten Zeichnungen von Präparaten angefertigt werden, sollen die Abbildungen in diesem Buch eine Anleitung dazu geben. Allerdings handelt es sich um schematische Abbildungen, in denen wichtige und typische Strukturen hervorgehoben sind.
- Das Buch orientiert sich an der mikroskopischen Praxis. Deswegen wurden zahlreiche Hinweise und Tipps zum Mikroskopieren und zu Präparaten, wie sie *tatsächlich* in den Kursen vorkommen können, gegeben. Wichtige Erkennungszeichen von Präparaten werden hervorgehoben.
- Dem Buch wurde eine kurze Einführung in das Wesen und die Bedeutung der Histologie für die ärztliche Praxis sowie in histologische Methoden vorangestellt, um den Studierenden, die zum erstenmal in Kontakt mit diesem Fach kommen, eine Vorbereitung an die Hand zu geben.
- Es wurden auch neuere Entwicklungen in der Histologie und vor allem der Zellbiologie berücksichtigt sowie Verweise auf pathologische und klinische Zusammenhänge eingefügt. Dies sehen wir auch für ein Kurzlehrbuch als gerechtfertigt an, denn es soll auch auf knappem Raum deutlich werden, dass eine moderne mikroskopische Anatomie einerseits in zell- und molekularbiologische, andererseits in klinische Zusammenhänge eingebettet ist. Manche Fakten lernen sich vielleicht auch leichter, wenn man ihre klinische Bedeutung kennt!
- Natürlich kann das Buch auch als Repetitorium vor Prüfungen oder dem Physikum genutzt werden. Außerdem bietet es Platz für eigene Notizen oder Zeichnungen.
- Schließlich bietet das Buch auch für Studierende der Humanbiologie, Biologie und Pharmazie einen Überblick über die Histologie des Menschen.

Was ist hauptsächlich neu an der 2. Auflage?

- Alle Kapitel wurden z.T. erheblich überarbeitet, erweitert und *aktualisiert*, viele *Abbildungen* erneuert sowie neue hinzugefügt. Wir haben versucht, alle Fehler aus der 1. Auflage auszumerzen und Verbesserungsvorschläge aus der Leserschaft zu berücksichtigen. Das *Layout* wurde neu und benutzerfreundlicher gestaltet.
- Der aktuelle *Gegenstandskatalog* für die ärztlichen Prüfungen wurde berücksichtigt. Außerdem wurde sichergestellt, dass sich alle Themen der *Prüfungsfragen* der letzten 6 Jahre, die sich irgendwie auf Histologie und Zellbiologie beziehen, in dem Buch wiederfinden, sodass diese mithilfe des Buches beantwortet werden könnten.
- Die Abschnitte zur Histologie von Mundhöhle und Zähnen wurden erheblich erweitert, um auch die speziellen Belange von Studierenden der *Zahnmedizin* zu berücksichtigen.
- Ein Kapitel zur speziellen mikroskopischen Anatomie von Knochenverbindungen und *Gelenken* wurde neu aufgenommen, da diese Themenbereiche in anderen deutschen Lehrbüchern der Histologie oft zu kurz kommen.

Unser besonderer Dank gilt wieder dem Verlag Urban & Fischer für die erfolgreiche und unkomplizierte Zusammenarbeit, insbesondere Frau S. Hennhöfer und Frau A. Wintermayr vom Lektorat Medizinstudium für ihre Betreuung und Unterstützung zur Realisierung der 2. Auflage. Weiterhin bitten wir alle Leserinnen und Leser darum, uns weiterhin ihre Kritik und Verbesserungsvorschläge mitzuteilen.

Bonn, im Frühjahr 2003

Prof. Dr. med. Werner Götz

Inhalt

	Vorwort zur 2. Auflage	VII

1 Einführung ... 1

| 1.1 | Die Stellung des Faches Histologie in der Medizin | 1 |
| 1.2 | Warum braucht man für die ärztliche Ausbildung Kenntnisse in Histologie und Zellbiologie? | 2 |

2 Methoden der Histologie ... 3

2.1	Größenverhältnisse	3
2.2	**Lichtmikroskopie**	3
2.2.1	Technisches Prinzip	3
2.2.2	Herstellung histologischer Präparate für die Lichtmikroskopie	3
2.3	**Elektronenmikroskopie**	7
2.3.1	Technisches Prinzip	7
2.3.2	Herstellung von EM-Präparaten	7
2.3.3	Rasterelektronenmikroskopie (REM = Scanning electron microscopy [SEM])	8
2.4	**Spezielle histologische Verfahren**	8
2.4.1	Histochemie	8
2.4.2	Immunhistochemie, Immunzytochemie	8
2.4.3	Lektinhistochemie	8
2.4.4	Autoradiographie	8
2.4.5	In-situ-Hybridisierung	9
2.5	**Histologische Diagnostik**	9
2.5.1	Praktisches Mikroskopieren	9
2.5.2	Schnittebene	9
2.5.3	Häufig auftretende Artefakte	10

3 Zytologie (Zellenlehre, Zellbiologie) ... 11

3.1	Einführung	11
3.2	**Zellmembran**	12
3.2.1	Aufbau, Zusammensetzung und Funktion der Zellmembran	12
3.2.2	Rezeptoren	14
3.2.3	Membrandifferenzierungen	14
3.2.4	Endo- und Exozytose	14
3.3	**Zellkern (Nukleus)**	16
3.3.1	Allgemeines	16
3.3.2	Ultrastruktur des Zellkerns	16
3.4	**Zellorganellen**	18
3.4.1	Mitochondrien	18
3.4.2	Ribosomen	19
3.4.3	Endoplasmatisches Retikulum	19
3.4.4	Golgi-Apparat	21
3.4.5	Lysosomen	21
3.4.6	Peroxisomen	22
3.4.7	Proteasomen	23
3.5	**Zytoskelett**	23
3.5.1	Übersicht	23
3.5.2	Mikrotubuli	23
3.5.3	Mikrofilamente	25
3.5.4	Intermediärfilamente	26
3.6	**Zellkontakte**	27
3.6.1	Übersicht	27
3.6.2	Desmosomen	27

3.6.3	Tight junctions	28	4.8	**Muskelgewebe**	69
3.6.4	Gap junctions	28	4.8.1	Überblick	69
3.7	**Paraplasma**	28	4.8.2	Quergestreifte Skelettmuskulatur	69
3.7.1	Übersicht	28	4.8.3	Herzmuskulatur	76
3.7.2	Stoffwechselend- und -zwischenprodukte	29	4.8.4	Glatte Muskulatur	77
3.7.3	Pigmente	29	**4.9**	**Nervengewebe**	77
3.8	**Zellzyklus und Zellteilung**	30	4.9.1	Einleitung	77
3.8.1	Übersicht	30	4.9.2	Nervenzelle	77
3.8.2	Phasen des Zellzyklus	30	4.9.3	Gliazellen	82
3.8.3	Mitose	31	4.9.4	Nervenfasern	84
3.8.4	Meiose	33	4.9.5	Synapsen	86
3.9	**Regeneration und Zelltod**	35			
3.9.1	Regeneration	35	**5**	**Spezielle Histologie**	91
3.9.2	Zelltod	36			
3.10	**Stammzellen**	37	**5.1**	**Kreislauf**	91
			5.1.1	Einführung	91
4	**Allgemeine Histologie**	39	5.1.2	Blutgefäße	91
			5.1.3	Lymphgefäße	98
4.1	**Einführung in die Gewebelehre**	39	5.1.4	Herz	99
4.2	**Epithelgewebe**	39	**5.2**	**Blut**	100
4.2.1	Überblick	39	5.2.1	Einführung	100
4.2.2	Einteilung der Oberflächenepithelien	40	5.2.2	Histologische Blutuntersuchungen	100
4.2.3	Sonderformen von Epithelien	42	5.2.3	Erythrozyten	101
4.2.4	Merkmale von Epithelien	42	5.2.4	Leukozyten	101
4.3	**Drüsenepithel**	44	5.2.5	Thrombozyten	104
4.3.1	Überblick	44	5.2.6	Weitere Zellen	104
4.3.2	Exokrine Drüsen	45	**5.3**	**Blutbildung (Hämatopoese)**	104
4.3.3	Endokrine Drüsenzellen	50	5.3.1	Intrauterine Blutbildung	104
4.4	**Bindegewebe**	50	5.3.2	Knochenmark	105
4.4.1	Überblick	50	5.3.3	Allgemeines zur Hämatopoese	105
4.4.2	Bindegewebszellen	50	5.3.4	Erythrozytopoese	106
4.4.3	Interzellularsubstanzen (extrazelluläre Matrix)	52	5.3.5	Granulozytopoese	107
			5.3.6	Monozytopoese	108
4.4.4	Bindegewebsarten	54	5.3.7	Lymphozytopoese	108
4.5	**Fettgewebe**	57	5.3.8	Thrombozytopoese	109
4.5.1	Allgemeines	57	**5.4**	**Lymphatisches System**	109
4.5.2	Weißes Fettgewebe	57	5.4.1	Zellen und Immungeschehen	109
4.5.3	Braunes Fettgewebe	58	5.4.2	Lymphatische Organe	112
4.6	**Knorpelgewebe**	59	**5.5**	**Endokrine Organe**	125
4.6.1	Allgemeine Struktur	59	5.5.1	Einführung	125
4.6.2	Knorpelarten	60	5.5.2	Hypophyse	126
4.7	**Knochengewebe**	60	5.5.3	Schilddrüse	129
4.7.1	Allgemeines	60	5.5.4	Epithelkörperchen (Nebenschilddrüsen)	130
4.7.2	Knochenaufbau	61	5.5.5	Nebenniere	131
4.7.3	Knochenentwicklung (Osteogenese)	65	5.5.6	Pinealorgan	133
			5.5.7	Weitere endokrine Organe	134

5.6	**Atemapparat**	135	5.10.8	Männliches Glied (Penis)	211
5.6.1	Einführung	135	**5.11**	**Weibliche Geschlechtsorgane**	213
5.6.2	Nase	135	5.11.1	Einführung	213
5.6.3	Rachen (Pharynx)	137	5.11.2	Ovar	213
5.6.4	Kehlkopf (Larynx)	137	5.11.3	Tuba uterina	218
5.6.5	Luftröhre (Trachea)	138	5.11.4	Uterus	220
5.6.6	Bronchien und Lunge	139	5.11.5	Vagina	224
5.7	**Verdauungsorgane**	144	5.11.6	Äußere Geschlechtsorgane (Vulva)	226
5.7.1	Einführung	144	5.11.7	Plazenta	226
5.7.2	Kopfdarm	145	5.11.8	Brustdrüse	233
5.7.3	Rumpfdarm	161	**5.12**	**Haut und Hautanhangsgebilde**	236
5.8	**Drüsen des Verdauungskanals**	176	5.12.1	Einführung	236
5.8.1	Einführung	176	5.12.2	Haut	238
5.8.2	Speicheldrüsen	176	5.12.3	Hautanhangsgebilde	242
5.8.3	Leber	178	**5.13**	**Sinnesorgane**	249
5.8.4	Gallenblase	184	5.13.1	Einführung	249
5.8.5	Pankreas	185	5.13.2	Auge	250
5.9	**Harnorgane**	188	5.13.3	Ohr	258
5.9.1	Einführung	188	5.13.4	Glomusorgane	264
5.9.2	Niere	188	**5.14**	**Nervensystem**	265
5.9.3	Ableitende Harnwege	198	5.14.1	Einführung	265
5.10	**Männliche Geschlechtsorgane**	201	5.14.2	Zentrales Nervensystem (ZNS)	265
5.10.1	Einführung	201	5.14.3	Peripheres Nervensystem (PNS)	274
5.10.2	Hoden (Testis)	201	**5.15**	**Knochenverbindungen und Gelenke**	276
5.10.3	Nebenhoden (Epididymis)	206	5.15.1	Knochenverbindungen	277
5.10.4	Samenleiter (Ductus deferens, Vas deferens)	207	5.15.2	Gelenke	279
5.10.5	Bläschendrüse (Vesicula seminalis, Glandula vesiculosa, Glandula seminalis, „Samenblase")	209			
5.10.6	Vorsteherdrüse (Prostata)	210		**Index**	283
5.10.7	Cowper-Drüsen (Glandulae bulbourethrales)	211			

1 Einführung

1.1 Die Stellung des Faches Histologie in der Medizin

Histologie ist die **Lehre von den Geweben** und entwickelte sich im letzten Jahrhundert innerhalb der Medizin und der Naturwissenschaften (z. B. Zoologie, Botanik). In der Medizin wurde sie ein Teilgebiet der **Anatomie**. In den Instituten für Anatomie etablierten sich eigene Lehrstühle oder Abteilungen für dieses Teilfach.

Innerhalb der Histologie unterscheidet man die **allgemeine Histologie**, die sich mit dem Bau und den Funktionen der Grundgewebearten beschäftigt, von der **speziellen Histologie (mikroskopische Anatomie)**, die den Feinbau von Organteilen, Organen und Organsystemen behandelt.

Die **Zellenlehre (Zytologie)** ist die Lehre von der einzelnen Zelle und ihren Bestandteilen. Im Rahmen der Erforschung der vielfältigen biologischen Phänomene in Zellen hat sich in den letzten Jahrzehnten dafür der Begriff **Zellbiologie** durchgesetzt.

Subzelluläre Strukturen und Phänomene bis auf Molekülebene werden schließlich in der **Molekularbiologie** untersucht. Hierbei gibt es natürlich zahlreiche Überschneidungen z. B. zur Biochemie, Physiologie und Genetik.

An den deutschen Universitäten erfolgt die **histologische Ausbildung** der Studierenden der Medizin und Zahnmedizin (entsprechend der Approbationsordnungen) während der Vorklinik meist an den Instituten für Anatomie (Vorlesungen, Kurse der mikroskopischen Anatomie, Seminare usw.). Histologische und zellbiologische Forschungsmethoden gehören aber längst zum Repertoire der **biomedizinischen** (interdisziplinären) **Grundlagenforschung**, die in verschiedensten Einrichtungen stattfindet (universitäre Institute (Anatomie, Physiologie, Pathologie), Klinik, außeruniversitäre Institute, Industrie). Dabei stellen die histologischen Methoden nur einen Teil des gesamten Spektrums dar, zu dem auch biochemische, molekularbiologische oder statistische Methoden gehören. Eine Gemeinsamkeit dieser verschiedenen Gebiete ist, dass es neben der Untersuchung der rein strukturellen Aspekte (Morphologie) mehr um die **funktionellen bzw. physiologischen Zusammenhänge** (Bsp.: funktionelle Histologie, Histophysiologie) sowie um die Anwendbarkeit der Forschungsergebnisse in der Klinik (Krankheitsverständnis, Therapie usw.) geht.

Die Histologie ist an deutschen Universitäten meist nicht an der mittelbaren Patientenversorgung beteiligt, sondern beschränkt sich auf Lehre und Forschung. Diagnostische histologische Untersuchungen in der Klinik fallen in das Aufgabengebiet der **Histopathologie** (pathologische Diagnostik erkrankter Gewebe und Organe), die ein Teilgebiet der Pathologie bzw. pathologischen Anatomie ist (Institute für Pathologie an Kliniken und Krankenhäusern, niedergelassene Pathologen). Auch in der Histopathologie werden Untersuchungen auf Zell- und Molekülebene durchgeführt (zelluläre Pathologie, molekulare Pathologie). Unter dem Begriff der **klinischen Zytologie** (oder nur Zytologie) versteht man die pathologische Diagnostik an Einzelzellen (z. B. aus Abstrichen, Punktaten). Spezialabteilungen für Zytologie gibt es in Instituten für

Pathologie oder in bestimmten klinischen Abteilungen, in denen die Zytodiagnostik eine große Rolle spielt, wie z. B. in der Gynäkologie. Die histopathologische Diagnostik setzt natürlich gute Kenntnisse in der normalen Histologie und Zellbiologie voraus.

1.2 Warum braucht man für die ärztliche Ausbildung Kenntnisse in Histologie und Zellbiologie?

Zuerst werden in der Histologie meist noch **naturwissenschaftliche Grundkenntnisse** vermittelt, die für das Verständnis allgemeinbiologischer oder physiologischer Vorgänge wichtig sind.

Histologische Erkenntnisse, vor allem aus der speziellen mikroskopischen Anatomie, sind wichtige Ergänzungen für die **makroskopische Anatomie** und die Embryologie.

Ohne histologisches Wissen kann man **pathologische und pathophysiologische Veränderungen** nicht verstehen. Die Histologie ist mit eine der Voraussetzungen für das erfolgreiche Studium von Pathologie und Krankheitslehre.

Histologische und zytologische Verfahren haben im Rahmen **diagnostischer Untersuchungen** Eingang in die Klinik gefunden (Bsp.: Blutausstriche, Knochenmarksausstriche, Tumordiagnostik), wobei Grundkenntnisse in histologischen Methoden sehr nützlich sind.

Die mikroskopische Untersuchung histologischer Präparate erfordert logisches Denken und die Abwägung diagnostischer Möglichkeiten, was für die Einübung sog. **differentialdiagnostischer Fähigkeiten**, wie sie in der Klinik zur Diagnosefindung von erheblicher Bedeutung sind, wichtig ist.

Schließlich ermöglichen histologische und zellbiologische Kenntnisse, dass man auch während der späteren ärztlichen Tätigkeit neue **Forschungsergebnisse** und damit die Fortschritte in der Medizin richtig verstehen und einschätzen kann. Auch im Rahmen **eigener Forschungstätigkeiten**, sei es während einer Doktorarbeit oder später im ärztlichen Beruf, wird man eventuell auf histologische Methoden zurückgreifen müssen, da histologische Techniken zum Spektrum biomedizinischer Forschung gehören.

2 Methoden der Histologie

2.1 Größenverhältnisse

- **Auflösungsvermögen:** kleinster Abstand von 2 Struktureinheiten, die gerade noch getrennt abgebildet werden können, beim menschlichen Auge: **0,1 mm** (darunter optische Hilfsmittel, z. B. Lupe, Mikroskop notwendig)
- **wichtige Maßeinheiten:** 1 µm (Mikrometer) = 10^{-6} m; 1 nm (Nanometer) = 10^{-3} µm = 10^{-9} m
- **histologische Größenvergleiche:**
  - menschliche Eizelle: ca. 150–200 µm (mit dem bloßen Auge noch wahrnehmbar!),
  - rotes Blutkörperchen (Erythrozyt): ca. 7,5 µm (wichtige Zelle für Größenvergleiche in histologischen Präparaten),
  - Mitochondrium (Zellorganelle): ca. 0,7 µm,
  - Zellmembran: Dicke ca. 8 nm,
  - Aminosäuremolekül: ca. 0,8 nm.

2.2 Lichtmikroskopie

2.2.1 Technisches Prinzip

Lichtmikroskop: optisches Gerät aus verschiedenen zusammengesetzten Linsensystemen zur Untersuchung gefärbter histologischer Präparate. Dabei wird Licht durch das Objekt gestrahlt (**Durchlichtmikroskopie**).

Ein einfach gebautes Mikroskop (Kursmikroskop) besitzt 3 Linsensysteme sowie Blenden zur Entfernung störender Lichtstrahlen:

- **Kondensor:** sammelt Licht der Lichtquelle (Lampe) und leitet es zum Objekt unter maximaler Ausleuchtung
- **Objektiv:** Linsen, die Objekt vergrößern, entwerfen sog. Zwischenbild
- **Okular:** Linsensystem zur Zwischenbildvergrößerung und Betrachtung (Monokular oder Binokular).

Gesamtvergrößerung = Objektivvergrößerung × Okularvergrößerung.

Die Vergrößerung hängt hauptsächlich von der Auflösung ab: Eine starke Vergrößerung ist nur bei hoher Auflösung gut, ansonsten erscheint das Bild verschwommen.

> **Merke!**
> Zur Justierung eines Mikroskopes sollte immer „geköhlert" werden, falls die Bauweise des Gerätes dies zulässt!

Vor allem in der Forschung werden spezielle lichtmikroskopische Verfahren eingesetzt: Phasenkontrastmikroskopie, Fluoreszenzmikroskopie, Polarisationsmikroskopie, konfokale Lasermikroskopie etc.

2.2.2 Herstellung histologischer Präparate für die Lichtmikroskopie

Zellen und Gewebe müssen

- haltbar gemacht (Konservierung),
- schneidbar gemacht und
- angefärbt werden.

Durch die Prozesse bei der Herstellung der Präparate kann es zu zahlreichen Veränderungen an Geweben oder Zellen kommen, sodass das spätere histologische Bild nicht mehr unbedingt die lebensfrischen Zustände widerspiegelt (nur ähnliche Zustände = Äquivalenzbild); es können Kunstprodukte (= **Artefakte**) entstehen (↗ Kap. 2.5.3).

Materialentnahme

- aus **totem Organismus:** Entnahme von Gewebeproben im Rahmen von Leichensektionen in Pathologie und Rechtsmedizin
- aus **lebendem Organismus** (*in vivo* = beim Lebenden) im Rahmen histologisch-pathologischer Diagnostik an Patienten oder an Versuchstieren
  - **Probeexzision** = Ausschneidung von Gewebeproben,
  - **Biopsie** = Probeentnahme mittels spezieller Instrumente (Zangen, Nadeln, Stanzen, Endoskope etc.),
  - **Kürettagen** = Ausschabungen, Abstriche,
  - **Punktion** = Anstechen von Hohlorganen oder Hohlräumen
- aus **Zellkulturen:** Methoden zur Anzüchtung und Erhaltung von tierischen und menschlichen Geweben, Zellen und Zelllinien (*in vitro* = „im Reagenzglas"); heutzutage große Bedeutung in der medizinischen Grundlagenforschung.

Mensch oder Tier in Histologie-Kursen? Aus didaktischen Gründen und Gründen der besseren Erhaltung werden gerne histologische Präparate von Tieren gezeigt (Bsp.: Leber des Schweins mit Struktur „wie im Lehrbuch"). Präparate vom Menschen sind oft schlecht erhalten oder teilweise pathologisch verändert, spiegeln aber eher die medizinische „Realität" wider.

Konservierung

Durch **Fixierung** lässt sich die Autolyse von Zellen (z. B. durch freigesetzte zelleigene Enzyme; schnelle Autolyse bei enzymreichen Organen, z. B. Pankreas) verhindern. Ziel ist es, die Zellen in möglichst natürlichem Zustand zu erhalten. Art und Dauer der Fixierung richten sich nach Art und Größe einer Probe sowie den daran geplanten Untersuchungen.

Es gibt physikalische (z. B. Einfrieren) und chemische (Alkohole, Formol u. a.) Fixierungsverfahren. Bei chemischen Fixierungsverfahren werden Eiweiße gefällt oder koaguliert. Wichtigste Fixierungslösung: 5% Formalin.

- **Immersionsfixierung:** Einlegen der Probe in Fixierungslösung, Durchdringung von außen
- **Perfusionsfixierung:** Durchspülen eines Organismus oder Gewebes mit Fixierungslösung (über Gefäßsystem).

> **Klinik!**
> Kenntnisse über Gewebeentnahmen und Fixierungen sind heutzutage sehr wichtig für die medizinische Praxis, da zu diagnostischen Zwecken (und aus juristischen Gründen) die histologische Begutachtung von Proben durch einen Pathologen unumgänglich ist. Gewebeentnahmen ohne nachfolgende histologische Untersuchung gelten als Kunstfehler!

Einbettung und Schneiden von Proben

Fixierte Gewebe oder Zellen müssen eine gewisse Härte haben, damit sie geschnitten werden können. Aus diesem Grund werden sie in wachsartiges Material (**Paraffin**-Wachs) oder Kunststoffe eingebettet. Die entstandenen Blöcke mit eingeschlossener Probe werden an speziellen histologischen Schneidegeräten (Mikrotome) „in Scheibchen" geschnitten (Dicke ca. 3–10 µm), die anschließend auf Glas-Objektträger aufgebracht werden. Andere Einbettungsmedien stellen Kunststoffe wie Acryle oder Epoxidharze dar.

Gewebe, die Hartgewebssubstanzen enthalten (z. B. Knochen, Zähne), können in der Regel erst nach Entkalkung schneidbar gemacht werden (↗ Kap. 4.7.1).

Färbungen

Nach Entfernen des Paraffins werden die Schnitte je nach „Rezept" der einzelnen Färbemethoden mit Färbelösungen behandelt. Es gibt eine unübersehbare Menge an Färbemethoden, die je nach Fragestellung eingesetzt werden können:

- Häufig sind sog. **Übersichtsfärbungen**, mit denen möglichst viele Strukturen angefärbt werden. Wichtige Beispiele sind (↗ Tab. 2.1):
  - **Hämatoxylin-Eosin-Färbung (H.E.-Färbung):** häufigste Färbung in der Histologie und histopathologischen Routinediagnostik
  - **Trichrom-Färbung:** Verwendung von drei („tri") Farbstoffen, gut geeignet zur Darstellung bindegewebiger Strukturen

Tabelle 2.1: Zusammenstellung häufig verwendeter Färbemethoden

Methode	Hauptsächliche Farbstoffe/ Chemikalien	Zellkerne	Zytoplasma	Kollagen	Elastische Fasern	Erythrozyten	Muskel	ECM Knorpel	Spezifisch angefärbte Strukturen
Hämatoxylin-Eosin (H. E.)	Hämatoxylin Eosin	blau	blassrot blau (RNA)	rot	rot-rosa	rot	rot	blau-violett	
Azan	Azokarmin Orange G Anilinblau	rot	rot (Granula rot, blau, gelb)	blau	hellblau	rot-orange	rot-orange	blassblau, rötlich	
Trichrom (Masson-Goldner)	Eisenhämatoxylin Säurefuchsin Orange G Lichtgrün	braun-schwarz	rot-orange	grün	blassgrün	rot	blassrosa-orange-braun	hellgrün	
Van Gieson	Eisenhämatoxylin Pikrinsäure Säurefuchsin	schwarz	gelb-braun	rot	blassgelb	gelb	gelb	rot-gelb	
Elastika-Färbungen	Orcein oder Resorcinfuchsin (evtl. + Kombinationsfärbung)	–	–	–	braun-rot (Orcein) schwarz-violett (Resor.)	rot	–	–	
Giemsa	Giemsa-Lösung	dunkelblau	versch. Granulafarben	rot	–	blass-rot	–	–	Mastzellen violett, Melanin grün
May-Grünwald	Methylenblaueosinat	blau	versch. Granulafarben	–	–	hellrot	–	–	Thrombozyten blassblau
Pappenheim	= GIEMSA + MAY-G.	rötlich-violett	versch. Granulafarben	–	–	rosa	–	–	
Papanicolaou	HARRIS' Hämatoxylin Orange G Eosin-Azur	blau-violett	je nach Zelltyp: blau-grün, rosa, rot	–	–	rot	–	–	
Sudanfärbungen	Sudanfarblösungen (evtl. + Kombinationsfärbung)	–	–	–	–	–	–	–	Fettsubstanzen gelb-rot bis rot

Tabelle 2.1: Fortsetzung

Methode	Hauptsächliche Farbstoffe/ Chemikalien	Zellkerne	Zytoplasma	Kollagen	Elastische Fasern	Erythrozyten	Muskel	ECM Knorpel	Spezifisch angefärbte Strukturen
Versilberungen (z. B. Gomori)	Kaliumpermanganat Kaliummetabisulfit Eisenalaun Silberlösung u. a.	–	–	schwarz, braun-violett (retikuläre Fasern)	–	–	–	–	Neurofibrillen, Glia, Melanin schwarz, braunviolett
Nissl	Kresylviolett Thionin	violett	Nissl-Substanz: violett	schwach blau (Neurone)	–	–	–	–	
Markscheiden-färbungen	Eisenhämatoxylin Eisenalaun	–	–	–	–	–	–	–	Markscheiden schwarz
Kalknachweis (Kossa)	Silbernitrat Pyrogallussäure	–	–	–	–	–	–	–	Kalk schwarz Gewebe gelb
DNA-Färbung (Feulgen)	Schiff-Reagenz	purpurrot	–	grün	–	–	–	–	
Perjodsäure-Schiff-Reaktion (PAS)	Schiff-Reagenz Perjodsäure (evtl. + Kombinationsfärbung)	blau-schwarz	gelblich	–	–	–	–	–	GAG, Glykoproteine, Glykogen purpurrot
Alcianblau-Färbungen	Alcianblau Kernechtrot	rot	–	–	–	–	–	–	saure GAG leuchtend blau
Glykogenfärbung (Best)	Hämalaun Karmin	blau	–	–	–	–	–	–	Glykogen rot

- **May-Grünwald-Giemsa-Färbung:** häufig angewandte Färbung für Ausstrichpräparate (z. B. Blut, Knochenmark)
- **Spezialfärbungen** erfassen nur bestimmte histologische Strukturen. Bsp.: **Elastikafärbungen** zur Darstellung elastischer Fasern.

Anlagerung von Farbstoffen:

- Saure Farbstoffe (z. B. Eosin) lagern sich an basische Gruppen im Gewebe an (**Eosinophilie, Azidophilie,** Bsp.: Zytoplasma),
- basische Farbstoffe (z. B. Hämatoxylin) lagern sich an saure Gruppen an (**Basophilie,** Bsp.: Zellkerne). Basische Farbstoffe können u. U. ihre Farbe wechseln (**Metachromasie**).

Die Anfärbungen bestimmter histologischer Strukturen lassen aber keine genauen Rückschlüsse auf ihre Zusammensetzung oder ihren Aufbau zu!

Nach der Färbung werden die Präparate eingedeckt (z. B. Harze, Kunststoffe) und mit einem Deckgläschen versehen. Zur Aufbewahrung dienen Präparatekästen.

> **Merke!**
> Verschiedene chemische Behandlungen im Rahmen von Fixierung, Einbettung oder Färbung können zu unterschiedlichen Artefakten führen (Bsp.: Herauslösung von Fett durch Alkohole).

Gefrierschnitte

Alternative zu langwierigen Fixierungs- und Einbettungsverfahren. Die Gewebeproben werden bei –150 bis 250 °C rasch eingefroren (z. B. in flüssigem Stickstoff), im sog. Gefriermikrotom geschnitten und angefärbt.

Vorteile: schnelles Verfahren, Erhaltung empfindlicher Bestandteile und keine chemischen Veränderungen durch Fixierung etc. (Nativpräparate), deswegen gut geeignet zur Anwendung histochemischer oder immunhistochemischer Verfahren.

> **Klinik!**
> **Schnellschnittdiagnostik:** Schnelles diagnostisches Verfahren in der Pathologie, Gewebeentnahme z. B. während eines chirurgischen Eingriffs (häufige Frage: gut- oder bösartiger Charakter einer Veränderung?), histologische Diagnose am Gewebe durch Gefrierschnitt-Technik kurzfristig (schon nach 5–10 Minuten) möglich, weiterer Verlauf des chirurgischen Eingriffs kann von Schnellschnittdiagnose abhängig gemacht werden.

Zu speziellen histologischen Methoden für Hartgewebe ↗ Kap. 5.7.2, Abschnitt „Zahn".

2.3 Elektronenmikroskopie

Die Elektronenmikroskopie (EM) ermöglicht Vergrößerungen von bis zu 1 Million ×.

2.3.1 Technisches Prinzip

Elektronen werden im Hochvakuum beschleunigt. Dabei wird ein konstanter **Elektronenstrahl** erzeugt, der durch elektromagnetische Felder (Spulen) – vergleichbar dem Linsensystem der Lichtmikroskopie – abgelenkt und fokussiert wird. Durch die kurze Wellenlänge lassen sich hohe Auflösungen erreichen (0,5–1,5 nm). Es werden sehr dünne Objekte durchstrahlt (**Transmissionselektronenmikroskopie = TEM**) und auf einem Leuchtschirm ein Objektbild erzeugt.

EM-Bilder entstehen durch Streuung von Elektronen an Strukturen. Die Streuung hängt von der Dichte der Strukturen ab. Mithilfe von Schwermetallen (Blei, Uranyl, Osmium u. a.) lässt sich die Dichte bestimmter Zellstrukturen erhöhen, sodass die Präparate kontrastreicher dargestellt werden. EM-Fotografien werden als Weiß-grau-schwarz-Abstufungen dargestellt (EM-Bilder schwarz-weiß).

2.3.2 Herstellung von EM-Präparaten

Die Präparate werden fixiert und anschließend in spezielle Kunststoffe (Kunstharze, Polymere u. a.) eingebracht. Zur Orientierung werden **Semidünnschnitte** (Schnittdicke ca. 0,5–2 μm) angefertigt, von geeigneten Stellen im Präparat anschließend **Ultradünnschnitte** (30–50 nm dick). Diese werden auf Netze oder Folien aufgebracht, die in den Strahlengang des EM eingeschleust werden.

2.3.3 Rasterelektronenmikroskopie (REM = Scanning electron microscopy [SEM])

Elektronenmikroskopisches Verfahren zur dreidimensionalen Abbildung von Oberflächen. Die Oberflächen von Geweben oder Zellen werden mit leitfähigen Metallen (z. B. Gold) beschichtet (bedampft). Im REM bestrahlt man die Objekte mit Primärelektronen, wodurch Sekundärelektronen herausgeschlagen werden. Die Detektion führt zur Bildentstehung.

Spezielle elektronenmikroskopische Verfahren: Gefrierbruchtechnik, Gefrierätzung, analytische Elektronenmikroskopie u. a.

2.4 Spezielle histologische Verfahren

2.4.1 Histochemie

Nachweis bestimmter ortsständiger Substanzen oder Moleküle in Geweben oder Zellen durch chemische Reaktionen auf histologischen Schnitten, Sichtbarmachung meist durch Farbreaktion. Wichtige Beispiele:

- **PAS**-Reaktion (**P**erjodic-**a**cid-**S**chiff-Reaktion): Nachweis von Kohlenhydraten mithilfe von Perjodsäure und Schiffschem Reagens (Leukinfuchsin), Reaktionsprodukt rot-violett, z. B. Nachweis von Schleimstoffen (Muzinen)
- **Feulgen**-Reaktion: DNA-Nachweis mithilfe von Salzsäure und Schiff'schem Reagens, Reaktionsprodukt rot
- **Fettnachweis** mit lipidlöslichen Farbstoffen (z. B. Sudanschwarz oder Scharlachrot): geht nur an Gefrierschnitten
- **Alzianblau**-Färbungen: Nachweis von Proteoglykanen mithilfe von Alzianblau-Farbstoff, Reaktionsprodukt blau, z. B. proteoglykanreiche Matrix des Knorpelgewebes
- **anorganische Verfahren:** Nachweise von Ionen, Bsp.: Eisen-Nachweis mit Berliner-Blau-Reaktion
- **Enzymhistochemie:** Nachweis spezifischer Markerenzyme (z. B. Succinatdehydrogenase für Mitochondrien, saure Phosphatase für Lysosomen, Glucose-6-Phosphatase für das endoplasmatische Retikulum oder Glutamatdecarboxylase für GABAerge Synapsen) oder Nachweis von Produkten der Aktivität bestimmter Enzyme (Bsp.: saure oder alkalische Phosphatase, Dehydrogenasen, AT-Pasen) am Reaktionsort. Wegen der Labilität der meisten enzymatischen Systeme werden diese Verfahren oft an Gefrierschnitten durchgeführt.

2.4.2 Immunhistochemie, Immunzytochemie

Heutzutage weit verbreitete Verfahren zum Nachweis spezifischer Stoffe und Moleküle mithilfe von Antikörper-Reaktionen: Spezifische **Antikörper** (z. B. aus Serum immunisierter Tiere gewonnen) reagieren auf Schnitten mit dem passenden Antigen. Die Antigen-Antikörper-Bindung wird durch verschiedene Nachweismethoden lokalisiert. Im Prinzip werden Substanzen sichtbar gemacht, mit denen Antikörper markiert sind (z. B. Enzyme, fluoreszierende Substanzen, Farbstoffe etc.).

Es gibt heutzutage zahlreiche immunhistochemische Verfahren für Paraffinschnitte, Gefrierschnitte etc. Auch auf elektronenmikroskopischen Präparaten möglich (Nachweis der Reaktion z. B. mit Gold-Markierung). Antikörper und Nachweissysteme werden meist kommerziell hergestellt und angeboten.

2.4.3 Lektinhistochemie

Lektine = pflanzliche oder tierische Eiweißstoffe, die bestimmte Monosaccharide erkennen.

Nachweis von Zuckerketten auf histologischen Schnitten, Sichtbarmachung mit ähnlichen Methoden wie bei immunhistochemischen Verfahren (↗ Kap. 2.4.2).

2.4.4 Autoradiographie

Verfahren zum Nachweis von Stoffumsätzen oder Stoffwechselvorgängen. Einem Gewebe werden radioaktiv markierte Substanzen (Radionuklide) zugeführt. Die verstoffwechselten, eingebauten Radionuklide können anschließend mit einer strahlenempfindlichen Foto-Emulsion nachgewiesen werden (Nachweis auf Grund entstehender Silberbromidkristalle in der Fotoemulsion). Bsp.: Einbau von radioaktiv markiertem Thymidin in die DNA, dadurch Nachweis von Zellteilungen.

2.4.5 In-situ-Hybridisierung

Verfahren, das stark an Bedeutung zunimmt. Durch Bindung markierter komplementärer RNA- oder DNA-Sequenzen (**Sonden**) an entsprechende Sequenzen in Zellen können bestimmte Nukleinsäurenabschnitte lokalisiert werden. Man erhält Aussagen über die **Expression** bestimmter Gene. Die Sichtbarmachung erfolgt mit autoradiographischen (↗ Kap. 2.4.4) oder immunhistochemischen (↗ Kap. 2.4.2) Verfahren. Unter Umständen können geringe DNA- oder RNA-Mengen durch **PCR** (**p**olymerase **c**hain **r**eaction: Verfahren zur Amplifizierung („Vermehrung") durch Polymerasen) vorher angereichert werden.

In der modernen biomedizinischen Grundlagenforschung ist bei vielen Fragestellungen die kombinierte Anwendung von histologischen und biochemischen oder molekularbiologischen Methoden notwendig.

2.5 Histologische Diagnostik

2.5.1 Praktisches Mikroskopieren

Das Erkennen von histologischen oder zytologischen Präparaten erfolgt nach differenzialdiagnostischen Kriterien. In einem Ausschlussverfahrens werden verschiedene Organ- oder Gewebediagnosen, die nicht infrage kommen, verworfen, bis schließlich die am meisten wahrscheinliche übrig bleibt.

Bei der Differenzialdiagnose kann man nach bestimmten Schemata vorgehen. Folgendes Schema hat sich in der Praxis bewährt:

- **makroskopische Betrachtung eines Präparates** (mit dem bloßen Auge):
  - typische Form (z. B. Kleinhirn)?
  - Größe?
  - Lumen vorhanden (z. B. Gefäße, Hohlorgane)?
- **Betrachtung mit der schwächsten Mikroskopvergrößerung:**
  - Präparat kompakt oder homogen? (Ausschnitt aus parenchymatösem Organ, z. B. Leber?)
  - Präparat nicht homogen? Isolierte Zellen? (z. B. Ausstrichpräparat)
  - Färbung?
  - freie Oberflächen: Epithelüberzug? Organkapsel?
  - typischer Schichtenbau? (z. B. Verdauungstrakt, Harnwege, Blutgefäße)
  - typische Strukturmerkmale, z. B. Anschnitte von Knorpel (Trachea?), wabiges Aussehen (Lunge?) Lymphozytenansammlungen (lymphatisches Organ?).
- **Betrachtung mit einer mittleren Mikroskopvergrößerung:**
  - genaue Diagnose der freien Oberfläche(n): Art des Bindegewebes, Epithelart? Epithelgrenzen?
  - Diagnose des Schichtenbaus: Schleimhaut? Muskelschichten? Serosa oder Adventitia?
  - mehrere Organabschnitte? (Bsp.: Hypophyse, Zunge, Haut, Osteogenese)
  - Umgebung: z. B. Fettgewebe?
  - organspezifische Besonderheiten: z. B. Glomeruli? Hassal-Körperchen? Lymphfollikel? Drüsen? Zotten? Knorpel?
  - Überwiegen bestimmter Organteile? (z. B. muköse/seröse Azini?).
- **Betrachtung mit hoher Vergrößerung:**
  - Epithelart? Epithelschichten?
  - bei Ausstrichpräparaten: Diagnose und Differenzierung einzelner Zellen
  - Funktionszustand? (z. B. Zyklusphasen der Uterusschleimhaut)
  - Kernstruktur
  - evtl. Korrektur der Diagnose oder genauere Spezifizierung.

Eine Verdachtsdiagnose lässt sich oft schon nach der Betrachtung mit dem bloßen Auge stellen. Die mikroskopische Betrachtung immer mit der kleinsten Vergrößerung beginnen! Die Betrachtung mit einer mittleren Vergrößerung führt fast immer zur Diagnose.

Mikroskopische Diagnostik sollte sich immer an den Strukturen orientieren, nicht an den Anfärbungen. Ein Lernen histologischer Strukturen anhand ihrer Farben bei verschiedenen Färbemethoden ist nicht sinnvoll. Auch Farbenblinde können mit Erfolg mikroskopieren!

2.5.2 Schnittebene

Die Schnittebene eines histologischen Präparates ist sehr wichtig für sein Erscheinungsbild (zweidimensionales Bild eines dreidimensionalen Objekts!). Man sollte beachten:

- Zellkerne müssen nicht in allen Zellen angeschnitten sein. Randanschnitte von Zellkernen täuschen über die wahre Form eines Kerns.

- Hohle Körper (Hohlräume, Blutgefäße etc.) können in unterschiedlichen Ebenen angeschnitten sein. Ein Schnitt durch die Wand eines Hohlkörpers (Flachschnitt) zeigt nicht den Hohlraum, sondern Strukturen der Wand.
- Längliche Strukturen, die im Raum unterschiedlich verlaufen (Bsp.: Muskelfasern) können ebenfalls sehr unterschiedlich angeschnitten sein (durch Krümmung gleiches Objekt z.B. einmal quer, einmal längs).

Aufschluss über die räumliche Struktur eines histologischen Objektes gibt nur die Analyse zahlreicher hintereinander folgender Schnitte (Serienschnitte).

2.5.3 Häufig auftretende Artefakte

Artefakte (Kunstprodukte) können bei allen Schritten der Herstellung histologischer Präparate entstehen.

- **Risse:** gehen z.B. quer durch alle Schichten eines Organs, halten sich nicht an vorgegebene Gewebsgrenzen
- **Ablösungen:** oft zwischen einzelnen Gewebsschichten an präformierten Grenzzonen (z.B. zwischen Pigmentepithel und neuraler Retina)
- **Falten, Stauchungen:** häufig z.B. an hohlen Strukturen (Blutgefäße!)
- **Verunreinigungen** aller Art: z.B. Staub oder Schmutz, der beim Eindecken der Präparate mit eingeschlossen wurde
- **Luftblasen:** entstehen bei unsachgemäßem Eindecken
- zu schwach oder zu stark angefärbte Präparate
- **Verblassen der Farben:** bei sehr alten histologischen Präparaten
- herausgelöste Fettsubstanzen, Autolyse etc.

3 Zytologie (Zellenlehre, Zellbiologie)

3.1 Einführung

Die Zelle ist die kleinste noch lebensfähige Baueinheit von Organismen. Als Grundbedingungen des Lebens besitzen Zellen folgende Eigenschaften:

- Zellen können sich vermehren (Fortpflanzung)
- Zellen können wachsen (Wachstum)
- Zellen reagieren auf Reize (Reizbarkeit)
- Zellen haben einen eigenen Stoffwechsel (Zellstoffwechsel).

Zellen können ganz unterschiedliche Größe und Gestalt haben. Eine „durchschnittliche" Zelle im menschlichen Körper hat einen Durchmesser von ca. 5–20 µm.

Trotz unterschiedlicher Spezialisierungen weisen Zellen einen **Grundbauplan** auf (↗ Abb. 3.1). Dazu gehören:

- **Zellmembran** (Plasmamembran): biologische Membran, die die Zelle nach außen abgrenzt; Grenze zwischen intra- und extrazellulär
- **Hyaloplasma** (Zytosol): flüssiges Grundplasma aus Wasser, Proteinen, Kohlenhydraten, RNA und Elektrolyten im Innern der Zelle (Zytomatrix)
- **Zellorganellen:** „Organe" der Zelle mit speziellen Stoffwechselaufgaben, liegen im Hyaloplasma, sind mit Ausnahme der Ribosomen von Membranen umhüllt
- **Zelleinschlüsse:** z. B. Differenzierungsprodukte der Zelle selbst, die für ihre Funktion wichtig sind (Metaplasma, Bsp.: Zytoskelett), oder Stoffwechselprodukte und von außen eingeschleuste Substanzen (Paraplasma); nicht in jeder Zelle vorhanden
- **Nukleus** (Zellkern), enthält das Karyoplasma.

Plasmamembran und Hyaloplasma mit Inhalt (Zellorganellen, Einschlüsse etc.) werden auch als **Zytoplasma** (Zellleib) bezeichnet. Kern und Kernmembran werden nicht dazu gerechnet. Biochemisch lässt sich das Zytoplasma in verschiedene **Stoffwechselräume** (Kompartimente) gliedern, in denen spezifische Enzyme nachzuweisen sind.

Als **Mikrosomen** bezeichnet man Bruchstücke von Organellen, die bei einer Homogenisierung von Zellen entstehen. Durch differenzielle Zentrifugation von Mikrosomen lassen sich verschiedene Fraktionen gewinnen, in denen bestimmte Organellenteile angereichert sind.

In der im 19. Jahrhundert entwickelten Krankheitslehre Rudolf Virchows (**Zellularpathologie**) galt die Zelle als die kleinste zu schädigende Einheit des Körpers. Inzwischen lassen sich Krankheitsursachen aber bis in den subzellulären (Organellen) und molekularen Bereich hinein verfolgen.

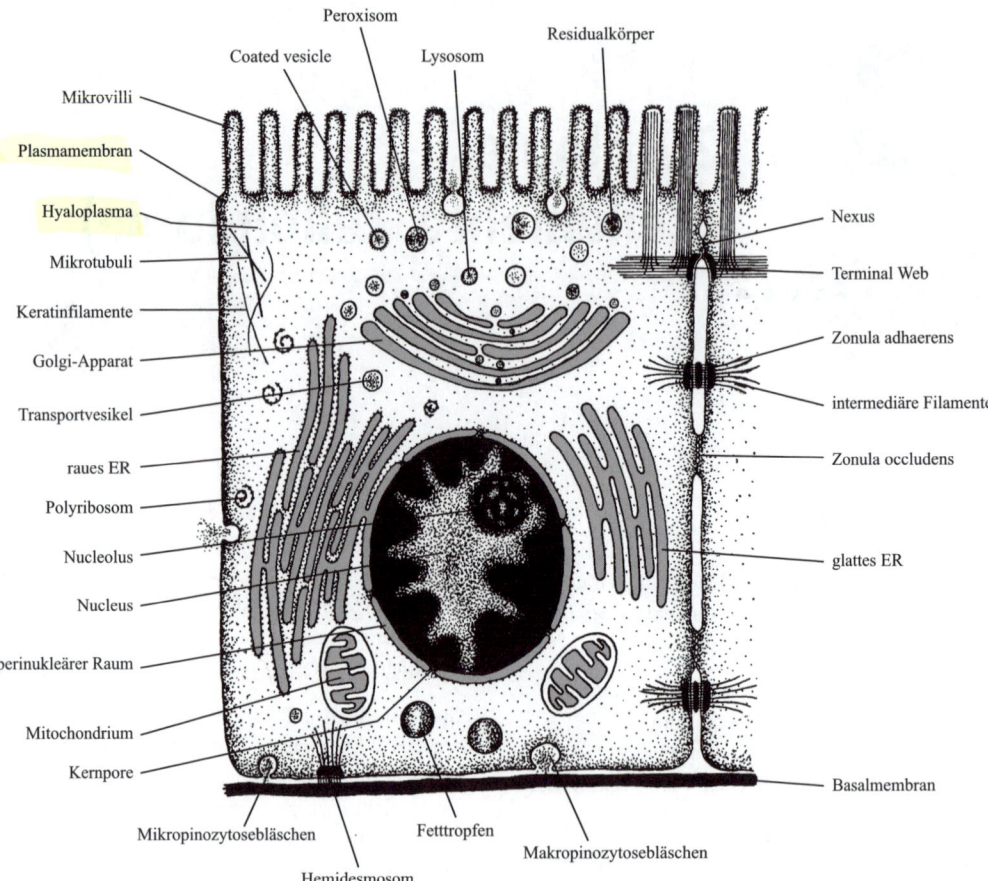

Abb. 3.1: Grundbauplan einer Zelle

3.2 Zellmembran

3.2.1 Aufbau, Zusammensetzung und Funktion der Zellmembran

Die **Zellmembran** (**Zytomembran, Plasmamembran, Plasmalemm**) ist wie jede biologische Membran aufgebaut („Unit membrane").

Grundaufbau einer biologischen Membran (↗ Abb. 3.2).

- **Lipid-Doppelschicht** (bimolekularer, flüssiger Film) aus Phospholipiden, Cholesterin und Glykolipiden; polare, hydrophile „Köpfe" zeigen nach außen; apolare, hydrophobe „Schwänze" (Fettsäureketten) nach innen.
- **Proteine und Glykoproteine:**
  - **integrale** Proteine stecken in der Membran (Membranproteine) und durchsetzen die ganze Doppelschicht (transmembranär) oder reichen nur in den hydrophoben Teil hinein.
  - **periphere** Proteine liegen der Membran an.
  - Proteine sind innerhalb der Membran diffusionsfähig.
- Verhalten der Membran ist dynamisch (Membranflussmechanismen): Gestaltänderungen, Einbau, Abtrennung, Transportvorgänge etc.

Zellmembranen weisen folgende grundsätzliche **Funktionen** auf:

- Diffusionsbarrieren (selektiv permeabel), die aber gerichtete Transportvorgänge erlauben
- Verknüpfung von Zellen unter Bildung von Zellkontakten
- Zellerkennung
- Signalverarbeitung.

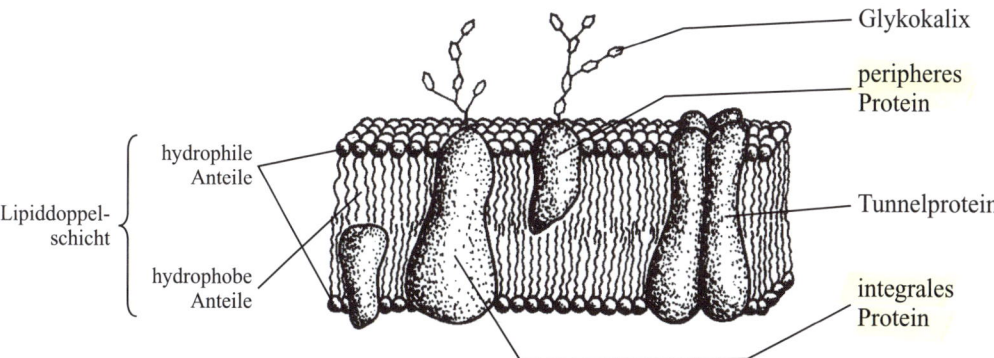

Abb. 3.2: Grundaufbau einer biologischen Membran

Plasmamembranen sind 7,5–10 nm dick und somit lichtmikroskopisch nicht zu sehen. Scheinbar sichtbare Membranen entstehen z.B. durch Anlagerung benachbarter Zellmembranen. Im Elektronenmikroskop erscheinen Zellmembranen dreischichtig: Zwei elektronendichte breite Linien umfassen einen hellen Mittelstreifen. Diese Struktur spiegelt den Aufbau der Lipiddoppelschicht wider.

Membranproteine fungieren als:

- **Tunnelproteine:** bilden Kanäle für verschiedene Ionen (Ionenkanäle, z.B. Natrium-, Kalium-, Kalziumkanäle)
- **Transportproteine** (Carrier): transportieren gebundene Substrate durch die Membran
- **Enzyme**
- **Rezeptorproteine** (↗ Kap. 3.2.2)
- **Zelladhäsionsmoleküle** zur gegenseitigen Anheftung von Zellen oder Anheftung an Substrate
- Proteine der **Zellkontakte** (↗ Kap. 3.6).

Unter **Glykokalix** versteht man einen dünnen, filmartigen Oberflächensaum auf Zellmembranen, der elektronenmikroskopisch als filamentäre oder wolkige Schicht sichtbar wird. Er besteht aus den Oligosaccharidseitenketten (Zuckerresten) der Glykoproteine und Glykolipide der Membran, die in den Extrazellularraum ragen. Die Glykokalixstrukturen sind für bestimmte Zellarten spezifisch. Jedoch können auch verschiedene Membranabschnitte einer Zelle eine unterschiedliche Glykokalixausstattung aufweisen.

Funktionen der Glykokalix:

- **Zellerkennung** und Kontaktaufnahme: Gleichartige Zellen „erkennen" sich an ihrer Glykokalix. Dies ist Voraussetzung zur Bildung eines Zellverbands; CAM = cell adhesion molecules (Zelladhäsionsmoleküle): Glykoproteine in der Glykokalix im Dienste der Zellhaftung.
- **Antigenwirkung**: Erkennung „fremdartiger" Zellen
- **Kontaktaufnahme zu extrazellulären Strukturen** (extrazelluläre Matrix, Basalmembran etc.)
- **mechanisch:** Substanzen können im „Filz" der Glykokalix hängen bleiben, dadurch verbesserte Aufnahme der Substanzen in die Zelle.

> **Klinik!**
> Die Blutgruppeneigenschaften sind an die Glykokalix der Erythrozyten gebunden (↗ Kap. 5.2.3).

Histochemisch lässt sich die Glykokalix mit der PAS-Reaktion oder mittels Lektinhistochemie nachweisen.

Folgende **Transportprozesse** können an Zellmembranen ablaufen:

- **Diffusion:** z.B. von Sauerstoff oder Medikamenten
- **Filtration:** aufgrund unterschiedlicher hydrostatischer oder osmotischer Gradienten
- **aktiver Transport:** energieabhängig mithilfe von Carrier-Proteinen; als Energiequelle dient meist ATP (passiver Transport ist ein in eine Richtung, durch Gradienten vorgegebener Transport durch Kanäle, die keine Energiequelle besitzen [Uniporter])
- energieabhängige Ein- und Ausschleusung = **Endo-, Exozytose** (↗ Kap. 3.2.4).

Morphologisch sind nur Exo- und Endozytose zu erkennen!

3.2.2 Rezeptoren

Rezeptoren sind Moleküle, die an Zellen eine Signalwirkung vermitteln.

- Häufig vorkommende Rezeptoren sind **Membranrezeptoren**, die als transmembranäre Proteine (Rezeptorproteine) die gesamte Plasmamembran durchdringen. An ihre extrazellulären Domänen binden Botenstoffe (Liganden, z. B. Hormone, Wachstumsfaktoren). An der Membraninnenseite kann dieses Signal zur Bildung sog. zweiter Boten (intrazelluläre Signalstoffe, „Second messenger", z. B. cAMP) führen. Durch Enzymaktivierung können auch Zellproteine nacheinander kaskadenförmig aktiviert werden (**Signaltransduktionskaskaden**). Endziel der intrazellulären Signalweiterleitung ist der Zellkern, aus dem heraus durch Genaktivierung eine Reaktion der Zelle (**response**) erfolgt. Nach Art der Signaltransduktion werden die Membranrezeptoren in drei Klassen eingeteilt (Typen I bis III).
- **Intrazelluläre Rezeptoren** liegen in der Zelle selbst (Bsp.: Steroidhormonrezeptoren). Um sie zu erreichen, müssen die Liganden die Zellmembran durchqueren.

Rezeptoren bzw. ihre Untereinheiten können durch immunhistochemische Verfahren nachgewiesen werden.

> **Klinik!**
> In der pathologisch-histologischen Diagnostik können solche Nachweise Bedeutung für die Behandlung und Prognose von Erkrankungen haben (Bsp.: Hormonrezeptoren beim Mammakarzinom).

3.2.3 Membrandifferenzierungen

Zellmembranen können spezielle Strukturen bilden, die im Zusammenhang mit funktionellen Eigenschaften von Zellen stehen und zur **Oberflächenvergrößerung** dienen:

- **Mikroplicae:** Vorwölbungen der Zellmembran unter Bildung kleiner Falten, z. B. bei resorbierenden Zellen
- **Mikrovilli:** längere, fingerförmige Ausstülpungen der Zellmembran, bilden lichtmikroskopisch den Bürstensaum und kommen v. a. bei Epithelien vor (↗ Kap. 4.2.4)
- **Stereozilien:** besondere Form von Mikrovilli, lange, schlanke büschelartige Ausstülpungen, z. T. miteinander verklebt (↗ Kap. 4.2.4)
- **Einstülpungen:** v. a. bei Epithelzellen an basaler Zelloberfläche vorkommende Membraneinfaltungen, Ort für Transportprozesse (↗ Kap. 4.2.4)

3.2.4 Endo- und Exozytose

Endo- und Exozytose sind energieverbrauchende Transportprozesse, bei denen die Zellmembran sichtbare Veränderungen erfährt. Dabei werden die dynamischen Veränderungen einer Zellmembran besonders deutlich (Abschnürungen und Einbau von Membranteilen, Umbildungen etc.).

Endozytose

Bei der **Endozytose** werden Stoffe unter Abschnürung bläschenförmiger Membrananteile (endozytotische Vesikel, Endosomen) in das Zellinnere aufgenommen. Diese Aufnahmen können spezifisch (Moleküle binden an bestimmte Rezeptoren an der Außenseite der Zellmembran und werden endozytiert, **rezeptorvermittelte Endozytose**) oder unspezifisch (rezeptorunabhängig) erfolgen. Die spezifische Endozytose spielt vor allem bei der Aufnahme von Makromolekülen (z. B. Insulin oder Antigenen) in die Zelle eine entscheidende Rolle.

Man unterscheidet **Pinozytose** zur Aufnahmen kleinerer Moleküle und Flüssigkeiten sowie **Endozytose** und **Phagozytose** mit der Bildung großer, über 250 nm messender Endosomen.

Mikropinozytose

Bei der **Mikropinozytose** (↗ Abb. 3.3) bilden sich ca. 50–150 nm große **Bläschen** (Pinosomen, **vesicle**). Vor der Abschnürung dieser Bläschen bildet sich an den dafür vorgesehenen Membranabschnitten an der Innenseite ein Proteinfilm aus dem Molekül Clathrin (**Clathrin coat**, im Elektronenmikroskop gut zu erkennen!), der auch danach die Bläschen mantelförmig umgibt (**Coated vesicle**, „Stachelsaumbläschen"). Coated vesicle können rasch miteinander verschmelzen und bilden dann sog. Endosomen oder sie verschmelzen mit Lysosomen (Endolysosomen, ↗ Kap. 3.4.5). Mikropinozytose ist ein Prozess, mit dem in erster Linie Flüssigkeiten aufgenommen werden.

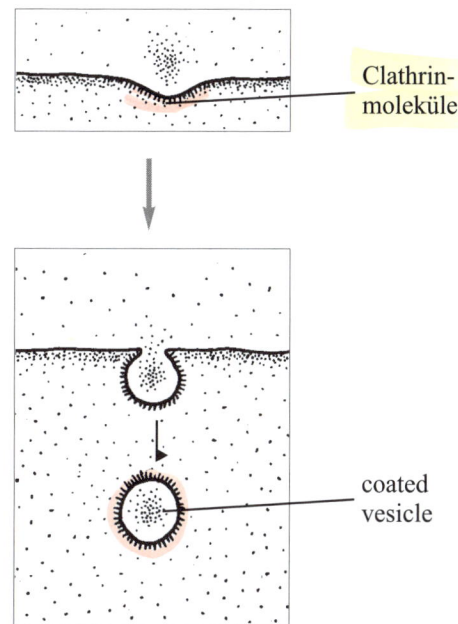

Clathrinmoleküle

coated vesicle

Abb. 3.3: Prinzip der Mikropinozytose

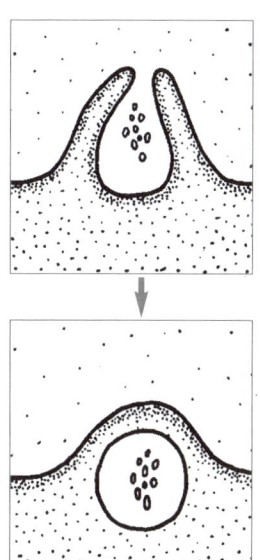

Abb. 3.4: Prinzip der Phagozytose

Makropinozytose und Phagozytose

Bei der Makropinozytose und der Phagozytose gibt es keinen Clathrinmantel. Im Verlauf der Makropinozytose, mit deren Hilfe größere Moleküle aufgenommen werden können, bilden sich Bläschen mit einer Größe bis zu 1 µm, bei der Phagozytose pseudopodienartige Fortsätze oder Vorstülpungen, die das zu endozytierende Material zunächst umfließen, um es schließlich zu umschließen (↗ Abb. 3.4). Es bilden sich sog. **Phagosomen,** deren weiteres Schicksal in 3.4.5 beschrieben ist. Die Phagozytose spielt v. a. eine Rolle bei der Aufnahme von größeren Partikeln bzw. körperfremdem Material (z. B. Bakterien).

Phagozytose ist meist eine Aufgabe professioneller Zellen („Fresszellen" = Phagozyten), wie z. B. Makrophagen oder Leukozyten. Das aufzunehmende Fremdmaterial muss von diesen Zellen vorher erkannt werden. Dazu dienen Proteine (z. B. Immunglobuline, Komplementfaktoren), die es für die Fresszellen „schmackhaft" machen (Opsonisierung).

Der durch die endozytotischen Vorgänge fortwährend erfolgende Verlust an Zellmembranmaterial muss ständig durch neues Material, das bläschenartig vom Golgi-Apparat (↗ Kap. 3.4.4) abgeschnürt wird und anschließend mit der Zellmembran fusioniert, ersetzt werden.

Caveolae (Caveolen) sind kleine Membranabschnürungen, die durch ein Protein (Caveolin) verklammert werden. Sie transportieren extrazelluläres Material durch die Zelle (Transzytose, ↗ unten), spielen eine Rolle bei rezeptorvermittelten Vorgängen und können extrazelluläres Material unter der Zellmembran konzentrieren, bevor es in das Zellinnere gelangt (Potozytose). Besonders caveolenreich sind Endothelzellen, glatte Muskelzellen und Adipozyten.

Exozytose

Mithilfe der **Exozytose** wird (zumeist) zelleigenes Material aus der Zelle ausgeschleust („Export"). Die Ausschleusung kontinuierlich von einer Zelle produzierter Stoffe durch Exozytose nennt man **Sekretion.** Die zum Export bestimmten Stoffe werden im Golgi-Apparat (↗ Kap. 3.4.4) in Membranbläschen (**Vesikel**) verpackt. Diese wandern anschließend zur Zellmembran, verschmelzen mit ihr und geben auf diese Art und Weise ihren Inhalt an die Umgebung ab. Bei einer **konstitutiven Exozytose** wird ständig Material abgegeben (Bsp.: Membranproteine, die in die Plasmamembran eingebaut werden), bei einer **regulierten** Exozytose nur auf einen Reiz hin (Bsp.: Abgabe von Sekretgranula, ↗ Kap. 3.4.4).

Transzytose

Bei kombinierten Endo- und Exozytosevorgängen können Stoffe durch eine Zelle hindurchtransportiert werden (**Transzytose**). Dabei werden sie innerhalb der Zelle meist verändert. Der Transport membranumhüllter Bläschen erfolgt in der Zelle mithilfe des Zytoskeletts (↗ Kap. 3.5).

3.3 Zellkern (Nukleus)

3.3.1 Allgemeines

Alle eukaryonten Zellen außer den Erythrozyten haben einen **Zellkern (Nukleus, Karyon)**, der das Erbgut in Form von Chromosomen enthält. Meist besitzt jede Zelle nur einen Nukleus, bestimmte Zellen können aber auch mehrere Kerne haben (Bsp.: Zweikernigkeit von Leberzellen (Hepatozyten) oder Deckzellen des Übergangsepithels, Mehrkernigkeit (50 und mehr) von Riesenzellen, wie z.B. Osteoklasten). Die Kerngröße korreliert meist mit der Zellgröße (**Kern-Plasma-Relation**). Bei Tumorzellen ist die Kern-Plasma-Relation zugunsten des Kerns verändert. Form und Lage von Zellkernen können sehr unterschiedlich und von funktionellen Beanspruchungen abhängig sein. Bei Intensivierung des Zellstoffwechsels kann der Kern z.B. anschwellen (↗ unten).

Die Lage eines Zellkerns kann u.U. zur Gewebsdiagnose herangezogen werden (Bsp.: Differenzialdiagnose der drei Muskelgewebsarten). Im Rahmen der Entwicklung der Granulozyten (↗ Kap. 5.2.4) spiegelt die Veränderung der Kernform die zunehmende Reifung der Zellen wider. Bei histologischen Schnitten spielt bei der Beurteilung eines Zellkerns natürlich die Schnittebene eine große Rolle.

Manche Zellen besitzen eine typische Kernform:

- **rund:** z.B. isoprismatische Epithelien, Lymphozyten, Drüsenzellen, Ganglienzellen
- **oval:** z.B. Plattenepithelien, Fibroblasten, Herzmuskelzellen
- **spindelförmig:** z.B. glatte Muskelzellen, Fibrozyten
- **nierenförmig:** z.B. Metamyelozyten, Monozyten
- **segmentiert:** z.B. segmentkernige Granulozyten
- **randständig komprimiert:** z.B. Fettzellen.

Befindet sich eine Zelle zwischen zwei Teilungen, spricht man vom **Interphase- oder Arbeitskern** (Ruhekern). Bei einer Zellteilung ändert der Zellkern seine Form: **Teilungs- oder Metaphasekern (Mitosekern)**. In dieser Form können einzelne Chromosomen erkannt werden.

Nuklei sind von einer **Kernmembran** (Nukleolemm) umhüllt, die das **Nukleoplasma** als Inhalt umschließt. Alle Kernbestandteile chromosomaler Natur werden als **Chromatin** bezeichnet und sind der Hauptbestandteil des Nukleoplasmas.

> **Merke!**
> Eine besondere Chromatinstruktur kann für bestimmte Zellarten oder bestimmte Entwicklungsstadien charakteristisch sein.

Als **Nukleolus (Kernkörperchen)** werden rundliche, dichte Körperchen bezeichnet, die einzeln oder mehrfach im Kern vorkommen.

> **Merke!**
> Das Vorkommen eines deutlichen Nukleolus ist für manche Zellen charakteristisch (z.B. Sertoli-Zellen im Hoden, Ganglienzellen).

3.3.2 Ultrastruktur des Zellkerns

- **Kernhülle** (Kernmembran, Nukleolemm):
  - **Doppelmembran:** Innenmembran um den Kerninhalt, Außenmembran, dazwischen der **perinukleäre Raum**, der mit dem endoplasmatischen Retikulum kommunizieren kann.
  - Ca. 100 nm große **Porenkomplexe** erlauben einen selektiven Transport („traffic") von Stoffen zwischen Zytoplasma und Kerninhalt (Export z.B. von RNA-Vorstufen, Import z.B. von Proteinen).
  - Verschiedene Kernmembranproteine stabilisieren die Membranstrukturen sowie das Innere des Kerns (Bsp.: Lamin – nicht zu verwechseln mit Laminin in Basalmembranen!).
  - An der äußeren Kernmembran liegen häufig Ribosomen.

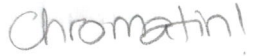

3.3 Zellkern (Nukleus)

- **Chromatin:** Gesamtheit aller Chromosomen und der mit ihnen assoziierten Komplexe; während der Interphase nicht sichtbar.
  - Das elektronendichte **Heterochromatin** entspricht kondensierten Chromosomenabschnitten,
  - das helle **Euchromatin** entspricht Regionen, in denen die Chromosomen entspiralisiert, also gestreckt, vorliegen. Diese Abschnitte sind genetisch aktiv, d.h. werden gerade abgelesen (mRNA-Synthese).

> **Merke!**
> Euchromatin = genetisch aktiv
> Heterochromatin = genetisch inaktiv

  - **Sexchromatin (Barr-Körperchen,** ↗ Abb. 3.5): auffälliges Chromatinkörperchen als trommelschlägelartiges („drumstick") Anhängsel in vielen Zellen bei Frauen (= kondensiertes, nicht aktiviertes X-Chromosom), kann zur Geschlechtsdiagnose herangezogen werden (↗ Kap. 5.2.4).
- **Nukleolus:** Besteht aus elektronendichten Heterochromatin-Anteilen. Elektronenmikroskopisch sind verschiedene Zonen unterscheidbar (fibrilläres Zentrum, dicke fibrilläre Zonen, granuläre Zonen, amorphe Zone); Ort der **Ribosomenentstehung** (rRNA), Synthese von Präribosomen an bestimmten Chromosomenabschnitten (Nukleolusorganisatoren).

Aufbau der Chromosomen (hierarchische Struktur):

- *DNA-Doppelhelix* (Subfibrille, 2 nm)
- *Chromatinfibrille* (11 nm): um **Histonkomplexe** gewundene DNA (Nukleosomen). Ähnelt optisch einer Perlenkette (↗ Abb. 3.6). Histone sind eine Familie DNA-asoziierter basischer Kernproteine.
- *Chromatinfaser:* in sich gewundene Fibrillen mit weiteren Histonkomplexen (30 nm)
- *größere Chromatinfasern* mit weiterer Faltung
- *Chromatidenschenkel* der einzelnen Chromosomen.

Chromosomensatz:

- einfach = haploid (= n),
- doppelt = diploid (= 2n),
- vielfach = polyploid (= xn);

Mensch: 2n = 46 Chromosomen.

> **Klinik!**
> Bei Autoimmunkrankheiten können Antikörper gegen den Zellkern und seine Bestandteile (DNA, Histone, Enzyme u.a.) entstehen (**antinukleäre Autoantikörper**).

> **Praktikum!**
> Lichtmikroskopische Kernstruktur und Funktionszustand: Intensiv angefärbte, kompakte Nuklei ohne sichtbaren Nukleolus deuten auf eine Zelle mit inaktivem Metabolismus hin (keine Transkription, kaum Ribosomenproduktion), große, blasse Kerne mit großem oder mehreren Nukleoli auf stoffwechselaktive Zellen (Transkription). Geschrumpfte, dicht gefärbte amorphe Zellkerne (Kernpyknose) sind ein Zeichen des Zelltods.

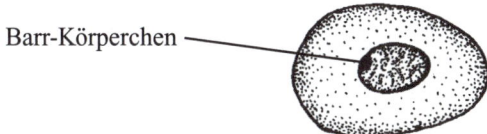

Barr-Körperchen

Epithelzelle der Wangenschleimhaut

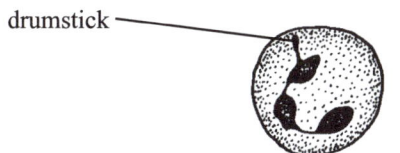

drumstick

neutrophiler Granulozyt

Abb. 3.5: Sexchromatin (Barr-Körperchen)

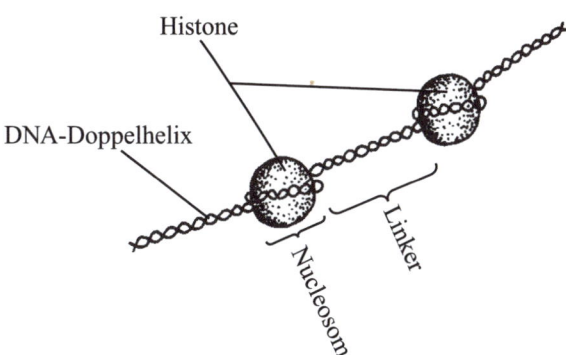

Abb. 3.6: Chromatinfibrille

3.4 Zellorganellen

3.4.1 Mitochondrien

Die Mitochondrien sind die Energielieferanten der Zelle. Lichtmikroskopisch sind sie nicht direkt zu erkennen. Indirekt weist eine Azidophilie des Zytoplasmas auf die Anwesenheit von Mitochondrien hin. Immunhistochemisch sind sie durch den Nachweis spezifischer Markerenzyme (z. B. Succinatdehydrogenase) darstellbar. Es handelt sich um mobile, längliche Organellen mit einer Länge von ca. 2–6 und einer Breite von ca. 0,2 µm. Manche Zellen besitzen auch größere Mitochondrien (z. B. Leberzellen).

Mitochondrien haben eine **doppelte Membran** (↗ Abb. 3.7):

- Eine semipermeable **Außenmembran** schließt die Organelle nach außen ab.
- Eine **Innenmembran** ist zu Zwecken der Oberflächenvergrößerung stark aufgefaltet und umschließt den Innenraum (**Mitochondrienmatrix**).

Der Spaltraum zwischen den Membranen wird als **äußerer** (intermembranöser), die Matrix als **innerer Stoffwechselraum** bezeichnet.

Je nach Faltungsart der inneren Membran werden verschiedene **Mitochondrientypen** unterschieden:

- Mitochondrien vom **Crista-Typ:** Innenmembran bildet kulissenartige Leisten; kommt sehr häufig vor, Bsp.: Leberzellen
- Mitochondrien vom **Tubulus-Typ:** fingerförmige Auffaltungen in der Längsachse, Bsp.: steroidproduzierende Zellen der Nebennierenrinde und andere endokrine Zellen
- Mitochondrien vom **Prismen-Typ:** prismenartige Auffaltungen, Bsp.: Astrozyten
- Mitochondrien vom **Sacculus-Typ:** säckchenartige Auffaltungen.

In der Matrix liegen oft dichte, rundliche, bis 50 nm große Körperchen: **Matrixgranula (Grana mitochondrialia, Calciosomen)**. Neben RNA enthalten sie Ionen (viel Kalzium) und fungieren als Regulatoren für das innere Milieu der Mitochondrien. Wahrscheinlich sind sie in manchen Zellen auch Kalziumspeicher und spielen somit eine Rolle bei Verkalkungsvorgängen.

Mitochondrien bauen Produkte des intermediären Stoffwechsels mithilfe von Sauerstoff zu Kohlendioxid und Wasser ab. Dabei entstehen energiereiche Verbindungen in Form von ATP. Die für diese zahlreichen biochemischen Reaktionen notwendigen Enzyme sind im Mitochondrium nach einer bestimmten Ordnung lokalisiert („geordnetes Multienzymsystem"):

- In der Matrix laufen **Zitratzyklus, β-Oxidation** sowie Reaktionen der Proteinsynthese ab.
- An der inneren Membran finden die Vorgänge der **Atmungskette** statt. In den Innenraum hinein hängen sog. **Elementarkörperchen**, Proteinkomplexe (Oxisomen), an denen die **ATP-Synthese** abläuft. Die innere Mitochondrienmembran enthält außerdem **Cardiolipin**, ein Phospholipid, das die Permeabilität für kleine Ionen herabsetzt und auf diese Weise einen elektrochemischen Gradienten aufbaut.
- Der äußere Stoffwechselraum und die Außenmembran sind enzymarm; über sie erfolgt der ATP-Abtransport.
- An sog. **Kontaktzonen** an denen Außen- und Innenmembran stark angenähert sind, spielen sich v. a. Importvorgänge von Proteinen ab.

Das Ausmaß der Energiegewinnung im Mitochondrium ist ultrastrukturell abschätzbar. Verdichtung der Matrix und Erweiterung des äußeren Stoffwechselraums sprechen für starke Aktivierung des Mitochondriums. Auch die Anzahl von Mitochondrien in einer Zelle korreliert mit der Intensität des Zellstoffwechsels. Zellen mit erhöhtem Energieverbrauch besitzen viele Mitochondrien (z. B. Herzmuskelzellen, Samenzellen). Extreme Vermehrung von Mitochondrien führt zu einer lichtmikroskopisch sichtbaren Schwellung der Zelle (Onkozyten).

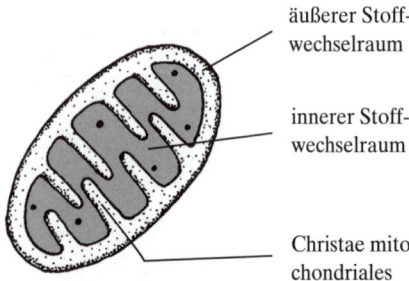

Abb. 3.7: Grundlagenbauplan eines Mitochondriums vom Cristae-Typ

Klinik!

Die Aktivität von Mitochondrien kann durch Medikamente (z. B. Antibiotika) gehemmt werden.

Ein Mitochondrium hat eine Lebensdauer von ca. 10–20 Tagen. Es vermehrt sich durch Teilung und hat seine eigene ringförmige **Mitochondrien-DNA**, die der DNA von Prokaryonten ähnelt. Dies lässt den Schluss zu, dass Mitochondrien ursprünglich autonome Lebewesen waren, die mit Eukaryonten eine Symbiose eingegangen sind und so nach und nach ihre Autonomie verloren haben (**Endosymbiontentheorie**). Die Vererbung der mitochondrialen Erbinformation erfolgt über die Mutter (Eizelle).

Klinik!

Eine **Mitochondrienschwellung** ist ein frühes Zeichen für eine Zellschädigung. Als **Mitochondriopathien** bezeichnet man Krankheitsbilder, bei denen sich die wesentlichen Veränderungen in den Mitochondrien abspielen (z. B. bestimmte Muskelerkrankungen = Myopathien). Antikörper gegen körpereigene Mitochondrien (antimitochondriale Antikörper = AMA) lassen sich bei Autoimmunerkrankungen nachweisen, bei denen selbstzerstörende Entzündungen ablaufen.

3.4.2 Ribosomen

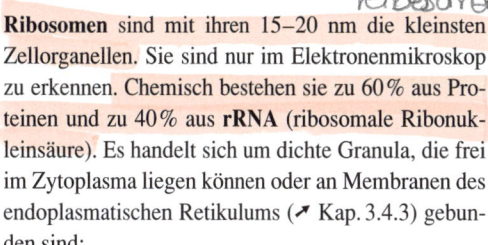
→ Polysomen
→ Membrangeb. Ribosomen

Ribosomen sind mit ihren 15–20 nm die kleinsten Zellorganellen. Sie sind nur im Elektronenmikroskop zu erkennen. Chemisch bestehen sie zu 60 % aus Proteinen und zu 40 % aus **rRNA** (ribosomale Ribonukleinsäure). Es handelt sich um dichte Granula, die frei im Zytoplasma liegen können oder an Membranen des endoplasmatischen Retikulums (↗ Kap. 3.4.3) gebunden sind:

- Frei im Zytoplasma liegende Ribosomen lagern sich zu rosettenartigen Gebilden zusammen: **Polysomen (Polyribosomen)**. Nach Verbindung mit einer mRNA (**mRNA-Ribosomenkomplex**) sind die Polysomen die Orte der zytoplasmatischen Proteinsynthese. Dabei werden v. a. Struktur- und Enzymproteine gebildet, wie z. B. das Hämoglobin oder Proteine, die in die Zellmembran integriert werden sollen („house keeping proteins"). Zellen im Wachstum oder regenerierende Zellen, aber auch Tumorzellen, weisen viele freie Ribosomen auf.
- **Membrangebundene Ribosomen** sitzen an den Außenseiten der Zisternen des endoplasmatischen Retikulums, das dadurch rau erscheint (**raues endoplasmatisches Retikulum**, reR, ↗ Kap. 3.4.3). Auch sie werden durch mRNA verknüpft. Hier werden v. a. sekretorische und lysosomale Proteine hergestellt. Sekretorisch aktive Zellen (Bsp.: Drüsenzellen) haben deshalb ein gut entwickeltes reR mit zahlreichen Ribosomen. Ribosomenreichtum äußert sich färberisch in einer **Basophilie** des Zytoplasmas. Diese basophilen Bezirke werden auch als **Ergastoplasma** bezeichnet und sind Orte hoher Proteinsynthese-Aktivität. Sie entsprechen reR-reichen Regionen. In Nervenzellen heißen diese basophilen, oft schollig erscheinenden Areale **Nissl-Schollen**.

Ribosomen werden im Nukleolus gebildet (↗ Kap. 3.3.2). Sie lassen sich isolieren und durch Zentrifugationsmethoden in zwei Untereinheiten (Dimere) trennen: eine **60 S-** und eine **40 S-Einheit** (S = Svedberg-Einheit). Beide Untereinheiten werden getrennt aus dem Kern ausgeschleust.

3.4.3 Endoplasmatisches Retikulum

Das **endoplasmatische Retikulum (eR)** ist ein vielgestaltiges, teilweise zusammenhängendes dreidimensionales Membransystem aus Zisternen, Säckchen und Kanälchen (Tubuli), das mit dem perinukleären Raum in Verbindung stehen kann. Das eR ist laufend Veränderungen unterworfen. Man unterscheidet raues endoplasmatisches Retikulum (reR) und glattes endoplasmatisches Retikulum (geR).

Raues endoplasmatisches Retikulum

Das **raue (granuläre) endoplasmatische Retikulum** (↗ Abb. 3.8), dem außen Ribosomen aufsitzen, ist der Ort der **Biosynthese von sekretorischen Proteinen**

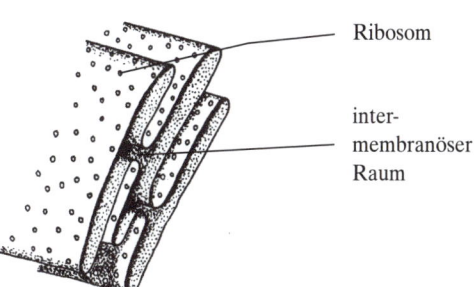

Abb. 3.8: Raues endoplasmatisches Retikulum (reR)

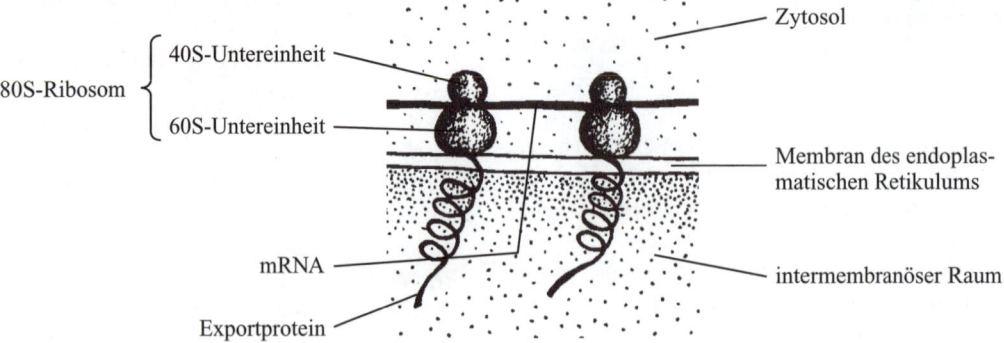

Abb. 3.9: Proteinbiosynthese am reR

(z. B. Muzine, Immunglobuline) sowie von Strukturproteinen (z. B. Kollagen) und Enzymen. Während der Synthese an den Ribosomen treten die Proteine durch Poren der Retikulum-Membran ins Lumen über (↗ Abb. 3.9). Diese Übertritte werden von angehängten **Signalpeptiden** vermittelt, die später abgespalten werden. Im Lumen werden die Proteine weiter modifiziert, z. B. glykosyliert, hydroxyliert oder unter Mithilfe zahlreicher „Helferproteine" (z. B. HSP = heat shock proteins) gefaltet. Die Proteine sammeln sich im endoplasmatischen Retikulum an und werden von dort über abgeschnürte Bläschen (**Transportvesikel**) an andere Zellorganellen, z. B. den Golgi-Apparat, weitergereicht. Eine Vermehrung von Zisternen des eR ist ein Zeichen von gesteigerter Proteinbiosynthese und -sekretion (Bsp.: Plasmazellen mit Antikörperproduktion).

Glattes endoplasmatisches Retikulum

Das **glatte endoplasmatische Retikulum** (↗ Abb. 3.10) ist wie das reR gebaut, besitzt aber keine Ribosomen (glattwandiges eR). GeR und reR können in derselben Zelle vorkommen und miteinander verbunden sein.

Dem geR kommen folgende **Funktionen** zu:

- Synthese von Lipiden, Lipoproteinen und **Steroidhormonen**; gehäuftes Vorkommen in steroidhormonbildenden Zellen (z. B. Nebennierenrinde)
- Speicherung, z. B. von Fett
- Umwandlung toxischer (giftiger) oder schädlicher Stoffe durch Ankopplung wasserlöslicher chemischer Gruppen (**Biotransformation**); z. B. in Leberzellen (Entgiftungsfunktion)

- Glukoseneubildung (**Glukoneogenese**) in der Leber (immunhistochemisches Markerenzym: Glukose-6-phosphatase).

Sonderformen des geR sind das **sarkoplasmatische Retikulum** in Muskelzellen (Kalziumspeicherung) und **Lamellae annulatae**, konzentrische Zisternenstapel in der Eizelle, aber auch in Tumorzellen. Das geR kann zur Neubildung angeregt (induziert) werden (z. B. durch Medikamente oder Umweltgifte).

> **Klinik!**
> Das geR kann auch Krebs erzeugende Substanzen aktivieren.

> **Merke!**
> Das sarkoplasmatische Retikulum ist ein spezielles eR der Muskelzelle (↗ Kap. 3.4.3).

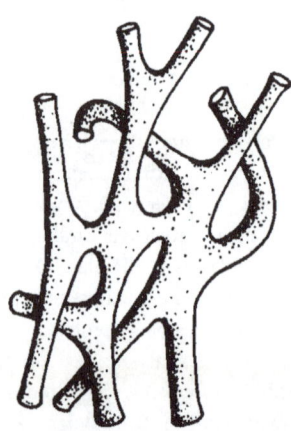

Abb. 3.10: Glattes endoplasmatisches Retikulum (geR)

3.4.4 Golgi-Apparat

Ein **Golgi-Apparat** besteht aus mehreren **Dictyosomen** (**Golgi-Feldern**, ↗ Abb. 3.11). Zum lichtmikroskopischen Nachweis eines Golgi-Apparates müssen spezielle histologische Methoden angewandt werden (z. B. Osmierung). Elektronenmikroskopisch erkennt man, dass die Dictyosomen aus mehreren abgeflachten, scheibenförmigen, übereinander gestapelten Membran-Säckchen bestehen (**Sacculi**), die keine Verbindungen untereinander aufweisen. Seitlich können die Säckchen aufgeweitet erscheinen. In der Umgebung finden sich immer kleinere abgeschnürte Bläschen (Vesikel). Insgesamt ist ein Dictyosom schüsselartig gekrümmt, sodass eine konvexe Seite (cis-Seite) und eine konkave Seite (trans-Seite) unterschieden werden können:

- Die **cis-Seite** ist die Aufnahme- oder Wachstumsseite, d. h. hier verschmelzen Transportbläschen aus dem eR mit der Membran und entlassen ihren Inhalt ins Innere des Dictyosoms. Für Transportvorgänge zum Golgi-Apparat als auch innerhalb des Golgi-Apparates werden bestimmte lösliche Proteine gebraucht (z. B. SNAP).
- Auf der **trans-Seite**, der Abgabeseite („reife" Seite), werden Exozytosebläschen abgeschnürt.

In Drüsenzellen werden Sekrete in sog. Prosekretgranula aus dem Golgi-Apparat abtransportiert. Der Golgi-Apparat spielt also eine wichtige Rolle in Zellen mit einer regulierten Sekretion, um die im reR hergestellten Produkte zu „verpacken" und „abgabefertig" zu machen.

Die **Funktionen des Golgi-Apparates** sind:

- Umbau und Verdichtung von Proteinen, Bildung von Glykoproteinen und Proteoglykanen
- Sulfatierung von Proteoglykanen

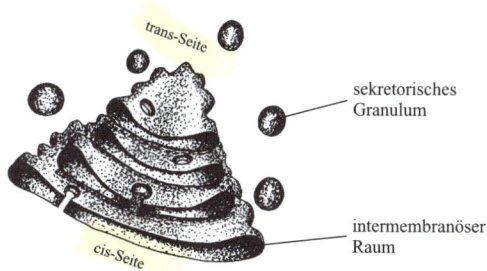

Abb. 3.11: Dictyosom

- Bildung primärer Lysosomen (↗ Kap. 3.4.5)
- Bildung von Membranen und Membranteilen.

Typische Markerenzyme des Golgi-Apparates: saure Phosphatase, Thiaminpyrophosphatase.

Klinik!

Für einige Krankheiten lassen sich Funktionsstörungen im Golgi-Apparat nachweisen. So kommt es z. B. bei der Chondrodystrophie, einer erblichen Störung der indirekten Ossifikation zu einem Proteoglykanrückstau in den Chondrozyten der Wachstumszonen. Eine Sekretionsstörung im Allgemeinen wirkt auch immer auf den Golgi-Apparat zurück.

3.4.5 Lysosomen

Lysosomen sind kleine runde bis ovale, membranumhüllte Bläschen mit einem Durchmesser von ca. 0,2–0,5 µm. Lichtmikroskopisch können sie den Granula verschiedener Zellen (z. B. Granulozyten) entsprechen. Sie enthalten viele **hydrolytische Enzyme** (z. B. saure Phosphatase, Sulfatasen, Nukleasen oder Peptidasen), die dem Abbau zelleigener oder endozytierter Substanzen dienen. Der pH-Wert in den Lysosomen liegt zwischen 4 und 5.

Lysosomen können in verschiedener Form, Größe, Menge, Enzymausstattung etc. auftreten. Alle Lysosomen sind von einer Membran umgeben. An der Innenseite dieser Membran kann eine Art innere Glykokalix nachgewiesen werden, die das Übertreten lysosomaler Enzyme in das Zellinnere verhindern.

Funktionell gibt es zwei Arten von Lysosomen (↗ Abb. 3.12):

- **Primäre Lysosomen** (Endolysosomen) sind enzymatisch noch inaktive Lysosomen. Sie bilden sich durch die Verschmelzung von Endosomen mit vom Golgi-Apparat abgeschnürten, hydrolasehaltigen Vesikeln. Sie sind klein, rund und haben einen gleichmäßig dichten Inhalt. Obwohl primäre Lysosomen meist innerhalb der Zelle verbleiben, kann ihr Inhalt von manchen Zellen exozytiert werden. Zu diesen zählen z. B. Osteoklasten (Knochenabbau durch ausgeschiedene lysosomale Enzyme) oder Entzündungszellen.
- **Sekundäre Lysosomen** sind Lysosomen, die aktivierte Enzyme enthalten. Dadurch kann zellfremdes oder zelleigenes Material aufgenommen und abgebaut werden. Die sekundären Lysosomen sind

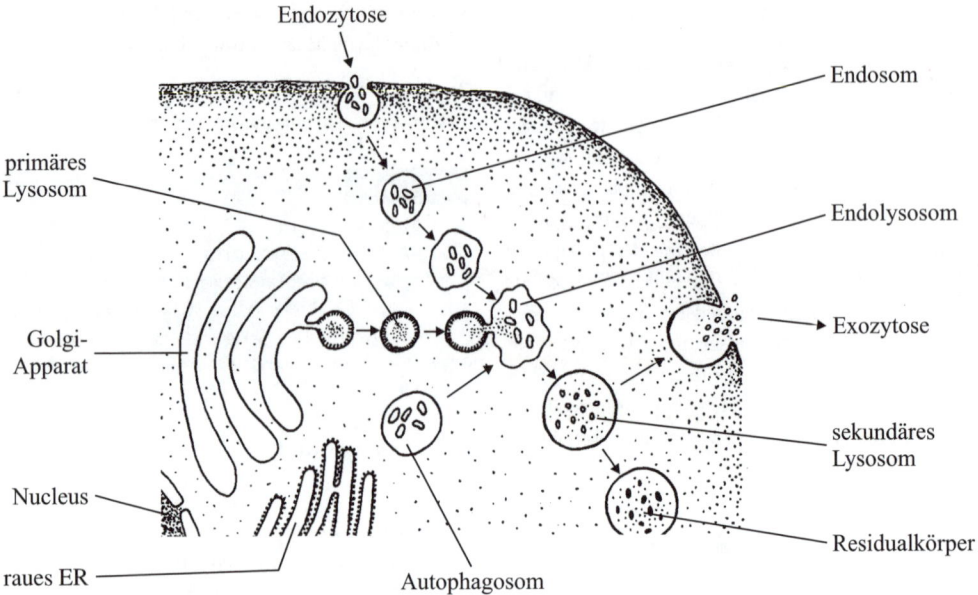

Abb. 3.12: Lysosomaler Abbau endozytierter Substanzen

in der Lage, mit so genannten **Phagosomen**, membranumhüllten Gebilden, die zu verdauendes Material enthalten, zu verschmelzen (Phagolysosomen).
- **Autophagosomen** enthalten zelleigene Bestandteile (Organellen, Zytoplasmateile etc.). Nach Verschmelzung mit Lysosomen entstehen **Autophagolysosomen**: Der enzymatische Inhalt der Lysosomen vermischt sich mit dem Inhalt des Autophagosomens; es kommt zur **Autophagie**.
- **Heterophagosomen** enthalten biologisches Material, das von außen durch Endozytose oder Phagozytose aufgenommen wurde. Nach lysosomaler Verschmelzung entstehen **Heterophagolysosomen (Heterophagie)**.

Nach enzymatischer Verdauung können Reste aus den Phagolysosomen in den extrazellulären Raum (Exozytose) oder ins Zytoplasma zur Wiederverwertung abgegeben werden. Nichtabbaubare Restprodukte können in Lysosomen aber auch liegen bleiben. Es handelt sich dann um große vesikuläre Strukturen mit dichter Matrix und teilweise strukturiertem Inhalt, die **Rest- oder Residualkörper** (Telolysosomen) genannt werden. Irgendwann kann auch dieses Restmaterial in den extrazellulären Raum abgegeben werden oder aber es bleibt dauernd als **Pigment** (z. B. Lipofuszin, Zeroid, ↗ Kap. 3.7.3) im Zytoplasma liegen.

Einrisse in Lysosomenmembranen sind für eine Zelle ein gefährliches Ereignis. Lysosomale Enzyme ergießen sich in das Zellinnere und können es auflösen (**Autolyse**). Sind mehrere Zellen betroffen, können ganze Gewebe oder sogar Organe aufgelöst werden (Bsp.: akute Pankreatitis durch massive Freisetzung autolytisch wirksamer Proteasen aus den Zellen des exokrinen Pankreas).

Lysosomen kann man histochemisch durch verschiedene Enzymnachweise (z. B. saure Phosphatase) darstellen.

Klinik!

Lysosomale Krankheiten entstehen durch Störungen der Enzymfreisetzung oder einen Enzymmangel. Letzterer führt zu **lysosomalen Speicherkrankheiten**, bei denen nicht abbaubare Stoffwechselprodukte in Speicherlysosomen liegen bleiben (Mukopolysaccharidosen, Glykogenosen, Gangliosidosen u. a.).

3.4.6 Peroxisomen

Die runden bis sichelförmigen Bläschen, früher auch als „Microbodies" bezeichnet, sind ungefähr so groß wie Lysosomen (0,1–1 µm) und von einer einschichtigen Membran (kein dreischichtiger Aufbau wie bei biologischen Membranen!) umgeben. Ihr homogener oder fein-granulärer Inhalt (Matrix) besteht aus **wasserstoffperoxidbildenden Oxidasen** (Name!) und **Katalasen**. Diese Enzyme spielen eine wichtige Rolle beim Abbau von Fettsäuren, der Gallensäurebiosynthese und bei peroxidbildenden Entgiftungsreaktionen wie z. B. dem Alkoholabbau.

Peroxisomen einschließlich ihrer Matrixproteine entstehen an freien Ribosomen (↗ Kap. 3.4.2). Wahrscheinlich scheinen aber Bestandteile der Peroxisomenmembran aus dem eR zu stammen. Peroxisomenreich sind z. B. Leberzellen und Zellen der Nierentubuli.

3.4.7 Proteasomen

Proteasomen sind zylinderförmige Gebilde mit peripheren Auftreibungen mit einer Länge von ca. 45 nm. Es handelt sich um Proteingebilde, die aus verschiedenen Untereinheiten bestehen. Proteasomen bauen zytoplasmatische Proteine ab, die ihnen mithilfe eines Transportproteins (Ubiquitin) präsentiert werden. Nach Aufnahme in das Innere werden diese Proteine an proteolytischen Zentren des Proteasoms gespalten.

3.5 Zytoskelett

3.5.1 Übersicht

Das Zytoskelett (Zellskelett) gehört zu den metaplastischen Elementen und besteht aus Proteinen, die innerhalb einer Zelle Netzwerke bilden.

Das Zytoskelett erfüllt folgende **Funktionen:**

- Erhaltung der äußeren Gestalt einer Zelle durch innere **Stützung** (statisch, vergleichbar dem Skelettsystem in der Makroskopie)
- Ermöglichung von **Zellbewegung** (dynamisch)
- Ermöglichung von **Transportvorgängen** innerhalb der Zelle (z. B. von Organellen und Vesikeln)

Ein wichtiges Merkmal der Zytoskelettelemente ist ihre Fähigkeit zur **Selbstassoziation**, d. h. zur Aneinanderlagerung von Proteinuntereinheiten zu größeren Einheiten.

Je nach Kaliber werden drei Familien von Zytoskelettelementen unterschieden:

- **Mikrotubuli** (Durchmesser ca. 25 nm)
- **Mikrofilamente** (Durchmesser ca. 7 nm)
- **intermediäre Filamente** (Durchmesser ca. 10 nm).

Eine bisher wenig erforschte Organisationsform des Zytoskelettes sind die sog. **Mikrotrabekelgitter**, dreidimensionale, veränderbare Netzwerke, die das ganze Zytoplasma einer Zelle durchziehen und aus Molekülen der bekannten Zytoskelettfamilien, aber auch aus unbekannten Proteinen, zusammengesetzt sind.

Lichtmikroskopisch sind Anteile des Zytoskeletts teilweise als intrazelluläre fibrilläre Strukturen zu erkennen.

3.5.2 Mikrotubuli

Mikrotubuli bestehen aus unverzweigten, gestreckten Röhren unterschiedlicher Länge mit Durchmessern von ca. 25 nm (↗ Abb. 3.13). Zusammengesetzt sind sie aus dem Protein **Tubulin**, das Dimere bildet, die zu länglichen Protofilamenten aneinandergefügt sind. Die Röhrenwand eines Mikrotubulus besteht aus 13 solcher **Tubulinprotofilamente**.

Tubulinprotofilamente sind extrem dynamische Strukturen. Sie können sich durch Anknüpfung oder Abspaltung von Tubulinmono- und -dimeren verlängern oder verkürzen und so rasch auf- oder abgebaut werden (**Polymerisation, Depolymerisation**). Verlängerung und Verkürzung laufen an den beiden Enden unterschiedlich schnell ab (Plus-Ende: schnelles Wachstum, Minus-Ende: langsames Wachstum). Die Bildung erfolgt von einem sog. **Mikrotubulus-Organisationszentrum** (MTOC) aus, das meist dem

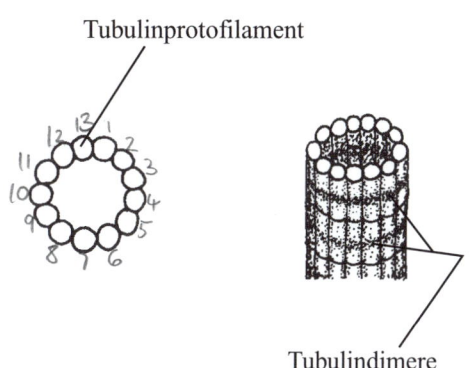

Abb. 3.13: Aufbau eines Mikrotubulus

Zentrosom (↗ unten) entspricht. **Mikrotubulusassoziierte Proteine (MAPs)** stabilisieren oder beschleunigen die Polymerisation von Mikrotubuli und dienen der Verknüpfung mit anderen Zellskelettformen. Zu ihnen gehören z. B. Kinesin, Dynein, tau-Proteine u. a.

> **Klinik!**
> **Kolchizin** (Gift der Herbstzeitlosen) hemmt das Wachstum von Mikrotubuli (keine Verknüpfung der Dimere möglich).

Mikrotubuli erfüllen folgende Funktionen:

- Mitwirkung bei der **Zellbewegung**
- Aufrechterhaltung der **Zellform** (in hochprismatischen Epithelzellen sind Mikrotubuli in Längsachse orientiert!)
- **Befestigung von Zellorganellen** an ihrem Platz
- Vermittlung von intrazellulären **Transportvorgängen,** z. B. von Zellorganellen und Vesikeln (z. B. axonaler Transport: Transport von Vesikeln in Nervenfasern durch Neurotubuli). Dies erfolgt unter Mithilfe von MAPs, über die sich z. B. Vesikel an Mikrotubuli koppeln können.

Mikrotubuli können auch als **Strukturelemente von Zellorganellen** und Oberflächendifferenzierungen auftreten.

Zentriolen

Zentriolen (↗ Abb. 3.14) sind konstant vorkommende zylindrische Organellen, die bis 500 nm lang werden und paarig als sog. **Diplosom** auftreten. Beide Zentriolen stehen dabei senkrecht aufeinander. Jeder Zentriol-Zylinder besteht aus 9 zirkulär angeordneten Mikrotubulus-Tripletts, die untereinander durch Proteinbrücken (Nexine) verklebt sind. Sog. **perizentrioläre Körperchen oder Satelliten** lagern sich den Zentriolen außen an und reichen mit Fortsätzen in das Innere hinein. Diplosomen sind in eine dichte Matrix (**Zentroplasma**) aus feinem granulären und fibrillären Material eingebettet. Diese Struktur wird als **Zentralkörperchen (Zentrosom)** bezeichnet.

Zentriolen sind teilungsfähige Zellorganellen. Nach Zellteilungen wird ein Diplosom aus dem Zentriol der neuen Zelle gebildet. Durch weitere Vervielfältigungen können Kinetosomen (Basalkörperchen) entstehen, aus denen Kinozilien (Flimmerhärchen) gebildet werden (↗ unten). Dabei gelten die perizentriolären Körperchen als Keimzentren für neu zu bildendes Mikrotubulusmaterial.

Zilien

Zilien (Kinozilien, Flimmerhärchen) sind kurze (5–10 µm), feine Fortsätze, die zahlreich am apikalen Zellpol von Epithelzellen (z. B. Flimmerepithelien, ↗ Kap. 4.2.4) auftreten. Längere, schwanzartige Härchen, die einzeln oder in geringer Zahl ausgebildet sind, werden als **Flagellen (Geißeln)** bezeichnet (z. B. an Spermien). Ausgangspunkt eines Ziliums ist das **Kinetosom (Basalkörperchen)**, das aus Zentriolen entsteht und somit in seinem Aufbau einem Zentriol entspricht. Zu den Wurzelstrukturen eines Ziliums gehören außerdem noch ein perizentrioläres Körperchen, das über einen sog. Basalfuß mit dem Kinetosom verbunden ist, und ein sog. Wurzelfuß (Wurzelfaser). Letzterer besteht aus sich zum Zellinneren hin verjüngenden mikrotubulären Strukturen.

Lichtmikroskopisch kann man an Zellverbänden mit Flimmerhärchenbesatz die Basalkörperchen als sog. **Basalkörperchensaum** knapp unter den apikalen Zellmembranen ausmachen (v. a. nach Spezialfärbungen, z. B. mit Eisenhämatoxylin).

Ultrastruktur der Zilien: Achsenfaden (Axonema) mit „9 × 2 + 2-Struktur" (↗ Abb. 3.15).

- **9 periphere Achsen** aus Tubuluspaaren. Jedes Tubuluspaar besteht aus einem kompletten Tubulus mit 13 Protofilamenten (A-Tubulus) und einem unvollständigen Tubulus mit 10 Protofilamenten (B-Tubulus). Die 9 peripheren Tubuluspaare sind

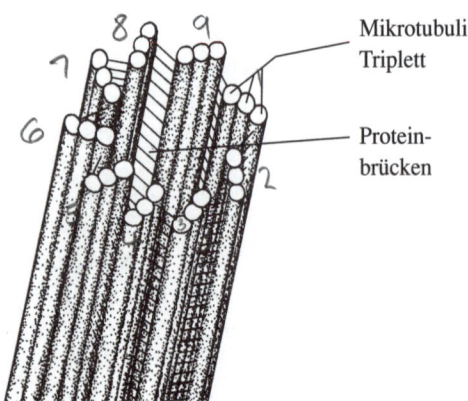

Abb. 3.14: Aufbau eines Zentriols

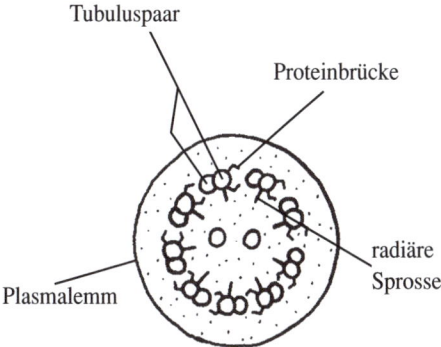

Abb. 3.15: Grundbauplan einer Zilie (Axonema)

durch Proteinbrücken (Nexine) miteinander verbunden. Von jedem A-Tubulus gehen „Arme" aus, die aus dem Protein **Dynein** bestehen. Dynein besitzt ATPase-Aktivität und liefert die Energie für den Zilien- und Geißelschlag (Dynein als **Motorprotein**). Die Dynein-Arme „hangeln" sich an den benachbarten B-Tubuli entlang, sodass es zu Gleitbewegungen zwischen den Tubuluspaaren kommt. Diese Gleitvorgänge erzeugen den Zilien- bzw. Geißelschlag.
- **2 Mittelachsen** aus einem einfachen Tubulus (je 13 Protofilamente). Sie sind zusammen von einer Zentralscheide umhüllt und mit den peripheren Tubuluspaaren über radiäre „Speichen" aus sog. Speichenproteinen verbunden.

Die Flimmerbewegungen von Kinozilien sind genetisch determiniert und laufen peitschenartig als schnelle Vorwärtsbewegung ab, gefolgt von einem langsamen Zurückholen. Die Kinozilien einzelner Zellverbände schlagen koordiniert (Metachronie).

Hoch spezialisierte Sonderformen von Kinozilien sind Sinneshärchen (z. B. am Riechepithel, ↗ Kap. 5.6.2) oder die Außenglieder der Stäbchenzellen in der Retina (Netzhaut des Auges).

Spindelfasern

Spindelfasern sind Teil der Metaphasespindel (Zentralspindel), die während einer Mitose auftreten und zum Transport der Chromatiden dienen (Verteilungsapparat). Sie bilden sich als mikrotubuläre Strukturen aus Zentrosomen.

3.5.3 Mikrofilamente

Mikrofilamente bilden die Gruppe der Zytoskelettformen mit dem kleinsten Durchmesser (5–8 nm). Das am häufigsten vorkommende Mikrofilamentprotein ist das **Aktin**. Globuläre Monomere (G-Aktin) sind in zwei Strängen als Doppelhelix polymerisiert (F-Aktin) und bilden so **Aktinfäden oder -filamente**. Aktin kann in einer Zelle sowohl als freies Monomer als auch in Fadenform vorkommen.

Funktion des Aktins:

- In Muskelzellen sind Aktinfilamente mit **Myosin** vergesellschaftet und bilden einen Teil des kontraktilen Apparates dieser Zellen (↗ Kap. 4.8).
- In Zellen ohne oder mit geringen kontraktilen Eigenschaften dienen Aktinfilamente der Aufrechterhaltung der Zellform, der Versteifung und Stabilisierung von Zellen, der Zellverankerung oder stehen im Dienste der Zellbewegung:
  - Besonders Zellen, die einer starken mechanischen Belastung ausgesetzt sind, enthalten dicke Aktinbündel (z. B. als Stressfasern in Endothelzellen, ↗ Kap. 5.1.1).
  - Aktinfilamente sind v. a. unterhalb der Zellmembran (subplasmalemmal) über spezielle Verbindungsproteine mit der Membran verankert und bilden so eine besonders stabilisierte „Rindenzone" (**Zellkortex**). Diese verhindert starke Deformationen der Zelle. Außerdem bilden sie Verbindungen untereinander sowie zu intrazellulären Membransystemen oder anderen Zytoskelettelementen.
  - In **Mikrovilli** (↗ Kap. 3.2.3) bildet Aktin ein gerüstartiges Netzwerk, das für die Festigkeit der Mikrozotte große Bedeutung hat. Bis zu 30 Aktinfilamente liegen der Länge nach innerhalb eines Mikrovillus und sind untereinander über **Brückenproteine** (Fimbrin, Faszin u. a.) verbunden. An der Basis sind sie über andere Proteine vernetzt und an anderen Zytoskelettelementen sowie am Schlussleistennetz (↗ Kap. 3.6.2) verankert.
  - Ringförmige Aktinbündel verbinden einzelne Desmosomen (↗ Kap. 3.6.2) miteinander. Der gesamte basale Verankerungskomplex kann lichtmikroskopisch als sog. **Terminalgespinst** (**Terminal web**) wahrgenommen werden. Da im Terminal web auch Myosin vorkommen kann,

kann es zu Kontraktionen der Mikrovilli kommen (z. B. Mikrovilli der Darmepithelien).
- **Gürteldesmosomen** (Zonulae adhaerentes) bestehen ebenfalls aus Aktinfilamenten (↗ Kap. 3.6.2).
- Auch bei der Ausbildung von **Zellfortsätzen** (Filopodien, Protrusionen), die Voraussetzung für eine amöboide Fortbewegung ist, sind polymerisierende Aktinfilamente eine treibende Kraft.
- Aktinfilamente können ringförmig im Zytoplasma vorliegen und so für die Ausbildung der Mitosespindel sorgen.

In Nichtmuskelzellen sind verschiedene **aktinbindende Proteine** bekannt, die Hilfsfunktionen (z. B. Vernetzungen) übernehmen (Talin, Vinculin, Fimbrin, Fascin, Gelsolin, Spektrin, Ankyrin u. a.). Diese aktinbindenden Proteine sind auch an der Verknüpfung oder Trennung einzelner Aktinfilamente beteiligt.

> **Klinik!**
> Toxische Substanzen, wie z. B. Pilzgifte, können die Polymerisation und Depolymerisation von Aktin hemmen und dadurch Zellbewegungen verhindern.

3.5.4 Intermediärfilamente

Die **Intermediärfilamente** (IF) heißen so, weil sie mit ihrem Durchmesser von 8–12 nm zwischen den beiden anderen Zellskelettarten stehen. Sie bilden eine große Familie, in der man verschiedene Typen sowie deren Untereinheiten nach Molekulargewichten unterscheidet. Gemeinsam ist ihnen ein hierarchischer Aufbau aus Polypeptidketten (α-Helices), die sich zu fädigen Molekülen (**Protofilamente**) zusammenlagern. Diese verbinden sich zu größeren Schnüren oder Ketten. Mehrere Ketten bilden dann ein intermediäres Filament.

Mithilfe immunhistochemischer Nachweise oder unter dem Elektronenmikroskop erscheinen die Filamente als „Taue", die den Zellkern korbförmig umgeben und in die Zellperipherie ausstrahlen. Sie nehmen mit anderen Zytoskelettelementen und Zellkontakten Verbindungen auf (↗ Kap. 3.6). Ihre Hauptfunktion wird im Zusammenhang mit mechanischen Belastungen von Zellen gesehen.

> **Merke!**
> Das Auftreten bestimmter IF-Typen ist zellspezifisch, d. h. dass in bestimmten Zellarten meist nur ein IF-Typ vorkommt. In embryonalen oder pathologisch veränderten Zellen können auch Kombinationen auftreten.

Nach biochemischen Kriterien werden folgende Typen unterschieden:

- **Typ I** umfasst die **Zytokeratine** oder **Keratine** (basische und saure Keratine). Sie kommen in **Epithelzellen** und ihren Derivaten (z. B. Haare) vor, beim Menschen sind mindestens 19 Subtypen in Epithelzellen sowie mehrere Subtypen in Haaren und Nägeln bekannt.
- **Typ II** umfasst **Vimentin** (in Zellen **mesenchymalen** Ursprungs, z. B. Zellen des Bindegewebes), **Desmin** (in **Muskelzellen**) und **GFAP** (glial fibrillary acid protein, in **Gliazellen**).
- **Typ III** umfasst die **Neurofilamente** (mit Subtypen), die in **Nervenzellen** bzw. deren Axonen und Dendriten vorkommen.
- **Typ IV** umfasst die **Lamine** (mit Subtypen), die als Strukturelemente in der **Kernhülle** auftreten (↗ Kap. 3.3.2).

> **Merke!**
> Jede Zelle produziert Lamine sowie mindestens ein IF!

Mit den IF assoziierte Proteine (**IFAP** = **i**ntermediate **f**ilament **a**ssociated **p**roteins), wie z. B. Filaggrin, bilden eine Art Matrix um die Filamentstränge und vermitteln den Kontakt zu anderen Zytoskelettelementen.

> **Klinik!**
> Eine große medizinische Bedeutung der IF liegt darin, dass ihr Nachweis zur **histopathologischen Diagnostik** herangezogen werden kann. Dank der IF-Spezifität behalten z. B. Tumore und ihre Metastasen (Tochtergeschwülste), auch wenn sie histologisch schwierig zu charakterisieren sind, die IF ihres Ursprungsgewebes bei und lassen sich so differenzieren.

3.6 Zellkontakte

3.6.1 Übersicht

In Zellverbänden müssen die einzelnen Zellen untereinander mechanisch und funktionell gekoppelt sein, um ihre spezifischen Aufgaben erfüllen zu können. Diese Kopplung wird gewährleistet durch

- verschiedene Arten von **Haftproteinen** (**Adhäsionsmoleküle**):
  - **Integrine:** vermitteln Verankerung mit extrazellulärer Matrix,
  - **Cadherine:** wichtig für Bildung epithelialer Zellverbände,
  - **Selektine:** zur Bindung gleichartiger Zellen und Aussonderung ungleicher Zellen,
- **Haftstrukturen** (**Junktionen**), die in die Zellmembranen integriert sind und bestimmte Verbindungen mit benachbarten Zellen eingehen. Es gibt 3 verschiedene Arten solcher Haftstrukturen (↗ Abb. 3.16):
  - **Desmosomen:** bilden mechanisch belastbare Kopplungen,
  - **Tight junctions** (Zonulae occludentes): verschließen den Interzellularraum und
  - **Gap junctions** (Nexus): bilden kanalartige Verbindungen, die Transportvorgänge ermöglichen.

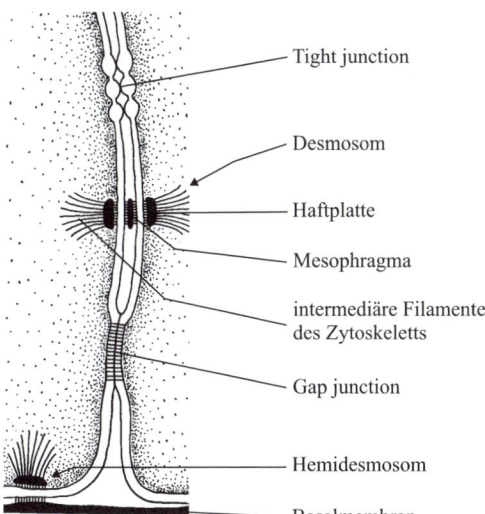

Abb. 3.16: Haftstrukturen (Junktionen)

3.6.2 Desmosomen

Desmosomen sind als punktuelle Verdichtungen oder Knötchen im Interzellularspalt zwischen benachbarten Zellen zu erkennen. Ihr Aufbau erinnert an „Druckknöpfe": zwei scheibenförmige **Haftplatten** jeweils einer Zelle liegen sich gegenüber. Die Haftplatten bestehen aus verdichtetem Material (**Plaques**), das aus desmosomalen Proteinen (Desmoplakin, Plakoglobin, Desmocalmin) besteht. In die Haftplatten strahlen Filamente des Zytoskeletts ein, die über Verankerungsproteine festgemacht sind. Der Interzellularspalt, der im Bereich eines Desmosoms ca. 20–40 nm breit ist, ist mit einer Art **Kittsubstanz** (Desmoglea) ausgefüllt, die in ihrem Zentrum zu einem länglichen Streifen verdichtet ist (Mesophragma). Die Substanz besteht aus Glykoproteinen (Desmoglein, Desmoplakin, Desmocollin, Pemphigus-vulgaris-Antigen u. a.) und lässt die Passage von Stoffen in den basalen Interzellularraum zu.

Desmosomen besitzen eine große mechanische Belastbarkeit und sind daher meist in epithelialen Zellverbänden ausgebildet, die einem mechanischen Stress unterliegen (z. B. Zellen der Epidermis [Oberhaut]).

Aufgrund ihrer Struktur werden verschiedene Desmosomentypen unterschieden:

- Typ-I-Desmosomen
  - **Macula adhaerens (Fleckdesmosom):** in Epithelien und Herzmuskelzellen
  - **Hemidesmosomen:** an der Berührungszone zwischen Epithelzellen und Basalmembran strahlen von einer Haftplatte aus Filamente in die Basalmembran ein (Bsp.: Strat. basale der Epidermis).
- Typ-II-Desmosomen
  - **Punctum adhaerens (Punktdesmosom):** punktförmig, ohne Kittsubstanz im Interzellularspalt, mit Aktinfilamenten verbunden, in den Plaques spezielle aktinbindende Proteine (z.B. Vinculin, Aktinin, Talin). Kommen in vielen Zellen vor.
  - **Fascia adhaerens (Streifendesmosom, Kontaktplatte):** plattenförmiges, großes Punktdesmosom in Herzmuskelzellen.
- **Zonula adhaerens (Gürteldesmosom):** biochemisch eigentlich kein Desmosom, sondern gebündelte **Aktinfilamente**, die gürtelförmig um die ganze Zelle verlaufen; meist im apikalen Bereich von Epithelzellen (apikales Netzwerk, **terminal web**). Auf Höhe der Gürteldesmosomen sind Zelladhäsions-

moleküle lokalisiert. Benachbarte Gürteldesmosomen erscheinen in epithelialen Zellverbänden lichtmikroskopisch als durchgehendes Band (**Schlussleistennetz**).

> **Klinik!**
> Pemphigus vulgaris ist eine Hautkrankheit, bei der Blasenbildungen innerhalb der Epidermis auftreten. Ursache dieser Autoimmunerkrankung sind abnormale Antikörper gegen desmosomale Proteine, sodass kein regelrechter Kontakt zwischen den Epithelzellen zu Stande kommt.

3.6.3 Tight junctions

Tight junctions (**Zonulae occludentes**) sind Verschlusskontakte, die benachbarte Zellen „versiegeln" und Kompartimente der Zelle abgrenzen. Die äußeren Plasmalemmschichten sind leistenförmig meist an mehreren Stellen miteinander verschmolzen. Es kommt zu einem kompletten Verschluss des Interzellularspalts. Tight junctions sind aus spezifischen Proteinen aufgebaut (z. B. ZO-[Zonula occludens-] Proteine, Occludin). Zur Zellinnenseite haben Tight-junctions-Verbindungen zum Zytoskelett.

Punktförmige Tight junctions werden als **Maculae occludentes**, streifenförmige als **Fasciae occludentes** bezeichnet.

Tight junctions treten v. a. zwischen Epithelzellen im apikalen Bereich auf.

Funktionen der Tight junctions:

- Der dichte interzelluläre Verschluss bildet eine **Permeabilitätsbarriere**, die eine Passage gelöster Stoffe nicht zulässt. Es können somit Substanzen nicht in den basalen Interzellularraum vordringen und müssen evtl. den Weg eines transzellulären Transports nehmen, ein Vorgang, der z. B. an den Epithelzellen des Darms erwünscht ist.
- Gleichzeitig entstehen **osmotische Gradienten** zwischen der Zelloberfläche und dem Interzellularraum.
- Eine weitere Bedeutung haben Zonulae occludentes in der Abgrenzung von Kompartimenten in der Zelle (z. B. apikales und basolaterales Kompartiment) oder als „Grenzmarkierung" zwischen unterschiedlichen Membranbereichen. Eine Wanderung von Membranproteinen über die Tight junctions hinweg wird verhindert.

- Tight junctions sind an der Regulation von Zelldifferenzierung und -Wachstum beteiligt.

Haftkomplexe stellen Kombinationen aus Zonulae occludentes und verschiedenen Desmosomen dar, die in den apikalen Bereichen epithelialer Zellverbände vorkommen.

3.6.4 Gap junctions

Gap junctions (**Nexus, Maculae communicantes**) sind weit verbreitete Zellkontakte, die eine Kommunikation zwischen Zellen erlauben („offene Kontakte"). Der Interzellularspalt ist im Bereich der Gap junctions auf 2–5 nm verschmälert und durch Proteinkomplexe aus sog. **Connexinen** verschlossen. Im Inneren der Connexine laufen tunnelartige Kanäle mit Durchmessern von ca. 1,5 nm. Die **Kanäle** erlauben den Durchtritt kleiner wasserlöslicher Moleküle und die Übertragung elektrischer Signale (chemische und elektrische Kopplung) zwischen benachbarten Zellen. Die Nexus stehen somit im Dienste des Informationsaustausches, der elektrischen Signalweiterleitung sowie der Zellernährung (metabolische Koordinierung).

Gap junctions verhalten sich dynamisch und können sich unter verschiedenen Einflüssen (pH-Wert, Hormone u. a.) öffnen und schließen.

Zellen in elektrisch erregbaren Organen (z. B. Herzmuskulatur) oder Zellen, die aufgrund ihrer isolierten Lage auf die Überleitung von Metaboliten angewiesen sind, wie z. B. Osteozyten, besitzen viele Gap junctions. Auch glatte Muskulatur, frühembryonale Zellen sowie resorbierende Darmepithelien sind durch zahlreiche Nexus verbunden. Bei Blutzellen, Spermatozoen sowie in der reifen Skelettmuskulatur fehlen sie.

3.7 Paraplasma

3.7.1 Übersicht

Unter Paraplasma versteht man die Gesamtheit von Einschlüssen innerhalb einer Zelle (**paraplasmatische Einschlüsse**), die in Zellen selbst gebildet, dort abgelagert oder von außen eingeschleust werden. Paraplasmatische Stoffe liegen im Zytoplasma und sind für manche Zellen charakteristisch, oft aber nicht konstant (reversible Einschlüsse). Im Lichtmikroskop erscheinen sie als Granula, Tröpfchen, Schollen oder innerhalb von Vakuolen. Einschlüsse im Zellkern sind meist pathologisch.

3.7.2 Stoffwechselend- und -zwischenprodukte

Zu diesen, von den Zellen selbst hergestellten Stoffen zählen:

Lipide

Lipid-Tropfen unterschiedlicher Größe kommen in vielen Zellen vor und dienen als speicherbare Energiequelle. Chemisch handelt es sich z. B. um Triglyzeride oder Cholesterinester. Klassische fetthaltige Zellen sind die Zellen des Fettgewebes (↗ Kap. 4.5). Viele Lipide enthalten auch steroidhormonbildende Zellen, Talgdrüsenzellen oder Nervenzellen. Eine Sonderform von Lipideinschlüssen stellt der **Dotter** in Eizellen dar, ein Gemisch aus Lipiden, Proteinen und Farbstoffen. Menschliche Eizellen sind dotterarm.

> **Praktikum!**
> Durch die herkömmlichen histologischen Präparationsschritte werden Fettstoffe herausgelöst, sodass wabige Vakuolen im Zytoplasma zurückbleiben. Ein Fettnachweis gelingt aber histologisch, z. B. an Gefrierschnitten mithilfe von Spezialfärbungen.

> **Klinik!**
> Fettstoffwechselstörungen können zu einer verstärkten Ablagerung von Lipiden in Zellen führen (Lipidspeicherkrankheiten, Cholesterinspeicherung, Verfettung von Hepatozyten bei Fettleber).

Glykogen

Als Speicherform der Glukose können fast alle Zellen Glykogen einlagern. Man findet sie in Form von felderförmigen Granula oder Schollen („**Glykogenfelder**"), die frei im Zytoplasma liegen oder in lysosomalen Vakuolen eingeschlossen sind. Elektronenmikroskopisch erscheint das Glykogen in Form von elektronendichten Partikeln. Besonders glykogenreich sind Muskel- und Leberzellen.

> **Praktikum!**
> Histochemisch kann man Glykogen mithilfe der PAS-Methode (↗ Kap. 2.4.1) oder mit Jod nachweisen.

> **Klinik!**
> Verstärkte Glykogenablagerungen treten bei Glykogenspeicherkrankheiten, beim Diabetes mellitus oder in glykogenhaltigen Tumoren auf.

Eiweiß

Proteine sind seltene paraplasmatische Substanzen und meist in Form von kristallinen Einschlüssen anzutreffen (z. B. Reinke-Kristalle in Leydig-Zwischenzellen des Hodens, ↗ Kap. 5.10.2).

> **Klinik!**
> Pathologische Eiweißablagerungen treten in Form von **Hyalin** auf, das in der H.-E.-Färbung als eosinophile Substanz sichtbar wird. Hyalinisierung ist ein Überbegriff, hinter dem sich im Einzelfall eine Ablagerung verschiedener Stoffe verbergen kann.

3.7.3 Pigmente

Pigmente sind Stoffe, die infolge ihrer Eigenfarbe in ungefärbten Zellen und Geweben erkennbar sind. Oft sind sie bereits makroskopisch sichtbar (**Pigmentierung** von Haut, Haaren etc.).

Endogene Pigmente

Endogene Pigmente sind im Körper bzw. in den Zellen selbst entstanden.

Hämoglobin und seine Abkömmlinge

- **Hämoglobin** = roter Blutfarbstoff in Erythrozyten
- **Myoglobin** = roter Farbstoff in Muskelzellen

Abbauprodukte des Hämoglobins:

- **Bilirubin, Biliverdin** (Gallenfarbstoffe, eisenfrei)
- **Hämatoidin** (eisenfreies Abbauprodukt, das nach extravasalem Erythrozytenabbau extrazellulär abgelagert wird).

Nicht hämoglobinogene Pigmente (autochthone Pigmente)

- **Melanin**: Weit verbreitetes Pigment (Epidermis, Haare, Auge, ZNS u. a.) in Form von schwarz-braunen Körnchen (membranumhüllte **Melanosomen**). Melaninbildende Zellen stammen entwicklungsgeschichtlich aus der Neuralleiste und besiedeln verschiedene Organe. Ausgangsstoff für die Melaninsynthese ist das Tyrosin.
- **Lipofuszin**: Ein chromhaltiger Fettstoff, der lichtmikroskopisch in Form von gelb-bräunlichen, körnigen Arealen im Zytoplasma erkennbar ist. Menge und Verbreitung nehmen physiologischerweise mit dem Alter zu (**Alters- oder Abnutzungspigment**). Die Entstehung ist nicht endgültig geklärt: wahrscheinlich Reste von oxidierten Membranlipiden, die autophagozytiert, in Lysosomen abgelagert werden und als Residualkörper in Erscheinung treten.
Lipofuszin kann häufig in histologischen Präparaten vom Menschen beobachtet werden, v. a. in Leber, Herzmuskulatur, Ganglienzellen, Nebenniere sowie im Epithel der Samenblasen.
- **Zeroid (Hämofuscin)**: Meist in Makrophagen eingelagerte, wachsartige, gelb-braune Fettstoffe in Sekundärlysosomen, Reste phagozytierter und oxidierter fetthaltiger Gewebsbestandteile.
  - **Eisen** (Fe) und seine Speicherformen:
    - **Ferritin**: aktive Speicherform mit Proteinhülle, nur elektronenmikroskopisch nachweisbar, Vorkommen: z. B. Darmepithelien, Makrophagen
    - **Hämosiderin (Siderin)**: gelb-braune Körnchen, die frei im Zytoplasma liegen können oder in Lysosomen (Siderosomen); nehmen am Stoffwechsel kaum teil; Vorkommen: z. B. Leber, Milz, Endothel. Vermehrt bei Hämochromatose (Eisenspeicherkrankheit).

> **Merke!**
> Lokale Hämosiderinablagerungen in Makrophagen findet man z. B. nach Blutungen.

Exogene Pigmente

Exogene Pigmente gelangen aus der Außenwelt in den Organismus. Sie sind meist anorganischer Natur, werden größtenteils von Makrophagen phagozytiert und an Proteine gebunden lysosomal gespeichert. Manchmal werden sie an andere Zellen abgegeben. Die wichtigsten **Quellen exogener Pigmente** sind:

- **Atemluft**: Über sie werden v. a. verschiedene **Stäube** in die Atemwege und die Lunge transportiert und von Alveolarmakrophagen phagozytiert (↗ Kap. 5.6.6). Die wichtigsten Stäube sind Kohlestäube (Kohlepigment) und Metallstäube.
- **Nahrung**: Über die Nahrung gelangen z. B. **Lipochrome** (gelbliche Fettfarbstoffe), aber auch toxische Substanzen, wie z. B. Schwermetalle, in verschiedene Gewebe.
- **Haut**: durch Verletzungen (Schmutzpartikel etc.) oder absichtliches Einbringen von Farbstoffen (**Tätowierung**).
- **iatrogen**: durch ärztliche Maßnahmen, z. B. Verabreichung silberhaltiger Präparate.

3.8 Zellzyklus und Zellteilung

3.8.1 Übersicht

Da im lebendigen Gewebe andauernd Zellen untergehen, müssen zur Aufrechterhaltung des „Steady state" ständig neue Zellen nachgebildet werden. Dies geschieht durch **Mitose**, in der aus 1 Mutterzelle 2 Tochterzellen mit diploidem Chromosomensatz (d. h. mit 23 Chromosomenpaaren) gebildet werden. Die Abfolge der zellulären Ereignisse, die eine Körperzelle durchläuft, um sich zu teilen, sowie die Zwischenstadien, werden als **Zellzyklus** bezeichnet. Bei schnellwachsenden Zellen (z. B. Zellen der Erythropoese, ↗ Kap. 5.3.4) dauert der Zyklus 15–30 Stunden.

3.8.2 Phasen des Zellzyklus

- Die meisten Zellen des erwachsenen Menschen befinden sich in der **Interphase**, der Phase zwischen zwei Zellteilungen. Sie wird auch als **G-Phase** (G = „gap") bezeichnet und stellt die **Arbeitsphase** einer Zelle dar, in der Wachstum, Differenzierung und die spezifischen funktionellen Leistungen stattfinden.
  - Die G_1-**Phase** ist die Zeit des Zellwachstums, in der Protein- und RNA-Synthese in vollem Gang sind. Bei sich schnell vermehrenden (proliferierenden, ↗ unten) Zellen wie embryonalen Zellen oder Tumorzellen dauert sie nur wenige Stunden, sonst sehr lange. Zellen, die sich immer in

dieser Phase befinden (Bsp.: Keimzellen, Darmepithelien) werden auch als **labile Zellen** bezeichnet.
- Die nachfolgende **S-Phase** (= **S**ynthese) ist die Phase der DNA-Replikation und dauert ca. 8 Stunden. Um sie in Gang zu bringen, bedarf es sog. S-Phasen-Aktivatoren, bei denen es sich um zellzyklusspezifische Proteine (z. B. Cycline) handelt. Am Ende der S-Phase haben sich die Chromatiden verdoppelt.
- Die **G_2-Phase**, die ca. 2–4 Stunden dauert, bereitet die Mitose vor. Es kommt zur Kondensierung der Chromosomen und zur Entwicklung des Spindelapparates. Der Ablauf dieser Phase wird ebenfalls von Cyclinen reguliert.
- Stimulation durch einen M-Phase-stimulierenden Faktor (MPF) und weitere Cycline führt zum Übertritt in die eigentliche **Mitosephase** (**M-Phase**) bzw. bei Geschlechtszellen auch die Meiose.
- Eine Art Nebenschluss des Zellzyklus stellt die **G_0-Phase** (**Ruhephase**) dar, in die Zellen nach der Teilung eintreten können. **Permanente Zellen** in dieser Phase sind endgültig differenziert (Bsp.: Nervenzellen, Herzmuskelzellen) und treten nicht mehr in den Zellzyklus ein, **stabile Zellen**, die spezifische Funktionen ausüben (Bsp.: Hepatozyten, Endothelzellen) können auf einen Reiz hin (z. B. durch Wachstumsfaktoren) zum Wiedereintritt in den Zellzyklus gezwungen werden.

Alle Stadien des Zellzyklus werden durch mannigfaltige Faktoren fördernd und hemmend reguliert. Wichtige Hemmfaktoren sind sog. **Suppressorgene** (Anti-Onkogene) bzw. deren Genprodukte. Das supprimierend wirkende Protein **p53** hemmt z. B. den Übergang in die S-Phase. Fehlt es, wie z. B. in Tumorzellen, kann es zur ungehemmten Zellvermehrung kommen. Während eines Zellzyklus gibt es auch Zeitpunkte, an denen Reparaturmechanismen an defektem genetischen Material vorgenommen werden können. Die Überwachung der DNA-Replikation z. B. erfolgt an bestimmten „Checkpunkten" durch spezifische Kontroll-Proteine.

Bei der sog. **Endoreplikation** durchlaufen Zellen mehrere S-Phasen, ohne sich zu teilen. Dadurch entstehen **polyploide** Zellen (Mehrfaches des Chromosomensatzes). Auch die Zellvolumina werden vergrößert (Bildung von Riesenzellen). Bsp.: Megakaryozyten (↗ Kap. 5.3.8), Hepatozyten der Leber.

3.8.3 Mitose

Die **Mitose** (↗ Abb. 3.17) ist die häufigste Art der Zellteilung. Dabei soll das genetische Material gleichmäßig auf die beiden Tochterzellen verteilt werden. Der Begriff Mitose bezieht sich nur auf Vorgänge, die sich bei der eigentlichen Kernteilung abspielen, die Teilung der ganzen Zelle wird als **Zytokinese** bezeichnet. Voraussetzung für eine Mitose ist die vorherige Verdopplung der DNA (Autoreduplikation) in der S-Phase.

Mitosephasen

Formal wird die Mitose in folgende Phasen eingeteilt:
- **Prophase:** Rückbildung und Zerfall von Zellorganellen, Verlust der Kernhülle, Spiralisierung und Verdichtung des Chromatins, Knäuelbildung der Chromosomen (**Spirem**), Wanderung der vorher verdoppelten Zentrosomen (↗ Kap. 3.5.2) an die beiden Zellpole, Ausbildung von Mikrotubuli und Bildung einer **Mitosespindel** (Mikrotubuli befestigen sich an Chromosomen (Befestigungsstelle = **Zentromer = Kinetochor**, ↗ Abb. 3.18) und verzahnen sich mit Mikrotubuli der Gegenseite), Ausbildung weiterer radiär verlaufender Mikrotubuli um Zentrosomen (**Astrosphäre**).
- **Metaphase:** Verkürzung der Chromosomen, beginnende Längsspaltung in Chromatiden von der Peripherie her, Anordnung der Chromosomen in der Äquatorialebene, Scheitelpunkte (Zentromere) der Chromosomen zeigen zum Mittelpunkt: typisches Bild der **Metaphasechromosomen** als **Monaster** (Mutterstern), Beginn der Zytokinese (Ansammlung von Mikrofilamenten in Höhe der Äquatorialebene).
- **Anaphase**: vollständige Teilung in 2 Tochterchromosomen, Auseinanderrücken der Tochterchromosomen und Bewegung gegen die Spindelpole (**Diakinese**), Scheitelpunkte der Chromosomen gehen voran, Transport der Chromosomen mithilfe der Mikrotubuli (Gleitvorgang mithilfe von Dynein und anderen Motorproteinen), Bildung zweier Tochtersterne (**Diaster**) an den Polen, beginnende Einschnürung der Mutterzelle.
- **Telophase**: Neubildung einer Kernhülle um gewanderte Chromosomen, Verlängerung und Entspiralisierung (Dispirem) der Chromosomen, Kondensierung, Bildung von Nucleoli, Trennung des

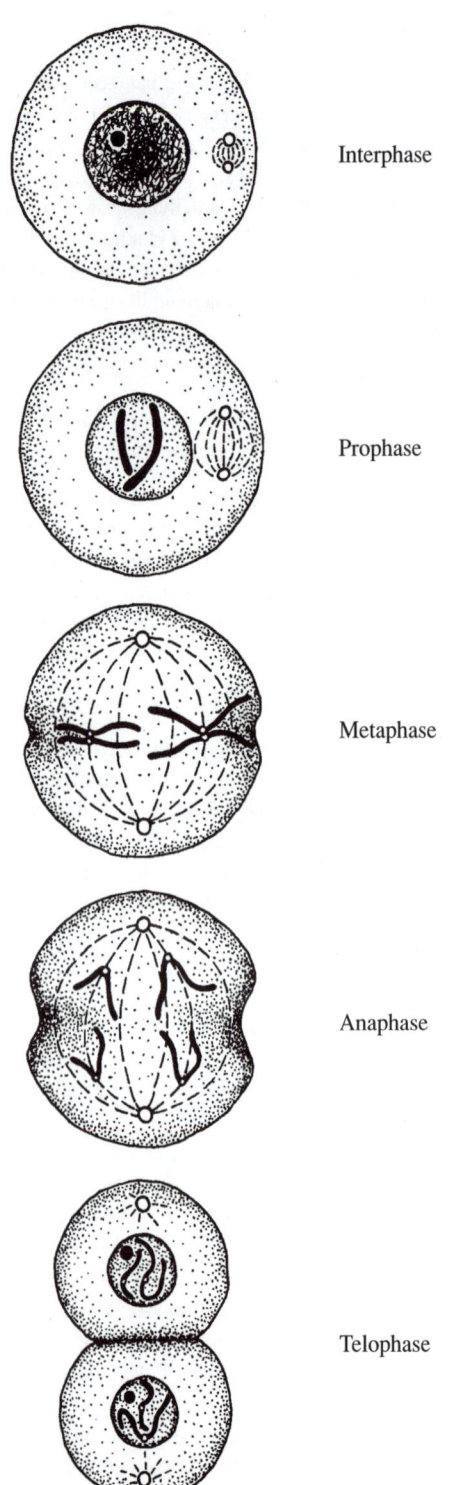

Abb. 3.17: Phasen des Zellzyklus und der Mitose

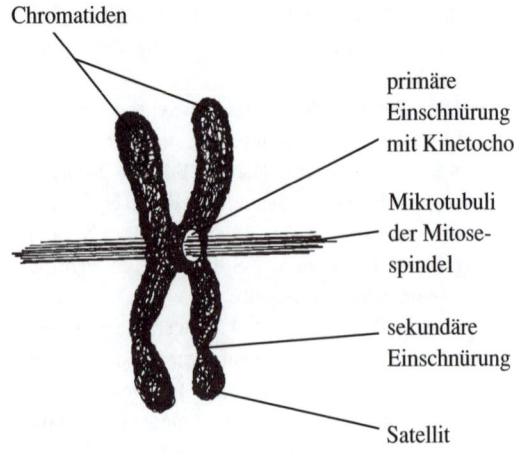

Abb. 3.18: Chromosom während der Mitose

Zytoplasmas an der Einschnürungsstelle, Neubildung von Membranteilen, zufällige Verteilung der Zellorganellen, Neubildung fehlender Organellen.

Die noch kleinen Tochterzellen beginnen in der **postmitotischen Phase** mit Wachstums- und Differenzierungsvorgängen. Vor allem das Zellvolumen vergrößert sich bald.

> **Klinik!**
>
> Die hemmende Wirkung von **Kolchizin** auf das Mikrotubuluswachstum (↗ Kap. 3.5.2) führt auch zu einer Arretierung der Mitose (**Mitosegift**, keine Ausbildung eines Spindelapparates). Dies wird ausgenützt, um in Zellen die Mitose zu stoppen, sodass die Metaphasechromosomen isoliert und untersucht werden können (zytogenetische Untersuchungen, **Karyogramm**: Darstellung der Metaphasechromosomen). Auch bestimmte Pharmaka wirken als Mitosegifte und können zur Proliferationshemmung an Patienten eingesetzt werden (**Zytostatika** in der Krebstherapie).

Häufigkeit von Mitosen

Mit dem Begriff **Proliferation** bezeichnet man die Neubildung von Zellen durch mitotische Teilung. Zellen oder Gewebe können unterschiedliche Proliferationsraten aufweisen. Der **Mitoseindex** ist ein Maß zur Bestimmung der Mitosehäufigkeit (Anzahl Mitosen bezogen auf alle untersuchten Zellen, z. B. auf 1000 Zellen). Die Häufigkeit von Mitosen unterliegt starken tagesrhythmischen Schwankungen.

> **📝 Praktikum!**
> Eine Mitose dauert ca. 30–120 Minuten. Am längsten dauern Pro- und Metaphase. Deshalb kann man lichtmikroskopisch in proliferierenden Geweben häufig diese Phasen antreffen (**Mitosefiguren**).
> Zum Proliferationsnachweis werden heutzutage verschiedene zell- und molekularbiologische Verfahren eingesetzt, z. B. der Einbau von Thymidinanaloga in neu synthetisierte DNA-Stränge oder der Nachweis von PCNA (proliferating cell nuclear antigen), einem zentralen Faktor für die Kordination der Replikation.

Proliferationsvorgänge und damit Mitosen müssen durch Signale (**mitogene Signale**) ausgelöst werden, die über Signaltransduktionsprozesse in das Zellinnere (Zellkern) übermittelt werden.

- Proliferationsstimulierende Signale können z. B. Wachstumsfaktoren, Hormone oder **Protoonkogene** (Genprodukte, die für normales Wachstum und Differenzierung verantwortlich sind) sein.
- Inhibitorisch wirken Hemmstoffe, die an bestimmten Punkten des Zellzyklus eingreifen (z. B. Suppressorgene, ↗ Kap. 3.8.2).

Daneben sind eine ganze Reihe von modulierenden Faktoren bekannt, die Zellteilungen innerhalb bestimmter Gewebe beeinflussen. Dazu gehören die meist während der Embryonalentwicklung aktiven Morphogene (z. B. Homöobox-Gene).

> **👐 Klinik!**
> Veränderungen der normalen Proliferationsprozesse führen zu unkoordiniertem, räumlich und zeitlich unbegrenztem Wachstum: maligne (bösartige) Zelltransformation mit Bildung von Tumorzellen (**malignes Wachstum**). Ursachen sind exogener (physikalische oder chemische Noxen, Viren u. a.) oder endogener Natur (z. B. genetische Veränderungen, die zur Bildung tumorverursachender Onkogene führen oder Veränderungen in der Weiterleitung mitogener Signale).

Sonderformen der Mitose

- **Differenzielle Zellteilung:** Hierbei verhalten sich die beiden in der Mitose entstandenen Tochterzellen unterschiedlich: Die eine Tochterzelle verliert ihre Teilungsfähigkeit. Sie zeigt postmitotisch ein normales Wachstum, redifferenziert sich je nach Art in eine typische Gewebszelle und tritt in den Generationszyklus ein, wohingegen die andere Tochterzelle als so genannte **Stammzelle** (↗ Kap. 3.10) in einem weniger differenzierten Zustand verharrt. Tritt diese jedoch irgendwann in den normalen Generationszyklus ein, so entstehen aus ihr wiederum eine Tochter- und eine Stammzelle. Dies ist bei der **Spermatogenese**, der **Blutbildung** und im Stratum germanitivum der **Epidermis** wichtig, da dort stets neue Stammzellen benötigt werden. Zellverbände, die zur differentiellen Zellteilung fähig sind, bezeichnet man auch als **Blastem**.
- **Endomitose:** Spaltung der Chromosomen in Chromatiden innerhalb einer erhaltenen Kernhülle, Trennung der Chromatiden, keine Kern- und Zytoplasmateilung; es entstehen diploide oder polyploide Kerne. Unklar ist, ob Endomitose und Endoreplikation (↗ Kap. 3.8.2) verwandte oder identische Vorgänge sind. Endomitose kommt beim Menschen selten vor.
- **Amitose:** Durchschnürung von Kern und Zellleib nach Vermehrung der DNA in der S-Phase, aber ohne Sichtbarwerden der Chromosomen. Durch mehrfache Amitosen können mehrkernige sog. **Plasmodien** entstehen (nicht zu verwechseln mit einem **Synzytium** = vielkernige Zelle nach Verschmelzen mehrerer Einzelzellen und Schwund der Zellmembranen [Bsp.: Synzytiotrophoblast der Plazenta]).

> **💡 Merke!**
> Mehrkernige Zellen können entstehen durch: Endomitose, Amitose, Synzytiumbildung.

3.8.4 Meiose

Meiose (**Reifeteilung**) ist ein Vorgang, der nur bei Geschlechtszellen abläuft. Ziel ist die Enstehung von vier haploiden Zellen (Zellen mit einem Chromosomensatz) aus einer diploiden Zelle (Zelle mit doppeltem Chromosomensatz), wodurch die Chromosomenzahl der Körperzellen über alle Generationen konstant gehalten werden kann. Zudem kommt es zu einer Neukombination des genetischen Materials.

Meiose-Vorgänge beginnen bereits embryonal und werden erst nach einer Befruchtung abgeschlossen.

Die Meiose der Geschlechtszellen läuft über zwei Reifeteilungen ab (↗ Abb. 3.19):

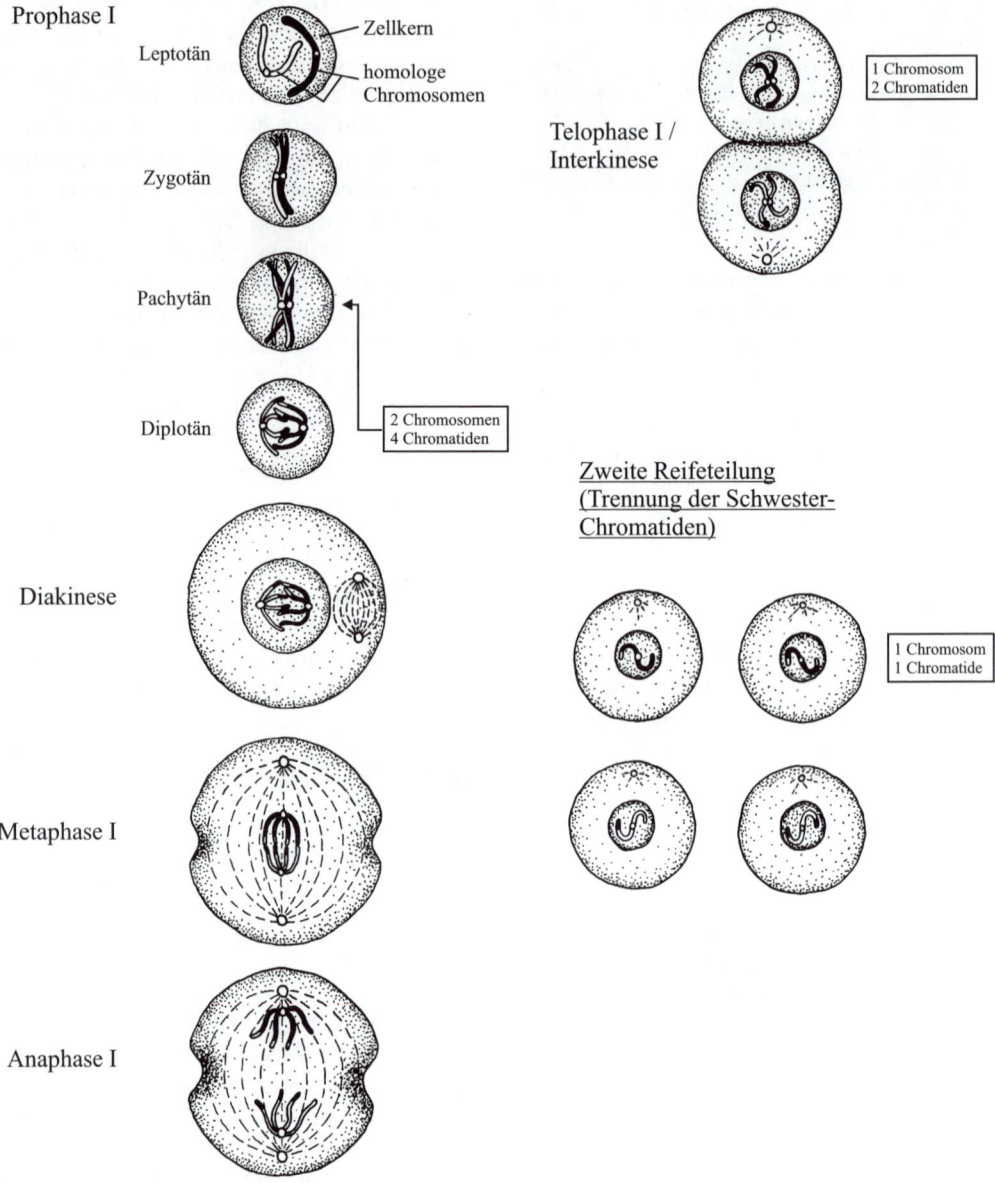

Abb. 3.19: Phasen der Meiose

Erste Reifeteilung

In der ersten Reifeteilung werden die homologen Chromosomen getrennt. Aus einer diploiden Zelle entstehen 2 haploide Tochterzellen.

- **Prophase:** Die Chromosomen werden lichtmikroskopisch als Fäden sichtbar und verdichten sich (**Leptotän**). Nach Annäherung lagern sie sich zu Paaren zusammen. Es kommt zu einer homologen Chromosomenpaarung von je einem väterlichen und mütterlichen Chromosom (**Zygotän**). Die Chromosomen beginnen, sich longitudinal aufzuspalten. Aus je 2 homologen Chromosomen entstehen 4 **Chromatiden**, die sich überkreuzen oder teilweise miteinander verklebt sind (**Pachytän**). Dies führt zu einem chromosomalen Umbau mit Austausch genetischen Materials (**Crossing over**). Während des sog. **Diplotäns** kommt es zur Trennung der Chromatiden (**Diakinese, disjunction**) mit Auflösung der Kernhülle, Aufbau von Teilungsspindel etc., aber zu keiner weiteren Längsspaltung mit Verdoppelung wie bei der Mitose. In diesem Zustand (**Diktyotän**) können Geschlechtszellen über Jahre und Jahrzehnte verharren (Risiko für chromosomale Krankheiten, z. B. chromosomale Aberrationen [strukturell, nummerisch]).

- **Metaphase, Anaphase, Telophase:** entsprechen den Stadien der Mitose; allerdings kommt es zu keiner Verdoppelung der Kinetochoren und keiner vollständigen Längsspaltung der Chromosomen. Die homologen Chromosomen werden zu den entgegengesetzten Zellpolen gezogen. Nach Einschnürung der Plasmamembran entstehen schließlich 2 Tochterzellen mit der Hälfte der Chromosomen aus der Mutterzelle, jedoch mit der gleichen Menge an DNA.

Zweite Reifeteilung

Nach einer kurzen Ruhephase (**Interkinese**), in der keine DNA- oder Histonsynthese stattfindet (keine S-Phase), beginnt die zweite Reifeteilung, in der nach dem Prinzip einer normalen Mitose die Schwesterchromatiden voneinander getrennt werden. Im Unterschied zur Mitose sind die Zellen jedoch haploid, d. h. sie haben nur noch 23 Chromosomen, die sich aus 2 Chromatiden zusammensetzen.

Nach der zweiten Reifeteilung liegen 4 Zellen mit jeweils einem haploiden Chromosomensatz vor. Die Chromosomen bestehen nur noch aus einem Chromatid.

> **Klinik!**
> Eine Non-disjunction (Nicht-Trennung) von homologen Chromosomen, meist während der mütterlichen Meiose, kann dazu führen, dass im Chromosomensatz der entstandenen Zellen ein Chromosom dreifach (nummerische chromosomale Aberration) vorkommt (**Trisomie**; z. B. Trisomie 21 = Down-Syndrom [Mongolismus]).

3.9 Regeneration und Zelltod

Im erwachsenen Organismus stehen Zellneubildung und Zellwachstum mit dem Absterben von Zellen in einem Gleichgewicht.

3.9.1 Regeneration

Als **Regeneration** bezeichnet man den Ersatz abgestorbener oder verloren gegangener Zellen oder Gewebe. Eine Regeneration geht von undifferenzierten Stammzellen aus und kommt vielerorts vor (Erneuerungsgewebe).

- **Permanent** regeneriert werden z. B. Erythrozyten, Darmepithelien, Zellen der Hämatopoese, die Epidermis oder epitheliale Gebilde der Haut (Haare, Nägel).
- **Zyklische** Regenerationsvorgänge findet man z. B. an der Schleimhaut des Uterus.
- Eine **einmalige** Regeneration stellt einen einmaligen Ersatz von Geweben dar (Bsp.: Ersatz des Milchgebisses durch bleibende Zähne).

Regenerierende Gewebe besitzen eine hohe Proliferationsrate und reagieren empfindlich auf äußere störende Einflüsse (z. B. ionisierende Strahlung mit nachfolgender Störung der DNA-Synthese).

Regenerationsvorgänge werden durch zahlreiche Mechanismen kontrolliert (Einflüsse auf Proliferation, auf Zellkontaktverhalten etc.).

> **Klinik!**
> Die Gefahr einer Entartung mit Entstehung **bösartiger Tumoren** ist bei intensiv regenerierenden Geweben am größten (durch „genetische Unfälle"). Deswegen sind die häufigsten Tumorarten z. B. Krebse, die von Schleimhäuten (Bsp.: Lungenkrebs, Darmkrebs), der äußeren Haut oder der Blutbildung (Bsp.: Leukämien) ausgehen. Bösartige Tumore sind stark proliferierende Gewebe, die mit proliferationshemmenden Medikamenten (Zytostatika) behandelt werden können. Bei solchen Therapien werden dann auch physiologischerweise proliferierende Gewebe mitgeschädigt (z. B. Knochenmark, Haare, Darmepithelien).

Gewebe mit langlebigen Zellen und physiologischerweise geringen oder gar keinen Verlust- und Proliferationsraten werden als stabile bzw. Ruhe-Gewebe bezeichnet. Die Zellen dieser Gewebe sind potenziell teilungsfähig (Bsp.: Nierenepithelien, Zellen des

Binde- und Stützgewebes) oder gar nicht mehr teilungsfähig (Bsp.: Herzmuskelzellen, Nervenzellen).

Eine Sonderform der Regeneration ist die **Metaplasie:** Bei Neubildung wird ein differenziertes Gewebe in ein anderes, meist ähnliches, differenziertes Gewebe umgewandelt (Transdifferenzierung). Dabei können Stammzellen, aber auch ausdifferenzierte Zellen umgewandelt werden. Als Ursachen kommen langdauernde Reize in Frage; Bsp.: Metaplasie des Flimmerepithels der Atemwege in Plattenepithel durch Rauchen, Bildung von Knochengewebe in Narben.

Als **Heteroplasie** bezeichnet man das Auftreten von Geweben an Orten, wo sie normalerweise nicht vorkommen (z. B. Magenschleimhaut im Ösophagus). Ursachen sind meist abnormale Verlagerungen während der Embryonalentwicklung oder eine lokale Metaplasie.

Pathologische Regenerationsvorgänge laufen nach Gewebsdefekten ab (z. B. Wundheilung). Dabei kann es zu einer kompletten Wiederherstellung (*restitutio ad integrum*) oder zur Bildung eines **Ersatzgewebes** kommen.

> **Klinik!**
> Bindegewebige **Narben** sind typische Ersatzgewebe.

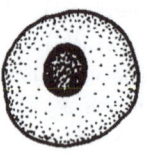
Normale Zelle

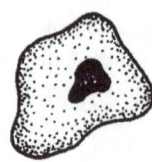
Kernpyknose mit Wandelhyperchromasie

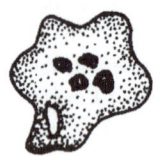
Karyorrhexis

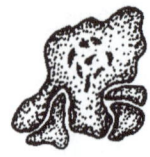
Karyolyse

Abb. 3.20: Stadien des Zelltods

3.9.2 Zelltod

Der Zelltod wird durch irreversible Schädigungen einer Zelle verursacht. Die Summe der morphologischen Veränderungen einer Zelle nach deren Absterben wird als **Nekrose** bezeichnet.

Beim Absterben von Zellen und Geweben werden prinzipiell zwei unterschiedliche Formen unterschieden:

- **Provozierter Zelltod:** wird durch innere oder äußere schädliche Einflüsse verursacht und stellt einen **Autolyseprozess** dar, d.h., es werden durch Schäden an Lysosomenmembranen hydrolytische Enzyme freigesetzt, die die Zelle von innen verdauen. Am Zellkern beobachtet man folgende Veränderungen: **Kernpyknose** (Chromatin verdichtet sich), **Karyorrhexis** (Nucleus zerfällt), **Karyolyse** (Kernsplitter werden aufgelöst, ↗ Abb. 3.20). Direkte Ursache eines provozierten Zelltodes ist meist die Drosselung der Blutzufuhr (**Ischämie**) mit nachfolgendem Sauerstoffmangel (**Hypoxie**).
- **Programmierter Zelltod (Apoptose):** physiologischer Vorgang, der im Gegensatz zum provozierten Zelltod meistens nur einzelne Zellen betrifft. Im Vorfeld kommt es zur Aktivierung von „**Selbstmordprogrammen**" durch entsprechende Gene („Death genes"). Die Vorgänge bei der Apoptose laufen über mehrere Schritte ab, die von zahlreichen Faktoren (z. B. Caspasen) kaskadenartig kontrolliert werden. Ein wichtiger Teilschritt ist die enzymatische Zerteilung der DNA mit nachfolgender Fragmentierung und Zerstörung. Lichtmikroskopisch gleichen die Veränderungen am Zellkern (Pyknose etc.) denen beim provozierten Zelltod. Die apoptischen Zellen zerfallen schließlich wie vertrocknete Blätter, sodass sog. **apoptotische Körperchen** übrig

bleiben, die von Makrophagen phagozytiert werden können. Apoptose kommt vor bei:
- Regulation der physiologischen Regeneration
- embryologischen Vorgängen (z. B. Fingerbildung durch Auflösung von Zwischengeweben, Rückbildung embryonaler Strukturen)
- Rückbildung von Organen (z. B. Rückbildung der Brustdrüse nach Abstillen)
- Aussonderung pathologischer Zellen (z. B. Schutz vor Tumorbildung).

Praktikum!
Apoptose kann auf histologischen Schritten mit verschiedenen Verfahren nachgewiesen werden, z. B. durch histochemische Darstellung apoptotischer DNA-Fragmente (Tunel-Methode) oder immunhistochemische Detektion der an der Apoptose beteiligten regulatorischen Proteine.

Weitere Begriffe im Zusammenhang mit Regeneration und Zelluntergang:

- **Degeneration:** Stoffwechselstörung in Zellen und Geweben durch verschiedene Ursachen meist mit nachfolgendem Zell- oder Gewebsuntergang oder Bildung sog. Degenerationsprodukte. Bsp.: Hassal-Körperchen im Thymus als Degenerationsprodukt epithelialer Retikulumzellen; meist aber pathologisch.
- **Involution:** Rückbildungsvorgänge an Geweben oder Organen z. B. durch Reduktion der Zellzahl (nummerische Atrophie), häufig im Alter (Altersinvolution; Bsp.: weibliche Brustdrüse).
- **Atrophie:** Verkleinerung von Zellen und Organen durch Verminderung von Zellzahl oder -volumen. Bsp. Inaktivitätsatrophie: Reduktion von Geweben bei Nichtgebrauch (Knochen, Muskeln nach längerer Bettlägerigkeit).
- **Hypertrophie:** Zunahme des Zellvolumens ohne Vermehrung der Zellzahl; Bsp.: Verdickung einer Skelettmuskelfaser (durch Vermehrung von Myofibrillen u. a.) durch Muskeltraining (Aktivitätshypertrophie).
- **Hyperplasie:** Vergrößerung von Geweben oder Organen durch Erhöhung der Zellzahl (Mitosen).

3.10 Stammzellen

Als Stammzellen bezeichnet man unreife Vorläuferzellen eines Gewebes, die die Fähigkeiten haben, sich in reife Zellen bzw. Gewebe zu differenzieren und sich selbst zu erneuern, ohne ihr Potenzial zur Differenzierung einzubüßen. Man unterscheidet embryonale und adulte Stammzellen:

- **Embryonale Stammzellen (ES)** stammen aus der sog. inneren Zellmasse noch nicht eingenisteter Blastozysten (↗ Kap. 5.11.7). Es sind sog. pluripotente Zellen, die sich in alle Gewebe des Organismus differenzieren können (aber nicht mehr in komplette Embryonen).
- **Adulte Stammzellen (ASZ)** sind Stammzellen, die innerhalb eines reifen, postnatalen Gewebes in nur sehr geringer Anzahl zu finden sind. Identifizierung und Isolierung dieser Zellen sind schwierig. ASZ sind multipotent, d. h. sie besitzen noch eine Plastizität zur Differenzierung über Gewebegrenzen hinweg, sofern sie bestimmte Bedingungen vorfinden. Viele dieser Bedingungen kennt man inzwischen durch Zellkulturversuche. Zu den wichtigsten ASZ gehören:
  - adulte mesenchymale Stammzellen: liegen u. a. im Stroma des Knochenmarks; aus ihnen können sich alle mesenchymalen Gewebearten (osteogen: Knochenzellen; chondrogen: Knorpelzellen; adipogen: Fettzellen) sowie Skelettmuskelzellen entwickeln
  - hämatopoetische Stammzellen des Knochenmarks: Stammzellen für alle zellulären Elemente des Blutes und Immunsystems
  - adulte neurale Stammzellen: finden sich in bestimmten Gehirnregionen (z. B. subventrikulär), aus ihnen gehen Neurone und Gliazellen (Astrozyten, Oligodendrozyten) hervor.

Stamzellen sind auch für weitere Gewebe und Organe beschrieben, wie z. B. Muskel- und Fettgewebe, Leber, Knorpel, Knochen, Haut, Retina, Zahnpulpa mit Odontoblasten.

Die medizinische Bedeutung der Stammzellforschung liegt in der Ausschöpfung möglicher therapeutischer Potenziale (Tissue engineering, Organzüchtung, Geweberegeneration, Zelltherapie, Behandlung genetisch bedingter Erkrankungen usw.). Ethische, soziale und juristische Aspekte dieser Forschung werden widersprüchlich diskutiert.

4 Allgemeine Histologie

4.1 Einführung in die Gewebelehre

Gewebe sind Verbände gleichartig differenzierter Zellen mit meist ähnlichen strukturellen und funktionellen Eigenschaften. Im menschlichen Körper kommen vier Grundgewebe vor:

- **Epithelgewebe:** geometrisch aufgebaute Zellen mit wenig Interzellularsubstanz (extrazelluläre Matrix). Eine Sonderform ist das **Drüsengewebe**, (↗ Kap. 4.3).
- **Binde- und Stützgewebe:** lockerer Zellverband mit viel Interzellularsubstanz (↗ Kap. 4.4). Dazu zählen Knorpel (↗ Kap. 4.6) und Knochen (↗ Kap. 4.7), aber auch das Fettgewebe (↗ Kap. 4.5).
- **Muskelgewebe:** eng zusammen liegende, längliche Muskelzellen, die die Fähigkeit haben, sich zusammenzuziehen und Spannung zu entwickeln (Kontraktilität, ↗ Kap. 4.8).
- **Nervengewebe:** sehr hoch differenziertes Gewebe epithelialer Herkunft aus Nerven- und Gliazellen, dient dem Informationsaustausch (↗ Kap. 4.9).

Der Aufbau von Geweben erfordert ein Zusammenfügen von Zellen durch verschiedene Strukturen wie Haftproteine, Strukturen der extrazellulären Matrix (z. B. Basalmembranen, ↗ Kap. 4.2.4) und interzelluläre Verbindungen (↗ Kap. 3.6).

4.2 Epithelgewebe

4.2.1 Überblick

Epithelzellen sind geometrische Zellen. Sie bilden **dichte Zellverbände**, da nur sehr schmale Interzellularräume mit wenig Interzellularsubstanz zwischen ihnen auftreten. Epithelien liegen immer einer (extrazellulären) **Basalmembran** auf, die sie meist von benachbartem Bindegewebe trennt. Beim Epithelgewebe handelt es sich um **Grenzgewebe** (Barrierebildung), das die inneren und äußeren Oberflächen des Körpers auskleidet (z. B. äußere Haut, Schleimhäute von Hohlorganen).

Epithelzellen sind **polarisiert**, d.h. es finden sich innerhalb der Zelle oder in der Zellmembran Bereiche unterschiedlicher Zusammensetzung und Funktion (Kompartimente). Unterschiede gibt es z. B. zwischen apikalen und basalen Zellanteilen[1].

> **Klinik!**
> Wichtiges Merkmal von Epithelzellen ist das Vorkommen von **Keratinen** (Zytokeratinen) als typische Intermediärfilamente → Histopathologische Diagnostik z. B. von Tumoren, die sich von Epithelien ableiten = **Karzinome**.

---

[1] Richtungsbezeichnungen an Epithelien: basal (in Richtung der Basalmembran, „unten"), apikal (in Richtung der freien Oberfläche, „oben"), lateral (seitlich).

4.2.2 Einteilung der Oberflächenepithelien

Einteilung nach der Zellform

Nach der **Zellform** im zweidimensionalen histologischen Bild unterscheidet man:

- **platt oder flach:** flächenhaft ausgebreitete Zellen mit geringem Höhendurchmesser
- **isoprismatisch:** Zellen würfelförmig (daher alte Bezeichnung kubisch oder Pflasterepithel)
- **hochprismatisch:** Zellen zylinderförmig (daher alte Bezeichnung Zylinderepithel).

Einteilung nach der Anordnung

Einschichtige Epithelien
Die Zellen sind in einer Schicht angeordnet.

- **Einschichtiges Plattenepithel** ist die einfachste vorkommende Art. Hierbei handelt es sich um eine geschlossene Reihe platter Zellen, die einer Basalmembran aufliegen. Es kommt z. B. vor als Alveolarepithel (innere Auskleidung der Lungenalveolen), hinteres Hornhautepithel im Auge, Amnionepithel (Eihaut) (↗ Abb. 4.1).
  Sonderformen des einschichtigen Plattenepithels:
  - **Mesothel** (Serosadeckepithel): kommt vor als Auskleidung seröser Häute, z. B. Perikard, Pleura
  - **Endothel**: als innere Auskleidung von Blut- und Lymphgefäßen und Herz
  - **Alveolarepithel**: als innere Auskleidung der Lungenalveolen.
- **Einschichtiges isoprismatisches Epithel** (↗ Abb. 4.2): kommt z. B. vor als Epithel der Nierentubuli (proximaler und distaler Tubulus), als Epithel des Plexus choroideus (Adergeflecht in den Hirnventrikeln), als Follikelepithel (am Eifollikel im Ovar), als Follikelepithel der Schilddrüse in bestimmten Funktionszuständen (Schilddrüsenfollikel), als Parenchym von Leber (Hepatozyten) und Epithelkörperchen, im Auge (vorderes Linsenepithel, Pigmentepithel der Retina u. a.), in vielen Drüsen (je nach Funktionszustand).
- **Einschichtiges hochprismatisches Epithel** (↗ Abb. 4.3): kommt vor z. B. als typisches Epithel der Schleimhäute des Verdauungstraktes, wie z. B. in Magen und Darm, und anderer Hohlorgane (Gallenblase, Tuba uterina, Uterus u. a.), in Drüsenausführungsgängen, als Auskleidung der Sammelrohre der Niere.

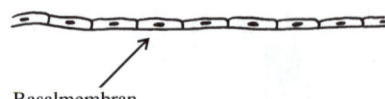

Abb. 4.1: Plattenepithel

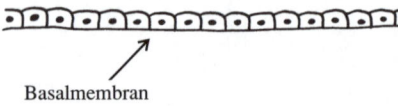

Abb. 4.2: Einschichtiges isoprismatisches Epithel

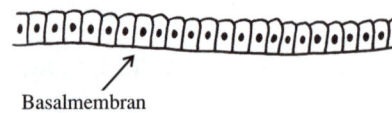

Abb. 4.3: Einschichtiges hochprismatisches Epithel

> **Praktikum!**
> Zur Beurteilung der Zellform oder Schichtung von Epithelzellen sollte immer die dünnste Stelle betrachtet werden (Verband genau senkrecht getroffen); bei Schrägschnitten z. B. durch ein einschichtiges Epithel kann Mehrschichtigkeit vorgetäuscht werden. Wichtig ist die Form des Zellkernes: Bei isoprismatischen Zellen findet man überwiegend einen runden und bei hochprismatischen Zellen einen vertikal eingestellten, ellipsoiden Kern.

Mehrschichtige Epithelien
Die Zellen sind in mehreren Schichten übereinander angeordnet. Nur die unterste Schicht hat Kontakt zur Basalmembran.

> **Praktikum!**
> Entscheidend für die Zuordnung zu einer bestimmten Form (z. B. platt) ist das Aussehen der obersten Zellschicht! Die Zellform in den unteren Schichten kann dagegen ganz unterschiedlich sein.

Mehrschichtiges Plattenepithel: Dieses häufig vorkommende Epithel tritt an Stellen mit mechanischer Beanspruchung auf. Als oberste Zellschicht(en) findet man Plattenepithelzellen. Man unterscheidet eine unverhornte und verhornte Form:

- Das **unverhornte mehrschichtige Plattenepithel** kann in drei Schichten gegliedert werden (↗ Abb. 4.4):
  - **Stratum basale:** Unterste, der Basalmembran aufsitzende Schicht aus hochprismatischen Zellen
  - **Stratum intermedium:** Mittlere Schicht aus isoprismatischen oder vielgestaltigen Epithelzellen; Stratum basale und unteres Stratum intermedium werden auch als **Stratum germinativum** („Keimschicht") bezeichnet, da dort der Zellersatz für die apikal untergehenden Zellen erfolgt (hohe Proliferationsrate ➡ Mitosefiguren!)
  - **Stratum superficiale:** Oberflächliche Schicht, in der Zellen zu Grunde gehen und abgeschilfert werden.

  Mehrschichtig unverhorntes Plattenepithel kommt z. B. vor auf den Schleimhäuten von Mundhöhle, Pharynx, Ösophagus, Vagina, Anus, als vorderes Kornealepithel am Auge (vorderes Hornhautepithel).

- Das **verhornte mehrschichtige Plattenepithel** ist das Epithel der Oberhaut (Epidermis, ↗ Kap. 5.12) und zeigt besondere Merkmale (wie z. B. die Verhornung) und Schichtenbildung (↗ Abb. 4.5). Man findet es z. B. auch z. T. an der Gingiva und der Schleimhaut des harten Gaumens, im äußeren Gehörgang und auf den Papillae filiformes der Zunge.

- **Mehrschichtiges hochprismatisches Epithel:** kommt selten vor; die oberste Zellschicht ist hochprismatisch; Vorkommen z. B. am Übergang inneres Augenlid – Bindehaut (Fornix conjunctivae), im Ductus parotideus.

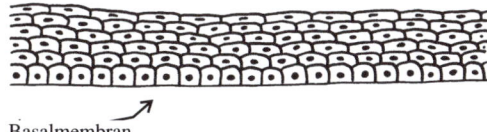
Basalmembran
Abb. 4.4: Unverhorntes mehrschichtiges Plattenepithel

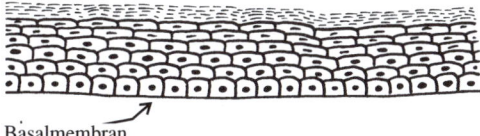
Basalmembran
Abb. 4.5: Verhorntes mehrschichtiges Plattenepithel

Übergangsepithel: Typisches Epithel der ableitenden Harnwege (**Urothel**). Obwohl inzwischen in vielen Lehrbüchern als mehrschichtiges Epithel charakterisiert, scheint es beim Menschen doch so zu sein, dass die Zellen der unteren Schichten Fortsätze zur Basalmembran aufweisen können. Somit kann es als Sonderform eines mehrschichtigen Epithels angesehen werden. Je nach Dehnungsverhältnissen der ableitenden Harnwege nimmt das Übergangsepithel an Höhe zu oder ab. Die Zellen der unteren Schichten sind iso- bis hochprismatisch, in der Mitte unregelmäßig. Die obere Zellschicht wird von großen **Deckzellen** gebildet, die je nach Dehnungszustand hochprismatisch bis flach erscheinen. Sie sind meist zwei- oder mehrkernig und durch Tight junctions miteinander verbunden. Die apikale Zellmembran weist eine besonders breite äußere Membranlamelle auf, die elektronenmikroskopisch dreischichtig erscheint. Ein besonderes Merkmal ist die sog. **Crusta**, eine ebenfalls im apikalen Bereich sichtbare, intensiv eosinophil gefärbte, plattenartige Verdichtung. Diese besteht aus dicken Bündeln von Intermediär- und Aktinfilamenten sowie scheibenförmigen Bläschen, in denen Membranproteine gespeichert werden. Bei Dehnung benötigte Membranteile können aus den Bläschen heraus schnell eingebaut werden. Insgesamt bildet so der apikale Deckzellbereich eine Barriere gegen den hypertonen Harn.

Mehrschichtig isoprismatische Epithelien gibt es beim Menschen nicht.

Mehrreihiges Epithel

Bei mehrreihigen Epithelien haben alle Zellen Kontakt zur Basalmembran, aber nicht alle Zellen erreichen die apikale Oberfläche. Die Zellen an der Oberfläche haben fast immer eine hochprismatische Form. Basal sind sie meist klein, isoprismatisch oder unregelmäßig geformt. Sie fungieren als **Ersatzzellen**, aus denen eine Regeneration des Zellverbandes erfolgen kann.

- **Zweireihiges hochprismatisches Epithel:** kommt vor z. B. im Bereich der ableitenden Samenwege (z. B. Ductus epididymidis, Ductus deferens, ↗ Kap. 5.10.4), im Tränen-Nasengang (Ductus nasolacrimalis), der Tuba auditiva.
- **Mehrreihiges hochprismatisches Epithel:** typisches Epithel der Atemwege. (Flimmerepithel, ↗ Kap. 4.2.4).

> **Praktikum!**
>
> Vorkommen von Flimmerepithel
>
> - einschichtig: Eileiter, Uterus, Ependym der Hirnventrikel
> - mehrreihig: Atemwege
> - mehrreihig oder mehrschichtig: Ductuli efferentes (Hoden)
> - einschichtig oder zweireihig: Tuba auditiva.

> **Merke!**
>
> **Schleimhaut** (**Mukosa**) ist die mit Epithel überzogene Schicht innerer Körperoberflächen. Sie wird durch Sekrete feucht gehalten.

4.2.3 Sonderformen von Epithelien

Manche Epithelien durchlaufen besondere Differenzierungsschritte:

- **Drüsenzellen** sind sezernierende Epithelzellen (↗ Kap. 4.3).
- **Sinnesepithelien** bestehen aus Sinneszellen, die bestimmte Reize aufnehmen und weiterleiten können. **Primäre Sinneszellen** besitzen Afferenzen zum ZNS (Bsp.: Riechepithel). **Sekundäre Sinneszellen** geben ihre Erregung an benachbarte Zellen weiter, über die schließlich die Erregung an das ZNS weitergegeben wird (Bsp.: Mechanorezeptoren der Epidermis).
- **Myoepithelien** ähneln glatten Muskelzellen. Sie enthalten kontraktile Filamente (z.B. Aktin und Myosin) und liegen Drüsenendstücken an (↗ Kap. 4.3.3; Bsp.: Speicheldrüsen, Brustdrüse).
- **Linsenepithelien** bilden als prismatische, längliche **Linsenfasern** das Innere der Augenlinse. Sie enthalten (meist) keine Zellkerne und Organellen mehr. Durch den speziellen molekularen Bau ihres Zytoplasmas (z.B. Linsenproteine = Krystalline) sind sie als durchsichtige Strukturen ein wichtiger Teil des optischen Systems des Auges.

4.2.4 Merkmale von Epithelien

Versorgung durch Gefäße und Nerven

Epithelverbände sind **gefäßlos** (avaskulär). Sie werden durch Diffusion von der Oberfläche oder von basal durch die Basalmembran hindurch ernährt. Die einzige Ausnahme stellt die sog. Stria vascularis (↗ Kap. 5.13.3) im Innenohr dar.

Innerhalb einiger Epithelien (z.B. Epidermis) lassen sich feine, markscheidenlose Nervenfasern nachweisen, die in Interzellularspalten verlaufen und aus subepithelialen Netzwerken stammen.

Basalmembran (BM)

Alle Epithelverbände sitzen auf einer BM, einer extrazellulären, zellfreien Grenzscheide, die lichtmikroskopisch nur schwer als glasartiges Häutchen (früher: „Glashaut") auszumachen ist.

> **Praktikum!**
>
> Beispiel für gut zu beobachtende BM: Flimmerepithel der Trachea. Mit histochemischen Methoden sind BM besser darstellbar (z.B. PAS-Färbung).

BM können bis zu 1 µm dick sein. Ihr Feinbau aus unterschiedlich dichten Schichten erschließt sich erst im Elektronenmikroskop:

- **Lamina rara:** dem Epithel zugewandt; von dieser Schicht aus erfolgt die Verankerung der Epithelzellen mithilfe von Ankerfilamenten, Adhäsionsmolekülen usw.
- **Lamina densa:** mittlere Schicht, erscheint elektronendicht, 20–300 nm dick
- **Lamina fibroreticularis:** dickere, faserhaltige Schicht am Übergang zum Bindegewebe, sie verbindet mithilfe von Kollagenfasern vom Typ VII (Ankerfibrillen) und elastischen Fasern die BM mit der bindegewebigen Unterlage.

In den Glomeruli der Niere (glomeruläre BM = GBM) oder in den Lungenalveolen trennt die BM nicht Epithel von Bindegewebe, sondern zwei Epithelzellarten voneinander. Durch entwicklungsgeschichtliche Vorgänge sind an diesen Stellen zwei BM miteinander verschmolzen. Dadurch findet man an diesen BM zwei Laminae rarae, nämlich eine innere L. rara interna und eine äußere L. rara externa.

Der **molekulare Aufbau** von BM ist gut untersucht. Als wichtige Komponenten sind zu nennen:

- **Kollagene:** faserbildende Kollagentypen (z.B. Kollagen Typ III); **Kollagen Typ IV** (↗ Kap. 4.4.3)
- **Glykoproteine:** z.B. **Laminin**, Fibronektin, Nidogen; wichtig für den inneren Zusammenhalt der BM und die Adhäsion von Zellen an die BM
- **Proteoglykane:** z.B. **Heparansulfat** (Perlecan),

Chondroitinsulfat; wichtig für Ladungseigenschaften von BM.

BM-Komponenten können sowohl von Epithelien als auch von Bindegewebszellen gebildet werden.

Die wichtigsten **Funktionen von BM**:

- Stabilisierung von Gewebeverbänden („Unterlage")
- Haftung von Zellen, Verhinderung von Zellwanderung (Migration)
- Grenzenbildung: Barriere, Filter (Bsp.: Nierenglomerulus)
- Einfluss auf Zellstoffwechsel, Zelldifferenzierung, Zellpolarität
- Ausgangsstruktur für Geweberegeneration.

Klinik!

BM bilden ein erste Barriere gegen die Ausbreitung von Tochterzellen bösartiger Tumore (Metastasierung) innerhalb von Epithelien (Carcinoma in situ: Die BM ist noch nicht durchbrochen). Verdickungen von BM (z. B. in der Niere, an Blutgefäßen) treten bei verschiedenen Krankheiten (z. B. Diabetes mellitus) auf und können zu schwerwiegenden pathophysiologischen Veränderungen in den betreffenden Organen führen. Gegen körpereigene BM-Komponenten können Antikörper gebildet werden (Autoimmunerkrankungen), was zur Ablagerung von Immunkomplexen an BM führen kann.

BM kommen nicht nur an Epithelien, sondern auch um Muskel-, Fett- oder Schwann-Zellen vor. Unter einer **Basallamina** versteht man auch einzelne L. densae oder L.-densae-ähnliche Strukturen (um Herzmuskelzellen, Gliazellen). Sehr dicke, lichtmikroskopisch erkennbare Basallaminae stellen die Linsenkapsel oder die Descemet-Membran (↗ Kap. 5.13.2) in der Kornea des Auges dar.

Oberflächendifferenzierungen

Oberflächendifferenzierungen stehen in engem Zusammenhang mit Funktionen von Epithelzellen.

Apikale Differenzierungen

- **Mikrovilli:** ca. 1–2 µm lange und ca. 100 nm breite zotten- oder fingerförmige Ausstülpungen (Mikrozotten) der apikalen Zellmembran, die lichtmikroskopisch als **Stäbchen- oder Bürstensaum** imponieren. Sie dienen der Oberflächenvergrößerung bei resorbierenden Epithelien (z. B. Darmepithel). Mikrovilli enthalten **Aktinfilamente** (↗ Kap. 3.5.3), die an der Basis der Mikrovilli zu einem Netzwerk aus kontraktilen Proteinen (Terminalgespinst, **Terminal web**) ziehen und dort verankert sind. Dadurch erhalten sie Eigenbeweglichkeit (Kontraktionen, Lateralbewegungen). Mikrovilli sind an ihrer Oberfläche von einer gut entwickelten **Glykokalix** (↗ Kap. 3.2.1) umhüllt, in der zahlreiche Enzyme und Transportproteine nachweisbar sind (Resorptionsvermittlung).
- **Stereozilien:** lange (4–8 µm) Mikrovilli, die büschelartig auftreten und z.T. miteinander verklebt sind. Im Gegensatz zu Kinozilien können sie sich **nicht** aktiv bewegen. Ihre Funktion ist noch nicht geklärt. Wahrscheinlich spielen sie eine Rolle bei Resorptions- und Sekretionsvorgängen.
  Vorkommen: Epithel des Ductus epididymidis (Nebenhodengang) und des Anfangsteils des Ductus deferens; Epithel der Bogengänge (Innenohr).
- **Kinozilien** (**Flimmerhärchen**): bewegliche, bis zu 10 µm lange Gebilde, die im apikalen Zytoplasma in **Kinetosomen** (Basalkörperchen) verankert sind. Besteht ein dichter Besatz aus Flimmerhärchen, erscheinen die Basalkörperchen lichtmikroskopisch als durchgehender Saum. Das Skelett von Kinozilien besteht aus **Mikrotubuli** und zeigt eine $9 \times 2 + 2$-**Struktur** (↗ Kap. 3.5.2). Alle Kinozilien schlagen koordiniert hintereinander, was zu einer Art Wellenbewegung führt (Metachronie). So entsteht ein Flimmerstrom, mit dessen Hilfe Flüssigkeiten und Teilchen auf Epitheloberflächen transportiert werden. Die Schlagrichtung ist je nach Organ verschieden und genetisch determiniert. Vorkommen: z. B. Flimmerepithel der Atemwege, Tuba uterina, Uterus, Ductuli efferentes (Nebenhoden).

Basale Differenzierungen

Bei Epithelzellen, an deren Membran ein reger Ionenaustausch (z. B. Na^+/K^+) stattfindet, kann die basale Zellmembran nischen- oder labyrinthartig (**basales Labyrinth**) eingefaltet sein. Im Zytoplasma liegen Mitochondrien, die Energie für aktive Transportprozesse liefern. Basale Labyrinthe fallen lichtmikroskopisch durch zarte Streifenbildung auf (**basale Streifung**). Bsp.: Streifenstücke im Ausführungsgangsystem von Speicheldrüsen, proximale Nierentubuli.

Verbundarten

Epithelzellen können durch folgende Arten von Zellkontakten miteinander verbunden sein (Einzelheiten ↗ Kap. 3.6):

- Lateral sind Epithelzellen durch **Desmosomen** (↗ Kap. 3.6.2) verbunden. Diese können in fingerförmigen **Interdigitationen** (Verzahnungen) oder stachelartigen Zellfortsätzen liegen. **Hemidesmosomen** verbinden die Epithelzellen mit der BM.
- **Tight junctions** (↗ Kap. 3.6.3): dichten die Interzellularräume ab, verhindern parazellulären Transport.
- **Gap junctions** (↗ Kap. 3.6.4): Informationsaustausch.

Ein für Epithelien typischer Zellkontakt-Komplex ist das sog. **Schlussleistennetz**: gürtelförmige Tight junction + Zonula adhaerens (Gürteldesmosom), ↗ Kap. 3.6.2; Bsp.: Darmepithel, Epithel der Gallenblasenschleimhaut.

Regeneration

Epithelzellverbände unterliegen einer fortlaufenden physiologischen Erneuerung, die unterschiedlich schnell ablaufen kann (z.B. Epithel der Mundschleimhaut 8–10 Tage, Epidermis ca. 30 Tage). Die Regeneration geht von den basal gelegenen undifferenzierten Stammzellen aus. Ihre Aktivität wird durch zelluläre Interaktionen und verschiedene zusätzliche Faktoren (z.B. Wachstumsfaktoren) kontrolliert. Auch unter pathologischen Bedingungen (z.B. Wunden) ist die Regeneration sehr gut.

4.3 Drüsenepithel

4.3.1 Überblick

Drüsenepithelien bestehen aus epithelialen Zellen, die intrazellulär gebildete Substanzen an ihre Umgebung abgeben können (Sekretion). Eine geordnete Ansammlung sezernierender Epithelien bezeichnet man als **Drüse** (Glandula). Das freigesetzte Sekret kann Schleimstoffe, Wasser, Ionen, Enzyme oder Hormone enthalten.

> **Merke!**
> Als **Sekretion** bezeichnet man die Produktion von Substanzen, ihren intrazellulären Transport und die anschließende Abgabe (Extrusion).

Drüsenzellen kennzeichnen sich zumeist durch eine **polare Gliederung**: Basal sind die zur Synthese benötigten Organellen (z.B. reR) lokalisiert, apikal erkennt man in Bläschen gespeicherte Sekrete. Haben diese Bläschen im Lichtmikroskop eine granuläre Struktur, spricht man von *Granula*, sonst von *Vesikeln*.

> **Praktikum!**
> Typische strukturelle Kennzeichen einer Drüsenzelle sind: großer Nukleus, gut entwickeltes reR (Basophilie des Zytoplasmas), supranukleärer Golgi-Apparat, apikal granuläre Zone (Vesikel).

Die meisten Sekrete werden vor der Abgabe in der Zelle gespeichert und durch einen adäquaten Reiz (hormonell oder nervös) freigesetzt: **regulierte Sekretion**. Seltener ist die **konstitutive Sekretion** (vgl. Exozytose ↗ Kap. 3.2.4), eine kontinuierliche Sekretion ohne Stimulus.

Man unterscheidet folgende **Arten der Sekretion:**

- **exokrin:** Abgabe an innere oder äußere Körperoberflächen:
  - **ekkrin (merokrin):** Die Sekretgranula verschmelzen mit der Zellmembran und werden so in den Extrazellularraum abgegeben (*Krinozytose*). An der Drüsenzelle kommt es zu keinem Zytoplasmaverlust. Diese Art kommt am häufigsten vor. Bsp.: exokrines Pankreas, Mundspeicheldrüsen, Tränendrüse.
  - **apokrin:** Ein Teil des apokrinen Zytoplasmas wird mit dem Sekret abgestoßen. Die Zelle erleidet dadurch einen Substanzverlust. Je nach Funktionszustand kann also die Höhe apokriner Zellen unterschiedlich sein. Bsp.: Abgabe von Fettpartikeln durch die Milchdrüse (Gl. mammaria), Duftdrüsen.
  - **holokrin:** Die gesamte Zelle einschließlich der Sekrete geht zu Grunde und zerfällt. Bsp.: Talgdrüsen der Haut.
- **endokrin:** Diesen Drüsen fehlt ein Ausführungsgang. Sie geben ihr Sekret an nahe gelegene Blutgefäße ab.

- **parakrin:** Diese Zellen geben ihre Produkte in das sie umgebende Gewebe ab.
- **autokrin:** Das Sekretionsprodukt wirkt auf die produzierende Zelle selbst.

4.3.2 Exokrine Drüsen

Einfache exokrine Drüsen (Einzeldrüsen)

Einfache exokrine Drüsen besitzen kein spezialisiertes Ausführungsgangsystem und bilden schlauch- und sackförmige Gebilde.

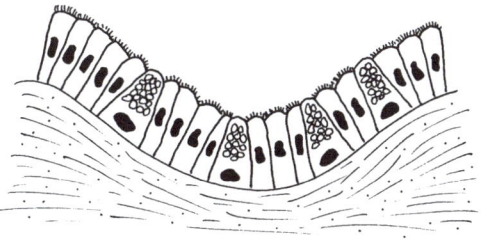

Abb. 4.7: Epithel mit Paneth-Körnerzellen

Exokrine endoepitheliale Drüsen

Da es sich um Derivate des Epithels handelt, kommen endoepitheliale Drüsen *intraepithelial*, also als Teil eines Epithelverbands vor. Typische Beispiele sind die **einzelligen** ekkrinen Becherzellen (z.B. im Epithel von Dünndarm, Respirationstrakt, ↗ Abb. 4.6) oder die **Paneth-Körnerzellen** (Dünndarm, ↗ Abb. 4.7). Becherzellen fallen im mikroskopischen Präparat häufig durch eine durch Sekretansammlung hervorgerufene apikale Erweiterung auf. Ihre basalen Zellkörper sind dagegen schmal. **Mehrzellige endoepitheliale Drüsen** sind selten und werden z.B. in der Nasenschleimhaut und in der Harnröhre (Urethra) beobachtet (↗ Abb. 4.8).

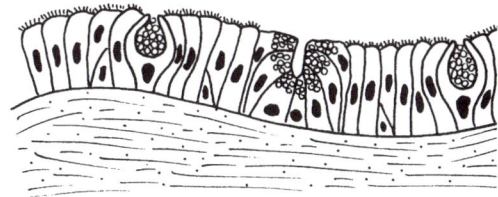

Abb. 4.8: Mehrzellige endoepitheliale Drüse

Exokrine exoepitheliale Drüsen
- Die meisten mehrzelligen Drüsen kommen *exoepithelial*, d.h. außerhalb eines Epithelzellverbandes vor, münden aber direkt oder über einen Ausführungsgang an eine epitheliale Oberfläche. Die Drüsenzellen selbst ordnen sich zu einschichtigen **Drüsenendstücken (Azini)** an. Man unterscheidet folgende Azinusformen:
- **tubulös**:
  - **einfach:** schlauchförmig unverzweigt (↗ Abb. 4.9); z.B. Gll. intestinales (Lieberkühn-Krypten) im Darm, Gll. gastricae (Magendrüsen), Gll. uterinae (Uterusdrüsen)
  - **gewunden:** schlauchförmig gewunden (Knäueldrüsen), mit gestrecktem Ausführungsgang (↗ Abb. 4.10); z.B. Schweißdrüsen (Gll. sudoriferae)
  - **verzweigt:** schlauchförmige Endstücke münden in kurzen Ausführungsgang (↗ Abb. 4.11); z.B. Pylorus- u. Kardiadrüsen der Magenschleimhaut, Gll. cervicales uteri (Zervixdrüsen).
- **azinös oder alveolär:** beeren-, bläschen- oder sackförmiges Endstück mit unterschiedlich weiten Lumina (↗ Abb. 4.12, 4.13); treten nur **verzweigt** auf, z.B. Gll. bronchiales, Talgdrüsen (in der Haut). Die alveolären Talgdrüsen der Haut (↗ Kap. 5.12) bestehen aus mehrschichtigen Endstücken!
  - **tubuloalveolär:** kommen nur **verzweigt** vor; schlauch- und beerenförmige Endstücke münden in kurze Ausführungsgänge; z.B. Prostata, Gll. oesophageales, Brustdrüse (Gl. mammaria).

Eine differenzialdiagnostische Übersicht der exokrinen Drüsen ist in Tabelle 4.1 zusammengestellt (↗ Tab. 4.1).

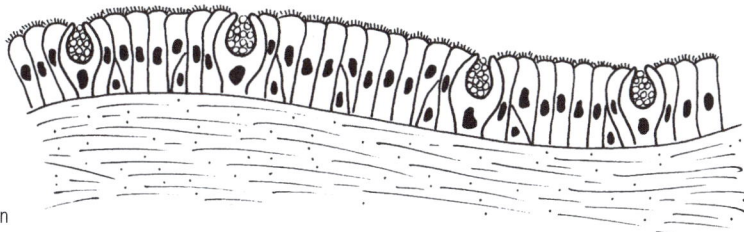

Abb. 4.6: Epithel mit Becherzellen

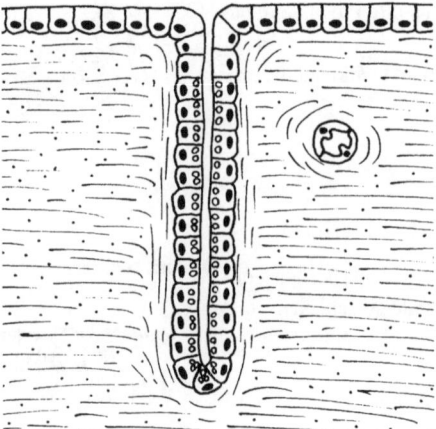

Abb. 4.9: Einfache tubulöse exoepitheliale Drüse

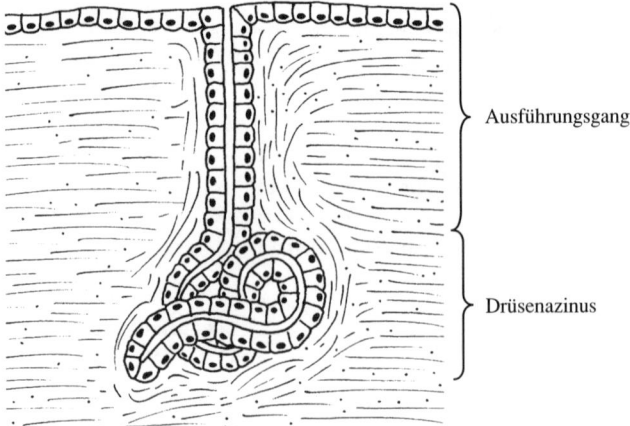

Abb. 4.10: Gewundene tubulöse exoepitheliale Drüse

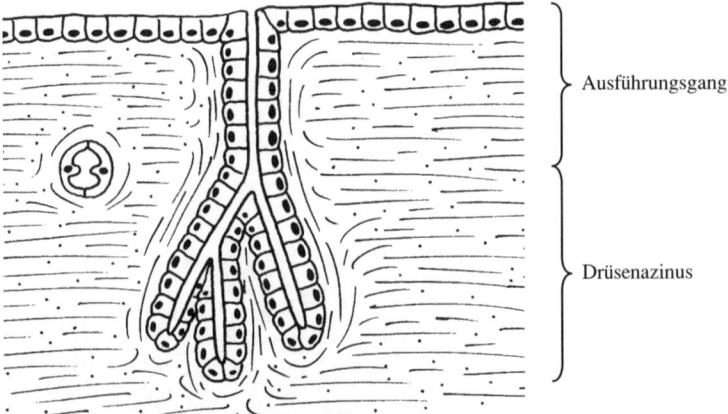

Abb. 4.11: Verzweigte tubulöse exoepitheliale Drüse

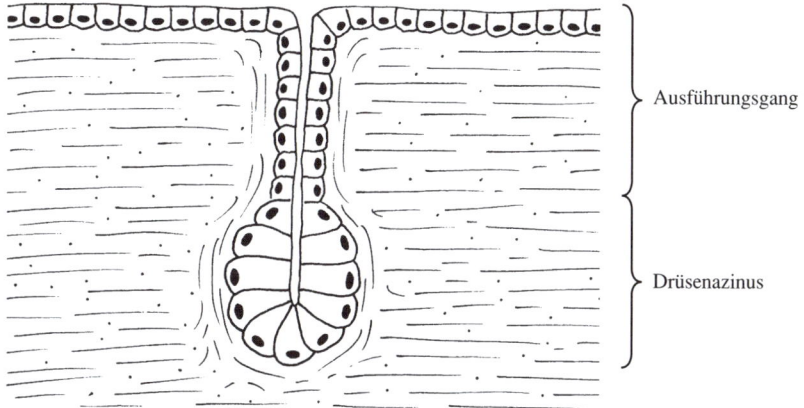

Abb. 4.12: Azinöse (alveoläre) exoepitheliale Drüse mit engem Lumen

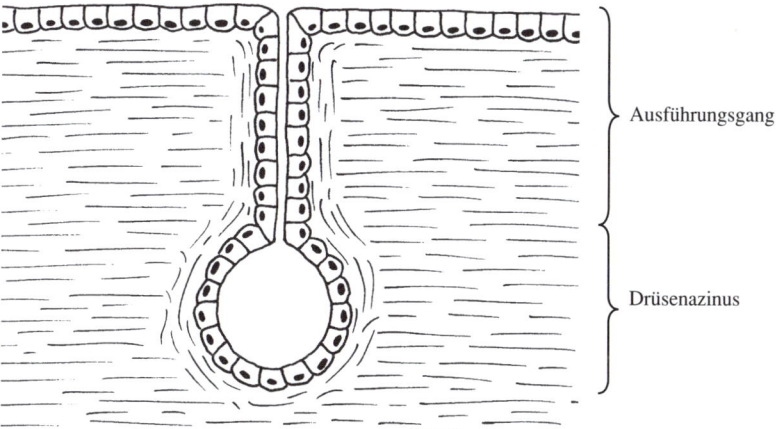

Abb. 4.13: Azinöse (alveoläre) exoepitheliale Drüse mit weitem Lumen

Tabelle 4.1: Differenzialdiagnose exkretorischer Drüsen					
Drüse	**Endstücke**	**Schaltstücke**	**Streifenstücke**	**Ausführungsgänge**	**Sonstige Merkmale**
Gl. parotidea	serös	+++	+++	+++	Fettzellen
Pankreas (exokrin)	serös	++	–	+++	zentroazinäre Zellen
Tränendrüse	serös	–	–	+++	evtl. Skelettmuskulatur
Spüldrüsen (Zunge)	serös	–	–	+ (münden in Wallgraben)	
Gl. submandibularis	seromukös	++	+++	+++	seröse Halbmonde
Gl. sublingualis	mukoserös	(+)	(+)	+++	weniger seröse Halbmonde

Zusammengesetzte exokrine Drüsen

Zusammengesetzte Drüsen bestehen aus:

- **Parenchym** = sekretproduzierende Drüsenendstücke (Azini) mit verzweigtem Ausführungsgangsystem, in dem die Sekrete an Oberflächen transportiert und ggf. in ihrer Zusammensetzung verändert werden (↗ Abb. 4.14) und
- **Stroma** = das Drüsenparenchym umgebende Bindegewebe, das von einer Bindegewebskapsel umschlossen wird und von bindegewebigen „Straßen" (Trabekel) in kleinere *Drüsenläppchen* (Lobuli) unterteilt wird. Die Drüsenläppchen führen Blutgefäße und Nerven.

> **Merke!**
> Als **Stroma** bezeichnet man das bindegewebige Grundgerüst von Organen im Gegensatz zum **Parenchym**, das den spezifischen Organteil (z. B. epitheliale Drüsenzellen) bildet.

Die Endstücke können azinöse (z. B. exokrines Pankreas, Gl. parotidea) oder tubuläre (z. B. Gll. palatinae, Gll. linguales posteriores) Formen aufweisen. Jedes ist von einer Basalmembran umhüllt. Zum Teil liegen um die sezernierenden Endstücke und den Anfangsteil des Ausführungsgangsystems sog. **Myoepithelzellen** (**Korbzellen**) (↗ Kap. 4.2.3), die durch ihre Kontraktion die Extrusion unterstützen können („Auspressung" des Azinus).

Ein wichtiges Charakteristikum der zusammengesetzten exokrinen Drüse ist der Aufbau der **Ausführungsgänge**. Hierbei müssen folgende Abschnitte unterschieden werden:

- **Schaltstücke:** kurze, mit plattem bis isoprismatischem Epithel ausgekleidete Gänge, die direkt aus dem Endstück entspringen, liegen innerhalb von Läppchen (intralobulär) (↗ Abb. 4.15)
- **Streifenstücke:** mit einschichtigem iso- bis hochprismatischem Epithel ausgekleidete Gänge, die eine **basale Streifung** aufweisen, liegen intralobulär (↗ Abb. 4.16)
- **Ductus excretorii** (große Ausführungsgänge): liegen zwischen den Läppchen (interlobulär) und sind von Bindegewebe umhüllt; ausgekleidet von zwei- bis mehrreihigem Epithel; Ausführungsgänge kön-

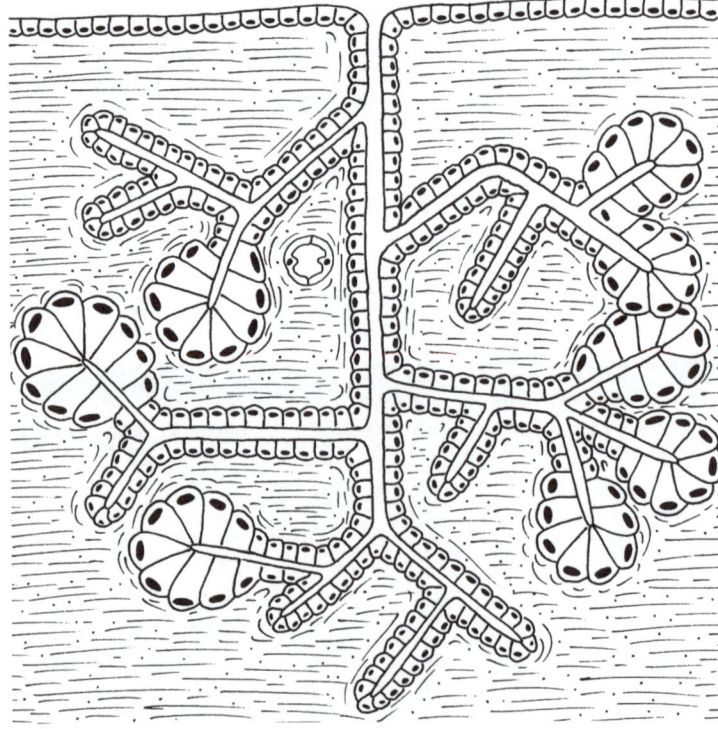

Abb. 4.14: Zusammengesetzte endokrine Drüse

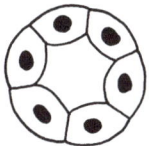

Abb. 4.15: Schaltstück (Querschnitt)

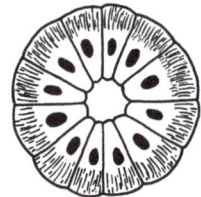

Abb. 4.16: Streifenstück (Querschnitt)

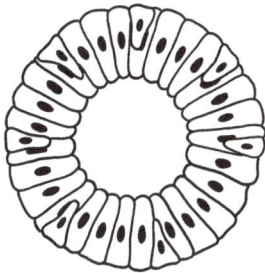

Abb. 4.17: Ductus excretorii (Querschnitt)

- Das typisch **seröse Sekret** ist dünnflüssig und proteinreich (Glykoproteine). Es enthält nur wenig Schleimstoffe (Muzine = Proteoglykane). Drüsenzellen in serösen Endstücken sind histologisch durch ein granuliertes apikales Zytoplasma und einen im basalen Drittel der Zelle liegenden, runden Kern gekennzeichnet. Seröse Endstücke haben ein enges Lumen (Sekret dünnflüssig!), die Zellgrenzen sind oft nur undeutlich zu sehen (↗ Abb. 4.18). Seröse Drüsen sind z.B. Parotis, exokrines Pankreas, Tränendrüse, Spüldrüsen der Zunge, Schweißdrüsen, Duftdrüsen.
- Im Gegensatz dazu ist das **muköse Sekret** reich an Muzinen, zähflüssig und arm an Enzymen. Die entsprechenden Drüsenzellen sind durch einen basal liegenden, abgeflachten Kern charakterisiert. Da die Schleimstoffe durch histologische Techniken herausgelöst werden, erscheint der Zellleib wabig und schaumig aufgelockert. Sekretgranula fehlen. Ultrastrukturell fällt ein gut entwickelter Golgi-Apparat auf. Muköse Endstücke haben ein weites Lumen (↗ Abb. 4.19). Muköse Drüsen sind z.B. Gll. palatinae (Gaumenspeicheldrüsen), Gll. linguales posteriores (hintere Zungendrüsen).
- Besonders häufig kommen gemischte (heterokrine) Drüsen vor, in denen seröse und muköse Drüsenzellen zu einem großen, makroskopisch sichtbaren Ausführungsgang einer Drüse konfluieren (↗ Abb. 4.17).

> **Merke!**
> Vorkommen und Zusammensetzung einzelner Abschnitte eines Ausführungsgangsystems können Unterschiede zwischen einzelnen exokrinen Drüsen aufweisen und als differenzialdiagnostisches Merkmal dienen!

Die Zellen des Gangsystems können das Sekret der Drüsenzellen nachträglich durch Resorptions- und Sekretionsmechanismen modifizieren, sodass sich Menge und Zusammensetzung eines Sekretes stark verändern können.

Sekrete

Prinzipiell unterscheidet man exokrine Drüsen mit serösem, mukösem oder gemischtem Sekret:

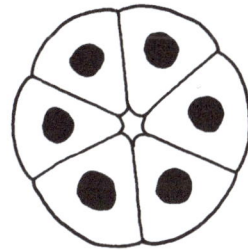

Abb. 4.18: Seröses Endstück (Querschnitt)

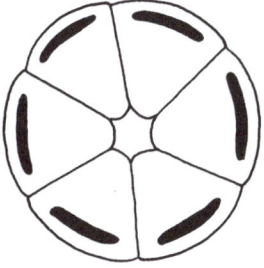

Abb. 4.19: Muköses Endstück (Querschnitt)

zellen nebeneinander liegen. An den Enden von mukösen Azini finden sich seröse Drüsenzellen, die wie halbmondförmige Kappen aufsitzen (seröse Endkappen = seröse Halbmonde = von Ebner-Halbmonde). Gemischte Drüsen sind z. B. große Mundspeicheldrüsen wie z. B. Gl. sublingualis, Gl. submandibularis und kleinere Drüsen in der Mundschleimhaut (Gll. labiales, buccales, molares).

4.3.3 Endokrine Drüsenzellen

Bei den endokrinen Drüsen, die ihr Sekret in das Blut abgeben, gibt es folgende Formen:

- **Einheitliche endokrine Drüsen** sind selbstständige Organe (↗ Kap. 5.5).
- **Formierte Zellgruppen** kommen in unterschiedlichen Organen vor und liegen mitten im Organparenchym (z. B. Langerhanssche Inseln des Pankreas, Leydig-Zellen im Hoden).
- **Einzelzellen** kommen in vielen Organen, wie z. B. im Magen vor. Sie liegen analog zu den einzelligen exokrinen Drüsen häufig intraepithelial vor, sezernieren ihr Sekret dabei aber nicht an die Oberfläche, sondern basal in das Gefäßsystem. Sie gehören zumeist dem **diffusen neuroendokrinen Zellsystem** an. Dieses System fasst Zellen in verschiedenen Organsystemen (z. B. Magen-Darm-Trakt, Atemwege, Harnwege) zusammen, die endo- und/oder parakrine Funktion haben (früherer Name: **APUD-Zellsystem** = **A**mine **P**recursor **U**ptake and **D**ecarboxylation-System).

4.4 Bindegewebe

4.4.1 Überblick

Im Gegensatz zum Epithelgewebe besteht das Bindegewebe nicht aus geschlossenen Zellverbänden, sondern weist große Interzellularräume auf. Das ubiquitär im ganzen Körperinneren vorkommende Bindegewebe bildet das Grundgerüst von Organen (Stroma), „verbindet" Gewebe oder Organe und füllt bestehende Lücken oder Spalten aus. Vom Epithelgewebe ist es meist durch Basalmembranen getrennt.

Bindegewebe entsteht während der frühen Embryonalentwicklung aus dem Mesoderm sowie der Neuralleiste (Mesektoderm). Im Embryo bildet sich als frühe Differenzierungsstufe das primitive **Mesenchym**.

Funktionen des Bindegewebes:

- mechanisch: Verbindung, Stütze, Umhüllung
- Stoffaustausch, Wasserhaushalt
- Abwehr
- Reparatur.

Bindegewebe besteht aus **2 Komponenten:**

- fixen und mobilen Bindegewebszellen,
- geformten (Fasern) und ungeformten (Grundsubstanz) Interzellularsubstanzen.

4.4.2 Bindegewebszellen

Ortsständige Zellen

Ortsständige (fixe) Zellen liegen konstant im Bindegewebe. Ihre Aufgabe ist v. a. die Synthese geformter und ungeformter Interzellularsubstanzen sowie deren Abbau im Rahmen von Erneuerungsprozessen („Turnover"). Mit den extrazellulären Strukturen sind die Zellen über spezielle Rezeptoren (**Integrine**) verbunden. Die Interaktionen zwischen ihnen und dem Extrazellularraum sind sehr vielfältig (Zell-Matrix-Interaktionen).

Fibrozyten

Fibrozyten sind schmale, spindelförmige Zellen mit langen zytoplasmatischen Fortsätzen (↗ Abb. 4.20). In ihrem großen, länglichen Zellkern liegen mehrere Nukleoli.

Als **Fibroblasten** bezeichnet man Vorläuferzellen der Fibrozyten („junge Fibrozyten") mit eher länglich-ovaler Form. Sie haben sich aus Mesenchymzellen entwickelt und enthalten viel reR, einen gut entwickelten Golgi-Apparat und sekretorische Vesikel. Fibroblasten sind sekretorisch sehr aktiv und produzieren zahlreiche Komponenten der Interzellularsubstanz, u. a. Kollagen. Fibroblasten sind robuste und widerstandsfähige Zellen.

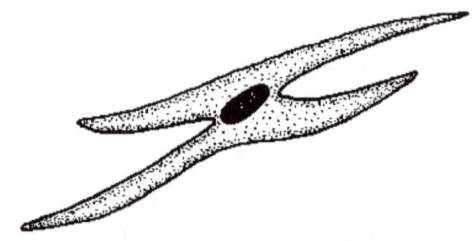

Abb. 4.20: Fibrozyt (ortsständige Bindegewebszelle)

💡 Merke!

Bei der Bezeichnung von Bindegewebszellen werden die Namen Fibrozyten und Fibroblasten oft synonym gebraucht.

🩺 Klinik!

Fibroblasten sind beliebte Zellen in der biomedizinischen Forschung (Fibroblastenzellkulturen).

Myofibroblasten

Myofibroblasten stellen eine Sonderform von Fibroblasten dar. Sie enthalten Aktin- und Myosinfilamente und sind kontraktil. Man findet sie in Organkapseln (z. B. Tunica albuginea des Hodens, Milzkapsel), im Myometrium (Muskelschicht der Gebärmutter, (↗ Kap. 5.11), wo ihre Aktivität durch zyklisch-hormonelle Veränderungen beeinflusst wird und im Granulationsgewebe bei Wundheilung. Unter pathologischen Bedingungen sind sie in Fibrosen (bindegewebige Umwandlung von Parenchym, z. B. Leberzirrhose) oder in Narbengewebe zu finden.

Fibroblastische Retikulumzellen

Fibroblastische/fibrozytische Zellen des retikulären Bindegewebes, z. B. in lymphatischen Organen und im Knochenmark. Sie bilden u. a. sog. retikuläre Fasern und sind von ihrer Form her nicht von Fibroblasten/-zyten in anderen Organsystemen zu unterscheiden.

Freie Bindegewebszellen

Freie (mobile) Bindegewebszellen wandern zwischen Bindegewebe und anderen Geweben hin und her (↗ Abb. 4.21). Sie stehen alle hauptsächlich im Dienste der Immunabwehr. Es handelt sich um:

- **Leukozyten**: Granulozyten, Lymphozyten, Monozyten u. a. können die Blutbahn verlassen und in das Bindegewebe einwandern. Dort sind sie an zahlreichen Abwehrreaktionen beteiligt (↗ Kap. 5.2.4).

🩺 Klinik!

Besonders bei akuten und chronischen Entzündungen in Organen akkumulieren Leukozyten in deren Bindegeweben.

📝 Praktikum!

Erythrozyten (rote Blutkörperchen) liegen niemals frei im Bindegewebe. Ansammlungen von Erythrozyten im Bindegewebe sind z. B. durch Einblutungen nach Gefäßverletzungen entstanden oder als histologisches Artefakt anzusehen.

- **Makrophagen** („Fresszellen"): stammen von Monozyten des Blutes ab. Ihre Hauptaufgaben sind die Pino- und Phagozytose körpereigener und körperfremder Substanzen sowie die Präsentation von Bruchstücken aufgenommener Fremdkörper auf der Zelloberfläche, um so eine durch T-Helfer-

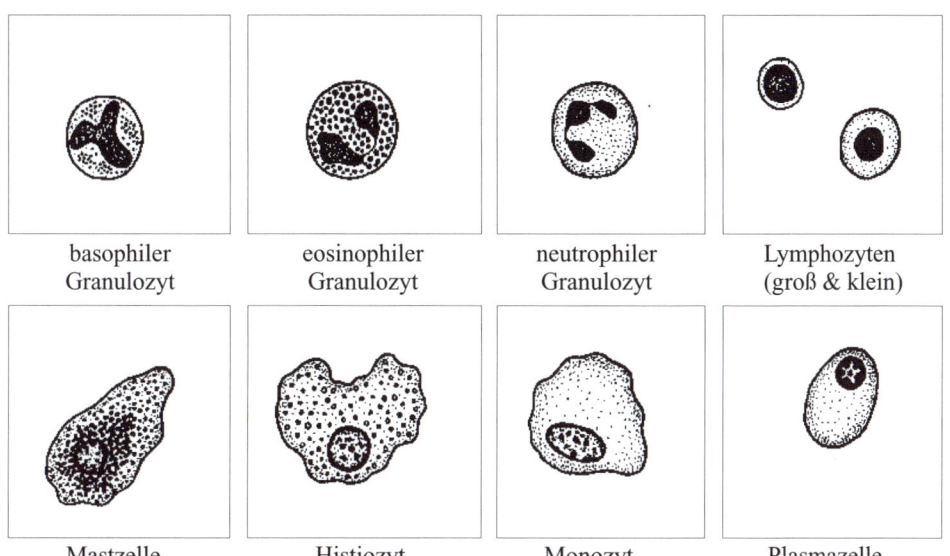

Abb. 4.21: Freie Bindegewebszellen

Zellen vermittelte spezifische Immunabwehr zu stimulieren. Aus Makrophagen differenzieren sich die Zellen des **mononukleären Phagozytensystems** (MPS, ↗ Kap. 5.2.4). Bei den Bindegewebs-Makrophagen unterscheidet man:

- **freie Makrophagen (Wanderzellen):** amöboid beweglich; basophil mit unregelmäßiger Oberfläche und rundem, dunklen Kern; viele Lysosomen; entwickeln starke Phagozytosefähigkeit.
- **ortsständige (sessile) Makrophagen (Histiozyten):** nur schwach ausgeprägte Phagozytosefähigkeit; können aktiviert werden und dann als freie Makrophagen agieren.

- **Mastzellen:** vielgestaltige, ca. 20 μm große, basophil granulierte Zellen mit rundem kleinen Kern, die sich im Knochenmark bilden. Mastzellen treten nicht nur im Bindegewebe (z. B. der Haut) auf (Bindegewebsmastzellen), sondern finden sich auch in Schleimhäuten (Mukosamastzellen). **Mastzellgranula** reagieren metachromatisch (↗ Kap. 2.2.2). Sie enthalten verschiedene Stoffe, die bei entsprechendem Stimulus ausgeschüttet werden (**Degranulation**) und zu einer allergischen Reaktion führen können:
  - **Heparin:** wirkt gerinnungshemmend (ist aber nach Ausschüttung fast inaktiv)
  - **Histamin:** erweitert Kapillaren und erhöht ihre Permeabilität, fördert die Kontraktur glatter Muskulatur
  - **Leukotriene:** Entzündungsmediatoren, wirken auf glatte Muskelzellen
  - Glykosaminoglykane u. a.

4.4.3 Interzellularsubstanzen (extrazelluläre Matrix)

Die Interzellularsubstanz zwischen Bindegewebszellen besteht aus azellulären, organischen Komponenten, die Produkte der Zellen sind. Sie wird in der modernen Histologie als **extrazelluläre Matrix** (extracellular matrix = **ECM**) bezeichnet. Man teilt sie ein in:

- Fasern
- amorphe Grundsubstanz.

Fasern

Fasern bestehen aus sog. **Strukturproteinen**. Man unterscheidet chemisch 2 verschiedene Arten:

- Kollagenfasern,
- elastische Fasern.

Je nach Bindegewebsart kommen diese in unterschiedlichen Anteilen vor.

Kollagenfasern

Kollagen ist das häufigste Protein des menschlichen Körpers. Es wird durch eine Reihe von Zellen (z. B. Fibroblasten, Chondroblasten, glatte Muskelzellen) als Prokollagen synthetisiert und in die ECM ausgeschleust. Dort wird es zu Kollagenfasern vernetzt. Kollagenfasern gliedern sich in folgende Teilkomponenten:

- **Filamente** (Primärfilamente): fadenförmige Kollagenstrukturen mit Durchmessern unter 5 nm.
- **Fibrillen:** Fäserchen mit einer Dicke von 0,2–0,5 μm, die eine auffällige Querstreifung aufweisen (periodische Bänderung in helle und dunkle Streifen mit einer Periodizität von 64 nm). Die langen, unverzweigten Fasern (Kollagenfasern) treten meist in Bündeln auf, haben Durchmesser zwischen 1 und 20 μm und sind farblos.

Kollagenfasern sind extrem zugfest, aber nicht dehnbar. Eine Dehnungsmöglichkeit ergibt sich aber durch die schergitterartige Anordnung der Fasern (z. B. in flächigen bindegewebigen Strukturen).

Die vorherrschenden Aminosäuren der Kollagenproteine sind Glycin, Prolin und Hydroxyprolin. Je nach Zusammensetzung werden verschiedene **Kollagentypen** unterschieden. Insgesamt sind heute über 20 verschiedene Arten bekannt, die in verschiedene Familien zusammengefasst werden:

- fibrilläre Kollagene (z. B. Typ I, II, III, V)
- fibrillenassoziierte Kollagene (FACIT, z. B. Typ IX, XII)
- Kurzkettenkollagene (z. B. Typ VIII, X)
- Basalmembrankollagen: Typ IV.

Die wichtigsten Kollagentypen und ihr Vorkommen:

- **Typ I:** bildet Faserbündel aus dickeren Fasern, macht 90 % aller Kollagene aus, ubiquitär in allen Bindegeweben, **Knochen** (Knochenkollagen), Dentin (Zahnbein); zugfest.

- **Typ II:** bildet keine Bündel, dünnere Fasern, hyaliner **Knorpel (Knorpelkollagen)**, Glaskörper des Auges, Gallertkern (Nucleus pulposus) der Zwischenwirbelscheibe (Bandscheibe) u.a.; druckelastisch
- **Typ III:** weit verbreitet, lockeres Bindegewebe, **retikuläres Bindegewebe** (➚ unten), Narbengewebe, in der Lamina fibroreticularis unter Basalmembranen, Umhüllung glatter Muskelzellen
- **Typ IV:** nur in Form von Filamenten, in **Basalmembranen** wichtig für die mechanischen Eigenschaften (typisches Basalmembrankollagen in der L. densa), dort mit anderen Komponenten vernetzt, Kapsel der Augenlinse
- **Typ VII:** kurze, quergestreifte Fibrillen, bilden sog. **Ankerfibrillen** (➚ Kap. 4.2.3)
- **Typ X:** kurze Kette, im verkalkten Knorpel
- **Typ IX** und **XII:** im Knorpel, mit Typ II assoziiert.

Praktikum!

Einzelne Kollagentypen sind auf histologischen Schnitten mithilfe immunhistochemischer Techniken identifizierbar.

Nach den herkömmlichen histologischen Übersichtsfärbungen (z.B. Grünfärbung bei der Trichromfärbung, Blaufärbung bei Azanfärbung) werden sie als gestreckte oder gewellte Faserbündel sichtbar. Im polarisierten Licht sind sie doppelbrechend (Nachweis von Kollagen durch Polarisationsmikroskopie), elektronenmikroskopisch fallen sie durch ihre **Querstreifung** (➚ oben) auf.
Je höher der Gehalt an Kollagenfasern, desto weißlicher erscheint das straffe faserige Bindegewebe mit dem bloßen Auge.

Klinik!

Mutationen in Kollagen-Genen führen zu verschiedenen angeborenen Erkrankungen, die zu pathologischen Veränderungen in kollagenreichen Geweben führen, z.B. Knochen: Osteogenesis imperfecta („Glasknochenkrankheit"), Haut: Ehlers-Danlos-Syndrom (laxe Haut).

Elastische Fasern

Elastische Fasern verzweigen sich und bilden Netzwerke. Ihr Durchmesser liegt zwischen 0,5–1 µm. Sie sind gut dehnbar und kehren nach Belastung in ihre Ausgangslage zurück. Elastische Fasern kommen fast überall im menschlichen Körper vor (z.B. im Stroma von Organen oder in Organkapseln). Dort wo sie gehäuft auftreten, bestimmen sie die elastischen Eigenschaften von Geweben oder Organen (Lunge, Arterienwand, Haut etc.). Rein elastische Gebilde sind selten (z.B. Ligamenta flava, ➚ Kap. 4.4.4).

Elastische Fasern sind aus zwei Komponenten aufgebaut:
- **Elastin** bildet den zentralen, amorphen Teil der Fasern,
- **Mikrofibrillen** bestehen aus dem Glykoprotein **Fibrillin**, durchziehen den Elastinanteil und bilden peripher ein fädiges Netzwerk.

Praktikum!

In gefärbten Präparaten bleiben elastische Fasern **ungefärbt** oder erscheinen durch starke Lichtbrechung glänzend. Durch artifizielle Schrumpfung oder Abrisse sind sie geschlängelt oder eingerollt. Mit speziellen Färbemethoden (**Elastika-Färbungen**) sind sie selektiv darstellbar. Lichtmikroskopisch sind Mikrofibrillen durch das Elastin maskiert.

Elastin ist chemisch ähnlich wie Kollagen aufgebaut. Es wird als **Proelastin** von Fibroblasten und glatten Muskelzellen synthetisiert und in die ECM ausgeschleust, wo durch Cross-linking vernetzte Elastinstrukturen entstehen. Die Mikrofibrillen bestehen aus dem Glykoprotein **Fibrillin** und bilden ein Gerüst, an dem Proelastinmoleküle abgelagert werden können. Zur Erhaltung der Integrität von Mikrofibrillen ist Kalzium notwendig. Mikrofibrillen kommen auch als eigenständige Strukturen vor und bilden z.B. die **Zonulafasern** (Aufhängefasern der Linse im Auge).

Klinik!

Elastische Fasern werden durch häufige UV-Bestrahlung geschädigt (Elastosen nach langer Sonnenexposition: Verklumpung und Zerstörung der elastischen Fasern der Haut). Mit zunehmendem Alter kann es zu degenerativen Veränderungen, Rissen oder Ablagerung von Kalksalzen an den Fasern kommen. Dies führt zum Verlust elastischer Eigenschaften vieler Organe (z.B. Haut: Faltenbildung!, Arterien, Lunge).
Mutationen in Fibrillingenen führen beim Marfan-Syndrom zu eingeschränkter Funktion der elastischen Fasern (abnorme Gelenkbeweglichkeit, Gefäßwandschwächen, Skoliosen u.a.)

Grundsubstanz

Die amorphe, farblose **Grundsubstanz** (Kittsubstanz) stellt im frischen Zustand eine gelartige, viskose Matrix dar, in die die Fasern eingelagert sind. Die Grundsubstanz aller Bindegewebstypen enthält gemeinsame chemische Komponenten, unterscheidet sich aber durch den Einbau zusätzlicher Stoffe oder durch ihre besondere Strukturierung. Generell lässt sich ein Maschenwerk aus Makromolekülen nachweisen, das aufgrund seiner hydrophilen Eigenschaften Flüssigkeit bindet (**interstitielle Flüssigkeit**). Die Grundsubstanz ist ein „Verkehrsraum" zum Transport von Substanzen und zur Wanderung von Zellen. Die Hauptkomponenten der Grundsubstanz sind Proteoglykane, Glykoproteine und Wasser.

Proteoglykane

Proteoglykane stellen große Molekülaggregate dar, die aus einer zentralen Proteinkette (**Core protein**) bestehen, von der verschiedene negativ geladene **Glykosaminoglykanseitenketten** abgehen. Sie setzen sich also aus einem kleinen Protein (Proteo-) und einem großen Kohlenhydrat-(Glykan-)anteil zusammen. Die räumliche Anordnung von Proteoglykanen und ihre Ladung (Wasserbindung!) sind ausschlaggebend für Diffusionsvorgänge (z. B. von Nährstoffen) in Bindegeweben. Proteoglykane regulieren den Wassergehalt des Bindegewebes und spielen eine Rolle bei Wundheilung und Verkalkung. Außerdem können sie Moleküle, z. B. Wachstumsfaktoren, binden. Ihre Zusammensetzung und Struktur beeinflussen die physikalischen Eigenschaften von Bindegewebe (Festigkeit, Viskosität, Elastizität). Proteoglykane werden intrazellulär in lysosomalen Kompartimenten abgebaut.

> **Praktikum!**
> Die negativen Ladungen der Proteoglykane sind für deren färberische Darstellung verantwortlich: In Übersichtsfärbungen erscheinen proteoglykanreiche Areale basophil bzw. metachromatisch. Auch mit histochemischen Methoden lassen sie sich nachweisen (z. B. Alcianblaufärbung).

Die wichtigsten Glykosaminoglykane und ihr hauptsächliches Vorkommen: Hyaluronsäure (Knorpel, Synovialflüssigkeit, Haut, Glaskörper des Auges), Chondroitin- und Dermatansulfat (Knorpel, Knochen, Haut, Blutgefäße, Herz), Heparansulfat (Basalmembranen), Heparin (Lunge, Leber, Mastzellgranula), Keratansulfat (Knorpel, Kornea).

Glykoproteine

Glykoproteine sind im Organismus weit verbreitete Substanzen, bei denen der Proteinanteil gegenüber dem Zuckeranteil überwiegt. Sie finden sich in Sekreten oder als Enzyme und Hormone. Im Bindegewebe beteiligen sie sich an der Strukturbildung und dienen meist der Zellhaftung. Sie vermitteln eine Bindung zwischen Elementen der ECM und entsprechenden Rezeptoren (Integrine) der Zellmembranen von Bindegewebszellen. Viele dieser Glykoproteine sind auch Bestandteil von Basalmembranen (↗ Kap. 4.2.4).

Das wichtigste Glykoprotein im Bindegewebe ist **Fibronektin**. Fibronektin bindet über Rezeptoren (Integrine) an Bindegewebszellen, kann dadurch ihr biologisches Verhalten beeinflussen und Einfluss auf die Organisation des Gewebes nehmen (z. B. im Rahmen von Entwicklungsvorgängen). Da Fibronektinrezeptoren wiederum intrazellulär an das Aktinsystem gekoppelt sind, hat das Zytoskelett Einfluss auf die extrazelluläre Matrix.

Interstitielle Flüssigkeit

Im Körper gibt es ca. 1 l **interstitielle Flüssigkeit**, die hauptsächlich im Interzellularraum (Proteoglykane!) gebunden ist. Die Konzentration an gelösten Substanzen (Plasmaproteine, Elektrolyte, Hormone etc.) ist der des Blutplasmas ähnlich. Die interstitielle Flüssigkeit übernimmt Transportaufgaben zwischen den Bindegewebszellen und Gefäßen. Da viele Bindegewebe zu den sog. **bradytrophen Geweben** gehören (schlechte Versorgung mit Sauerstoff und Nährstoffen durch fehlende oder geringe Versorgung durch Blutgefäße), ist der interzelluläre Transport von besonderer Bedeutung. Der Abtransport interstitieller Flüssigkeit erfolgt über **Lymphgefäße**, die im Interstitium der meisten Bindegewebe blind als Lymphkapillaren ihren Anfang nehmen.

> **Klinik!**
> Bei Konzentrationserhöhungen gelöster Bestandteile im Blutplasma kann es aufgrund osmotischer Ausgleichsflüsse im Interstitium zu verstärkten Wasseransammlungen (**Ödemen**) kommen.

4.4.4 Bindegewebsarten

Bindegewebe haben meist keine konstante Eigenform. Ausnahmen sind die sog. Stützgewebe: Knorpel (↗ Kap. 4.6), Knochen (↗ Kap. 4.7) und Zahnhartgewebe (↗ Kap. 5.7.2), die Sonderformen des Bindegewebes darstellen („Binde- und Stützgewebe").

Zellformen und Vorkommen verschiedener Bindegewebsarten

Siehe ↗ Tab. 4.2.

Tabelle 4.2: Zellformen und Vorkommen verschiedener Bindegewebsarten		
Bindegewebsart	**Zellformen**	**Vorkommen**
Embryonales Bindegewebe		
• Mesenchym	Sternförmige Zellen, ihre Zytoplasmaausläufer sind über Gap junctions verbunden, große Extrazellularräume, hohe Proliferationsrate (↗ Abb. 4.22)	embryonal, extraembryonal in Chorion und Amnion der Plazenta
• Gallertiges Bindegewebe	Lockeres Maschenwerk aus fibroblastischen Zellen, gallertige Grundsubstanz (Proteoglykane!) (↗ Abb. 4.23)	embryonal, Nabelschnur (Whartonsche Sulze), Zahnpulpa
Spinozelluläres Bindegewebe	zellreich, die spindelförmigen Zellen liegen dicht aneinander, wenig ECM, wenig Kollagenfasern	Stroma von Ovar und Endometrium
Retikuläres Bindegewebe	• fibroblastische Retikulumzellen: sternförmig mit ovalem Zellkern, bilden Retikulumfasern aus Kollagen Typ III (↗ Abb. 4.24)	Stroma von Knochenmark, Milz, Lymphknoten, Tonsillen, Lamina propria des Darms, interstitiell
• Andere Retikulumzellen	• histiozytäre Retikulumzellen: interstitielle Makrophagen	
	• dendritische Retikulumzellen: interdigitierende und folliküläre Zellen, Immunzellen	
	• epitheliale Retikulumzellen: bilden das Grundgerüst des Thymus (↗ Kap. 5.4.1–5.4.2)	
Faseriges Bindegewebe		
• Lockeres faseriges	Locker gebautes Gewebe mit Fibroblasten und freien Bindegewebszellen, viel Grundsubstanz, kollagene und elastische Fasern (↗ Abb. 4.25) *Funktionen:* „Lückenfüller" zw. einzelnen Organen, Verschiebeschicht, Wasserspeicher, Immunabwehr, Narbengewebe *Sonderformen:* lamellär-locker, z. B. Faszien; netzförmig-locker, z. B. seröse Häute, Omentum majus	ubiquitär
• Straffes faseriges	Zellarm, viele Kollagenfasern, dadurch gute mechanische Belastbarkeit	
– geflechtartig	Schmale Fibrozyten mit länglichen Zellkernen, liegen Kollagenfasern an (↗ Abb. 4.26)	Organkapseln, Dura mater, Lederhaut (Corium), Perikard, Herzklappen, Perichondrium, Gelenkkapseln, Periost
– parallelfaserig	Längsschnitt: Leicht gewellte, parallel verlaufende Kollagenfasern, dazwischen Fibrozyten (Flügelzellen)	Muskelsehnen (↗ unten), Bänder, z.T. auch Aponeurosen (flächig angeordnete Sehnen)
– elastisch	V. a. elastische Fasern und Fibrozyten, schmale retikulärbindegewebige Zonen mit Blutgefäßen	Lig. flava, Lig. nuchae, Lig. vocale, Lig. stylohyoideum, Lig. suspensorium penis

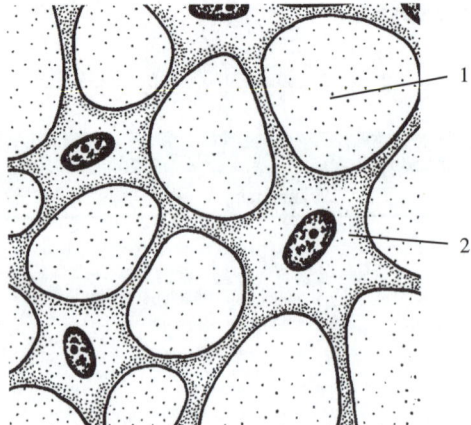

1 = amorphe Interzellularsubstanz
2 = Mesenchymzelle

Abb. 4.22: Mesenchymales Bindegewebe

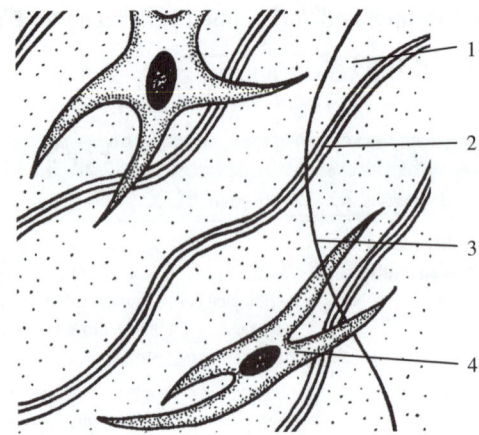

1 = amorphe Grundsubstanz
2 = Kollagenfaser
3 = elastische Faser
4 = Fibrozyt

Abb. 4.23: Gallertiges Bindegewebe

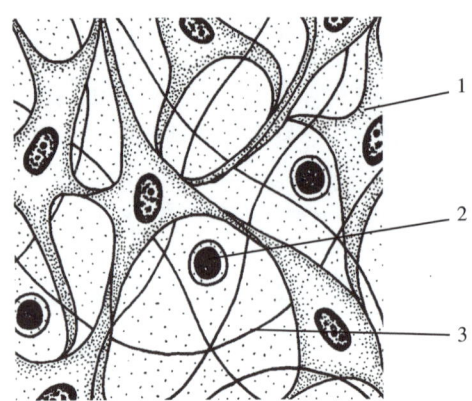

1 = Retikulumzelle
2 = Lymphozyt
3 = retikuläre Faser

Abb. 4.24: Retikuläres Bindegewebe

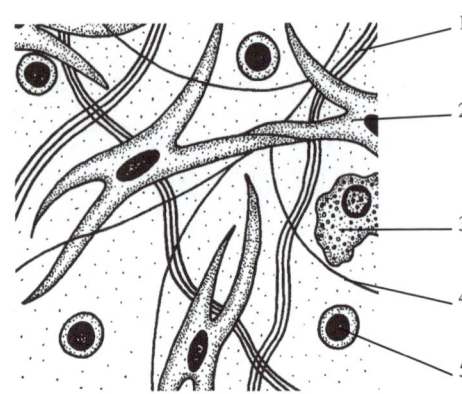

1 = Kollagenfaserbündel
2 = Fibrozyt
3 = Histiozyt
4 = elastisches Netz
5 = Lymphozyt

Abb. 4.25: Lockeres faseriges Bindegewebe

Merke!

„Das Faserproblem": Der Begriff „Faser" stammt aus einer Zeit, in der noch nicht zwischen faserigen Zellfortsätzen und extrazellulär liegenden Fasern unterschieden werden konnte. Deshalb werden in der Histologie traditionell viele fortsatzartige Strukturen als Fasern bezeichnet. Beispiele sind.:

- kollagene, retikuläre, elastische Fasern: geformte Komponenten der ECM
- Sharpey-Fasern: kollagene Fasern, die in den Knochen einstrahlen.

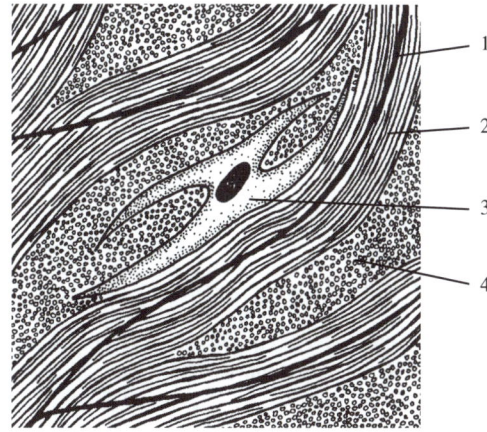

1 = elastisches Netz
2 = Kollagenfaser (längs angeschnitten)
3 = Fibrozyt
4 = Kollagenfaser (quer angeschnitten)

Abb. 4.26: Straffes geflechtartiges Bindegewebe

Merke!
Keine extrazellulären Fasern sind:
- **Nervenfasern:** Fortsätze von Nervenzellen (Neuriten)
- **Gliafasern:** Fortsätze von Gliazellen
- **Muskelfasern:** Bezeichnung für eine (längliche) Muskelzelle
- **Purkinje-Fasern:** subendokardial gelegene Zellen der Reizleitung im Herzen
- **Tomes-Fasern:** Zellfortsätze der Odontoblasten im Dentin des Zahns
- **Linsenfasern:** längliche, epitheliale Zellen der Augenlinse.

4.5 Fettgewebe

4.5.1 Allgemeines

Das Fettgewebe macht rund 10–20 % des Körpergewichts eines normalgewichtigen Mannes und 15–25 % des Körpergewichts einer Frau aus. Die Verteilung des Fettgewebes hängt von zahlreichen Faktoren wie z. B. Geschlecht, Alter, Hormonwirkungen, körperliche Aktivitäten oder Nahrungsaufnahme ab.

Fettzellen (**Adipozyten, Lipozyten**) entstehen über verschiedene Zwischenstufen aus mesenchymalen Vorläuferzellen, den Adipoblasten. Die Differenzierung wird von Hormonen und Fettsäuren reguliert. Ausgereifte Fettzellen sind nicht mehr teilungsfähig.

Wichtigstes Differenzierungsmerkmal ist die Einlagerung fetthaltiger, tropfenförmiger Substanzen in das Zytoplasma. Fetttropfen werden den paraplasmatischen Einschlüssen (↗ Kap. 3.7) zugeordnet. Chemisch handelt es sich um ein Gemisch aus Glyzerinester (Neutralfett), Öl-, Palmitin-, Stearinsäuren und Farbstoffen (Lipochrome). Es liegt im lebenden Organismus meist im flüssigen Zustand vor.

Praktikum!
Durch die Einwirkung von Chemikalien (z. B. Alkohole) bei der Herstellung histologischer Präparate (z. B. Fixierung) werden Fettstoffe aus den Zellen herausgelöst. Zur Führung von Fettnachweisen (histopathologische Diagnostik!) müssen besondere Verfahren (z. B. Gefrierschnitte) und Färbetechniken (z. B. Sudanfärbung) eingesetzt werden.

Fettzellen sind von einer Basallamina umhüllt. Fettgewebe besitzt ein bindegewebiges Stroma aus zarten retikulären Fasern mit zahlreichen Blutgefäßen und ist meist in **Läppchen** gegliedert („Fettorgane"). Histologisch werden weißes, univakuoläres und braunes, multivakuoläres Fettgewebe unterschieden.

4.5.2 Weißes Fettgewebe

Die Adipozyten des weißen Fettgewebes sind groß, rundlich oder vieleckig mit Durchmessern von bis zu 100 μm. Eine große, einheitliche Fettvakuole (**univakuolär!**) lässt nur Platz für einen schmalen Zytoplasmasaum mit Zellorganellen und einen exzentrisch gelegenen, flachen Zellkern (↗ Abb. 4.27). Der Nuk-

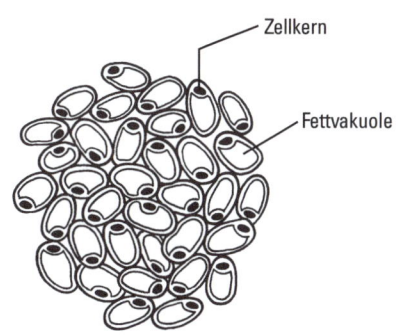

Abb. 4.27: Adipozyten des weißen Fettgewebes

leus zeigt oft Aussparungen (Lochkern), bei denen es sich um zytoplasmatische Invaginationen handelt.

> **Praktikum!**
> Durch die histologisch-technisch bedingte Herauslösung von Fettsubstanzen erscheint die Fettzelle als optisch leere Vakuole mit einem schmalen Saum. Man spricht von der **Siegelringform** der Zelle (Zellmembran = Ring; Zellkern mit Zytoplasmasaum = Siegel).

Weißes Fettgewebe ist in Läppchen gegliedert und stark vaskularisiert. Große Fettansammlungen, z. B. bei Fettleibigkeit (Adipositas), führen durch die intensive Gefäßversorgung zu einer erheblichen Kreislaufbelastung.

Die sympathischen Nervenfasern im weißen Fettgewebe sind noradrenerg und bilden keine Synapsen an den Adipozyten.

Fettgewebe spielt eine große Rolle im Wärme- und Wasserhaushalt und lässt sich in Speicher- und Baufett unterteilen (↗ Tab. 4.3).

Fettgewebe kann als **Ersatzgewebe** für rückgebildete Organe dienen. Beispiele sind der Ersatz des Thymus nach dessen Involution im Jugendalter (retrosternaler Thymusfettkörper) oder die Umbildung des Blut bildenden, roten Knochenmarks in das inaktive Fettmark in der Diaphyse von Röhrenknochen.

Im Fettgewebe werden Östrogene und andere Hormone synthetisiert (**endokrine Funktion**). Außerdem bilden Fettzellen **Leptin**, ein Protein, das im Rahmen der Regulation des Körpergewichts und bei verschiedenen Stoffwechselprozessen eine große Rolle spielt. Über Leptinrezeptoren im Hypothalamus kann die Nahrungsaufnahme reguliert werden.

> **Klinik!**
> Fettleibigkeit (**Adipositas**) entsteht im Rahmen der Hypertrophie einzelner Fettzellen, da die Zellvermehrung (Hyperplasie) wahrscheinlich nur bis zum Kleinkindesalter möglich ist. Durch Fasten verlieren Fettzellen ihre ursprüngliche Form und wandeln sich in längliche, fibroblastenartige Zellen mit wenigen kleinen Fetttropfen um.

4.5.3 Braunes Fettgewebe

Braunes Fettgewebe besteht aus etwa 30 µm großen **multi- oder plurivakuolären Fettzellen**, d. h. ihr Zytoplasma enthält mehrere, kleine Fettvakuolen (Liposomen). Ihr Zellkern liegt meist zentral (↗ Abb. 4.28). Die braune Farbe lässt sich auf die Anwesenheit von Lipochromen und Cytochromen zurückführen. Braunes Fettgewebe kommt v. a. bei Säuglingen und Kleinkindern vor. Bevorzugte Regionen sind das Nierenfettlager, Nierenbecken, die Axilla, Mediastinum, Mesenterium, Hals- und Nackenregion. Bei Erwachsenen ist es nur noch im Mediastinum und an der Aorta

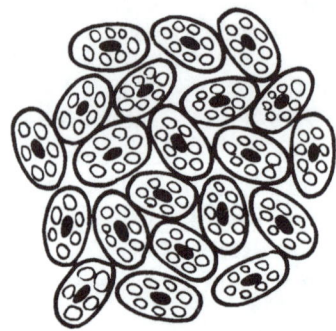

Abb. 4.28: Adipozyten des braunen Fettgewebes

Tabelle 4.3: Aufgaben und Vorkommen verschiedener weißer Fettgewebe		
weißes Fettgewebe	**Aufgaben**	**Vorkommen**
Speicherfett	• Energiespeicher (syn.: Depotfett) • Biologische Halbwertszeit 15–20 Tage	Subkutanes Fettgewebe, Omentum majus, Appendices epiploicae des Kolons
Baufett	• Von Bedeutung für Körperform und biomechanische Belastungen • Bleibt auch bei starker Abmagerung (Kachexie) erhalten	Nierenfettkapsel, Epikard, Wangenfettpfropf, Fußsohle, Handinnenfläche, Gesäß, Orbita

zu finden. Es ist gut vaskularisiert und enthält marklose, sympathische, synapsenbildende Nervenfasern. Auffallend ist der Reichtum an Mitochondrien, welche der Wärmeproduktion dienen. Diese ist v. a für Neugeborene und winterschlafende Tiere von Bedeutung.

4.6 Knorpelgewebe

4.6.1 Allgemeine Struktur

Knorpelgewebe ist stabiler als Bindegewebe, im Gegensatz zum Knochen aber elastisch bzw. verform- und schneidbar. Besonders geeignet ist es daher für Gelenkverbindungen, in denen knöcherne Elemente gegeneinander bewegt werden. Dank der glatten Knorpeloberfläche sind reibungslose Bewegungen möglich. Knorpelgewebe kann gut auf Druck belastet werden, eine weniger große Stabilität zeigt es auf Zugwirkung.

Knorpelgewebe baut sich folgendermaßen auf:

- **Chondrozyten**: Rundliche, teilweise abgeplattete, organellenreiche Knorpelzellen. Sie haben keine oder nur sehr feine Zellfortsätze und liegen einzeln oder in kleinen Gruppen in Höhlen (**Lakunen**) aus Knorpelgrundsubstanz (↗ unten). Im lebenden Organismus füllen sie die Höhle vollständig aus.

> **Praktikum!**
> Auf histologischen Präparaten sind die Chondrozyten fixationsbedingt meist geschrumpft, sodass die Lakunen deutlich zu sehen sind.

- **Knorpelkapsel**: Die Wandung der Lakunen ist besonders stark anfärbbar. Sie wird als Knorpelkapsel bezeichnet.

- **Zellhof oder Knorpelhof**: Unterschiedlich weiter Hof um die Knorpelkapsel mit spezieller Zusammensetzung der Grundsubstanz.

Alle 3 Komponenten bilden ein **Chondron** bzw. **Territorium** (↗ Abb. 4.29).

Als **Interterritorium** wird der Bereich zwischen den einzelnen Chondronen bezeichnet. Er besteht aus der zellfreien **Knorpelgrundsubstanz** (Knorpelmatrix) in die je nach Knorpelart unterschiedliche Fasern eingebaut sind. Die Knorpelgrundsubstanz unterliegt einem stetigen Umbau („Turnover").

Die Knorpelmatrix besteht aus folgenden Komponenten:

- **Grundsubstanz** aus Glykosaminoglykanen (= GAGs) (↗ Kap. 4.4.3; v. a. Hyaluronsäure, Chondroitinsulfat, Keratansulfat; GAGs bilden mit einem Kernprotein das hochmolekulare, aggregierte Proteoglykan Aggrecan), Proteoglykanen und Glykoproteinen (z. B. Fibronektin, knorpelspezifische Glykoproteine).
- **Kollagenfasern** (Kollagen Typ II): sind in der amorphen Knorpelmatrix lichtmikroskopisch nicht zu erkennen („**Maskierung**" durch Proteoglykane); im Alter oder bei degenerativen Veränderungen können sie als sog. **Asbestfasern** sichtbar werden („Demaskierung").

> **Praktikum!**
> Mithilfe von Alcianblau- und PAS-Färbungen lässt sich die Knorpelmatrix gut darstellen!

Knorpel (außer Gelenkknorpel) wird von einer bindegewebigen Knorpelhaut, dem **Perichondrium**, umgeben, die Gefäße und Nerven aufweist. Das Perichon-

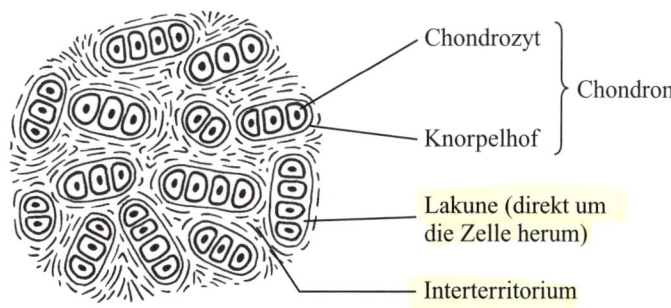

Abb. 4.29: Knorpelgewebe

drium besteht aus einem inneren *Stratum cellulare*, in der undifferenzierte chondrogene Zellen liegen und einem äußeren, faserigen *Stratum fibrosum*. Knorpelgewebe direkt unter dem Perichondrium (subperichondral) besteht aus flachen Chondrozyten ohne Territorienstruktur.

In der Regel ist Knorpelgewebe im erwachsenen Organismus frei von Gefäßen, Nerven und Lymphbahnen (bradytrophes Gewebe). Die Ernährung erfolgt durch **Diffusion**, z. B. aus dem Perichondrium oder in Gelenken aus der Synovialflüssigkeit. Der Stofftransport im Knorpelgewebe hängt von der Struktur der Proteoglykane und äußeren Belastungen („Durchwalkung") ab.

Knorpelgewebe unterliegt einem physiologischen Alterungsprozess und besitzt nur eine beschränkte Regenerationsfähigkeit (z. B. vom Perichondrium aus). Zugrunde gegangenes Gewebe wird meist durch Bindegewebe ersetzt.

Knorpelbildung

Wie alle Binde- und Stützgewebe ist auch der Knorpel mesenchymaler Herkunft. Während der Embryonalphase kommt es zu folgenden Entwicklungsschritten:

- Verdichtung und Vergrößerung von Mesenchymzellen (sog. **Blasteme**). Sie werden zu rundlichen, knorpelbildenden Zellen (**Chondroblasten**), welche alle Komponenten der Knorpelsubstanz synthetisieren.
- Durch die abgelagerte Matrix werden die Chondroblasten wieder auseinander gedrängt und zu **Chondrozyten** umgebildet.
- Es kommt zu Zellteilungen der einzelnen Knorpelzellen. Alle Chondrozyten innerhalb eines Chondrons im späteren reifen Knorpel stammen von einer Mutterzelle ab und bilden einen genetisch einheitlichen Zellklon (**isogene Gruppe**).
- An der Peripherie von Knorpelanlagen entsteht aus dem Mesenchym das Perichondrium.

> **Praktikum!**
> Vorgeburtlicher Knorpel enthält Blutgefäße, die in Knorpelkanälen liegen; die Chondrone bestehen meist nur aus 1 Zelle (embryonale Präparate! Präparate zur Osteogenese!).

Knorpelwachstum

Das Knorpelwachstum ist durch zahlreiche Hormone, Vitamine und Wachstumsfaktoren beeinflussbar.

Es kann auf zwei Arten erfolgen:

- **appositionelles Wachstum:** Knorpelbildung vom Perichondrium her, in dem noch Chondroblasten liegen, d. h. Anlagerung von außen
- **interstitielles (intusszeptionelles) Wachstum:** Knorpelbildung durch zentral gelegene Chondrone von innen nach außen.

> **Klinik!**
> Die Züchtung von Knorpelgewebe ist im Prinzip möglich und gilt als viel versprechendes klinisches Verfahren (z. B. Orthopädie, plastische Chirurgie).

4.6.2 Knorpelarten

Man unterscheidet hyalinen, elastischen und Faserknorpel (↗ Tab. 4.4).

4.7 Knochengewebe

4.7.1 Allgemeines

Knochengewebe ist eine sehr stabile und robuste Form des Stützgewebes. Es hat folgende **Funktionen**:

- mechanisch: Stütz- und Schutzfunktion
- Stoffaustausch, z. B. Mineralstoffwechsel
- Hämatopoese.

Wie alle Binde- und Stützgewebe besteht Knochen aus Zellen (Osteoblasten, Osteozyten, Osteoklasten) und Interzellularsubstanz (ECM). Die Interzellularsubstanz lässt sich in Knochengrundsubstanz, kollagene Fasern und mineralische Anteile aufgliedern.

Embryonales Knochengewebe ist in Form von Faser- und Geflechtknochen organisiert. In den ersten Lebensjahren wird es nach und nach in Lamellenknochen umgewandelt (↗ Kap. 4.7.2).

> **Praktikum!**
> Zur histologischen Untersuchung von Knochengewebe (bzw. auch anderer Hartgewebe, wie z. B. von Zähnen) sind spezielle histologische Vorbehandlungen notwendig:

Tabelle 4.4: Charakteristika und Vorkommen verschiedener Knorpelarten

Knorpelart	Charakteristika	Vorkommen
Hyaliner Knorpel	Häufigste Knorpelart; makroskopisch erscheint er milchglasartig-bläulich, typisch sind Kollagenfasern vom Typ II. Die kollagenen Fasern sind mikroskopisch sichtbar, sondern durch einen Proteoglykan-Mantel „maskiert". Zur Sichtbarmachung benötigt man spezielle lichtmikroskopische Verfahren, z. B. Polarisationsmikroskopie oder elektronenmikroskopische Verfahren.	Gelenkknorpel (↗ Kap. 5.15), Rippenknorpel, Synchondrosen, embryonales Skelett, Epiphysenfugen; Knorpel in Nase, Kehlkopf, Trachea und Bronchien
Elastischer Knorpel	Sein zellulärer Aufbau ähnelt dem hyalinen Knorpel. Durch das Vorkommen nicht-maskierter elastischer Fasern erscheint er makroskopisch gelblich. Die elastischen Fasern können z. B. mit Elastika-Färbungen dargestellt werden.	Ohr (Ohrmuschel, äußerer Gehörgang, Tuba auditiva), Kehlkopfknorpel, Knorpel in den kleinen Bronchien
Faserknorpel	• Die Grundsubstanz ist reduziert, wenige kleine Chondrozyten; • hoher Anteil an nicht-maskierten kollagenen Fasern (Typ I), die in gefärbten Präparaten gut zu erkennen sind; • bessere Regenerationsfähigkeit als hyaliner Knorpel	Symphysis pubica, Disci und Menisci (↗ Kap. 5.15), Labra (Gelenklippen, z. B. Schultergelenk), Anulus fibrosus der Bandscheibe, Gelenkknorpel in Kiefergelenk und Sternoklavikulargelenk, im Verlauf mancher Sehnen (biomechanische Anpassung)

- Um Knochengewebe gut schneiden zu können, sollte es durch Herauslösen anorganischer Anteile mittels chemischer (z. B. Säuren, Ionenaustauscher) oder physikalischer Methoden **entkalkt** werden.
- nicht-entkalktes Knochengewebe kann mit speziellen Schneidegeräten (Hartschnittmikrotome) nach Einbettung in Kunststoffe (z. B. Methylmetacrylate) geschnitten werden.
- **Schliffpräparate**: Unentkalkte Knochen- und Zahnhartgewebe oder Gewebe, die z. B. Implantate (Metalle, Keramiken usw.) enthalten, können nach Einbettung in Spezialkunststoffe auch geschliffen werden. Heute können Präparate bis auf 5–10 μm Dicke – meist maschinell (Schleifmaschinen) – heruntergeschliffen werden (**Ultradünnschliffe**).
- Knochenschnitte können mit speziellen Färbemethoden angefärbt werden (z. B. Thionin-Pikrinsäure-Färbung, Kossa-Färbung zum Kalknachweis)

4.7.2 Knochenaufbau

Knochenzellen

Osteoblasten

Osteoblasten sind meist iso- bis hochprismatische Zellen mit Zellfortsätzen, die sich zu Gruppen oder epithelartigen Verbänden zusammenlagern und z. B. auf den Oberflächen von Knochenbälkchen gut zu beobachten sind (Osteoblastensäume). Sie sind in der Lage, alle organischen Bestandteile der Interzellularsubstanz zu synthetisieren und zu sezernieren. Inaktive Osteoblasten sind eher abgeflacht und eosinophil, aktive Osteoblasten iso- bis hochprismatisch und durch reR-Reichtum basophil angefärbt.

> **Merke!**
> Osteoblasten bilden Knochen!

Osteozyten

Osteozyten sind die ruhenden Zellen des Knochens. Sie sind Nachfahren der Osteoblasten, die im Rahmen der Ossifikation von Knochensubstanz eingemauert wurden. Die schmalen Zellkörper liegen in Lakunen, ihre zarten Zytoplasmafortsätze verlaufen in feinen Kanälchen (Knochenkanälchen, **Canaliculi**). Die Fortsätze einzelner Zellen nehmen über **Gap junctions** Kontakt miteinander auf. Die Funktion der Osteozyten ist noch umstritten. Wahrscheinlich nehmen sie aber in beschränktem Umfang am **Knochenumbau** teil (Matrixbildung, Kalziumstoffwechsel etc.). Osteoblastische Osteozyten können neue Grundsubstanz aufbauen, osteolytische Osteozyten bauen Knochengrundsubstanz ab und setzen dabei

Kalzium frei. Osteozyten können sich nicht mehr teilen.

> **Praktikum!**
> In histologischen Präparaten von Knochen sind die Osteozyten meist geschrumpft und füllen ihre Lakunen nicht mehr vollständig aus.

An den inneren und äußeren Knochenoberflächen liegen besondere Osteozyten, die länglichen Knochensaumzellen (**Bone lining cells**). Mit ihren Fortsätzen stehen sie mit den tiefer gelegenen Osteozyten im Kontakt. Mit wenig Bindegewebe bilden sie als sog. **Endost** eine dünne Auskleidung der Knochenbinnenräume.

Osteoklasten

Neben Osteoblasten und Osteozyten spielen die **Osteoklasten** eine bedeutende Rolle im Knochenstoffwechsel. Osteoklasten gehören dem **MPS** (↗ Kap. 5.2.4) an und entstehen aus **Monozyten** durch Verschmelzung von Präosteoklasten. Die Proliferation und Differenzierung der Osteoklasten wird durch ein kompliziert reguliertes Netzwerk aus zahlreichen Faktoren (u.a. hämatopoetische Stimulationsfaktoren, wie z.B. M-CSF, Vitamin D, Hormone, Wachstumsfaktoren) beeinflusst. Weiterhin ist für die Entwicklung die Anwesenheit von Osteoblasten oder Knochenmarks-Stromazellen notwendig, die osteoklastenspezifische Faktoren abgeben. So bilden sich mehrkernige Riesenzellen mit 50 oder mehr Kernen.

Osteoklasten sind für den Abbau des Knochens verantwortlich und setzen dabei Kalzium frei. Ein Osteoklast kann abbauen, was 100–150 Osteoblasten gebildet haben.

> **Merke!**
> Osteoklasten knabbern Knochen.

Osteoklasten müssen über Integrinrezeptoren erst an die Knochenoberfläche andocken und an ihrer Zelloberfläche eine Resorptionszone (Ruffled border, ↗ unten) ausbilden. Osteoklasten liegen dann meist in unregelmäßig geformten Aussparungen der Knochensubstanz, die sie selbst „hineingefressen" haben. Diese sog. **Howship-Lakunen** (Erosionshöhlen) sind nach Ablösung oder Entfernung der Osteoklasten gut sichtbar.

> **Praktikum!**
> In histologischen Knochenpräparaten liegen die Osteoklasten schrumpfungsbedingt meist abgerückt von ihren Lakunen.

Auf elektronenmikroskopischen Aufnahmen aktiver Osteoklasten erkennt man an der der Knochensubstanz zugewandten Seite unregelmäßige Membraneinfaltungen zur Vergrößerung der Oberfläche, die **Ruffled** oder **Brush border**. An ihr erfolgen die Resorptionsprozesse. Das Zytoplasma der Osteoklasten enthält einen gut entwickelten Golgi-Apparat, viele Mitochondrien, Lysosomen und sekretorische Vesikel. Sezernierte Enzyme (saure Phosphatase, Kollagenasen (z.B. Kathepsine) u.a.) degradieren die Knochensubstanz. Das dazu notwendige saure Milieu wird, ähnlich wie bei den Parietalzellen des Magens (↗ Kap. 5.7.3) durch HCl-Produktion aufrechterhalten. Dazu benötigt der Osteoklast ebenfalls eine H^+-ATPase und eine Karboanhydrase zur Bereitstellung von Protonen.

Die Osteoklastenaktivität wird durch zahlreiche Stoffe (Hormone, z.B. Kalzitonin, Parathormon; Zytokine, z.B. Interleukine; Chemokine; Wachstumsfaktoren) positiv und negativ reguliert.

> **Merke!**
> Das Leitenzym für Osteoklasten ist die **saure Phosphatase**.

Ob andere, Stütz- und Hartgewebe abbauende Zellen wie Chondroklasten (Abbau verkalkter Knorpelsubstanz) und Odontoklasten (Resorption von Zahnhartgeweben) spezialisierte Osteoklasten oder eigenständige Zellpopulationen sind, ist umstritten.

Knochenmatrix

Die extrazelluläre Matrix des Knochens ist durch die Einlagerung von **Mineralsalzen** in die Grundsubstanz gekennzeichnet. Die Grundsubstanz besteht aus **organischen Verbindungen** (ca. 25% der Knochensubstanz):

- **Kollagen Typ I** („Knochenkollagen"): bildet die Fasersysteme der Lamellen
- **Proteoglykan-Komponenten**, z.B. Chondroitinsulfat
- **Glykoproteine**, z.B. Osteonektin, Osteocalcin, Osteopontin.

Die **mineralischen Anteile** (ca. 50% der Knochensubstanz) lassen sich aufteilen in:

- anorganische **Phosphate**
- **Kalzium** (ca. 99% des Körperkalziums sind im Knochen eingebaut)
- **Karbonat**, Zitrat, Nitrat
- Natrium, Magnesium, Fluor, Spurenelemente.

Die anorganischen Phosphate und Kalzium sind in Form von **Apatitkristallen** organisiert (v.a. **Hydroxylapatit**). Sie sind Kollagenfibrillen ein- oder angelagert.

Die nicht-kalzifizierte, von den Osteoblasten sezernierte Grundsubstanz des Knochens wird als **Osteoid** bezeichnet. Die Verkalkung des Osteoids erfolgt erst in einem zweiten Schritt (↗ Kap. 4.7.3), sodass bei Knochenneubildung während der Osteogenese oder im Rahmen des physiologischen Umbaus immer Osteoid der verkalkten Grundsubstanz aufgelagert ist (**Osteoidsäume**).

Praktikum!
Osteoid lässt sich durch sein färberisches Verhalten auf histologischen Schnitten von verkalktem Knochengewebe unterscheiden.

Periost

Eine Knochenhaut (**Periost**) umhüllt jeden Knochen strumpfartig. Nur die überknorpelten Gelenkenden bleiben frei.

Das Periost kann in zwei Schichten gegliedert werden:

- **Stratum fibrosum:** Äußere, kollagenfaserreiche Schicht. Sie hat mechanische Aufgaben, schützt die Knochenoberfläche und vermittelt die Anheftung von Sehnen und Bändern.
- **Stratum cellulare** (osteogenicum, **Kambiumschicht**): Innere, zellreiche Schicht. Sie enthält viele Blutgefäße, Lymphgefäße, Nerven, sowie spindelförmige Osteoblasten-Stammzellen (Osteoprogenitorzellen). Diese können sich nach Aktivierung (z.B. Wachstumsreiz, Knochenbruch) in Osteoblasten umwandeln und neue Knochensubstanz bilden.

Das Periost ist gefäß- und nervenreich und damit schmerzempfindlich (Tritt gegen das Schienbein!). Über Sharpey-Fasern (↗ unten), die aus dem Stratum fibrosum kommen, ist es am Knochen befestigt.

Knochenarten

Nach der Art des Kollagenmusters können zwei hauptsächliche Formen des Knochengewebes unterschieden werden.

Faser- oder Geflechtknochen

In dieser Knochenart liegen kollagene Fasern in ungeordneten Fasersystemen vor. Faser- oder Geflechtknochen besitzt keine Lamellen. Im Rahmen der desmalen und perichondralen Osteogenese wird zuerst diese Knochenart gebildet. In den ersten Lebensjahren wird er durch den mechanisch besser belastbaren Lamellenknochen ersetzt. Beim Erwachsenen findet sich Geflechtknochen nur noch im Knochen des äußeren Gehörganges sowie an den knöchernen Ansatzstellen von größeren Muskelsehnen. Außerdem kommt er bei der Frakturheilung und in Knochentumoren vor.

Lamellenknochen

Diese Art ist das typische Knochengewebe des Erwachsenen. Makroskopisch gliedert es sich in zwei Bereiche (↗ Abb. 4.30):

- Die **Substantia compacta** erscheint als verdichtetes Gewebe (kompakter Knochen). In den Röhren- oder Langknochen findet sich die Kompakta meist randständig in den Gelenkenden (Epiphysen) und der Rinde (Kortikalis) des Schafts (Diaphyse).
- Die **Substantia spongiosa** ist in Form von schwammartigen Knochenbälkchen organisiert

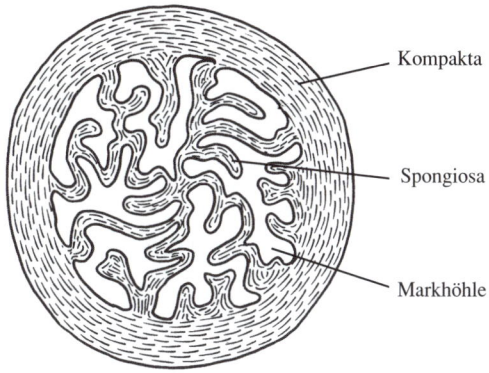

Abb. 4.30: Knochengewebe: Substantia compacta und spongiosa

(spongiöser Knochen). Das Mark (Medulla) von Dia- und Epiphysen besteht aus Spongiosabälkchen, in deren Zwischenräumen Knochenmark eingelagert ist.

Das reife Knochengewebe des Menschen zeigt einen **Lamellenbau**. Schichtweise aufgebaute, geordnete Systeme (Prinzip wie „Sperrholz") mit Durchmessern von 3–7 µm bilden die Knochensubstanz. Am eindrucksvollsten zeigt sich diese Anordnung an einem Schnitt durch die Substantia compacta, wie sie z.B. in der Kortikalis von Diaphysen vorkommt (↗ Abb. 4.31):

- **Generallamellen oder Grundlamellen:** Sie liegen dem Knochen innen (zum Knochenmarksraum hin) und außen (zum Periost hin) an und umgeben ihn vollständig.

Als **Sharpeysche Fasern** bezeichnet man in die äußeren Generallamellen einstrahlende kollagene Fasern, über die Bänder, Sehnen und Periost am Skelett befestigt werden.

- **Spezial- oder Havers-Lamellen:** Sie liegen zwischen den Generallamellen im Innern der Kompakta. Mehrere Speziallamellen ordnen sich jeweils konzentrisch um einen gefäßführenden Kanal (**Havers-Kanal**, Durchmesser 20–30 µm) an. Dieser zylinderförmige Komplex wird als **Osteon (Havers-System)** bezeichnet. Das Osteon ist die zentrale Baueinheit des Knochens und besteht aus den Speziallamellen mit dem Havers-Kanal, der Blutgefäße und marklose Nervenfasern führt. Die amorphe, kollagenfaserarme **Kitt- oder Zementsubstanz** setzt einzelne Osteone voneinander ab.
- Zwischen den Lamellen liegen kleine Höhlen (**Lacunae**, Knochenhöhlen), die von Osteozyten ausgefüllt werden.
- **Schaltlamellen:** Zwischen General- bzw. Speziallamellen liegende Reste ehemaliger Lamellen oder Osteone, die im Rahmen des physiologischen Knochenumbaus nicht vollständig entfernt wurden.

Die Struktur der Lamellen hängt mit dem Verlauf der Kollagenfasern in der Knochengrundsubstanz zusammen: In den Generallamellen sind die Fasern parallel angeordnet, in den Speziallamellen verlaufen sie zir-

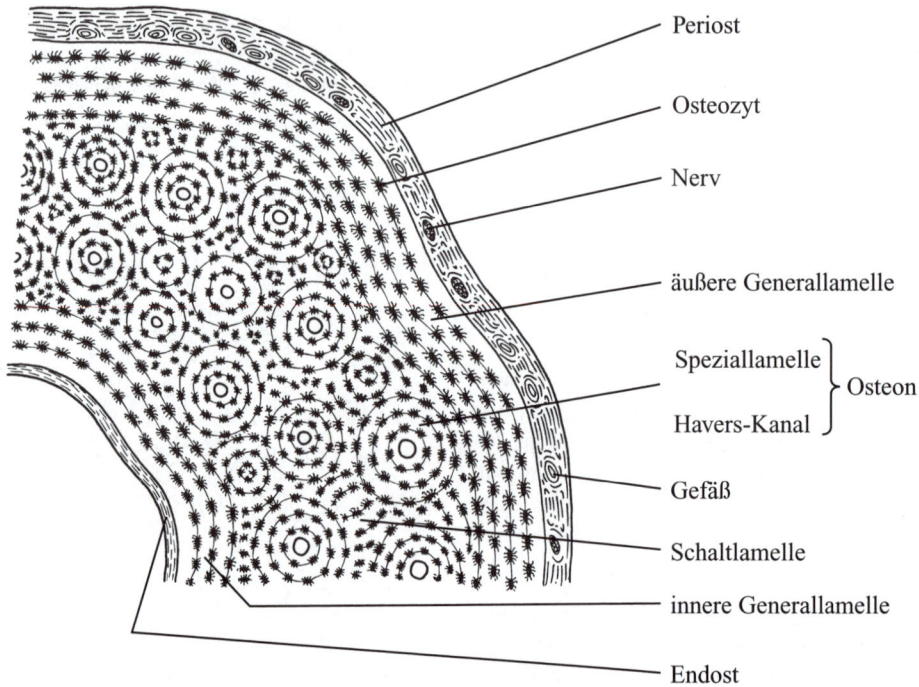

Abb. 4.31: Substantia compacta (Querschnitt)

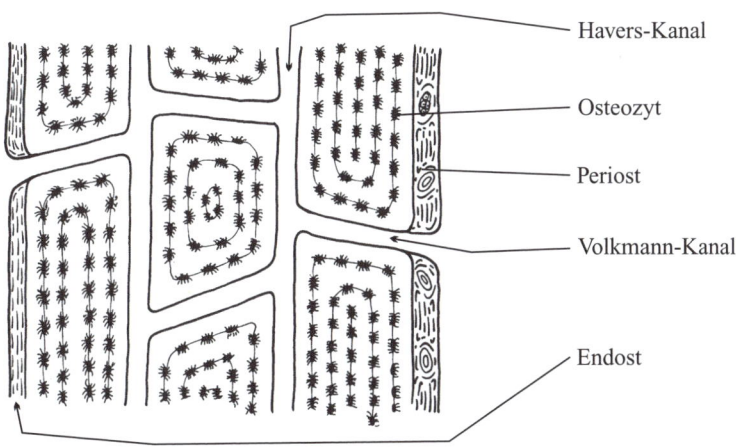

Abb. 4.32: Kanalsystem des Knochens (Knochenlängsschnitt)

kulär und besitzen unterschiedliche Steigungswinkel („Wicklung"). Die Fasern treten auch auf benachbarte Lamellen über. Lamellenknochen ist mechanisch sehr gut belastbar. Quer verlaufende Knochenkanäle ohne spezielle Lamellenstruktur durchbohren v. a. die Generallamellen (**Canales perforantes**, **Volkmann-Kanäle**). Sie enthalten Gefäße, die den kleinen zentralen Havers-Kanälen Blut aus dem Periost zuführen (↗ Abb. 4.32). Die Blutgefäße für Knochen und Knochenmark treten durch makroskopisch sichtbare Kanäle, die **Foramina nutricia**, ein.

Spongiöser Knochen ist nicht so systematisch aufgebaut, z. T. fehlen dort reguläre Osteone.

4.7.3 Knochenentwicklung (Osteogenese)

Knochengewebe entsteht auf zwei verschiedene Arten:

- **Desmale (direkte) Osteogenese:** Knochenbildung direkt aus dem Mesenchym
- **Chondrale (indirekte) Osteogenese:** Umwandlung eines knorpeligen Vorläufermodells.

Desmale (direkte, häutige, membranöse) Osteogenese

Bildung des Osteoids

Im menschlichen Embryo kommt es in bestimmten Arealen zu einer Vermehrung und Verdichtung von Mesenchymzellen, die sich über Vorläuferzellen (Osteoprogenitorzellen) zu knochenbildenden Osteoblasten umwandeln. Diese synthetisieren **Osteoid**. Durch allseitige Ablagerung der Knochengrundsubstanz werden die Osteoblasten allmählich „eingemauert". Es bilden sich kleine Knocheninseln oder Knochenbälkchen (Trabekel). Die in der Grundsubstanz liegenden Zellen werden nun Knochenzellen, **Osteozyten**, genannt (↗ Abb. 4.33). Die Bildung von Knochensubstanz durch Osteoblasten wird durch zahlreiche Faktoren wie z. B. Hormone, Zytokine, Vitamine oder Wachstumsfaktoren reguliert.

Verknöcherung

In einem zweiten Schritt erfolgt dann die **Mineralisation** (Verkalkung) des Osteoids durch die Osteoblasten. Hierbei kommt es zur Einlagerung und Anreicherung anorganischer Komponenten wie Kalzium oder Phosphat durch die Osteoblasten. Es entsteht **Hydroxylapatit** $[Ca_{10}(PO_4)_6(OH)_2]$ (↗ Kap. 4.7.2). Der Vorgang der Verkalkung wird als **Verknöcherung (Ossifikation)** bezeichnet. Die zellulären Vorgänge bei der Mineralisation sind noch nicht vollständig geklärt. Als Voraussetzung müssen die lokalen Kalzium- und Phosphatlevel erhöht sein. Von Osteoblasten abgeschnürte **Matrixvesikel** werden ins Osteoid abgegeben und bilden Foci, an denen die weitere Ablagerung und Kristallisation von Mineralsalzen erfolgen. Das Glykoprotein Osteoclacin kann im Osteoid zusätzlich Kalziumionen binden. Zur Mineralisation, v. a. während der Wachstumsphasen, ist eine genügende Zufuhr von Nährstoffen, Kalzium und anderen Faktoren (z. B. Vitamin D) notwendig.

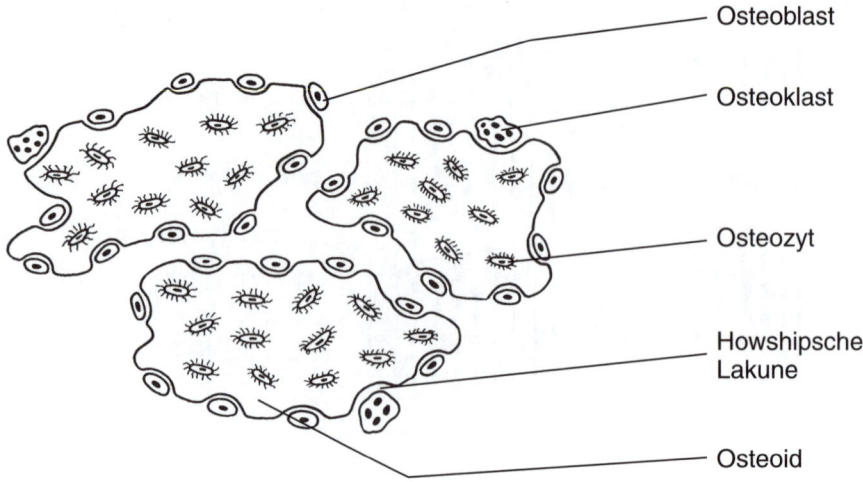

Abb. 4.33: Desmale Ossifikation

> **Praktikum!**
> Ein wichtiges Enzym, das die Aktivität von Osteoblasten anzeigt, ist die **alkalische Phosphatase**.

> **Klinik!**
> Von Osteoblasten gebildete Tumoren des Knochengewebes können gutartig (**Osteome**) oder bösartig sein (z.B. **Osteosarkom**, häufig bei Kindern). Ungenügende Verkalkung führen im Erwachsenenalter zum Krankheitsbild der **Osteomalazie** („Knochenerweichung"), im Kindesalter zur **Rachitis** (durch Vitamin D-Mangel).

Wachstum

An der Außenfläche von Knochenbälkchen lagern sich laufend Osteoblasten an (Osteoblastensaum), die neue Knochengewebsschichten bilden (Anlagerungswachstum = **appositionelles Wachstum**). Die Bälkchen vergrößern sich und verschmelzen zu plattenförmigen **primären Ossifikationszentren**. Die durch direkte Osteogenese entstandenen Knochen werden auch **Deckknochen** oder membranöse Knochen genannt.

Orte der desmalen Osteogenese beim Menschen
- Knochen des Schädeldachs (Kalotte): Os parietale, Teile des Os temporale, Os frontale, Os occipitale
- Gesichtsknochen: Teile der Maxilla, Pars alveolaris der Mandibula
- Schaft der Clavicula

- perichondrale Knochenmanschetten (im Rahmen der indirekten Osteogenese)
- z. T. Kallusknochen (im Rahmen der Knochenbruchheilung).

Chondrale (indirekte) Osteogenese

Die chondrale Osteogenese entspricht der desmalen Osteogenese mit dem Unterschied, dass sie von einem zuvor gebildeten **Knorpelmodell** des späteren Knochens ausgeht, das abgebaut und nach und nach durch Knochengewebe (**Ersatzknochen**) ersetzt wird.

Diese Form der Knochenbildung ist typisch für die langen (Röhrenknochen) und kurzen Knochen (Wirbelkörper, Beckenknochen) des menschlichen Körpers.

> **Praktikum!**
> Zur Demonstration von Vorgängen der chondralen Osteogenese werden histologische Präparate von sich entwickelnden Röhrenknochen bevorzugt, weil an ihnen die Abläufe am besten zu überblicken sind.

Verknöcherung der Diaphyse von Röhrenknochen

Am Beispiel der Röhrenknochen lässt sich der Ablauf der chondralen Osteogenese grob in zwei Schritte gliedern, die sich überlappen:

- Die *peri*chondrale Ossifikation (*außen*)
- Die *en*chondrale Ossifikation (*innen*)

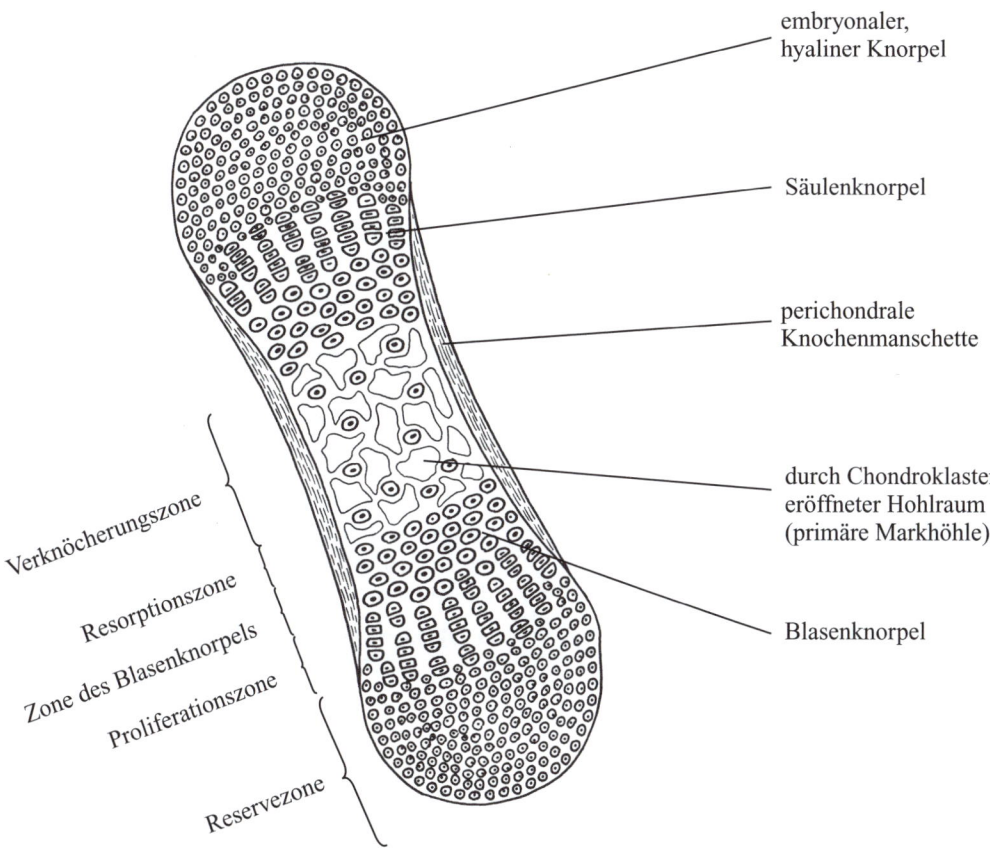

Abb. 4.34: Chondrale Osteogenese am Röhrenknochen

- Die Ossifikationsprozesse finden bei den Röhrenknochen in der sog. Wachstumszone statt, die sich zwischen Epi- und Diaphyse befindet (↗ Abb. 4.34).

Perichondrale Osteogenese
Im Bereich der Diaphyse differenzieren sich Zellen des Perichondriums der Knorpelmodelle zu Osteoblasten. Sie beginnen mit der Ablagerung einer strumpfartigen Knochenmanschette um die Diaphyse (**perichondrale Knochenmanschette**). Aus den peripheren Bindegewebsschichten entwickelt sich an der Manschette ein **Periost** (Knochenhaut, ↗ Kap. 4.7.2). Durch die Umschließung des Schaftes mit Knochengewebe verschlechtert sich die Versorgung des inneren Knorpelanteils. Als Reaktion darauf verändert sich der Phänotyp der Chondrozyten: Sie hypertrophieren, es entsteht der sog. **Blasenknorpel** (*Zone des Blasenknorpels*, ↗ Abb. 4.34). **Hypertrophe Chondrozyten** lassen sich aufgrund hoher metabolischer Aktivitäten sowie einer Vermehrung von Organellen nachweisen. Die Interzellularsubstanz zwischen den hypertrophen Chondrozyten wird reduziert und beginnt zu **verkalken**. Die perichondrale Knochenmanschette vergrößert sich nach proximal und distal in Richtung der Epiphysen. Aus ihr entwickelt sich die Kompakta der Kortikalis der Diaphysen (↗ Abb. 4.30).

Enchondrale Ossifikation
Vom Periost her dringen **Blutgefäße** durch die perichondrale Knochenmanschette in das Innere des Knochens ein. Über sie wandern Mesenchymzellen und knorpelabbauende **Chondroklasten** ein:

- Die Chondroklasten ähneln Osteoklasten und stammen ebenfalls von Monozyten ab (↗ Kap. 4.7.2). Sie bauen die verkalkte Grundsubstanz im Bereich des hypertrophen Knorpels ab. Dadurch werden

die Höhlen der Blasenknorpelzellen eröffnet und die Knorpelzellen sterben ab (*Resorptionszone*, ↗ Abb. 4.34). Dadurch entstehen im Inneren der Diaphyse Höhlungen, die als **primäre Markhöhle** bezeichnet werden. Aus der primären Markhöhle wird später (etwa ab dem 5. Fetalmonat) die definitive, knochenmarkhaltige Markhöhle.
- Parallel dazu differenzieren sich die mesenchymalen Zellen zu Osteoblasten, welche sich an die stehen gebliebenen Reste der verkalkten **Knorpelbälkchen** anlagern und mit der enchondralen Knochenbildung beginnen. Sie lagern Osteoid und später Kalksubstanzen ab, sodass **Knochenbälkchen** entstehen, die sich durch appositionelles Wachstum vergrößern (*Verknöcherungszone*, ↗ Abb. 4.34).

Praktikum!

Bälkchen im Bereich der Verknöcherungszone sind schichtweise aufgebaut und bestehen, bei günstiger Schnittrichtung, von innen nach außen aus:
- Kern aus verkalkter Knorpelgrundsubstanz, evtl. mit Resten hypertropher Chondrozyten bzw. ihrer Höhlen
- Schicht aus verkalkter Knochensubstanz
- Schicht aus (unverkalktem) Osteoid (Osteoidsaum)
- Saum aus Osteoblasten, der den Bälkchen außen aufsitzt (epithelartige Anordnung der Osteoblasten).

Verknöcherung der Epiphysen von Röhrenknochen

Die Verknöcherung der Epiphysen erfolgt erst später, meist erst nach der Geburt. Es bilden sich epiphysäre **Ossifikationszentren** (**Knochenkerne**). Nach Eindringen von Blutgefäßen in den ruhenden Knorpel der Epiphysenregion kommt es zu ähnlichen Vorgängen wie bei der enchondralen Ossifikation, d.h. Blasenknorpelbildung, Resorption und Knochenbälkchenbildung. Die Epiphysenkerne verknöchern langsam nach außen (zentrifugal), erreichen aber nie die Gelenkoberfläche. Hier bleibt der hyaline Gelenkknorpel bestehen.

Nach Abschluss der Ossifikation am Röhrenknochen verbleibt eine schmale Zone hyalinen Knorpels zwischen Epiphyse und Diaphyse. Sie wird als Epiphysen- oder Wachstumsfuge bezeichnet und ist v.a. für das Längenwachstum der Knochen in Kindheit und Jugend verantwortlich. Auch in der Epiphysenfuge verknöchert der Knochen zunächst perichondral und dann enchondral, sodass er eine typische Gliederung erkennen lässt.

Nach Abschluss des Wachstums kommt es zur Verknöcherung der Epiphysenfugen und knöchernen Durchbauung (Synostose). Sie entspricht nun der Metaphyse des fertigen Knochens. Die Zeitpunkte des Epiphysenfugenschlusses sind je nach Knochen und Knochenregion unterschiedlich.

Klinik!

Die Feststellung des Zustandes der Verknöcherung der Epiphysenfugen (z.B. durch Röntgenuntersuchung) erlaubt eine genaue Festlegung des biologischen Alters eines Kindes oder Jugendlichen („Knochenalter").

Physiologischer Knochenumbau

Knochen unterliegt einem dauernden Umbau (**Remodeling**). Diese Umbauvorgänge sind auf molekularer, histologischer und makroskopischer Ebene zu erkennen. Folgende wichtigen Parameter können die Umbauvorgänge beeinflussen:

- **Biomechanik:** Die physikalische Belastung des Knochens wirkt sich auf die Gewebestruktur aus:
  - *Körperliche Aktivität* führt zu Aufbau von Knochensubstanz und Verbesserung des Knochenstoffwechsels. Dauernder Zug, z.B. durch Muskel- oder Sehnenansätze, führt zu verstärkter Knochenbildung an diesen Stellen.
  - *Inaktivität*, z.B. längere Ruhigstellung einer Extremität, bewirkt einen Knochenabbau (Inaktivitätsatrophie). Eine Druckatrophie entwickelt sich bei lang anhaltender Krafteinwirkung auf immer die gleiche Knochenstelle (physiologisch z.B. als Sulci für Blutgefäße).
- **Stoffwechsel:** Vor allem biomechanisch wenig belastete Knochenabschnitte (z.B. Spongiosa) unterliegen Umbauvorgängen durch Stoffwechselaktivitäten („metabolischer Knochen"). Eine wichtige Rolle spielt hierbei v.a. der **Kalzium-(Ca-)Stoffwechsel**. Bei der Regulation dieser Stoffwechselaktivitäten spielen z.B. Kalzitonin, Parathormon, Vitamin D, Sexualhormone und Glukokortikoide eine Rolle.

Klinik!

Durch den intensiven Stoffwechsel können auch viele toxische Substanzen in den Knochen gelangen und in die verkalkte Grundsubstanz eingelagert werden. Dazu gehören z.B. Blei, Schwermetalle, Radioisotope oder Antibiotika (z.B. Tetrazykline).

Etwa ab dem 40. Lebensjahr wird normalerweise Knochenmasse vermehrt abgebaut (**Involution**). Dies zeigt sich histologisch zuerst in der Spongiosa, in der die Trabekel ausdünnen oder ganz abgebaut werden. Art und Ausmaß dieser Altersveränderungen hängen von zahlreichen Faktoren ab (Biomechanik, Genetik, Hormone, Ernährung etc.).

> **Klinik!**
>
> **Knochenbiopsien** zur Diagnostik von Erkrankungen (Osteopathien) werden am Beckenkamm oder nahe der Spinae iliacae entnommen. Neben der strukturellen Untersuchung werden quantitative (morphometrische) Verfahren zur Erfassung von Resorption, Knochenanbau und Mineralisation eingesetzt. Eine **Osteoporose** (Knochenschwund) ist eine häufige Knochenkrankheit, bei der es zu starken Verlusten von Knochenmasse, v. a. in der Spongiosa, mit erhöhtem Knochenbruchrisiko kommt. Betroffen sind v. a. ältere Frauen. In der Pathogenese spielen verschiedene Faktoren eine Rolle (Ca-Verlust, Östrogenmangel, Fehlregulation von Osteoklastenaktivität u. a.).

Knochenbruchheilung

Die Knochenbruchheilung geht v. a. vom Periost aus. Durch die Fraktur kommt es zur Verletzung von intraossären oder periostalen Blutgefäßen. Es entsteht ein Hämatom. Nach Einsprossung neuer Blutgefäße und Einwanderung von Fibroblasten bildet sich im Frakturspalt ein bindegewebiges **Granulationsgewebe**. In ihm entwickeln sich Zellen mit chondrogener und osteogener Potenz:

- An der Knochenoberfläche und im periostalen Bereich differenzieren sich Osteoblasten, die mit der **desmalen Osteogenese** beginnen.
- Im Inneren (endostal) kommt es zur **enchondralen Osteogenese**.
- Das fast immer im Überschuss gebildete junge Knorpel- und Knochengewebe wird als **Kallus** bezeichnet. Der Kallus wird nach der knöchernen Durchbauung des Frakturspaltes teilweise abgebaut, der gebildete Faserknorpel in Lamellenknochen umgewandelt.
- Für das Ausmaß der Kallusbildung ist die Stärke der Belastung im Frakturspalt wesentlich:
  - Bei mechanischer „Unruhe" im Frakturspalt bildet sich ein starker Kallus.
  - Für eine kallusfreie Knochenbruchheilung ist mechanische „Ruhe" wichtig. Dies wird klinisch durch stabile chirurgische Fixation der Frakturenden (**Osteosynthese**) erreicht. Dadurch erfolgt eine direkte, primäre Heilung ohne Umweg über Knorpelkallusbildung (Brückenheilung).
- Bei unzureichender Knochenbruchheilung kann an der ehemaligen Frakturstelle eine Diskontinuität bestehen bleiben (**Pseudarthrose**, „Falschgelenk").

4.8 Muskelgewebe

4.8.1 Überblick

Das Muskelgewebe ist ein Gewebe, das sich unter Entwicklung mechanischer Spannung verkürzen kann. Verantwortlich sind kontraktile Fibrillen (**Myofibrillen**) im Zytoplasma der Muskelzellen. Beim Kontraktionsvorgang wird chemische Energie direkt in mechanische Energie umgewandelt. Muskelzellen sind mesenchymalen Ursprungs. Alle zytologischen Begriffe, die das Muskelgewebe betreffen, werden mit der Vorsilbe „Sarko-" versehen: Zytoplasma = **Sarkoplasma**, eR = **sarkoplasmatisches Retikulum**, Mitochondrien = **Sarkosomen**, Plasmalemm = **Sarkolemm**.

Man unterscheidet verschiedene Arten von Muskelgeweben (↗ Abb. 4.35 und Tab. 4.5):

- quergestreifte Muskulatur:
  - Skelettmuskulatur
  - Herzmuskulatur
- glatte Muskulatur.

4.8.2 Quergestreifte Skelettmuskulatur

Übersicht

Die quergestreiften **Skelettmuskelzellen** entstehen wie alle Muskelzellen durch Verschmelzung von Vorläuferzellen (Myoblasten). Deswegen sind sie mehrkernige **Synzytien**. Bei *Längsschnitten* werden die **Myofibrillen** sichtbar, die eine deutliche Querstreifung aufweisen. Bei *Querschnitten* erscheinen diese als Pünktchen mit Durchmessern zwischen 0,5–2 µm (Cohnheim-Felderung, Fixationsartefakt) im durch den Muskelfarbstoff Myoglobin rot angefärbten Zytoplasma. Die ovoiden Zellkerne haben eine periphere Lage. Umhüllt sind die einzelnen Muskelzellen von einer **Basalmembran**. Zwischen ihr und dem Sarkolemm können einkernige **Satellitenzellen** liegen, die lichtmikroskopisch schlecht zu identifizieren sind. Sie

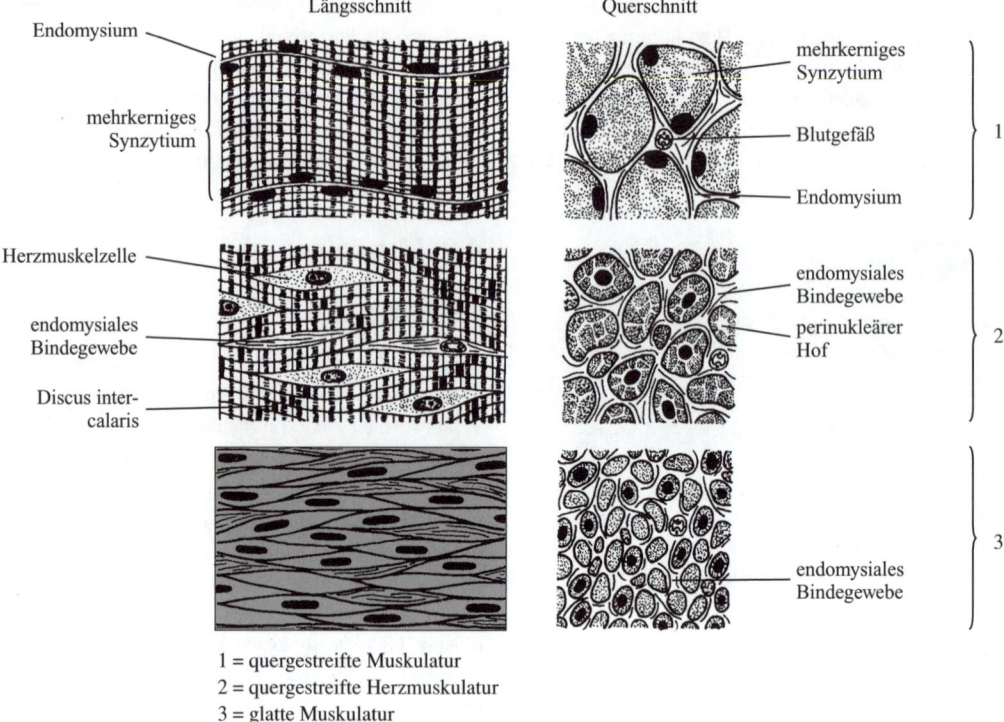

1 = quergestreifte Muskulatur
2 = quergestreifte Herzmuskulatur
3 = glatte Muskulatur

Abb. 4.35: Verschiedene Arten von Muskelgewebe

Tabelle 4.5: Charakteristika verschiedener Muskelarten			
Muskelart	**Skelettmuskulatur**	**Herzmuskulatur**	**glatte Muskulatur**
Zelle	schmal, 1–20 cm lang, wird auch als Muskelfaser bezeichnet	verzweigt, ca. 100 µm lang	spindelförmig unverzweigt, 30–200 µm lang
Zellkern	mehrkernig, periphere Lage, ovoid	1–2-kernig, zentrale Lage, ovoid, perinukleärer Hof	einkernig, zentrale Lage, stäbchenförmig
Zellverbindungen	Endomysium	Disci intercalares	Tight und Gap junctions
Entstehung	Verschmelzung von Myoblasten → Synzytium	einzelne Myoblasten	einzelne Myoblasten
Innervation	Animalisches Nervensystem	Vegetatives Nervensystem	Vegetatives Nervensystem

entsprechen undifferenzierten Vorläuferzellen, aus denen im Rahmen von Regenerationsvorgängen neue Muskelfasern erwachsen können.

Feinbau der Skelettmuskelfaser

Im nicht kontrahierten Zustand weisen die Myofibrillen einen periodischen Wechsel von dunklen **A-Strei-** fen und hellen **I-Streifen** auf. Bei stärkerer Vergrößerung erweisen sie sich als folgendermaßen strukturiert:

- In den hellen I-Streifen verläuft ein dunkler, der Zwischenstreifen (Telophragma, **Z-Streifen**).
- In der Mitte der dunklen A-Streifen verläuft ein heller Streifen: Hensen-Zone oder **H-Zone**. Diese wird

wiederum von einem dunklen schmalen **M**ittelstreifen (Mesophragma, **M-Streifen**) durchzogen.

Die sich periodisch wiederholende Streifung von Z bis Z wird als **Sarkomer** bezeichnet (ca. 2 µm lang) (↗ Abb. 4.36).

> **Merke!**
> Abfolge der Streifen im Sarkomer des Skelettmuskels: „**Z**ieh **i**ch **a**m **H**aare **m**ir" = **Z-I-A-H-M**-H-A-I-Z).

Das Streifenmuster lässt sich anhand des molekularen Aufbaus der Myofibrillen erklären. Sie bestehen aus den Mikrofilamenten **Aktin** (dünn, kurz, 6 nm Durchmesser) und **Myosin** (dick, länger, ca. 12 nm Durchmesser).

- **Myosinfilamente** sind große, hexamere Moleküle aus 2 schweren und 4 leichten Polypeptidketten:
  – Die schweren Ketten bilden die longitudinal verlaufenden **Stäbchen**.
  – Die leichten Ketten entsprechen den ca. im 90°-Winkel von den Stäbchen abzweigenden, beweglichen **Myosinköpfchen**. Sie besitzen Bindungsstellen für Aktin und ATP und können ATP spalten.
  – Myosinfilamente erstrecken sich nur über den Bereich des A-Bandes. Der M-Streifen in der Mitte der H-Zone verknüpft sie miteinander. Ihre Enden sind mithilfe des Proteins Titin am Z-Streifen verankert.
- **Aktinfilamente** (↗ Kap. 3.5.3) setzen sich aus 2 verdrillten Aktinmonomeren (G-Aktin, F-Aktin) zusammen, die Bindungsstellen für Myosin besitzen. Jedem Filament sind in bestimmten Abständen zwei Proteine aufgelagert:
  – **Tropomyosin:** zwei ineinander verwundene Polypeptidketten, die sich schlangenförmig um das Aktinmolekül wickeln und im nicht-kontrahierten Zustand die Bindungsstellen für Myosin besetzen
  – **Troponin:** Komplex aus drei Untereinheiten: Troponin T, I und C. Es ist dem Tropomyosin aufgelagert und besitzt Bindungsstellen für **Kalzium**.
- Aktinfilamente reichen bis in das I-Band und schieben sich zwischen die Myosinfilamente. Sie fehlen in der H-Zone, die dadurch heller erscheint. Auf Höhe der Z-Streifen sind die Aktinfilamente mithilfe von Verknüpfungsproteinen (z.B. Z-Protein, α-Aktinin) miteinander verbunden. Aktinfilamente sind zusätzlich durch das Protein Nebulin umhüllt.

Im Querschnitt, z.B. auf Höhe des A-Streifens, zeigt sich eine hexagonale Symmetrie: sechs dünne Aktinfilamente liegen um ein dickes Myosinfilament. Bei der Kontraktion gleiten die Aktinfilamente weiter zwischen die Myosinfilamente hinein (**Sliding filament**

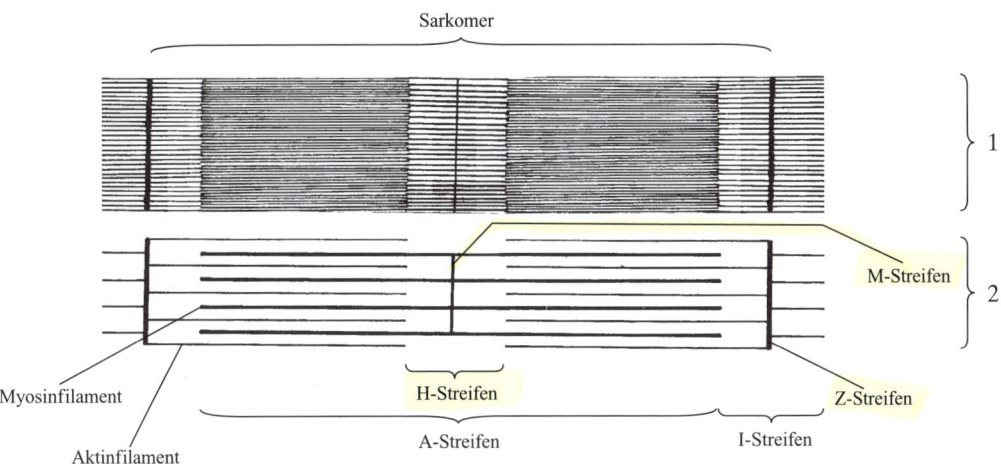

1 = lichtmikroskopisches Bild
2 = Schemazeichnung

Abb. 4.36: Feinbau der quergestreiften Muskulatur

theory), wobei die Länge der Filamente aber gleich bleibt. Je nach Stärke der Kontraktion verschmälern sich die I-Streifen und die H-Zonen oder verschwinden. Dadurch werden die Sarkomere kürzer.

Das **T-System** (↗ Abb. 4.37): Zwischen A- und I-Streifen dringen quer zur Muskelfaser (transversal) schlauchförmige Einstülpungen des Sarkolemms in die Zelle ein. Diese T-Tubuli bilden das T-System. Auf gleicher Höhe liegende T-Tubuli anastomosieren miteinander.

Das **L-System:** Es zieht parallel zu den Myofibrillen und umhüllt sie auf Höhe der I- und A-Streifen. So entsteht ein longitudinales Schlauchsystem, das dem sarkoplasmatischen Retikulum (= geR der Muskelzelle) entspricht. An den T-Tubuli sind die L-Tubuli zu Zisternen erweitert (Terminalzisternen), ohne aber Kontakt zum T-System aufzunehmen. Dort, wo einem T-Tubulus von beiden Seiten Terminalzisternen angelagert sind, spricht man von Triaden.

Raues endoplasmatisches Retikulum und Golgi-Apparat sind in Skelettmuskelzellen spärlich vertreten. Mitochondrien kommen häufiger vor. In größerer Menge können auch Glykogen-Partikel im Zytoplasma vorliegen, die als Energiedepot dienen. Myoglobin im Zytoplasma ist für die rote Farbe der Muskulatur verantwortlich und chemisch dem Hämoglobin verwandt. Das typische Intermediärfilament der Muskelfasern ist Desmin. Es verbindet benachbarte Myofibrillen untereinander und mit der Zellmembran.

Der Kontraktionsvorgang

Die einzelnen Schritte der Kontraktion sind in ↗ Abb. 4.38 dargestellt.

Isotonische Kontraktion: Das Myosinköpfchen wird (wie beim Tauziehen) von Bindungsstelle zu Bindungsstelle „weitergereicht", sodass die Myofilamente immer weiter ineinander gleiten. Der Muskel verkürzt sich, die Muskelspannung (**Tonus**) bleibt gleich.

Isometrische Kontraktion: Die Myosinköpfchen besetzen bei anhaltend hoher Kalziumkonzentration immer wieder die gleichen Stellen am Aktinfilament, sodass sich die Myofilamente nicht ineinander schieben. Der Muskel verkürzt sich nicht, die Muskelspannung wird erhöht.

Für eine kraftvolle Kontraktion ist die optimale Überlappung der Aktin- und Myosinfilamente wichtig. Sie dürfen weder zu weit ineinander geschoben noch zu weit auseinander gezogen sein. Physiologischerweise ist der Muskel zwischen Ansatz und Ursprung passiv vorgedehnt, wodurch eine optimale Überlappung gewährleistet wird.

Das für die Kontraktion wichtige Kalzium wird im L-System (↗ oben) gespeichert. Eine Depolarisation wird über die T-Tubuli auf die Membran des sarkoplasmatischen Retikulums übertragen. Kalzium wird freigesetzt (reguliert durch das Protein Calmodulin) und nach der Kontraktion wieder in das L-System aufgenommen. Da die einzelnen T-Tubuli mit mehreren Myofibrillen in Verbindung stehen, gewährleisten sie eine gleichmäßige Kontraktion der Skelettmuskelfaser. Die Kontraktion der Myofibrillen wird durch spezielle **Verbindungsproteine** (z. B. Dystrophin) aus dem Zellinneren an die Zelloberfläche und dort wiederum durch Vermittlungsproteine (z. B. Merosin) über die Basalmembran hinweg übertragen.

> **Klinik!**
> Genetische Defekte dieser Verbindungsproteine führen zum Verschleiß von Muskelfasern, wie sie bei vielen angeborenen Muskelerkrankungen vorkommt (**Muskeldystrophien**). Histologische und molekularbiologische Untersuchungen an **Muskelbiopsien** sind wichtige diagnostische Maßnahmen zur Erkennung von Muskelkrankheiten.

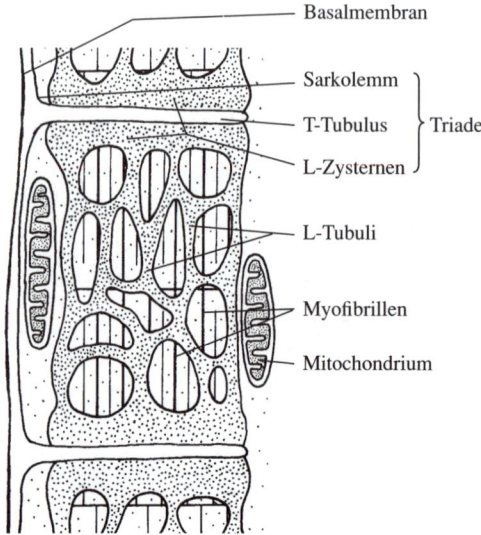

Abb. 4.37: T- und L-System des Muskels

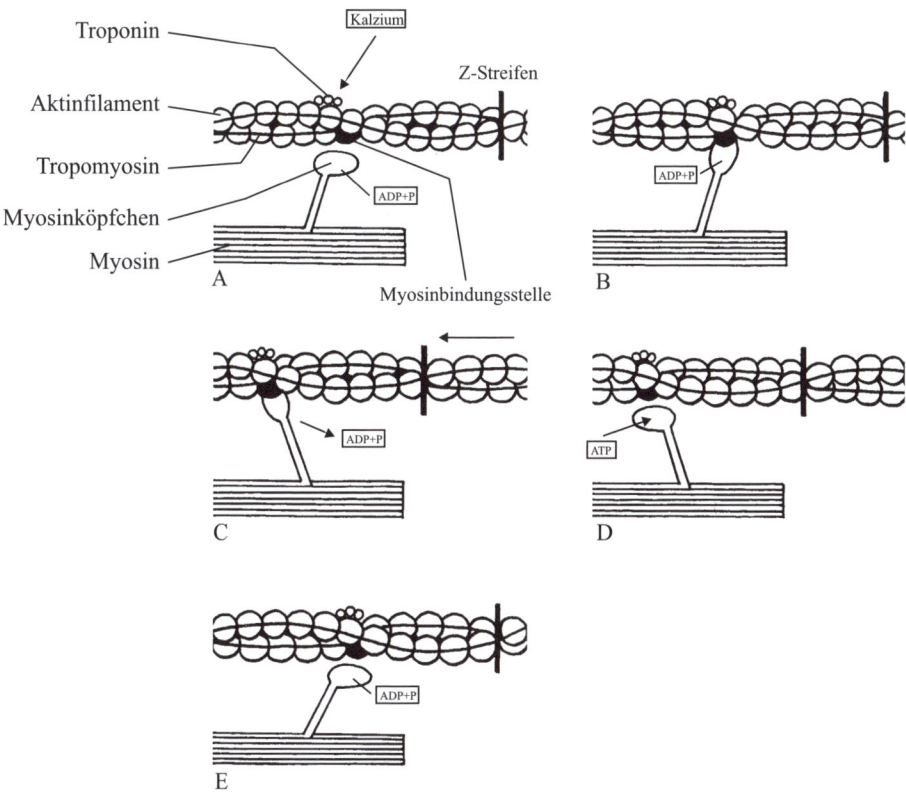

Abb. 4.38: Der Kontraktionsvorgang

Muskelkater entsteht wahrscheinlich bei hoher Dehnungsbelastung durch Zerreißungen der Z-Scheiben und Zerstörung von Sarkomeren einzelner Fasern. Auflösungen von Faserstrukturen sowie kleine Ödeme und Entzündungen führen dann zum Schmerz (Reizung von Nozizeptoren).

Muskelfaserarten

Es werden folgende Muskelfaserarten unterschieden:

- **Typ I:** Schmale, myoglobinreiche Fasern. Sie besitzen zahlreiche Mitochondrien und können deshalb durch Nachweis mitochondrialer Enzyme identifiziert werden. Diese Fasern sind für die anaerobe Energiegewinnung geeignet. Sie kontrahieren langsam („Slow switch fibers", **langsame rote Fasern**), aber kräftig und lang dauernd. Man findet sie v. a. in Muskeln, die Haltearbeit leisten müssen (z. B. autochthone Rückenmuskulatur).
- **Typ II:** Helle Fasern mit wenig Myoglobin und Mitochondrien, aber einem höheren Gehalt an Fibrillen. Sie sind auch zur anaeroben Energiegewinnung fähig. Typ-II-Fasern kontrahieren schnell und kräftig („Fast switch fibers", **weiße schnelle Fasern**), aber nicht lang dauernd. Aufgrund unterschiedlicher ATPase-Aktivität werden sie in verschiedene Untertypen (IIA, B) eingeteilt. Reich an Typ-II-Fasern sind z. B. die kleinen Augenmuskeln.
- **Intermediäre Fasern:** Sie stehen zwischen den beiden Typen.

Die Skelettmuskeln des Menschen sind in ihrer Faserzusammensetzung meist gemischt.

Merke!
Eine Faserdifferenzierung kann mithilfe histochemischer Techniken durchgeführt werden, um stoffwechseltypische Enzyme nachzuweisen (z. B. ATPase, NADH-Transferase).

Hypertrophie und Regeneration

Die Kontraktionskraft einer Muskelfaser ist nicht von ihrer Länge, sondern von der Menge der Myofibrillen abhängig. Belastung der Muskulatur (z. B. durch Muskeltraining) führt zu einer **Hypertrophie** der einzelnen Faser durch Zunahme der kontraktilen Proteine und damit zur Vermehrung der Myofibrillen. Ob bei Überbeanspruchung der Muskulatur auch neue Muskelzellen gebildet werden (Hyperplasie), ist umstritten. Nichtgebrauch von Muskulatur (z. B. lange Bettlägrigkeit) führt zu einer **Hypotrophie** des Skelettmuskelgewebes durch Abnahme der Zahl der Myofibrillen und Verkleinerung der Zellvolumina. Zwischen den Muskelfasern kommt es zur Wucherung von Fettgewebe. Nichtbenutzte Anteile der Muskulatur können sich in Bindegewebe umwandeln.

Normalerweise sind Muskelfasern beim Erwachsenen nicht mehr teilbar. Eine gewisse **Regeneration** kann aber von den bereits erwähnten **Satellitenzellen** ausgehen (↗ Kap. 4.8.3). Sie entsprechen wenig differenzierten Myoblasten und können sich unter entsprechenden Reizen teilen und zu Muskelfasern verschmelzen.

> **Klinik!**
> Bei starker Muskelschädigung (z. B. durch Trauma) ist keine Regeneration mehr möglich. Es bildet sich stattdessen Narbengewebe.

Innervation der Skelettmuskelfaser

Motorische Endplatte

Die motorische Endplatte (vgl. ↗ Abb. 4.50) ist eine myoneurale Verbindung motorischer Nerven, die sich aus dem Perimysium (↗ unten) verzweigen und an einzelnen Skelettmuskelfasern enden. Der Nerv verliert seine Myelinscheide (↗ Kap. 4.9.3) und bildet eine synapsenartige Struktur über dem Sarkolemm. Die Synapse enthält neben Mitochondrien synaptische Bläschen, die mit dem Neurotransmitter **Acetylcholin** gefüllt sind. Nach Erregung wird über die präsynaptischen Membran kalziumabhängig Acetylcholin freigesetzt, das zur Oberfläche der Muskelzelle diffundiert und dort nikotinerge **Acetylcholinrezeptoren** besetzt. Es kommt zur lokalen Membrandepolarisation (**Endplattenpotenzial**), die sich an der Zelloberfläche und in das T-System hinein ausbreitet. Über die Triaden gelangt die Depolarisation an das sarkoplasmatische Retikulum (L-System) und führt zur Freisetzung der Kalzium-Ionen mit anschließender Muskelkontraktion.

> **Klinik!**
> Als kompetetiver Antagonist des Acetylcholins an den nikotinergen Rezeptoren der motorischen Endplatte wirkt das indianische Pfeilgift Curare. Dieses wird in der Anästhesie zur Muskelrelaxation verwendet. Der anderer Antagonist des Acetylcholins, das Atropin, wirkt hingegen nicht an der Endplatte, da es nur an den muskarinergen Acetylcholin-Rezeptoren der postganglionären Parasympathikusneurone ansetzt.
> Myasthenia gravis ist eine autoimmune Muskelerkrankung mit rascher Muskelermüdbarkeit und -schwäche, verursacht durch Antikörper gegen Acetylcholin-Rezeptoren.

Motorische Einheit

Sie umfasst eine Nervenfaser und alle von ihr innervierten Muskelfasern. Je kleiner die motorischen Einheiten eines Muskels sind, desto feiner ist die Bewegungsabstufung. In den Augenmuskeln sind sie z. B. extrem klein: Hier innerviert eine Nervenfaser nur sehr wenige Muskelfasern.

Muskelspindeln

Weitere nervöse Apparate der Skelettmuskeln. Sie entsprechen **Dehnungsrezeptoren** (Propriorezeptoren), die von afferenten und efferenten Nervenfasern erreicht werden. Muskelspindeln ermitteln die Länge des einzelnen Muskels und regulieren seine Spannung. Die bis zu 10 mm langen und ca. 0,2 mm breiten Gebilde sind von einer Kapsel aus Fibrozyten umgeben und enthalten quergestreifte Muskelfasern (**intrafusale Fasern**). Über axonale Dendriten afferenter Neurone und efferenter motorischer Fasern, die an die Fasern reichen, werden Informationen über wechselnde Dehnungszustände und ihre Intensität an das ZNS weitergeleitet. Muskeln, die sehr differenzierte Bewegungen ausführen, haben viele Muskelspindeln (z. B. Augenmuskeln, kleine Handmuskeln). Muskelspindeln sind in der Skelettmuskulatur weit verbreitet und besonders auf Muskelquerschnitten gut zu erkennen.

Aufbau des Muskels

Die Gliederung eines Muskels erfolgt hierarchisch (↗ Abb. 4.39):

- Einzelne Muskelzellen sind von einer **Basalmembran** umgeben, die von einem zarten retikulären Bindegewebe umhüllt ist (Lamina externa).

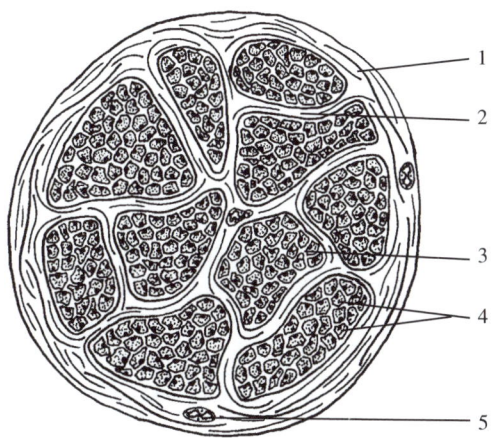

1 = Epimysium
2 = Perimysium
3 = Endomysium
4 = Muskelfasern
5 = Kapillare

Abb. 4.39: Muskelquerschnitt

- Zwischen den umhüllten Muskelzellen liegt das bindegewebige **Endomysium**, das Nervenfasern, kleine Gefäße und Lymphgefäße enthält.
- Mehrere Muskelfasern mitsamt ihres Endomysiums werden durch ein bindegewebiges **Perimysium internum** zu einem **Primärbündel** vereinigt.

Praktikum!
Primärbündel fehlen in der Zungenmuskulatur, dort sind die Fasern geflechtartig angeordnet.

- Mehrere Primärbündel bilden ein **Sekundärbündel** (Fleischfaser), welches durch ein **Perimysium externum** umhüllt wird.
- Die Sekundärbündel bilden das eigentliche Muskelindividuum, das außen vom bindegewebigen **Epimysium** als Verschiebeschicht und der **Muskelfaszie** umgeben ist.

Praktikum!
Muskelfaszien stellen wenig dehnbare Gleithüllen dar. Sie bestehen meist aus straffem Bindegewebe mit sich überkreuzenden Kollagenfasern und elastischen Anteilen.

Über die bindegewebigen Hüllen wird der Muskel mit Gefäßen und Nerven versorgt. Sie werden an einem umschriebenen Gebiet des Muskels (**Hilum**) gebündelt und treten dort in den Muskel ein bzw. aus ihm aus. In den bindegewebigen Hüllen finden sich auch Zellen der Immunabwehr. Die Schichten dienen auch der mechanischen Verbindung, der Verschieblichkeit und der Kraftübertragung auf einzelne Muskelteile.

Arterien perforieren das Epimysium und verzweigen sich zu einem perimysialen Netzwerk, aus dem endomysiale Kapillaren abzweigen. Jede einzelne Muskelzelle ist durch mehrere Kapillargefäße versorgt.

Sehnen

Sehnen gehören zu den Hilfseinrichtungen der Skelettmuskulatur zur Kraftübertragung meist auf Knochen und bestehen aus straffem, parallelfaserigen Bindegewebe. Aus jeder Muskelfaser entspringt eine Sehnenfaser. Beide sind zwar durch das Sarkolemm getrennt, aber fingerförmig ineinander verzahnt. Bei in *Längsrichtung* angeschnittenen **Sehnen** erkennt man den parallelen, leicht gewellten Verlauf der kräftigen kollagenen Fasern (**Sehnenfasern**). Zwischen ihnen liegen Fibrozyten, die als **Sehnen- oder Flügelzellen** (**Tendinozyten**) bezeichnet werden (↗ Abb. 4.40). Auf *Querschnitten* sieht man ihre flügelartigen Zytoplasmafortsätze, die zwischen die Fasern hineinragen. In Sehnen findet sich auch ein geringer Anteil an elastischen Fasern.

Der Sehnenaufbau erfolgt hierarchisch:

- **Primärbündel:** einige Sehnenfasern und dazwischen liegende Tendinozyten umhüllt von lockerem Bindegewebe.
- **Sekundärbündel:** Bündelung mehrerer Primärbündel durch Bindegewebe.
- **Peritendineum:** lockere Bindegewebsstränge, gliedern die Sehne in Primär- und Sekundärbündel

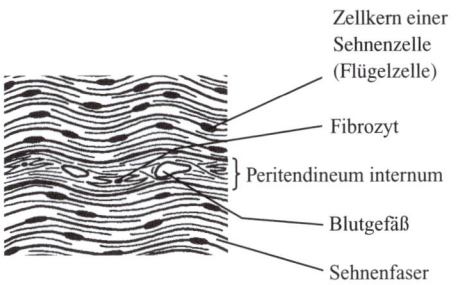

Abb. 4.40: Sehne (Querschnitt)

(Peritendineum internum) und umhüllt den gesamten Sehnenquerschnitt (Peritendineum externum).
- **Epitendineum** (Paratendineum): die Sehne umfassendes faserarmes Bindegewebe, führt Nerven und Gefäße.

Die Versorgung mit Gefäßen und Nerven erfolgt aus dem Epitendineum über die peritendinealen Strukturen. Hier findet man auch fibroblastische Zellen, die als Ersatzzellen für Tendinozyten dienen können. **Golgi-Sehnenorgane** sind Spannungsrezeptoren, die am Muskel-Sehnen-Übergang liegen. Ihre Erregung hat einen hemmenden Einfluss.

Sehnengewebe ist zellarm, hat einen geringen Sauerstoff- und Nährstoffbedarf und ist gering vaskularisiert. Traumatisch rupturierte Sehnen (z. B. Achillessehnenruptur) heilen und regenerieren deswegen sehr langsam.

Die Insertion einer Sehne am Knochen erfolgt über die Faserschicht des Periosts oder durch direkte Einmauerung in die Knochensubstanz.

Verlaufen Sehnen auf knöchernen Unterlagen, können sie von einer Sehnenscheide (**Vagina tendinis**) umhüllt sein. Diese besteht aus einer äußeren, fibrösen Schicht (Stratum fibrosum) und einer inneren, gefäß- und nervenreichen Membran, die mit einer Synovialmembran in Gelenken (↗ Kap. 15.2.2) vergleichbar ist. Diese produziert eine geringe Menge synovialer Flüssigkeit.

> **Klinik!**
> Bei unphysiologischer Reizung können Sehnenscheidenentzündungen entstehen.

4.8.3 Herzmuskulatur

Die Herzmuskulatur ist eine Sonderform der quergestreiften Muskulatur und bildet die Muskelschicht des Herzens (**Myokard**).

Die Zellen (**Kardiomyozyten**) zeigen Unterschiede in Form und Größe und bilden einen vernetzten Verband aus Einzelzellen, d.h. sie sind kein Synzytium. In den Herzmuskelzellen finden sich viele Mitochondrien und Glykogenfelder. Der zentral gelegene **Zellkern** ist von einem fibrillenfreien Areal umgeben (perinukleärer Hof, Endoplasma, ↗ Abb. 4.35). Perinukleär sieht man häufig Ablagerungen von bräunlichem Abnutzungspigment (**Lipofuszin**, ↗ Abb. 3.7.3).

Im Elektronenmikroskop zeigt sich der gleiche Myofibrillenaufbau wie bei der Skelettmuskulatur. Das T-System ist gut entwickelt und liegt auf Z-Streifen-Höhe. Es hat eine gewisse Bedeutung als Kalziumspeicher. Das L-System ist nur schwach ausgebildet. Die L-Tubuli sind den T-Tubuli nur an einer Seite angelagert (**Diaden**). Wichtiger für die Erregung ist der Einstrom von Kalzium aus dem Extrazellularraum durch das Sarkolemm.

Die Kardiomyozyten sind über End-zu-End-Verbindungen miteinander vernetzt. Lichtmikroskopisch erscheinen sie als ungefärbte längliche oder treppenförmige Querbänder, die sog. **Glanzstreifen** (**Disci intercalares**). Diese erscheinen im Elektronenmikroskop als elektronendichte verzahnende Banden, die aus verschiedenen **Haftkomplexen** zusammengesetzt sind (Zellkontakte, ↗ Kap. 3.6):

- **Fasciae adhaerentes:** Für die Verankerung der peripheren Aktinfilamente der einzelnen Muskelfasern mit dem Sarkolemm.
- **Maculae adhaerentes:** Sie dienen der mechanischen Verhaftung und damit der sog. mechanischen Kopplung der Herzmuskelfasern.
- **Nexus:** Wichtig für den Ionentransport und damit für die elektrische Kopplung der Herzmuskelfasern. Alle Herzmuskelzellen bilden so eine funktionelle Einheit.

Die einzelnen Herzmuskelfasern werden von einer feinen endomysialen Bindegewebsschicht umgeben, in der zahlreiche kapilläre Gefäßäste verlaufen. Auf eine Zelle kommt etwa eine Kapillare. Dem Herzmuskelgewebe fehlen Satellitenzellen, eine Regeneration ist nicht möglich. Nach Untergang von Herzmuskelgewebe (z. B. nach Herzinfarkt) entsteht eine bindegewebige Narbe. Eine Hypertrophie einzelner Muskelzellen ist möglich. Dadurch verschlechtert sich aber die Sauerstoffversorgung, da die Zahl der Kapillaren sich nicht erhöht.

Gruppen von Herzmuskelzellen v. a. im Vorhof besitzen Granula, die ein blutdrucksenkendes, diuretisches und natriuretisches Hormon enthalten (ANP = atriales natriuretisches Protein, ↗ Kap. 5.1.4).

4.8.4 Glatte Muskulatur

Aufbau

Glatte Muskelzellen (↗ Abb. 4.35) sind einkernig (zentrale Lage), organellenreich und enthalten **Myofilamente** aus **Aktin** und **Tropomyosin**, die ein gitterartiges Netzwerk bilden. Teilweise sind in diesem Netzwerk optische, plaqueartige Verdichtungen zu erkennen, die sog. **Areae densae**. Man nimmt an, dass es sich hierbei, analog zu den Z-Streifen der quergestreiften Muskulatur, um Anheftungsstellen der Aktinfilamente handelt. Es finden sich auch intermediäre Filamente (Desmin, Vimentin). Gebündelte glatte Muskelzellen besitzen ebenso wie die Skelettmuskulatur Endo-, Peri- und Epimysium.

Glatte Muskelzellen sind auch sekretorisch aktiv und können Kollagene, Elastin und andere Matrixkomponenten sezernieren.

> **Praktikum!**
>
> Im Längsschnitt erscheinen glatte Muskelzellen länglich oval mit zentral gelegenen länglichen Zellkernen. In Faserbündeln sind die Zellgrenzen nicht immer deutlich auszumachen. Im Querschnitt erscheinen sie polygonal mit zentral liegendem Zellkern (falls angeschnitten).

Kontraktion

Das gesamte Netzwerk zieht sich zusammen und kann längere Zeit im kontrahierten Zustand verharren. Dabei ist die Zelle zusammengezogen und in eine rundliche Form übergegangen. Die Kontraktionen sind kräftig, aber langsam. Der Kontraktionsmechanismus erfolgt wie bei der Skelettmuskulatur, doch es gibt kein Troponin und keine T-Tubuli. Das notwendige **Kalzium** gelangt über Invaginationen, an denen Kalziumkanäle lokalisiert sind, in das Innere der Zelle und kann im sarkoplasmatischen Retikulum (L-System) gespeichert werden. Kalzium muss zuerst an das Molekül Calmodulin gebunden sein, bevor es zu einer Interaktion zwischen Myosin und Aktin kommt. Die Erschlaffung (Relaxation) wird über Second messenger (cAMP, cGMP) gesteuert.

Innervation

In unmittelbarer Nähe der Zellen bilden Axone synapsenartige Verdickungen (**Varikositäten**) (vgl. ↗ Abb 4.47). Hier wird der Inhalt synaptischer Bläschen (Noradrenalin, Acetylcholin) abgegeben, der per diffusionem die Muskelzellen bzw. deren Rezeptoren erreicht. In Arealen mit geringer Innervationsdichte sind die Muskelzellen durch Gap junctions miteinander verbunden und können so als funktionelles Synzytium reagieren.

Vorkommen

Glatte Muskelzellen können einzeln oder in kleineren Bündeln (z. B. M. arrector pili = Haarbalgmuskel) auftreten. Meist bilden sie aber **Muskelschichten** in Hohlorganen (Media der Gefäßwände, Tunica muscularis des Verdauungsschlauchs, der ableitenden Harnwege, Myometrium des Uterus etc.).

Intakte glatte Muskelfasern sind teilungsfähig, sodass eine Regeneration möglich ist.

4.9 Nervengewebe

4.9.1 Einleitung

Das Nervensystem gliedert sich in das **zentrale Nervensystem** (**ZNS**), das sich aus dem Gehirn und dem Rückenmark zusammensetzt und das **periphere Nervensystem** (**PNS**), das die peripheren Nerven und Ganglien umfasst.

Es gibt 2 Zellarten im Nervensystem:

- **Nervenzellen** (**Neurone**) zur Erregungsbildung, -weiterleitung und -verarbeitung
- **Gliazellen** (**Neuroglia**) zum Schutz und zur Ernährung der Nervenzellen.

Beide Zellarten entstammen dem Neuroektoderm. Nach Bildung von Neuralrohr und Neuralleiste differenzieren sich Neuroblasten und Glioblasten, aus denen Nerven- und Gliazellen entstehen. Nach der Geburt verlieren Nervenzellen ihre Teilungsfähigkeit, während die Gliazellen ihre Proliferationsfähigkeit behalten.

4.9.2 Nervenzelle

Bau von Nervenzellen

Eine Nervenzelle (Neuron) lässt sich prinzipiell gliedern in (↗ Abb. 4.41):

- **Perikaryon** (Soma) = Zellleib

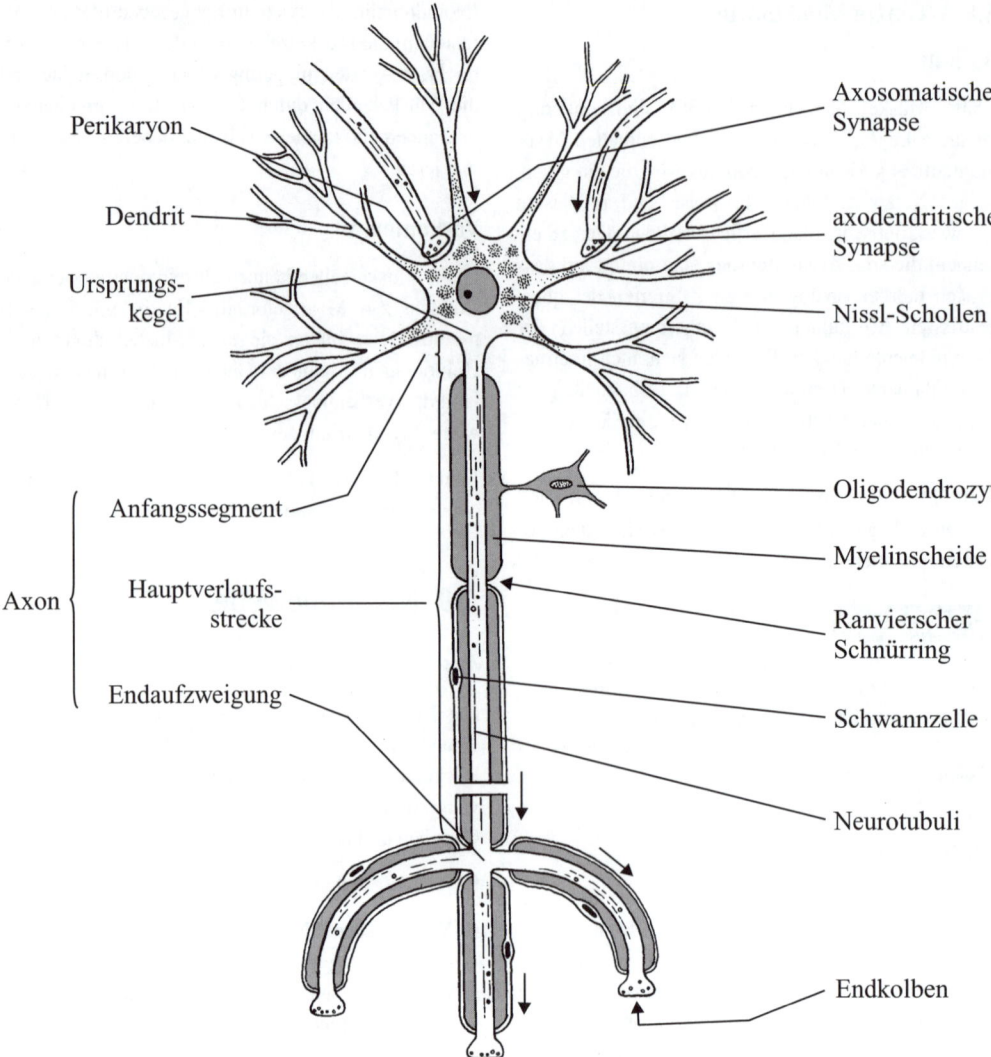

Abb. 4.41: Nervenzelle

- **Nervenzellfortsätze**: dienen der Erregungsleitung
  - **Dendriten**
  - **Axon** (Neurit, Achsenzylinder).

Perikaryon
Je nach Nervenzellart sind Perikaryen unterschiedlich groß und können verschiedene Formen annehmen (pyramidenförmig, spindelförmig, sternförmig etc.). Das Perikaryon ist das trophische Zentrum der Nervenzelle und enthält den Kern und die Organellen. Der Zellkern ist meist groß, rund und heterochromatinarm. Im Zytoplasma und perikaryonnahen Bereichen der Dendriten bildet das reR mit freien Ribosomen grob- oder feinschollige Areale, die so genannte **Nissl-Substanz** oder **Nissl-Schollen.** Sie lässt sich mit basischen Farbstoffen (z.B. Nissl-Färbung mit Methylenblau) selektiv anfärben. Die Menge der Nissl-Substanz ist vom Funktionszustand der Zelle abhängig.

Klinik!
Die Auflösung der Nissl-Schollen ist ein frühes Zeichen einer Nervendegeneration (Chromatolyse).

Neben einem gut ausgebildeten perinukleären Golgi-Apparat und zahlreichen Mitochondrien fallen im Zytoplasma viele, unterschiedlich anfärbbare Bläschen auf. Es handelt sich dabei um Transportvesikel, synaptische Bläschen, Endosomen oder Lysosomen.

> **Praktikum!**
>
> Nervenzellen besitzen ein ausgeprägtes **Zytoskelett**: neuronenspezifische Intermediärfilamente und Mikrotubuli (Neurofilament und Neurotubuli). Das Zytoskelett reicht bis in die Axone und Dendriten und lässt sich mit sog. Versilberungsmethoden oder Silberimprägnationen darstellen. Bei diesen Methoden färben sich die Filamente schwarz (Neurofibrillen).

Nervenzellfortsätze

In den Fortsätzen der Nervenzellen läuft die Erregung immer in eine bestimmte Richtung (gerichtet):

- **Afferente Struktur:** Bei den **Dendriten** handelt es sich um baumartig verzweigte Zellfortsätze, die Erregungen zum Perikaryon hinleiten. Proximal enthalten sie noch alle Zellorganellen und Nissl-Substanz. Diese verschwinden jedoch mit zunehmendem Abstand vom Perikaryon, bis schließlich nur noch Neurofilamente und -tubuli vorhanden sind. Mit zunehmendem Abstand vom Zellleib nimmt der Durchmesser der Dendriten ab. Häufig weisen sie in ihrem Verlauf kleine, dornenförmige Fortsätze auf, sog. **Spines**. Hier treten Axone anderer Nervenzellen an den Dendriten heran. Je nach Polarität einer Nervenzelle kommen Dendriten in Ein- oder Mehrzahl vor.
- **Efferente Struktur:** Jede Nervenzelle besitzt ein **Axon** (**Neurit**), das die Erregungen vom Perikaryon wegleitet und über Synapsen an nachgeordnete Strukturen (andere Nervenzellen, Muskelzellen etc.) überträgt. Axone enthalten Axoplasma und können bis zu 1 m (bei Motoneuronen) lang sein. Sie besitzen im Gegensatz zu Dendriten einen konstanten Durchmesser von ca. 15–20 µm und enthalten keine Nissl-Schollen. Jedes Axon weist folgende Abschnitte auf:
    - **Ursprungskegel:** Verdickter Ursprung des Axons, der auch als **Axonhügel** bezeichnet wird. Hier entstehen die Aktionspotenziale, die dann über die nachfolgenden Strukturen des Axons fortgeleitet werden. An vielen Neuronen ist der Ursprungskegel gut erkennbar, auch wenn der weitere Verlauf des Axons aufgrund der Schnittebene nicht mehr sichtbar ist.
    - **Anfangssegment:** Es besitzt noch keine Myelinscheide (➚ Kap. 4.9.3). Deswegen können hier noch exzitatorische oder hemmende Synapsen angreifen.
    - **Hauptverlaufsstrecke:** Sie weist neben vereinzelten Mitochondrien und Bläschen viele Neurofilamente und v. a. Neurotubuli auf, die eine wichtige Rolle beim Transport von Substanzen entlang des Axons spielen (**axonaler Transport**, ➚ unten). Dieser Abschnitt besitzt viele Abzweigungen, die als **Kollateralen** entweder das eigene Axon oder andere Fortsätze erreichen und manchmal sogar zurück ans eigene Perikaryon gehen (**rekurrente Kollaterale**).
- **Endaufzweigung:** Die auch als **Telodendron** bezeichnete Endaufzweigung des Axons endet in erweiterten Endkolben (**Bouton terminaux**), die als Bestandteile von **Synapsen** die Erregungen an nachgeschaltete Strukturen weiterleiten.

Unter **axonalem Transport** versteht man den Transport von Stoffen (z. B. Neurotransmitter) oder Zellorganellen (z. B. Vesikel, Mitochondrien) an die Enden von Axonen (**anterograd**) oder in Richtung Perikaryon (**retrograd**). Er wird durch die Neurotubuli und sog. Motorproteine (z. B. Dyneine, Kinesine) bewerkstelligt und kann schnell (hunderte Millimeter pro Tag) oder langsam (wenige Millimeter pro Tag) sein. Axonaler Transport kann experimentell mit markierenden Stoffen (Tracer) nachgewiesen und sichtbar gemacht werden.

Klassifizierung von Nervenzellen

- **Afferente Nervenzellen** leiten die Erregung von der Peripherie zum Zentrum (z. B. zum ZNS). Dies ist der Fall bei sog. sensiblen oder sensorischen Leitungen.
- **Efferente Nervenzellen** leiten die Erregung vom Zentrum zur Peripherie, z. B. in die Muskulatur, sodass motorische Qualitäten übermittelt werden (Motoneurone).

Nach der Länge der Axone unterscheidet man **Projektionsneurone** (lange Axone) und **Interneurone** (kurze Verschaltungswege, häufig z. B. im Isokortex oder in den Vorderhörnern des Rückenmarks als hemmende Renshaw-Zellen).

Morphologisch kann man Nervenzellen nach Zahl und Anordnung der Fortsätze unterscheiden (↗ Abb. 4.42):

- **Unipolare Nervenzellen:** Nur ein Fortsatz leitet zum Perikaryon hin. Vorkommen: z.B. Stäbchen- und Zapfenzellen der Retina.
- **Bipolare Nervenzellen:** Ein Dendrit und ein Axon zweigen an entgegengesetzten Polen vom Perikaryon ab. Vorkommen z.B. Retina (Auge), Ganglion spirale cochleae (Innenohr).
- **Pseudounipolare Nervenzelle:** Das Perikaryon weist nur einen Fortsatz auf, der sich jedoch nach kurzem Verlauf T-förmig verzweigt und je einen Fortsatz in die Peripherie und ins ZNS schickt. Die Erregungen, die diese Nervenzellen passieren, durchlaufen nicht das Perikaryon, weswegen an diesem auch keine regulierenden Synapsen ansetzen. Da pseudounipolare Nervenzellen nur in sensiblen Ganglien (Spinalganglien, sensible Kopfganglien) vorkommen, ist die Richtung der Erregungsleitung immer zum ZNS hin gerichtet, also afferent. Deswegen wird der Fortsatz auch als **dendritisches Axon** bezeichnet.
- **Multipolare Nervenzellen:** Sie besitzen viele Dendriten und ein Axon. Die Anordnung der Dendriten am Perikaryon ist dabei äußerst variabel. Vorkommen: häufig, z.B. Pyramidenzellen (motorische Großhirnrinde), Purkinje-Zellen der Kleinhirnrinde, Motoneurone (motorische Vorderhornzellen im Rückenmark), in vegetativen Ganglien (Grenzstrang).

Nervenzellen unterscheiden sich funktionell auch durch ihre Zugehörigkeit zum **somatischen** (animalischen) oder **vegetativen** (autonomen) Nervensystem. Ihre Wirkung auf nachgeschaltete Strukturen kann hemmend (**inhibitorisch**) oder erregend (**exzitatorisch**) sein.

Eine besondere Gruppe von Nervenzellen sind außerdem die **neuroendokrinen Zellen**, die neben ihrer Nervenzellfunktion fähig sind, Hormone zu synthetisieren. Bsp.: multipolare Nervenzellen in Kerngebieten des Hypothalamus.

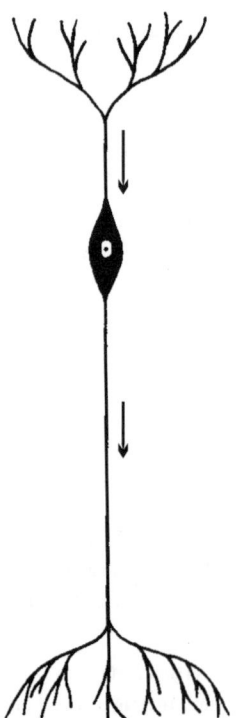
bipolare Nervenzelle

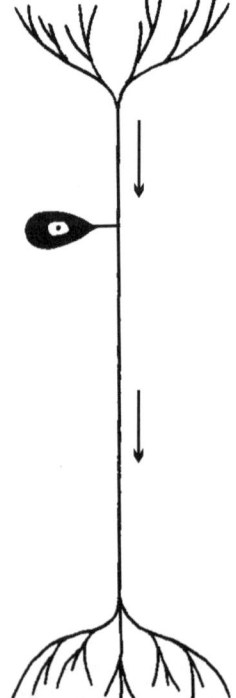
pseudounipolare Nervenzelle

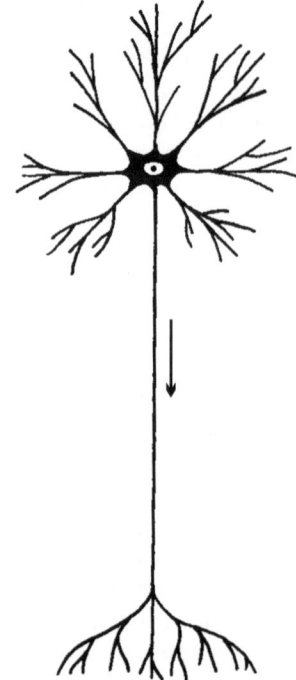
multipolare Nervenzelle

Abb. 4.42: Nervenzellarten

Degeneration und Regeneration von Nervenzellen

Bei proximaler Axondurchtrennung gehen Perikaryon und Axon zugrunde (retrograde und anterograde Degeneration). Es können auch nachfolgende Nervenzellen absterben, wenn sie einzig von der betroffenen Nervenzelle innerviert werden. Bei relativ distaler Durchtrennung eines Axons ist eine Regeneration der Nervenzelle jedoch möglich. Hierzu bedarf es trophischer Faktoren, wie z.B. Wachstumsfaktoren (Bsp.: NGF = Nerve growth factor).

Die Regeneration der Nervenzelle erfolgt nach folgenden Prinzipien (↗ Abb. 4.43):

- **Traumatische Degeneration des proximalen Axonstumpfes:** Das distale Ende des proximalen Axonstumpfes stirbt ab und wird von Schwann-Zellen und Makrophagen phagozytiert. Hierbei können Zysten oder Bindegewebsnarben entstehen. Das verbleibende Axonende schwillt zu einem so genannten *Wachstumskolben* an, aus dem unter dem Einfluss von Wachstumsfaktoren viele *Axonaussprossungen* auswachsen, die Anschluss an das abgetrennte Axonstück suchen oder aber am Zielorgan die ehemaligen Synapsenplätze einnehmen.
- **Reparationsvorgänge am Perikaryon:** Am Perikaryon beobachtet man folgende Veränderungen, die etwa nach 3 Tagen beginnen und mehrere Monate dauern können:
  - *zentrale Chromatolyse:* Auflösung der Nissl-Schollen, zunehmende Basophilie durch Vermehrung der Ribosomen und der DNA
  - Vermehrung des Zytoskeletts
  - Zellkernverlagerung in die Peripherie *(primäre Reizung)*
  - Volumenzunahme des Perikaryons, Zunahme der Mikroglia und Astrozytenhypertrophie
  - Wiederaufbau der Nissl-Substanz, erneute Zentrierung des Zellkerns.
- **Degeneration des distalen Axonendes (absteigende Waller-Degeneration):** Nach einer Anschwellung des proximalen Endes des distalen Axonstücks, einer gleichzeitigen Abnahme der synaptischen Bläschen und einem Mitochondrienzer-

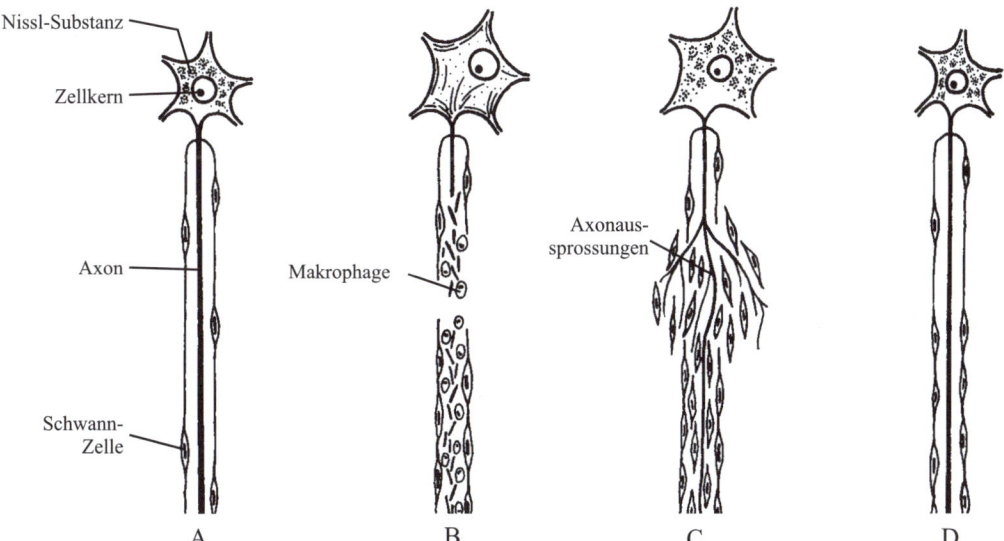

Abb. 4.43: Degeneration und Regeneration von Nervenzellarten
A: normale Nervenzelle
B: Degeneration der Nervenzelle nach Durchtrennung des Axons: Perikaryon: Zytoplasmaschwellung, Zerfall der Nissl-Schollen, Kernverlagerung nach peripher; Axon: läsionsnahes proximales und komplettes distales Axonende einschließlich vieler Schwann-Zellen sterben ab (Waller-Degeneration) und werden durch Makrophagen abgeräumt (Waller-Phagozytose).
C: Regeneration der Nervenzelle: Perikaryon: Restrukturierung der Nissl-Schollen, Rückverlagerung des Zellkerns; Axon: am proximalen Stumpf Ausbildung eines Wachstumskolbens mit multiplen Axonaussprossungen, distal Proliferation von Schwann-Zellen im ursprünglichen Nervenfaserverlauf **(Büngner-Band)** als Leitstruktur für die proximalen Axonaussprossungen.
D: regenerierte Nervenzelle.

fall kommt es schließlich zur Auflösung des Axons (*Axolyse*) und der Markscheide (*Myelinolyse*) mit anschließender Abräumung durch eingewanderte Makrophagen. Für die nachfolgende Regeneration ist es jedoch unabdingbar, dass einige Schwann-Zellen und ihre Basalmembran erhalten bleiben.

- **Regeneration der Nervenfaser:** Die übrig gebliebenen Schwann-Zellen des distalen Axonendes proliferieren zu Zellsäulen (*Hanken-Büngner-Bänder*) in Richtung des proximalen Axonendes. Dort wachsen die Axonaussprossungen unter dem Einfluss der Basalmembrankomponente Laminin, das von Schwann-Zellen gebildet wird und als Leitstruktur dient, sowie von Wachstumsfaktoren, die von Schwann-Zellen und Fibroblasten gebildet werden, auf die Büngner-Bänder zu. Eine Aussprossung muss das Büngner-Band erreichen, um mit diesem als Leitschiene schließlich den Effektor zu erreichen. Damit die Regeneration erfolgreich ist, darf der Effektor natürlich nicht irreversibel geschädigt sein.

> **Klinik!**
> Wenn die Regeneration nicht erfolgreich ist, da das proximale und das distale Axonende nicht wieder zusammenwachsen oder, z. B. bei einer Amputation, das distale Axonstück gänzlich fehlt, entsteht am proximalen Stumpf eine Auftreibung von Nervenfasern, die als **Neurom** bezeichnet wird und äußerst schmerzhaft ist.

4.9.3 Gliazellen

Die Zellen der **Glia** („Nervenkitt") oder **Neuroglia** stellen die größte Zellpopulation im Nervensystem dar und übernehmen dort zahlreiche **Aufgaben**:

- Schaffung eines mechanisch belastbaren Grundgerüstes für die Nervenzellen („Bindegewebe des Nervensystems")
- Bildung der extrazellulären Matrix (ECM) im Nervensystem
- Isolierung von Nervenfasern, Ausbildung von Schranken zwischen dem Nervengewebe und angrenzenden Geweben
- Stofftransport, Immunabwehr, Phagozytose, Regeneration
- Gliazellen sind lebenslang teilungsfähig. Sie sind **nicht** an der Erregungsleitung beteiligt und bilden keine Aktionspotenziale aus. Fast alle Gliazellarten

sind Abkömmlinge des Neuroektoderms und entwickeln sich aus Vorläuferzellen (**Glioblasten**). Gliazellen enthalten eine spezielle Form von Intermediärfilamenten, das Glial fibrillar acidic protein (**GFAP**), dessen Nachweis zur Identifizierung der Zellen dienen kann.

> **Klinik!**
> Tumore des Gliazellgewebes werden Gliome und Glioblastome genannt.

Es werden verschiedene Untergruppen von Gliazellen unterschieden:

Makroglia

Zur Makroglia gehören die Astrozyten, die Oligodendrozyten als Markscheidenbildner im ZNS und die Schwann-Zellen (Lemnozyten) als Markscheidenbildner im PNS (↗ Abb. 4.44).

- **Astrozyten** sind zwischen 10 und 20 µm groß und besitzen lange zytoplasmatische Fortsätze mit füßchenartigen Ausläufern. Je nach Fortsatztyp unterscheidet man **Faserastrozyten** von **protoplasmatischen Astrozyten**. Bei Letzteren sind die Fortsätze plumper und zytoplasmareicher. Über ihre Fortsätze können Astrozyten auch miteinander über Gap junctions in Verbindung stehen und so eine Art Netzwerk bilden. Astrozyten haben einen runden, hellen Kern, der auf histologischen Präparaten gut zu erkennen ist. Ihre Füßchen bilden verschiedene Trennschichten: zwischen der Pia mater und der grauen Substanz des Gehirns die **Membrana limitans gliae superficialis**, zwischen Blutgefäßen und der Hirnsubstanz die **Membrana limitans gliae perivascularis**, die an der Bildung der Blut-Hirn-Schranke teilnimmt.
Die **Aufgaben** von Astrozyten sind vielfältig:
  – Bildung von Grenzmembranen und Isolation von Nervenfasern
  – Phagozytose, Präsentation von Antigenen und Beteiligung an Entgiftungsvorgängen
  – Regelung des Stofftransportes (Steuerung der Ionenkonzentration): Sie können Transmittersubstanzen aufnehmen und abbauen. Vor allem versorgen sie Neurone mit Metaboliten
  – Ausbildung von Leitstrukturen (Radiärfasern) für auswachsende Nervenfasern.

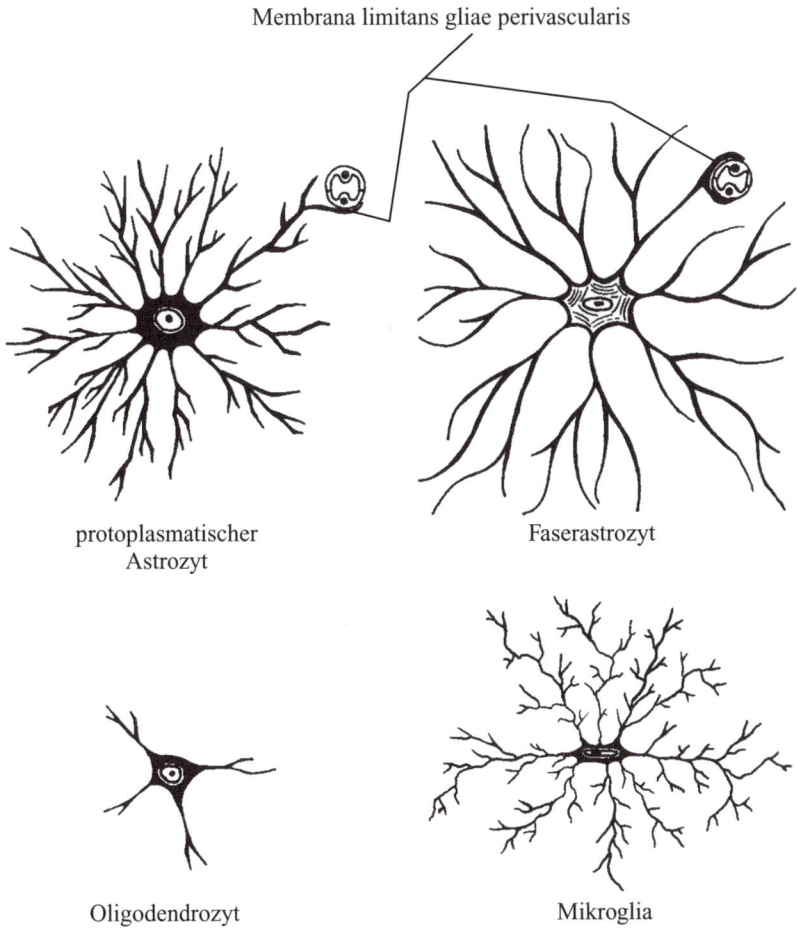

Abb. 4.44: Gliazellen

- Produktion neurotropher, für das Überleben der Neurone wichtiger Stoffe (z. B. Glial cell line derived neurotrophic growth factor, GDNF)
Dank ihrer proliferativen Eigenschaften bilden sie nach Untergang von Nervengewebe oder als Reaktion auf pathologische Veränderungen eine Art Narbengewebe (**fibröse Gliose**, Astrozyten-Narbe).

Klinik!
Astrozytome sind Hirntumoren, die sich von Astrozyten herleiten.

- **Oligodendrozyten** sind kleiner als Astrozyten (ca. 6–8 μm), haben einen runden Zellkern, einen schmalen Zytoplasmasaum und dünne Fortsätze. Sie besitzen zahlreiche Mikrotubuli und sind über Gap und Tight junctions miteinander verbunden. Oligodendrozyten umhüllen und isolieren Nervenfasern im ZNS und gelten dort als **Markscheidenbildner**. Ein Oligodendrozyt bildet Scheiden für mehrere Axone aus. Als Satellitenzellen (perineurale Zellen) sind sie auch für die Ernährung von Nervenzellen zuständig. Außerdem produzieren sie Hemmstoffe für das Nervenwachstum.

Klinik!
Tumoren der Oligodendrozyten heißen Oligodendrogliome.

- **Schwann-Zellen** übernehmen im peripheren Nervensystem die Aufgabe der Markscheidenbildung (↗ Kap. 4.9.4).
- **Mantel- oder Satellitenzellen** (Amphizyten, Lem-

nozyten) sind periphere Gliazellen, die Ganglienzellen umhüllen (↗ Kap. 5.14.3).
- **Pituizyten** sind spezielle Gliazellen, die nur im Hypophysenhinterlappen vorkommen (↗ Kap. 5.5.2).

Mikroglia

Mikrogliazellen (Hortega-Glia) sind klein und besitzen dünne und lange, gewellt verlaufende zytoplasmatische Fortsätze (↗ Abb. 4.44). Ihr Zellkern ist rundlich und durch dichtes Chromatin dunkel gefärbt. Sie gehören dem **Monozyten-Phagozyten-System** (MPS) an und sind Abkömmlinge der Monozyten. Mikrogliazellen verhalten sich wie Makrophagen, sind nach Aktivierung amöboid beweglich und können Antigene präsentieren. Auch sie sind in der Lage, sich zu teilen. Meist liegen sie in der Nähe der Hirngefäße.

> **Praktikum!**
>
> In standardgefärbten Präparaten des ZNS ist es anfänglich schwierig, Gliazellen von Perikaryen zu unterscheiden. Als Anhaltspunkte können dienen:
>
> - kleine, dunkel gefärbte Zellkerne gehören meist zu Gliazellen
> - häufig vorkommende rundliche Zellkerne mit einem hellen Hof (Halo) gehören meist zu Oligodendrozyten
> - größere polygonale Kerne mit deutlichem Nucleolus können zu Astrozyten gehören; oft liegen sie in der Nähe von Blutgefäßen
> - seltener vorkommende, kommaförmige, chromatindichte Kerne können zu Mikrogliazellen gehören
> - die Gliazellfortsätze sind nicht zu unterscheiden.

Ependymzellen

Ependymzellen (**Ependymozyten**) sind epithelartige, kinozilientragende Zellen, die Formen von flach bis hochprismatisch annehmen können und als einschichtige Lage die Innenseite der Hirnventrikel (Tanyzyten) und den Zentralkanal im Rückenmark auskleiden oder den Überzug der Plexus choroidei bilden. Meist sind sie untereinander durch Desmosomen und Gap junctions verbunden. Sie haben basale Fortsätze, die bis zwischen die Nervenzellen reichen und ermöglichen so einen Flüssigkeitsaustausch zwischen Liquor- und Interzellularraum.

4.9.4 Nervenfasern

Nervenfasern können von Axonen oder den Fortsätzen bipolarer und unipolarer Nervenzellen gebildet werden. Sie besitzen eine Scheide aus Gliazellen. Durch Bündelung von Nervenfasern und Umhüllung durch Bindegewebe entstehen Leitungsbahnen. Je nach Bau der Gliascheide (Gliahülle) werden **markhaltige** (weiße) und **marklose** (graue) Nervenfasern unterschieden. Die Gliascheide wird im PNS von den Schwann-Zellen, im ZNS von den Oligodendrozyten gebildet. Marklose Fasern im ZNS sind von Fortsätzen der Astrozyten umhüllt.

Markhaltige Nervenfasern

Bei der **Markscheidenbildung** (Markreifung, Myelogenese) senkt sich ein Axon in Vertiefungen von Gliazellen ein, die hintereinander angeordnet sind. Aus der Vertiefung entsteht eine Rinne, die man als **Mesaxon** bezeichnet (vgl. Mesenterium). Das Mesaxon verlängert sich und wickelt sich mehrfach um das Axon. Zytoplasma und Nukleus der Gliazelle werden nach außen abgedrängt. Durch vielfache Wicklungen und Verschmelzungen bildet sich eine **Markscheide** mit einzelnen Lamellen. Durch das **äußere Mesaxon** besteht eine Verbindung zur Oberfläche der Gliazelle, durch das **innere Mesaxon** zur Faser. Je nach Anzahl der Wicklungen ist die Markscheide unterschiedlich dick.

Bei einer markhaltigen Faser im PNS zeigt sich **im Querschnitt** folgender Aufbau (↗ Abb. 4.45):

Das zentrale Axon ist von der **Mark- oder Myelinscheide** (Membranwickel) umhüllt, die von außen durch einen Mantel aus Zytoplasma umgeben wird, das sog. Neurolemm oder die Schwann-Scheide. Das **Neurolemm** gehört zum Zytoplasma einer Schwann-Zelle und enthält den Zellkern, der sich nach außen vorbuckelt. Die eigentliche Markscheide besteht aus der isolierenden Substanz **Myelin** und zeigt einen lamellären Bau aus periodisch wechselnden hellen und dunklen Linien. Die dunklen Linien sind durch Verschmelzung und Aneinanderlagerung benachbarter Zellmembrananteile der Schwann-Zelle entstanden.

> **Praktikum!**
>
> Myelin besteht zu 70% aus Lipiden und zu 30% aus Proteinen. Durch die histologische Aufarbeitung werden die Fett-

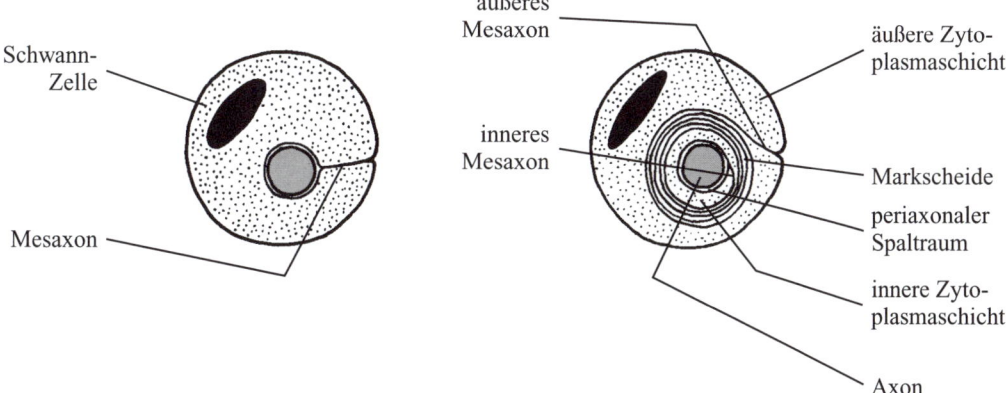

Abb. 4.45: Markscheidenbildung

anteile des Myelins herausgelöst, sodass nur das Eiweißgerüst übrig bleibt. Mithilfe spezieller Verfahren wie der Osmierung können die Fette dargestellt werden und erscheinen als schwärzliche Strukturen.

Das Myelin des PNS unterscheidet sich biochemisch von dem des ZNS. Dies betrifft z.B. die Proteine, die die umwickelten Zellmembranen miteinander verbinden.

Im Längsschnitt zeigen sich folgende Strukturen (↗ Abb. 4.41):

- **Ranvier-Schnürringe (Nodien):** Hierbei handelt es sich um die Areale zwischen 2 benachbarten Hüllzellen, die als erweiterte Interzellularräume sichtbar sind. Hier kommuniziert der Extrazellularraum mit der Axonmembran. Die Schnürringe spielen eine Rolle bei der Erregungsleitung: Da das Axon an diesen Stellen nicht isoliert ist, kann sich hier ein Aktionspotenzial ausbilden, d.h. Ionenaustausch erfolgen. Die Folge ist, dass die Erregung von einem Schnürring zum anderen „springen" muss. Dies wird als **saltatorische Erregungsleitung** bezeichnet. Sie erhöht die Geschwindigkeit der sich fortpflanzenden Erregung. Außerdem sind die Ranvier-Schnürringe der Ort, an dem Kollateralen vom Nerven abzweigen können. Mit einer speziellen Silbernitrat-Methode lassen sich die Nodien in Form von Kreuzen darstellen (Ranvier-Kreuze).
- **Internodium:** Entspricht dem Abschnitt zwischen 2 Schnürringen und ist jeweils zwischen 0,08 und 1 mm lang. Dicke Nervenfasern haben längere Internodien.
- **Schmidt-Lantermann-Spalten (Einkerbungen):** Im Lichtmikroskop erkennbare schmale Einkerbungen, die von der Außenseite der Markscheide bis zum Axon reichen. Es handelt sich jedoch lediglich um erweiterte Spalträume zwischen den Marklamellen, in denen Zytoplasma verblieben ist.

Die **Basalmembran** umschließt die gesamte Nervenfaser. Zusammen mit dünnen retikulären Fasern bildet sie die **Endoneuralscheide**.

Auch im **ZNS** kommen markhaltige Fasern vor. Ein Oligodendrozyt kann dort aber mehrere Axone umschließen (bis zu 50 Axone). Ranvier-Schnürringe kommen nicht an allen Fasern vor. Die Myelinscheiden im ZNS besitzen keine Schmidt-Lantermann-Spalten.

Klinik!

Die **Multiple Sklerose** ist eine neurologische Krankheit, bei der es in Schüben zu Degenerationen von Markscheiden im ZNS kommt. Als Symptome treten Störungen in der Motorik und Sensorik auf.

Marklose Nervenfasern

- Bei den **marklosen peripheren Nervenfasern** stecken mehrere Axone in einer Schwann-Zelle (↗ Abb. 4.46). Dabei bilden sich zwar Mesaxone, die sich aber nicht verlängern und aufwickeln.

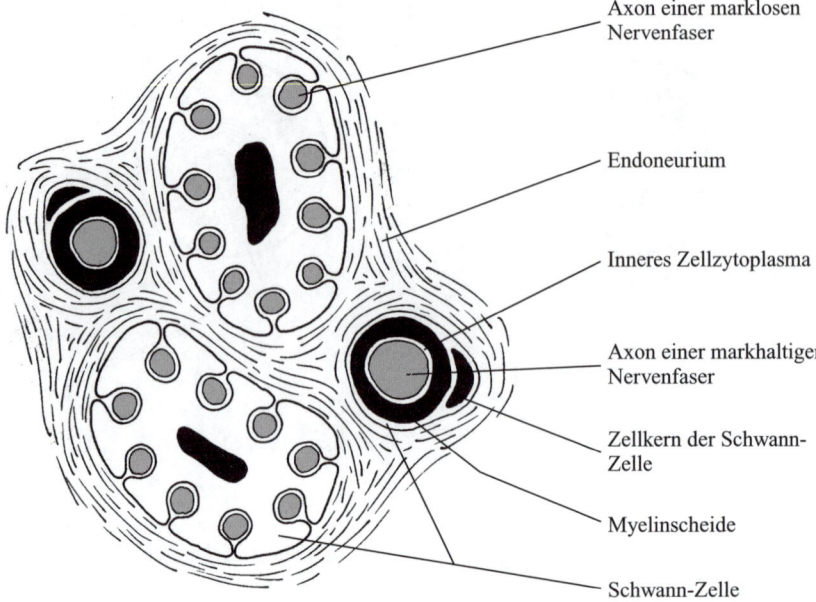

Abb. 4.46: Marklose Nervenfasern des PNS

Auch Schnürringe fehlen, da die Schwann-Zellen direkt hintereinander eng anschließen. Die Erregungsleitung in marklosen Fasern ist langsam. Sie sind typisch für das vegetative Nervensystem und die Weiterleitung der dumpfen Schmerzafferenzen (**C-Fasern**).

- **Marklose Nervenfasern im ZNS** laufen meist in Bündeln und werden von den Fortsätzen der Astrozyten umhüllt.

4.9.5 Synapsen

Bau der Synapsen

Eine Synapse (↗ Abb. 4.47) ist der Ort der Erregungsübertragung von einer Nervenzelle auf eine andere oder ein Erfolgsgewebe. Die meisten Synapsen befinden sich jedoch zwischen Nervenzellen (interneurale, neuroneuronale Synapsen) und stellen sog. **chemische Synapsen** dar. Bei diesem Synapsentyp wird ein elektrisches Signal (Aktionspotenzial) an der präsynaptischen Seite in ein chemisches Signal umgewandelt, um an der postsynaptischen Seite wieder in ein elektrisches verwandelt zu werden.

Eine präsynaptische Nervenzelle endet mit einer kolbenartigen Verdickung, dem **Bouton terminaux** (Endknopf, Endkolben) an der Oberfläche einer zu innervierenden postsynaptischen Nervenzelle. Die Markscheide geht an diesen Strukturen verloren. In den präsynaptischen Kolben liegen Mitochondrien und **synaptische Bläschen** (Vesikel, Durchmesser zwischen 30 und 100 nm), die für die Erregungsübertragung wichtige **Neurotransmitter** enthalten. Je nach Überträgerstoff können Struktur und Inhalt der Bläschen unterschiedlich sein. Elektronenmikroskopisch enthalten sie einen verdichteten Inhalt (Granulum, dense core). Neurotransmitter werden meist im Perikaryon gebildet und wandern mithilfe axonaler Transportvorgänge zur Synapse, wo sie vesikulär gespeichert werden können. Die **präsynaptische Membran** des Boutons begrenzt den **synaptischen Spalt**, der ca. 20–30 nm breit ist. Dahinter liegt die **subsynaptische Membran** der Empfängerzelle. An der postsynaptische Zellmembran liegen Rezeptoren für die entsprechenden Neurotransmitter. Die zentralen Vorgänge bei einer synaptischen Signalübertragung bestehen auf der präsynaptischen Seite in der regulierten Exozytose der Neurotransmitter, auf der postsynaptischen Seite in der Rezeptoraktivierung mit nachgeschalteter Signaltransduktionskaskade.

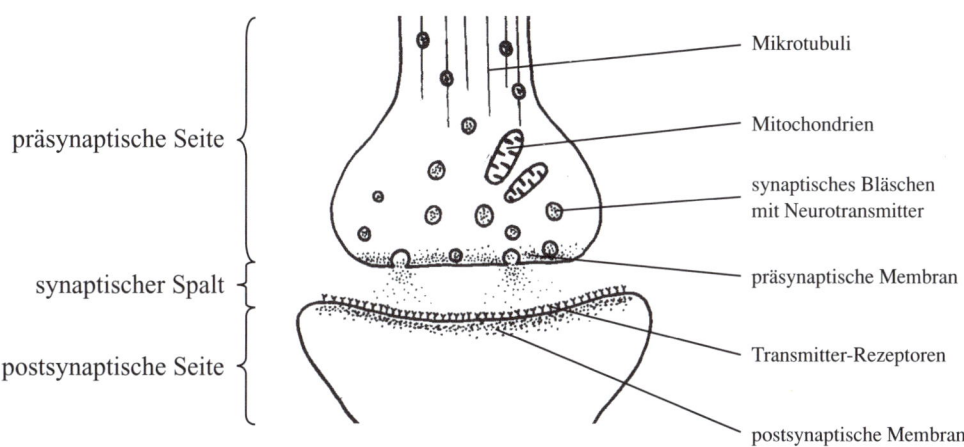

Abb. 4.47: Grundbauplan einer Synapse

> **Klinik!**
> Viele neurologische Erkrankungen haben ihre Ursache in Störungen synaptischer Vorgänge auf molekularer Ebene. Auch Angriffspunkte verschiedener Medikamente sind im synaptischen Bereich lokalisiert.

Formen von Synapsen

Synapsen kann man nach verschiedenen Kriterien klassifizieren:

Nach den beteiligten Zellpartnern
- **neuro-neuronale (interneurale) Synapsen** bilden sich zwischen Neuronen. Nach dem Ort der Erregungsübertragung kann man folgende Subtypen unterscheiden:
  - **axo-dendritische** Synapsen: zwischen einem Axon und Dendriten
  - **axo-somatische** Synapsen: zwischen einem Axon und einem Perikaryon
  - **axo-axonale** Synapsen: zwischen Axonen verschiedener Neurone
  - **Anfangssegmentsynapsen:** zwischen einem Axon und dem Anfangssegment eines Axons des anderen Neurons; haben meist hemmende Wirkung
- **myo-neurale (neuromuskuläre) Synapsen** bilden sich zwischen Neuronen und Muskelzellen; Bsp.: motorische Endplatten an Skelettmuskelfasern (↗ Abb. 4.50)
- **neuroglanduläre Synapsen** zwischen Neuronen und Drüsenzellen (exokrin, endokrin)
- **neurosensorische Synapsen** zwischen Neuronen und Sinneszellen.

Bei **elektrischen Synapsen** sind die gegenüber liegenden Membranen durch Gap junctions miteinander verbunden. Der Synapsenspalt ist nur ca. 2 nm breit. Sie finden sich in Hirnnervenkernen, der Retina oder im Innenohr (zwischen den Haarzellen).

Nach Art der Vesikel (↗ Abb. 4.48)
- **Gray-I-Synapsen:** exzitatorische Synapsen mit hellen, rundlichen Vesikeln, breitem synaptischen Spalt und einer breitflächigen Membranverdichtung mit stärkerer postsynaptischer Ausprägung (asymmetrische Synapse),
- **Gray-II-Synapsen:** inhibitorische Synapsen mit ovalen, Dense-core- oder vielgestaltigen Vesikeln, engem synaptischen Spalt und vielen schmalen Membranverdichtungen, die prä- und postsynaptisch gleich stark ausgeprägt sind (symmetrische Synapse).

Nach ihrer Gestalt
- **Dornsynapsen:** an den Dornen von Dendriten
- **Glomerulus-artige Synapsen:** zwischen mehreren Axonen und einem Dendriten, der synaptische Bereich ist von Astrozyten umhüllt
- **komplexe Synapsen:** zwischen mehreren Axonen und einem postsynaptischen dornförmigen Dendriten
- **serielle Synapsen:** Synapse mit mindestens 3 betei-

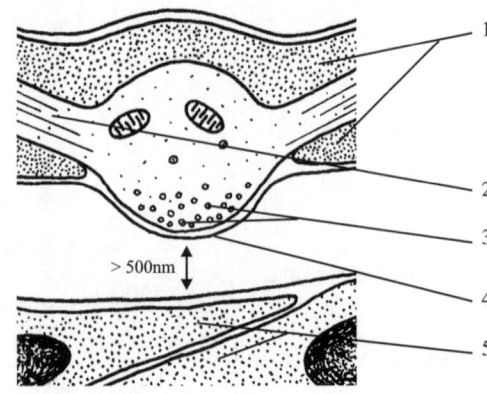

1 = Myelinscheide
2 = Axon
3 = Noradrenerge Transmitter-Bläschen
4 = Basalmembran
5 = Glatte Muskelzellen

Abb. 4.49: Vegetative myoneurale Synapse (à distance en passant)

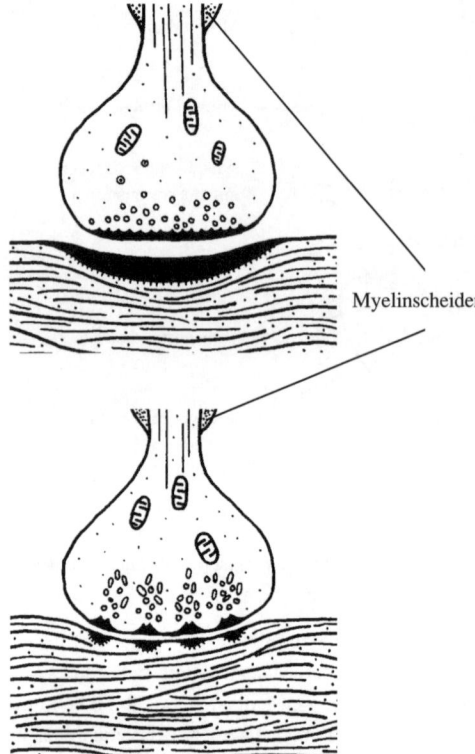

Abb. 4.48: Gray-Synapsen

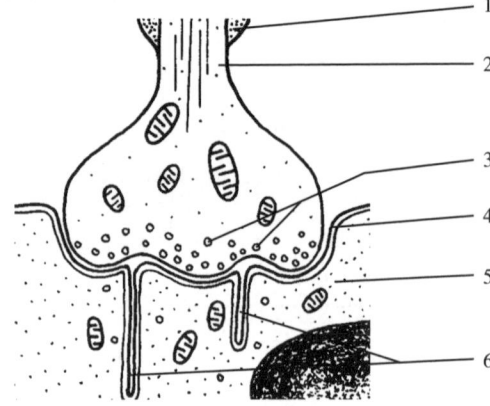

1 = Myelinscheide
2 = Axon
3 = Synaptische Bläschen mit Acetylcholin
4 = Basalmembran
5 = Muskelzelle
6 = Subneurale Falten (T-System)

Abb. 4.50: Motorische Endplatte

ligten Strukturen, in denen ein Endkolben sowohl prä- als auch postsynaptische Areale besitzt.
- **Synapse „en passant"** (↗ Abb. 4.49): Synapse in der Verlaufsstrecke eines Axons statt am Bouton; das Axon zeigt perlschnurartige Auftreibungen (Varikositäten), die synaptische Bläschen enthalten. Diese Synapsenform findet man häufig an vegetativen Axonen in der glatten Gefäßmuskulatur. Der Neurotransmitter ist Noradrenalin.
- **Synapse „à distance en passant":** eine Synapse „en passant" mit einem synaptischen Spalt breiter als 500 nm.

Nach den vorkommenden Neurotransmittern („-erge Synapse")
- **Cholinerge Synapse:** Überträgerstoff Acetylcholin (ACh). Schnelle Erregungsübertragung über Ionenkanäle; erregend; Vesikel rundlich und hell, Vorkommen: als motorische Endplatte (↗ Kap. 4.8.2, ↗ Abb. 4.50), an vegetativen Ganglien (Parasympathikus), an Schweißdrüsen, im Hirnstamm.

- Synapsen mit Monoaminen (biogenen Aminen):
  - **adrenerge Synapsen:** Überträgerstoff Noradrenalin, Abbau durch Monoaminooxidase (MAO), Vesikel enthalten dunkles Zentrum (Dense-core-Vesikel). Vorkommen: v. a. postganglionär
  - **dopaminerge Synapse:** Überträgerstoff Dopamin, z. T. hemmend, z. T. erregend. Vorkommen:

Hirnrinde, Hypothalamus, nigro-striales System (Substantia nigra, Striatum)
- **serotoninerge Synapse:** Überträgerstoff Serotonin, meist hemmend, vielfache andere Wirkungen, z. B. vegetativ. Vorkommen: Rautenhirn (Rhombencephalon).
- Synapsen mit Aminosäuren:
  - **GABAerg:** Überträgerstoff γ-Aminobuttersäure (GABA), hemmend. Vorkommen: Kleinhirn, Hirnrinde, Rückenmark
  - **glycinerg:** Überträgerstoff Glycin, hemmend. Vorkommen: Rückenmark, Hirnstamm.
- **Synapsen mit Purin:** Überträgerstoff z. B. ATP, Vorkommen: Innervation von inneren Organen
- **peptiderge Synapsen:** Überträgerstoffe neuroaktive Peptide, lange Wirkungsdauer, große Reichweiten. Bsp.: Substance P, Calcitonin-gene-related peptide (CGRP): Schmerzreize, endogene Opioide (Enkephaline, Endorphine etc.): morphiumähnliche Wirkungen (z. B. Unterdrückung von Schmerzempfindung)
- **Synapsen mit Stickstoffmonoxid (NO):** Bildung mithilfe von Enzym NO-Synthase; z. B. Innervation von Blutgefäßen.

Synaptische Verbindungen im Nervensystem unterliegen Veränderungen und Anpassungsvorgängen, die z. T. mit Veränderungen von Verschaltungen zusammenhängen (**neuronale Plastizität**). Diese sind nicht nur für die Entwicklung des Nervensystems, sondern auch für höhere psychische Leistungen (z. B. Gedächtnis, Lernen, Gewöhnung) von Bedeutung.

5 Spezielle Histologie

5.1 Kreislauf

5.1.1 Einführung

Das **Kreislaufsystem** dient dem Transport von Blut und besteht aus dem **Herzen** (**Cor**) und den **Blutgefäßen** (**Vasa**). Vom Herzen – dem Motor des Kreislaufs – ausgehend, werden in der Minute ca. fünf Liter Blut in die Gefäße gepumpt. Alle Gefäße, die Blut vom Herzen weg transportieren, bezeichnet man als **Arterien** (Schlagadern). Je weiter die Arterien in die Peripherie vordringen, desto weiter verzweigen sie sich und desto kleiner wird ihr Durchmesser. Ab einer bestimmten Größe bezeichnet man die Arterien als **Arteriolen**, die in ihrem weiteren Verlauf in **Kapillaren** (Haargefäße) übergehen. Hier findet der größte Teil des Stoffaustauschs im Rahmen der sog. **Mikrozirkulation** statt. Im Anschluss an die Kapillaren (Endstromgefäße) folgen kleine **Venulen**, die schließlich in größere **Venen** (Saugadern) übergehen. Hierbei handelt es sich um Gefäßabschnitte, die das Blut zurück zum Herzen transportieren.

Das **Lymphgefäßsystem** stellt ein vom Blutkreislauf unabhängiges Transportsystem für Lymphflüssigkeit (Lymphe) dar.

5.1.2 Blutgefäße

Histologischer Wandbau von Blutgefäßen

Blutgefäße bilden ein geschlossenes Röhrensystem, dessen Weite reguliert werden kann: Vasokonstriktion = Verengung, Vasodilatation = Erweiterung. Der Hohlraum wird als **Lumen** bezeichnet.

> **Praktikum!**
> In histologischen Präparaten liegen in den Lumina von Blutgefäßen oft Erythrozyten und evtl. Leukozyten sowie eosinophil erscheinende Serumbestandteile. Dies darf aber nicht als alleiniges Kriterium zur Diagnose „Blutgefäß" herangezogen werden.

Der Wandbau aller Anteile des Blutgefäßsystems ist prinzipiell ähnlich:

- Ganz innen (*luminal* = dem Lumen zu) und somit in unmittelbarem Kontakt zum Blutstrom liegt die **Tunica intima** (**Intima**). Sie besteht aus einer lückenlosen, einschichtigen Endothelzellschicht und einem darunter liegenden subendothelialen Bindegewebe:
  - **Endothelzellen** liegen als sehr flache Zellen auf einer Basalmembran und sind durch Haftkomplexe (Zonulae occludentes) miteinander verbunden. Die Luminalfläche der Gefäße ist durch die Oberflächenstruktur des Endothels sehr glatt und ohne Unebenheiten. Intrazelluläre Poren oder Fenster können vorkommen. Endothelzellen sind stark stoffwechselaktive Zellen, die am Transport von Stoffen durch die Gefäßwand beteiligt sind und eine gute Regenerationsfähigkeit (z. B. Kapillarneubildung durch Aussprossung) aufweisen. Das Vorhandensein zahlreicher pinozytotischer Vesikel ist typisch für Endothelzellen. Sie synthetisieren eine Vielzahl von Stoffen, darunter vasoaktive Substanzen wie z. B. Endothelin (Gefäßengstellung) oder Stickstoffmonoxid (NO, Gefäßweitstellung), Prostazykline, die auf die glatten Muskelzellen der angrenzen-

den Tunica media wirken (Gefäßweitstellung), Zytokine, Wachstumsfaktoren, gerinnungsmodulierende Faktoren wie z.B. Thrombomodulin, Thromboplastin und von-Willebrand-Faktor (vWF) und Adhäsionsmoleküle. Letztere vermitteln ein Anheften von Blutzellen an die Gefäßwandung, was den ersten Schritt bei der Auswanderung von Blutzellen in das Gewebe darstellt (z.B. bei Entzündungen). Gefäßendothelzellen weisen kontraktile Filamente („Stressfasern") auf, die sie vor Ablösung durch die Scherkräfte des Blutes schützen. Typischerweise kommen in den Endothelzellen von Arterien **Weibel-Palade-Körperchen** vor, die sich im Elektronenmikroskop als zylinderförmige Granula mit tubulärem Inhalt darstellen. Sie enthalten u.a. vWF, der von allen Gefäßendothelzellen produziert, aber in der Regel nur von arteriellen Gefäßen gespeichert wird.

Praktikum!
Das Zytoplasma der Endothelzellen kann stark ausgedünnt sein, sodass man lichtmikroskopisch oft nur die knopfartig ins Lumen vorspringenden Zellkerne sieht.

– Sog. aktiviertes Endothel exprimiert besondere Zelladhäsionsmoleküle als Voraussetzung zur Migration, z.B. von neutrophilen Granulozyten durch die Gefäßwand bei akuter Entzündung. Schädigungen der Zellkontakte von Endothelien z.B. durch Histamin führen zum Austritt von Flüssigkeit und Proteinen in den extravasalen Raum (Ödembildung). Eine Dysfunktion von Endothelzellen ist auch eine Voraussetzung zur Entwicklung einer Atherosklerose (➚ unten).
– Die **subendotheliale Schicht** (Stratum subendotheliale) besteht hauptsächlich aus einem kollagenfaserigen Bindegewebe mit in Schraubengängen angeordneten Fasern. In einigen Blutgefäßen (z.B. Koronargefäße, manche Venen) ist das subendotheliale Gewebe zu kissenartigen Polstern (*Intimapolster*) aus Bindegewebe, glatten Muskelfasern und epithelartigen Zellen verdickt (keine krankhafte Veränderung!).
• *Abluminal* (= vom Lumen weg, nach außen) folgt die **Tunica media** (**Media**). Sie wirkt der Dehnung des Gefäßes durch den Blutdruck entgegen und besteht aus glatten Muskelzellen, kollagenem Bindegewebe (v.a. Kollagen Typ I und III) und elastischen Fasern. Die *glatten Muskelfasern* sind zirkulär-spiralig angeordnet, die *Bindegewebsfasern* verlaufen ringförmig. Beide sind in eine proteoglykanreiche Grundsubstanz eingebettet. Die glatten Muskelzellen der Media haben nicht nur kontraktile, sondern auch metabolische und phagozytotische Eigenschaften.
• Außen liegt die **Tunica adventitia** (**Adventitia, Tunica externa**). Sie besteht aus kollagenem Bindegewebe und wenigen glatten Muskelfasern. In ihr liegen Gefäße (**Vasa vasorum**, ➚ unten), Nerven (Nervi vasorum) und Nervenplexus sowie Makrophagen und andere freie Zellen. Auch Fettgewebe kann vorkommen. Über die Adventitia ist das Gefäß mit dem umliegenden Bindegewebe verbunden.

Die Tunica intima und der innere Teil der Tunica media von Gefäßen mit Durchmessern über 1 mm ernähren sich durch Diffusion von Nährstoffen aus dem Blut. Die äußeren Abschnitte werden durch eigene Gefäße („Vasa privata", **Vasa vasorum**) versorgt. Vor allem in der Adventitia sind oft zahlreiche Vasa vasorum angeschnitten.

In der Gefäßwand lässt sich ein komplexes System aus vegetativen und sensiblen Nervenfasern (**Nervi vasorum**) nachweisen. Nervenplexus liegen meist in den Grenzzonen zwischen den Gefäßwandschichten. Über sie ist das vegetative Nervensystem an der Regulation des Spannungszustands (Tonus) der Gefäßwände beteiligt. Efferente vegetative Fasern können adrenerg und cholinerg sein und enthalten zahlreiche vasoaktive Neuropeptide.

Praktikum!
Bedingt durch den Verlauf der Blutgefäße (Biegungen, Schlängelungen, Abzweigungen etc.) sind bei histologischen Schnitten exakte Querschnitte selten. Häufiger sind Schräganschnitte oder Schnitte durch die Gefäßwand.

Klinik!
Unter einer **Thrombose** versteht man einen Gefäßverschluss durch einen Pfropf (= Thrombus, Gerinnsel, aggregierte Thrombozyten, Fibrin). Ursachen sind Wandschädigungen (Endotheldefekte!), verlangsamte Blutströmung und verstärkte Gerinnungsaktivität. Bei einer **Embolie** handelt es sich um einen Gefäßverschluss durch einen an anderer Stelle entstandenen und fortgespülten Pfropf (= Embolus). Der Embolus kann aus

einem Gerinnsel, Tumorzellen (bei Gefäßeinbruch) oder Fremdkörpern bestehen. Häufigstes Beispiel: Lungenembolie durch abgerissene und weggespülte Anteile eines Thrombus aus den tiefen Bein- und Beckenvenen.

Arterien

Arterien sind sog. Hochdruckgefäße, die dem Blutdruck einen Widerstand entgegensetzen müssen.

Klinik!

Arterienquerschnitte besitzen meist ein offenes, rundes Lumen.

Nach Bau und Beanspruchung unterscheidet man zwei Haupttypen:

- Arterien vom **elastischen Typ** sind durch einen Reichtum an elastischen Fasern in der Media gekennzeichnet (↗ Abb. 5.1). Typische Vertreter sind herznahe Arterien, wie die Aorta und ihre proximalen Äste, der Truncus pulmonalis und die Aa. iliacae communes. Die **Aorta** besitzt aufgrund der hohen mechanischen Belastung eine dicke Intima mit einer subendothelialen Schicht, die kollagene Fasern, glatte Muskelzellen und elastische Fasern enthält. Die Media ist sehr breit und weist ca. 50–70 Membranen aus elastischem Material auf, die miteinander verflochten sind. Die elastischen Schichten sind durch glatte Muskelzellen miteinander verbunden, die das elastische Gerüst verspannen („Spannmuskeln"). Die elastischen Eigenschaften der Media führen zu einem Widerstand gegen die Wanddehnung und einer Energiespeicherung in der Gefäßwand. Diese Energie wird zur weiteren Blutbeförderung bzw. Erzeugung eines kontinuierlichen Blutflusses ausgenutzt („Windkesselfunktion" der Aorta). Eine typische Alterserscheinung ist das Brüchigwerden der elastischen Fasern und die damit verbundene nachlassende Elastizität der Aortenwand. Die Tunica adventitia ist schmal.

Praktikum!

In Übersichtsfärbungen erscheinen die elastischen Fasern als optisch helle Bänder, die durch postmortale Kontraktion gewellt erscheinen. Für die spezifische Darstellung elastischen Materials in der Aortenwand verwendet man Elastikafärbungen.

- Arterien vom **muskulären Typ** enthalten sehr viele glatte Muskelzellen (↗ Abb. 5.2). Dieser Arterientyp, zu dem auch mittlere und kleinere Arterien gehören, ist geeignet, den Blutfluss und damit die

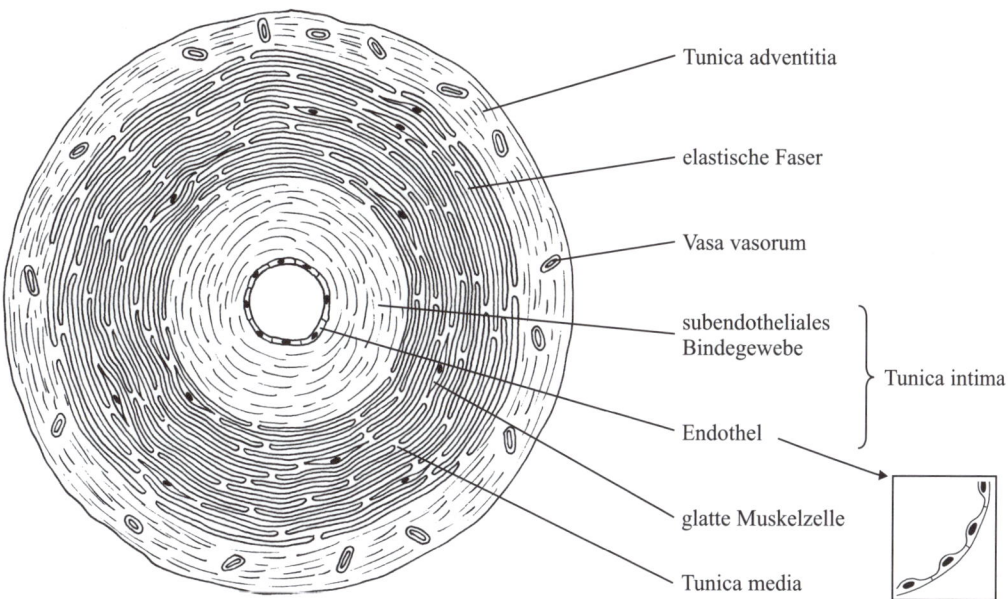

Abb. 5.1: Arterie vom elastischen Typ

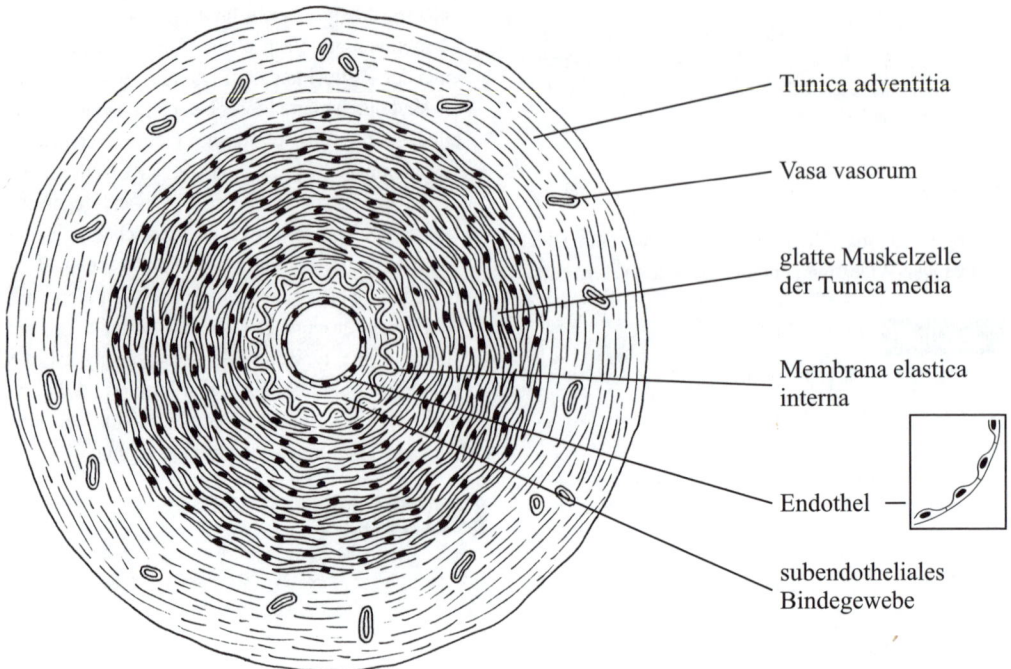

Abb. 5.2: Arterie vom muskulären Typ

Blutmenge für nachgeschaltete Kapillargebiete zu regulieren. Die Intima ist bei dieser Arterienform schmal, bei kleineren Arterien fehlt die subendotheliale Schicht. An der Grenze zur Media sind elastische Fasernetze zu einer breiten **Membrana elastica interna** verdichtet. Die Media enthält zirkulär angeordnete glatte Muskelfasern und Kollagenfasern. Die Adventitia besteht aus einem faserigen Bindegewebe. Zwischen ihr und der Media kann in manchen Gefäßen eine dünne **Membrana elastica externa** vorkommen.

> **Praktikum!**
>
> Das Vorhandensein einer Membrana elastica interna ist ein sicheres Erkennungszeichen für eine muskuläre Arterie.

Die Übergänge zwischen Arterien vom elastischen und muskulären Typ sind fließend.

Arterien mit einem Durchmesser < 0,5 mm werden als **Arteriolen** bezeichnet. Arteriolen haben ein enges Lumen. Unter der Endothelzellschicht liegt eine Media aus wenigen Lagen glatter Muskelzellen. Eine Adventitia ist nur spärlich entwickelt. Die unmittelbar vor den Kapillaren gelegenen Arteriolen werden als **Metarteriolen** bezeichnet und sind an der Regulation der Durchblutung beteiligt. Hierfür haben sie sog. präkapilläre Sphinkteren, die aus den letzten glatten Muskelzellen der Tunica media bestehen. Die daran anschließenden Kapillaren sind muskelzellfrei. Wird ein bestimmtes Kapillargebiet ohne Anastomosen (Querverbindungen) zu einem anderen Gefäßbett versorgt, spricht man von **Endarterien**.

> **Klinik!**
>
> Die Unterbrechung der Durchblutung einer Endarterie kann zum Untergang des Gewebes (Nekrose) führen, das von den zugehörigen Kapillaren versorgt wird (**anämischer Infarkt**, Bsp.: Herzinfarkt). Die **Atherosklerose** („Arterienverkalkung") gehört zu den häufigsten Zivilisationskrankheiten. Durch verschiedene Mechanismen (z. B. Dysfunktion der Endothelzellen, Fettakkumulation in Makrophagen) werden Lipide (Blutfette: LDL!) als herdförmige Platten (Plaques, Atherome) in die subendotheliale Schicht eingelagert. Durch chronische Entzündungsvorgänge kommt es zu einer bindegewebigen Verfestigung der Media (Sklerose) nach Proliferation glatter Muskelzellen und dem Untergang von Endothelien. Fibrosierte und verkalkte Plaques verengen und verschließen das Gefäßlumen, führen zu Thrombose oder können abgerissen und mit dem Blutstrom fortgerissen werden (Embolie).

> **✏ Praktikum!**
>
> Sofern histologische Gefäßpräparate vom Menschen stammen, können darin schon Zeichen beginnender oder fortgeschrittener Atherosklerose beobachtet werden.
>
> Wichtige Erkennungszeichen Arterie:
> - deutliche Dreischichtung der Gefäßwand
> - kräftige Tunica media
> - Arterie vom elastischen Typ: elastische Fasernetze in der Media
> - Arterie vom muskulären Typ: Membrana elastica interna, kein elastisches Material in der Media.

Venen

Venen sind „Kapazitätsgefäße", d.h. sie speichern und transportieren große Blutmengen. Die Druckwerte in den Venen sind gering.

> **✏ Praktikum!**
>
> Die wichtigsten Unterschiede der Venen zu Arterien sind:
> - insgesamt dünnere Gefäßwand
> - Schichtenbildung in der Gefäßwand undeutlich
> - fehlende Membranae elasticae internae und externae
> - schwach entwickelte Media mit wenig Muskulatur
> - breite Adventitia.

Eine größere Vene (↗ Abb. 5.3, z.B. V. cava) besitzt eine gut entwickelte Intima mit einer breiten subendothelialen Schicht. In manchen Venen können Intimapolster vorkommen. Die Media ist muskelschwach und schmal, enthält aber auch kollagene und elastische Fasern. In der oft sehr breiten Adventitia können glatte Muskelzellen eingelagert sein. Vasa vasorum kommen in der Venenwand häufig vor.

Aufgrund der schwach entwickelten Media bedienen sich Venen besonderer Mechanismen des Bluttransportes, z.B. der Krafteinwirkung benachbarter Skelettmuskeln („Muskelpumpe") oder parallel verlaufender arterieller Gefäße, deren Kontraktionswellen sich auf die Venenwand übertragen. Deswegen verlaufen viele Venen in unmittelbarer Nachbarschaft zu Arterien („Begleitvenen") und sind mit ihnen und Nerven durch Bindegewebe gebündelt („Gefäß-Nerven-Bündel").

In mittelgroßen und kleineren Venen sind **Venenklappen** ausgebildet. Dies sind Duplikaturen der Intima in Taschenform, die schwalbennestartig in das Lumen hineinragen (↗ Abb. 5.4). Sie haben Ventilfunktion für den Blutfluss und können verhindern, dass Blutsäulen in den Venen nach distal „absacken".

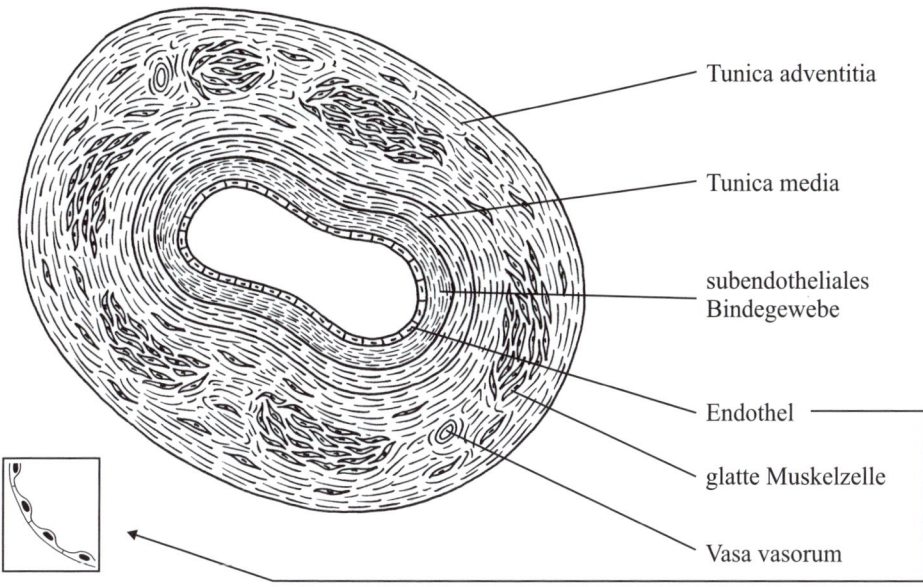

Abb. 5.3: Große Vene

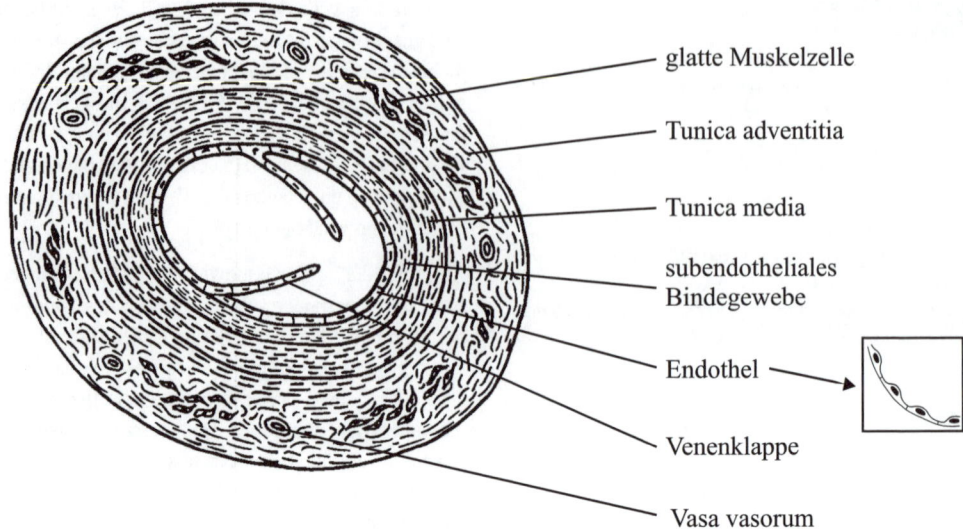

Abb. 5.4: Vene, klein mit Klappen

- glatte Muskelzelle
- Tunica adventitia
- Tunica media
- subendotheliales Bindegewebe
- Endothel
- Venenklappe
- Vasa vasorum

Als **Venolen** oder Venulen werden Venen mit einem geringeren Durchmesser als ca. 0,5 mm bezeichnet. Spezielle Venolen sind in Lymphknoten (↗ Kap. 5.4.2) anzutreffen: Ihr Endothel ist isoprismatisch und erlaubt den Durchtritt von lymphatischen Zellen.

Drosselvenen sind Venen unterschiedlicher Größe, die Kapillargebieten nachgeordnet sind und den venösen Rückstrom drosseln können. Sie besitzen Intimapolster oder eine stark entwickelte Media. Man findet sie in endokrinen Organen oder im Bereich von Schwellkörpern (z. B. Nase, Penis).

> **Klinik!**
> Ausweitungen der Venenwand (Varizen, „Krampfadern") kommen z. B. durch Wandschwäche oder Funktionsstörungen der Venenklappen, oft nach Blutstauungen (Thrombose!) zustande.

Kapillaren

Kapillaren (Haargefäße) sind die kleinsten Abschnitte des Gefäßsystems mit Durchmessern von ca. 4–15 µm. Da es sich um die terminalen Endstromgefäße handelt, haben sie besondere Aufgaben, die durch das Gefäßendothel vermittelt werden. In Abhängigkeit des jeweiligen Kapillartyps (↗ unten) sind sie unterschiedlich permeabel für einzelne Blutbestandteile und stellen somit eine Barriere zwischen Blut und Gewebe dar. Diese Permeabilität ist dynamisch und kann z. B. im Rahmen von Entzündungen verändert werden (Blutzellen gelangen durch das Endothel ins Gewebe). Auf diese Weise kann der **Gas-, Flüssigkeits- und Stoffaustausch** entsprechend den Bedürfnissen des jeweiligen Gewebes optimal angepasst werden. Fast alle Gewebe bis auf wenige Ausnahmen (↗ unten) sind kapillarisiert.

> **Praktikum!**
> Die Feinstruktur von Kapillaren ist erst im elektronenmikroskopischen Bild gut zu beurteilen.

Kapillaren bestehen nahezu ausschließlich aus einem **Endothel** mit darunter liegender Basalmembran („Endothelrohr"), die das Gefäß vom umliegenden Gewebe trennt. Die Endothelzellen sind durch Zonulae occludentes miteinander verbunden und weisen Merkmale hoher Stoffwechselaktivität auf. Media und Adventitia fehlen in Kapillaren. An Stelle der Media kommen diskontinuierlich **Perizyten** vor, die mit den Endothelzellen eine gemeinsame Basalmembran aufweisen. Diese Zellen mesenchymalen Ursprungs sind an kontraktilen Vorgängen beteiligt. Sie gelten als pluripotente Zellen, die sich z. B. in glatte Muskelzellen, Fettzellen oder sogar Osteoblasten differenzieren kön-

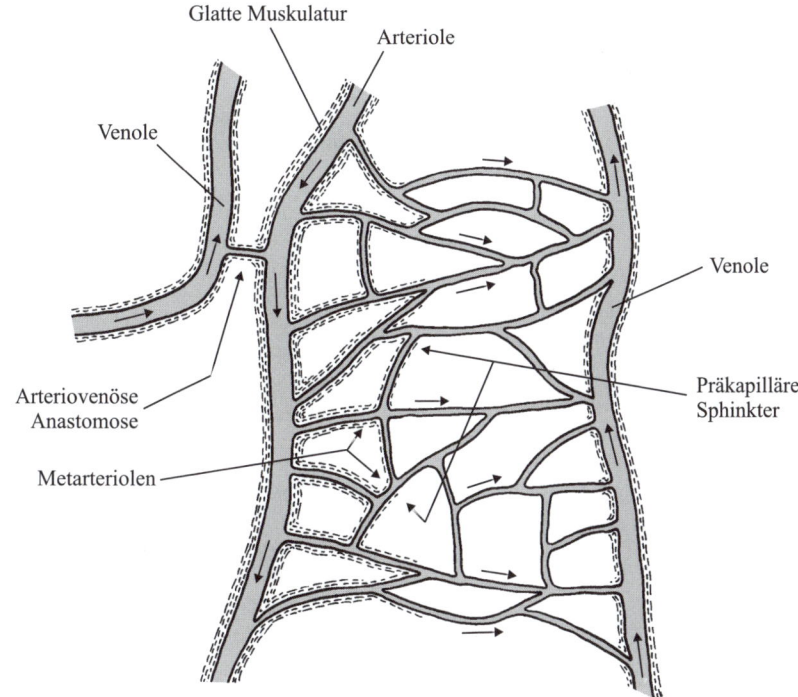

Abb. 5.5: Kapillarsystem – Übersicht

nen. Zusammen mit Arteriolen und Venolen bilden die Kapillaren die sog. **terminale Strombahn**, die in Abhängigkeit des aktuellen Nährstoff-Bedarfs des jeweiligen Gewebes in unterschiedlichem Ausmaß in Anspruch genommen werden kann. Komplexe Regulationsmechanismen, zu denen auch die präkapillären Sphinkteren der Metarteriolen gehören, können den Gesamtquerschnitt der terminalen Strombahn den Bedürfnissen anpassen (↗ Abb. 5.5).

Zusätzlich existieren **arteriovenöse Anastomosen** (Shunts), über die Blut direkt aus den Arteriolen in die Venolen gelangt und somit die terminale Strombahn umgehen kann. Spezialisierte arteriovenöse Anastomosen können bestimmte Funktionen übernehmen: z. B. in der Nasenschleimhaut (Anwärmung der Atemluft), in Genitalschwellkörpern (Erektion) oder als abgekapselte, sog. Glomusanastomosen (Hoyer-Grosser-Organe) in den Akren („Körperenden" wie Fingerkuppen, Ohren usw.), die der Thermoregulation dienen.

Folgende **Kapillartypen** können unterschieden werden:

- **Nichtfenestriert, kontinuierlich** (↗ Abb. 5.6): Das Endothel ist zusammenhängend und weist keine Lücken auf. Der Stoffaustausch ist auf niedermolekulare Substanzen beschränkt (z. B. Aminosäuren, Glukose).
- **Fenestriert, kontinuierlich** (↗ Abb. 5.7): Die Endothelzellen enthalten Fenestrierungen in Form von ca. 60–80 nm messenden Öffnungen, die durch eine dünne (4–6 nm) Membran (Diaphragma) verschlossen sind. Die Basalmembran ist durchgehend. Hier ist auch der Austausch höhermolekularer Substanzen möglich.

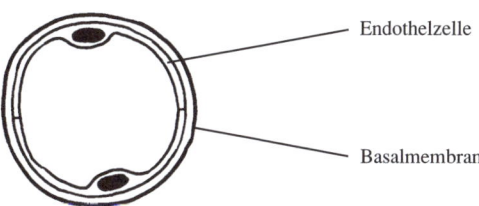

Abb. 5.6: Kapillare mit geschlossenem Endothel

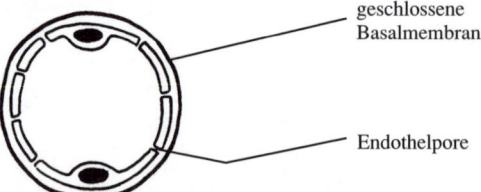

Abb. 5.7: Kapillare mit gefenstertem Endothel

- **fenestriert, diskontinuierlich** (↗ Abb. 5.8): Es finden sich intrazelluläre Poren und Lücken im Verlauf des Endothelschlauches. Die Basalmembran kann ebenfalls Lücken aufweisen. Fenestrierte, diskontinuierliche Kapillaren mit weitem Durchmesser (30–40 µm) werden als Sinusoide (Sinusgefäße) bezeichnet. Durch die Lücken z. B. der Milz-Sinusoide (↗ Kap. 5.4.2) können sogar Erythrozyten hindurchtreten.

Praktikum!
Wichtige Beispiele zum Vorkommen bestimmter Kapillartypen

Nichtfenestriert, kontinuierlich	Fenestriert, kontinuierlich	Fenestriert, diskontinuierlich
Lunge	Niere (peritubulär)	Lebersinusoide
Muskel	Dünndarm	Knochenmark
ZNS	Pankreas	Milz
Retina	Endokrine Organe	Langerhans-Inseln
	Plexus choroideus	
	Nierenglomerulus (ohne Diaphragma)	
	Zirkumventrikuläre Organe des ZNS	

Einige Gewebe und Organteile des menschlichen Körpers weisen nur sehr wenige oder gar keine Blutgefäße auf. Eine mangelhafte bzw. fehlende Kapillarisierung führt zu einem verlangsamten und herabgesetzten Stoffwechsel (Bradytrophie). Stoffaustausche müssen dann z. B. über Diffusion erfolgen. Ein Einwachsen von Blutgefäßen kann aber unter pathologischen Bedingungen stattfinden.

Praktikum!
Beispiele für Gewebe ohne oder mit sehr geringer Kapillarisierung:
- Oberflächenepithelien
- Augenlinse
- Kornea
- Knorpelgewebe (im adulten Organismus)
- fast gesamte Zwischenwirbelscheibe („Bandscheibe")
- Zahnhartgewebe
- Herzklappen.

5.1.3 Lymphgefäße

Das Lymphgefäßsystem besteht aus Gefäßen, die überschüssige extrazelluläre Flüssigkeit aus dem Interstitium als sog. **Lymphe** („klares Wasser") abtransportieren. Lymphe entsteht u. a. dadurch, dass Blut mit hohem Druck aus den arteriellen Schenkeln in die Kapillaren gepumpt wird und hierbei etwa 0,2–0,3 ‰ des Blutvolumens vorbeigepresst werden. Es entstehen täglich ca. 2 l Lymphflüssigkeit. Lymphgefäße beginnen als blind endende **Lymphkapillaren**. Sie bestehen aus einschichtigem Endothel und einer diskontinuierlichen Basalmembran. Im weiteren Verlauf entstehen immer größere Gefäße, die durch einen Venen-ähnlichen Wandbau mit Klappen gekennzeichnet sind. In das Lymphgefäßsystem sind die Lymphknoten eingeschaltet, die u. a. als eine Art Filter dienen (↗ Kap. 5.4.2). Schließlich münden die Lymphgefäße in die beiden Hauptstämme, den **Ductus thoracicus** und den **Ductus lymphaticus dexter**.

Praktikum!
Lymphkapillaren finden sich in fast allen Organen, sind in histologischen Präparaten aber kollabiert und kaum zu erkennen. Größere Lymphgefäße lassen sich schlecht von venösen Gefäßen unterscheiden (ähnlicher Wandbau, Vorkommen von Klappen). Lymphgefäße enthalten keine Erythrozyten. Oft können jedoch Lymphozyten gefunden werden. Eingetrocknete Lymphe erscheint als amorphe, eosinophile Struktur.

Lymphgefäße fehlen in der Regel im:
- Knochenmark
- Nervensystem
- Knorpelgewebe.

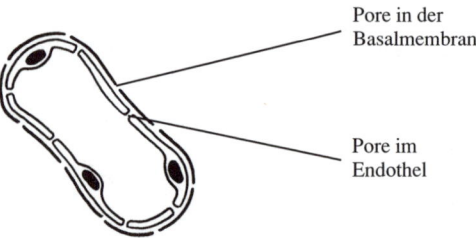

Abb. 5.8: Sinusgefäß

> **Klinik!**
> Über Lymphgefäße können Krebszellen verschleppt werden (lymphogene Metastasierung). Zerstörungen des Lymphgefäßsystems (z. B. durch Parasiten oder chirurgische Eingriffe) führen durch Lymphrückstau zu Ödembildung (Lymphödem).

5.1.4 Herz

Histologischer Aufbau

Das Herz ist ein muskuläres Hohlorgan, das durch seine rhythmischen Kontraktionen den Blutfluss aufrecht erhält. Man unterscheidet eine rechte und linke Herzhälfte, die beide aus einem Vorhof (**Atrium**) und einer Kammer (**Ventrikel**) bestehen. Der Aufbau des Herzens zeigt Parallelen zum Wandbau der Gefäße (↗ Abb. 5.9):

- Ganz innen liegt das **Endokard** (Herzinnenhaut), das einer Intima entspricht. Es besteht aus einem **Endothel** und **Bindegewebe**. Das subendotheliale Bindegewebe des Endokards geht in das perimysiale Bindegewebe des Herzmuskels über. Im Bereich der Kammern ist das Endokard sehr dünn, in den Vorhöfen aufgrund einer dicken subendothelialen Bindegewebsschicht dick. Das Bindegewebe weist viele elastische Fasern auf. Die **Herzklappen** sind Duplikaturen des Endokards. Ihr Kern wird von einem straffen, faserigen Bindegewebe als Ausläufer des Herzskelettes (↗ unten) gebildet, das mit Endothel überzogen ist. Die Herzklappen sind frei von Gefäßen, es lassen sich aber Nerven nachweisen.
- Das **Myokard** (Herzmuskelschicht) besteht aus dem spezifischen Herzmuskelgewebe (↗ Kap. 4.8.3) und entspricht der Media der Gefäße. Je nach Lokalisation (rechts-links, Vorhof-Kammer) kann die Myokard-Dicke unterschiedlich sein. Innerhalb des Myokards sind Anteile des sog. **Herzskelettes** als kollagenfaseriges Bindegewebe zu finden. Mithilfe spezifischer Markierungsmethoden (z. B. Immunhistochemie) können im Vorhofmyokard granulierte **myoendokrine Zellen** abgegrenzt werden. Sie bilden und sezernieren biologisch aktive Peptide (**Herzhormone**), die systemisch wirken (z. B. ANP = atriales natriuretisches Protein, Kardiodilatin).

> **Klinik!**
> ANP wird bei verstärkter Dehnung (= erhöhte Füllung) sezerniert. Über eine Steigerung der Diurese kommt es zur Blutdrucksenkung und Volumenreduktion („Volles Herz ↔ Volle Blase").

- Das dem Myokard aufliegende **Epikard** gehört bereits zum **Herzbeutel** (Lamina visceralis pericardii). Es besteht aus **Mesothel** (Serosadeckepithel)

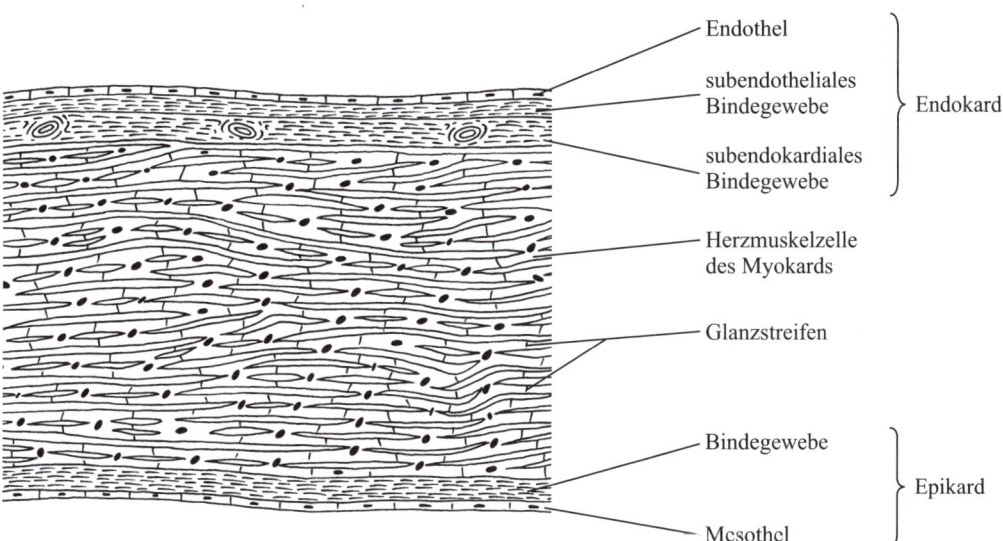

Abb. 5.9: Herzwand

und subserösem (subepikardialem) Binde- und Fettgewebe. Als **subepikardiales Fettgewebe** (Baufett!) kann es an manchen Stellen gut entwickelt sein. In ihm liegen die **Koronar-(Herzkranz-)gefäße** sowie Nerven und Ganglienzellen. Das parietale Blatt des Herzbeutels fehlt präparationsbedingt meist auf histologischen Präparaten. Es besteht aus einem sehr straffen, kollagenfaserigen Bindegewebe mit elastischen Komponenten und ist nach innen zu ebenfalls mit Mesothel überzogen.

> **Praktikum!**
>
> Je nach Entnahmestelle aus dem Herzen können in histologischen Präparaten unterschiedliche Abschnitte des Reizleitungssystems angeschnitten sein. Bei Vorhandensein von Endokard lassen sich Purkinje-Fasern fast immer finden.
>
> Wichtige Erkennungszeichen Herz:
> - Dreischichtung der Wand: Endo-, Myo-, Epikard
> - Myokard: Herzmuskelgewebe
> - Epikard als Serosa mit Mesothel und subseröser Schicht.

> **Klinik!**
>
> In histologischen Präparaten menschlicher Herzen kann man u. U. in angeschnittenen Koronargefäßen bereits atherosklerotische Veränderungen (↗ oben) beobachten (z. B. Atherome).

Herzklappen bestehen aus einem Kern aus lockerem kollagenen Bindegewebe, das auf beiden Seiten von Endothel überzogen ist. Ein dichtes Netz aus elastischen Fasern liegt direkt subendothelial unter der superioren Oberfläche. In den AV-Klappen ist das Bindegewebe kollagenreicher und elastische Fasern auch in tieferen Schichten zahlreicher. An der unteren (ventrikulären) Fläche können abgehende Chordae tendineae angeschnitten sein, die in ihrem Aufbau Sehnen ähneln (↗ Abb. 4.40).

Erregungsbildungs- und -leitungssystem

Das Gewebe des autonomen **Erregungsbildungs- und Reizleitungssystems** des Herzens besteht aus spezialisierten Herzmuskelfasern, die zur spontanen rhythmischen Erregungsbildung fähig sind. Das vegetative Nervensystem kann die Herzfunktion zwar beeinflussen, die Erregung entsteht jedoch im Herzen selbst. Auf histologischen Schnitten erscheinen diese spezialisierten Fasern grobkalibriger, heller und fibrillenärmer als die Zellen des Arbeitsmyokards. Zudem sind sie charakterisiert durch fehlende Querstreifen und das Fehlen von Glanzstreifen. Sie bilden ein irreguläres, oft wirbelförmig angeordnetes Netzwerk und sind in ein kollagenfaseriges Bindegewebe eingebettet. Das Sarkoplasma erscheint hell und enthält reichlich Glykogen. Leicht zu finden sind die Endausläufer des Reizleitungssystems, die **Purkinje-Fasern** (nicht zu verwechseln mit den Purkinje-Zellen im Kleinhirn!). Sie sind im subendokardialen Bindegewebe eingelagert. Diese verzweigen sich weiter und übertragen die Erregung über Gap junctions auf das Arbeitsmyokard.

5.2 Blut

5.2.1 Einführung

Das Blut zirkuliert in den Blutgefäßen und fungiert als Transportmedium. Beim Erwachsenen macht es etwa 6–8 %, bei Kindern etwa 8–9 % des Körpergewichts aus. Somit ist ein Blutvolumen von 6–8 l im erwachsenen Organismus die Regel (Normovolämie).

Blut ist eine **Suspension** und besteht aus flüssigen und zellulären Anteilen:

- Das **Blutplasma** besteht zu ca. 90 % aus Wasser, zu 6,5–8 % aus Plasmaproteinen und zu 2 % aus niedermolekularen Substanzen. Ein wichtiges Maß für die Konzentration der im Plasma gelösten Stoffe ist der **kolloidosmotische Druck**, der hauptsächlich durch die Plasmaproteine bedingt ist. Als **Serum** bezeichnet man Blutplasma ohne den Gerinnungsfaktor Fibrinogen.
- Bei den **Blutzellen** unterscheidet man rote Blutkörperchen (**Erythrozyten**), weiße Blutkörperchen (**Leukozyten**) und Blutplättchen (**Thrombozyten**).

Durch Zentrifugation von entnommenem Blut bildet sich eine Zellsäule, die zu ca. 99 % aus Erythrozyten besteht. Dieser sog. **Hämatokrit-Wert** (**Hk**) gibt den Anteil der Erythrozyten am Blutvolumen an und beträgt ca. 0,41–0,46.

5.2.2 Histologische Blutuntersuchungen

Aus dem Blut oder Blutserum lassen sich im Rahmen der laborchemischen Diagnostik zahlreiche klinisch relevante Parameter bestimmen (Blutbild).

Für die morphologische und quantitative Diagnostik der Blutzellen werden **Blutausstriche** hergestellt.

Dazu wird ein Tropfen Blut des Patienten auf einen Glasobjektträger aufgebracht und mithilfe eines zweiten Objektträgers zu einem dünnen Film ausgestrichen. Nach Trocknung und Fixierung können die Ausstriche angefärbt und unter dem Mikroskop begutachtet werden. Die Standardfärbung geht auf Romanowsky zurück und kann in verschiedenen Modifikationen angewendet werden (z. B. nach May-Grünwald, nach Pappenheim). Zu den Grundfarbstoffen gehören Methylenblau (basischer blauer Farbstoff) und Eosin (saurer rötlicher Farbstoff). Aufgrund der Affinität der Farbstoffe zu unterschiedlichen zellulären Strukturen tauchen auf Blutausstrichen vier Farbnuancen auf:

- **basophil:** bläulich, z. B. Zellkerne von Leukozyten
- **eosinophil/azidophil:** gelblich-rot, z. B. Granula der eosinophilen Granulozyten
- **neutrophil:** lachsfarben bis farblos, z. B. Granula der neutrophilen Granulozyten
- **azurophil:** rötlich, z. B. Granula von Lymphozyten.

5.2.3 Erythrozyten

Erythrozyten (rote Blutkörperchen) sind **kern- und organellenlose,** verformbare Gebilde mit einem Durchmesser von ca. **7,5 µm**.

> **Praktikum!**
> Der Durchmesser von Erythrozyten kann in Ausstrichen als Maßstab zur Abschätzung der Größe anderer Zellen benutzt werden.

Die Zahl der Erythrozyten liegt abhängig von Geschlecht und Alter zwischen 4–6 Millionen Zellen pro mm^3 Blut. Im Profil stellen sie bikonkave Scheiben mit dünnem Zentrum und erhabenem Rand dar, in Ausstrichen sind sie meist als runde Scheiben mit hellem Zentrum zu erkennen. Oft liegen sie rollenförmig hintereinander (Geldrollenform). Normalerweise sind sie gleichmäßig rötlich angefärbt (eosinophil) und erscheinen in ihrem Inneren dicht-amorph. Ihr Zytoplasma besteht aus **Hämoglobin (Hb)**, das für den Sauerstofftransport verantwortlich ist. Hämoglobin gehört histologisch zu den sog. endogenen Pigmenten und lässt sich histochemisch nachweisen (z. B. Benzidinprobe zum Nachweis von okkultem Blut im Stuhl).

Die semipermeable Erythrozytenmembran besteht neben den typischen Membranbausteinen aus integralen Membranproteinen (Rezeptoren, Transportproteine etc.). Auf EM-Bildern erkennt man eine dicke **Glykokalix** an der Membranaußenseite. In ihr liegen Glykoprotein-Komplexe wie z. B. die **Agglutinogene**, die für die *Blutgruppeneigenschaften* von Bedeutung sind, oder Enzyme. Die Membran ist an ihrer Innenseite von speziellen Filamenten unterlagert (**Spektrin**-Netz), die zum Zytoskelett gehören und für die Verformbarkeit der Erythrozyten mitverantwortlich sind.

Als **Poikilozytose** bezeichnet man das Auftreten unregelmäßig geformter Erythrozyten im Ausstrich. Hierbei kann es sich um Normvarianten oder pathologische Erythrozytenformen handeln (z. B. Sichelzellen). Die Form kann auch vom umgebenden osmotischen Druck abhängig sein: im hypertonen Medium schrumpfen die Erythrozyten durch Wasserverlust (Stechapfelform), im hypotonen Medium quellen sie auf und können platzen (Zytolyse, führt zu **Hämolyse**: Austritt von Hb). Treten Erythrozyten im Ausstrich in verschiedenen Größen auf, nennt man diesen Befund eine **Anisozytose** (große Erythrozyten mit Durchmessern größer als ca. 9 µm: Makrozyten; kleiner als 6 µm: Mikrozyten). Eine Abnahme der Erythrozytenzahl und des Hb-Gehalts bezeichnet man als **Anämie**, eine erhöhte Erythrozytenzahl als **Polyzythämie**.

Die Lebensdauer von Erythrozyten beträgt ca. **120 Tage**. Nicht mehr verformbare und damit überalterte rote Blutkörperchen bleiben v. a. im Sinussystem der Milz hängen und werden dort von Makrophagen phagozytiert.

5.2.4 Leukozyten

Die Zahl der weißen Blutkörperchen (Leukozyten) beträgt bei Erwachsenen ca. 4000–11000 pro µl Blut. Man unterteilt sie in:

- **polymorphkernige Leukozyten = Granulozyten:** unregelmäßig gestalteter Kern, unspezifische und spezifische Granula. Aufgrund der unterschiedlichen Anfärbbarkeit der Granula differenziert man zwischen neutrophilen, eosinophilen und basophilen Granulozyten.
- **mononukleäre Leukozyten:** Kerne regelmäßig geformt, nur unspezifische Granula. Man unterscheidet Lymphozyten und Monozyten.

Die Auszählung der quantitativen Anteile der einzelnen Unterarten, bezogen auf 100% der Leukozyten, bildet die Grundlage des sog. **Differenzialblutbildes**. Dabei gelten folgende Normalwerte:

- neutrophile Granulozyten: 50–70%
- eosinophile Granulozyten: 1–4%
- basophile Granulozyten: 0–1%
- Lymphozyten: 25–45%
- Monozyten: 2–8%.

> **Klinik!**
> Auch die Auswertung von Differenzialblutbildern wird heute meist mit Analyseautomaten durchgeführt.

Alle Leukozytenarten haben folgende Eigenschaften gemeinsam: Beteiligung an Abwehrvorgängen, Fähigkeit zur Phagozytose und zum Verlassen der Blutbahn (**Diapedese**), Ansiedlung in Geweben außerhalb der Blutbahn, amöboide Beweglichkeit, Reaktion auf z.B. chemische Reize (**Chemotaxis**). Vor der Durchwanderung der Blutgefäßwand müssen Leukozyten an das Endothel binden, ein Vorgang, der durch Zelladhäsionsmoleküle (CAMs) vermittelt wird.

Granulozyten

Der **Zellkern** der ausgereiften Granulozyten zeigt einzelne Segmente, die durch z.T. dünne Kernbrücken miteinander verbunden sind (*segmentkernige Granulozyten*). Hypersegmentierte Kerne sind Zeichen einer Überalterung von Granulozyten. Granulozyten leben etwa 1 Woche.

Die **Granula** sind membranumhüllte, lysosomale Bläschen mit bestimmten Inhaltsstoffen:

- Sog. **unspezifische Granula** (**Primärgranula**) entwickeln sich bereits früh während der Entwicklung der Granulozyten (Granulozytopoese) und enthalten hydrolytische und bakterienwandzerstörende Enzyme (saure Hydrolasen, Myeloperoxidase u.a.).
- Die **spezifischen Granula** (sekundäre Granula) treten erst im Myelozytenstadium auf und enthalten u.a. inflammatorische Mediatorstoffe. Nach der Anfärbung der spezifischen Granula unterscheidet man **drei Granulozyten-Populationen** (↗ unten).
- Sog. **tertiäre Granula** enthalten Enzyme, die im Extrazellularraum wirken (z.B. Matrixmetalloproteinasen).

> **Praktikum!**
> Unspezifische Granula färben sich azurophil an und sind lichtmikroskopisch wegen der Überlagerung durch spezifische Granula schwer zu erkennen.

Neutrophile Granulozyten

Die neutrophilen Granulozyten haben einen durchschnittlichen Durchmesser von 12 µm und zeigen nur schwach anfärbbare Granula. Sie phagozytieren Fremdmaterial (Krankheitserreger) im Rahmen der unspezifischen Immunabwehr. Da sie kleiner sind als die Monozyten, bezeichnet man sie auch als **Mikrophagen**. Im Blut halten sie sich meist nur für kurze Zeit auf. Im Rahmen von Entzündungsreaktionen wandern sie nach Diapedese zum Entzündungsort (Chemotaxis!) und geben Entzündungsmediatoren ab (z.B. Leukotriene, Prostaglandine). Ihre Hauptaufgabe ist die Abwehr bakterieller Infektionen und das Abräumen nekrotischer (abgestorbener) Gewebe. Dabei bedienen sie sich der Phagozytose. Tote Neutrophile sind Bestandteil des Eiters (Pus).

Stabkernige Neutrophile sind noch nicht voll ausdifferenzierte Zellen, deren vermehrtes Vorkommen im Ausstrich (normal bis 3%) Zeichen einer verstärkten Granulopoese mit vorzeitiger Ausschwemmung unreifer Zellen ins Blut ist. Man spricht in diesem Fall von einer *Linksverschiebung*, die beispielsweise bei Leukämien (bösartige Erkrankung der Leukozyten mit Entartung granulopoetischer Zellen) beobachtet werden kann.

> **Klinik!**
> **Drumsticks** sind trommelschlägelähnliche Anhängsel am Zellkern von Neutrophilen, die das inaktivierte X-Chromosom beherbergen und somit charakteristisch für das **weibliche Geschlecht** sind. Der Nachweis von Drumsticks an Neutrophilen aus dem Blut oder in Schleimhautabstrichen kann orientierend zur Geschlechtsdiagnose durchgeführt werden.

Neutrophile Granulozyten können durch eine histochemische Färbung markiert werden (Myeloperoxidasereaktion; Myeloperoxidase in den unspezifischen Granula!).

Bei einer Neutropenie handelt es sich um ein Absinken der Neutrophilenzahl unter den Normwert.

Eosinophile Granulozyten

Die wesentlich selteneren eosinophilen Granulozyten sind durch ihre eosinophilen Granula leicht zu erkennen. Sie haben einen Durchmesser von über 12 µm und einen doppelt gelappten Zellkern. Auf EM-Bildern kann man in den Granula ein zentrales Kristallgebilde (**Internum**) und eine amorphe Matrix in der Peripherie (**Externum**) erkennen. Das Internum besteht v. a. aus dem sog. Major basic protein (MBP).

Die Rolle der Eosinophilen im Rahmen des Immungeschehens ist noch nicht endgültig erforscht. Sie besitzen IgE-Rezeptoren, können phagozytieren und sind an der Zerstörung von Parasiten (z. B. Würmer) im Körper beteiligt. Außerdem unterdrücken sie Antigen-Antikörper-Reaktionen.

> **Klinik!**
> Bei verschiedenen Infektionskrankheiten, allergischen Reaktionen oder Parasitenbefall (z.B. Wurmbefall bei Kindern) ist die Zahl der Eosinophilen im Blut erhöht (Eosinophilie).

Basophile Granulozyten

Basophile Granulozyten haben einen durchschnittlichen Zelldurchmesser von 10 µm und einen U- oder S-förmigen Kern. Die großen basophilen Granula speichern **Histamin** und **Heparin**, die bei allergischen Reaktionen freigesetzt werden. Daneben enthalten die Granula Entzündungsmediatoren, wie z. B. Leukotriene.

> **Praktikum!**
> Die basophilen Granula können im Ausstrichpräparat den Kern vollständig verdecken.

Basophile Granulozyten sind wahrscheinlich nicht mit sog. **Gewebsmastzellen** verwandt, die auch heparin- und histaminhaltige Granula aufweisen. Letztere stammen von Vorläuferzellen aus dem Knochenmark ab.

Mononukleäre Zellen

Lymphozyten

Lymphozyten kommen in Blutausstrichen in verschiedenen Größen vor. Kleine Lymphozyten haben Durchmesser von 6–8 µm, große von 10–16 µm. Sie besitzen große, runde, grobschollige Zellkerne, die fast die gesamte Zelle ausfüllen. Im schmalen Zytoplasmasaum kann man azurophile Granula erkennen.

Funktionell werden zahlreiche Subpopulationen von Lymphozyten unterschieden. Die Einteilung in die beiden Hauptgruppen der **B- und T-Lymphozyten** hängt vom Ort ihrer Prägung ab: **B** = **B**one marrow (Knochenmark) bzw. **B**ursa-Äquivalent; **T** = **T**hymus. B-Lymphozyten sind die Träger der humoralen Immunabwehr und entwickeln sich nach Antigen-Kontakt zu den antikörperproduzierenden Plasmazellen. T-Lymphozyten sind die Träger der zellulären, also zellvermittelten Abwehr.

> **Praktikum!**
> Eine Unterscheidung einzelner Subpopulationen von Lymphozyten (z.B. B oder T) auf einem Blutausstrich nach rein morphologischen Gesichtspunkten ist nicht möglich!

> **Klinik!**
> Eine Differenzierung unterschiedlicher Lymphozytenarten wird mit molekularbiologischen Methoden oder immunzytochemisch durch den Nachweis spezifischer Oberflächenmarker (z. B. **CD**s = Cluster of Differentiation) durchgeführt.

Näheres zu Lymphozyten ↗ Kap. 5.4.1.

Monozyten

Monozyten sind mit einem Durchmesser von bis zu 20 µm die größten Leukozyten. Zellkerne von Monozyten sind typischerweise nieren-, halbmond- oder wurstförmig. Das blaugraue Zytoplasma erscheint lichtmikroskopisch stark vakuolisiert. Im elektronenmikroskopischen Bild sieht man neben zahlreichen Vakuolen lysosomale Granula mit dichtem, homogenem Inhalt und gut entwickeltem Golgi-Apparat. Die Granula enthalten u. a. saure Phosphatase und Peroxidase.

Monozyten haben folgende **Eigenschaften**:

- Fähigkeit zur unspezifischen Phagozytose (höchste Phagozytoseaktivität aller weißen Blutkörperchen).
- Präsentation von Antigenen an andere immunkompetente Zellen.
- Abgabe von Stoffen zur Aktivierung zytotoxischer Abwehrzellen (z. B. Interleukine, Interferone, Leukotriene).
- Wahrscheinlich Beteiligung an der Abwehr und Zerstörung von Tumorzellen.

Auf chemotaktische Reize hin können Monozyten das Gefäßsystem verlassen und in andere Gewebe auswandern. Dort können sie sich zu verschiedenen Zellarten weiterentwickeln, deren gemeinsame Merkmale ein mononukleärer Zellkern und die Fähigkeit zur Phagozytose sind. Diese Zellen fasst man zum sog. **Mononukleären-Phagozyten-System (MPS)** zusammen (früher: RHS = Retikulo-Histiozytäres System). Zu den am weitesten verbreiteten Monozytenabkömmlingen gehören die **Gewebsmakrophagen (Histiozyten)**, die im Stroma fast aller Organe anzutreffen sind.

> **Praktikum!**
>
> Wichtige Zellen des MPS und ihr Vorkommen:
>
> - **Gewebsmakrophagen** in Bindegewebe, Lunge (Alveolarmakrophagen), serösen Höhlen (z. B. Peritonealmakrophagen), lymphatischen Organen, Körpersekreten
> - **antigenpräsentierende dendritische Zellen** (APC = antigen presenting cells)
> - **Kupffer-Sternzellen** in den Sinusoiden der Leber
> - **Osteoklasten** im Knochen
> - **Mikroglia** im Zentralnervensystem
> - **Hofbauer-Zellen** im Stroma der Plazenta-Zotten
> - **pathologische Zellformen**, z. B. bei granulomatösen Entzündungen: Epitheloidzellen, mehrkernige Riesenzellen u. a.

5.2.5 Thrombozyten

Bei den Thrombozyten (Blutplättchen) handelt es sich um kernlose Zellfragmente, die durch Zytoplasmaabspaltung aus Vorläuferzellen im Knochenmark (Megakaryozyten) entstehen. Pro µl Blut kommen 150000 bis 350000 Thrombozyten vor.

> **Praktikum!**
>
> Thrombozyten erscheinen im Ausstrich als Gruppen kleiner, ca. 2–5 µm großer bläulicher oder farbloser Körnchen („Blutstäubchen") und dürfen nicht mit Verunreinigungen verwechselt werden.

Im EM-Bild erkennt man eine äußere, helle Zytoplasmazone (**Hyalomer**), die Zytoskelett-Elemente enthält, und eine innere dunklere Zone (**Granulomer**), in der Granula (α-Granula, δ-Granula), Lysosomen und Mitochondrien vorkommen. Ein System aus Kanälchen verbindet die Granula mit der Oberfläche der Thrombozyten. Die Granula (α-Granula) enthalten **Gerinnungsfaktoren** (z. B. Plättchen-Faktor 3) sowie andere an Gerinnungsvorgängen direkt oder indirekt beteiligte Stoffe. Dazu zählen Serotonin, Thromboxan, Prostaglandine und Wachstumsfaktoren (z. B. Platelet-derived growth factor, PDGF). Im Zytoplasma finden sich auch Aktin und ein Mikrotubulusbündel als Zytoskelettelemente. Die Funktion der Thrombozyten liegt in der primären Hämostase (Blutstillung) nach Gefäßwanddefekten. Sie beteiligen sich an der Bildung eines Pfropfes, der den Defekt verschließt und an der Gerinnungskaskade.

Thrombozyten haben eine Lebensdauer von 9–12 Tagen. Ihr Abbau erfolgt in Milz und Leber.

5.2.6 Weitere Zellen

Zu den selten in Blutausstrichen auftauchenden Zellen gehören:

- Plasmazellen
- Vorläuferzellen der Erythro- und Granulozytopoese.

5.3 Blutbildung (Hämatopoese)

5.3.1 Intrauterine Blutbildung

Die Blutbildung beginnt beim menschlichen Embryo bereits ab der 2. Schwangerschaftswoche noch außerhalb des Knochenmarks (extramedullär). Man unterscheidet drei Phasen:

- **Megaloblastische Phase:** Im embryonalen und extraembryonalen Mesenchym bilden sich sog. Blutinseln, aus denen Blutzellen und Gefäße (Angiogenese) entstehen. Dabei werden nur große Vorläuferzellen (Megaloblasten) der Entwicklungsreihe zum Erythrozyten (Erythrozytopoese) gebildet.
- **Hepatolienale Phase:** Etwa ab dem 2. Schwangerschaftsmonat beginnt parallel dazu die Blutzellbildung in Leber, Milz, Lymphknoten und Thymus. Jetzt werden auch Vorläufer der Entwicklungsreihe zu Granulozyten (Granulozytopoese) und Lymphozyten (Lymphozytopoese) gebildet.
- **Medulläre Phase:** Etwa ab dem 3. Monat entstehen erste Blutbildungsherde im Knochenmark der sich entwickelnden Knochen.

Die megaloblastische Blutbildung endet ungefähr im 3. Monat, die hepatolienale Phase um die Geburt herum.

> **📝 Praktikum!**
> Histologische Präparate von Leber und Milz von Feten oder Neugeborenen enthalten Blutbildungsherde.

> **🩺 Klinik!**
> Die extramedulläre Blutbildung kann im Rahmen hämatologischer Erkrankungen (z. B. Leukämien) reaktiviert werden und führt zu entsprechenden Organvergrößerungen (Hepato- und Splenomegalie).

5.3.2 Knochenmark

Das Knochenmark (Medulla ossium) findet sich in den Binnenräumen der Knochen zwischen Spongiosatrabekeln. Man unterscheidet gelbes und rotes Knochenmark:

- **Gelbes Knochenmark** besteht überwiegend aus Fettzellen und Fibroblasten (Fettmark). Es ist in den Diaphysen der Röhrenknochen angesiedelt.
- **Rotes, aktives Knochenmark** ist in den Epiphysen der Röhrenknochen und in kurzen und platten Knochen nachweisbar. Es liegt in einem Stroma aus retikulärem Bindegewebe, das aus *fibroblastischen Retikulumzellen*, kollagenen Fasern (Kollagen Typ I, Typ III) und Fettzellen gebildet wird. Hier werden während des gesamten Lebens Blutzellen produziert und in die Zirkulation eingeschleust. Retikulumzellen, die auch um Gefäße eine Art Adventitia bilden, können phagozytieren und als Ammenzellen an der Blutbildung mitwirken (z. B. Übertragung von Ferritin). Die extrazelluläre Matrix im Knochenmarkstroma dient reifenden Blutzellen als Substrat zur Anheftung. Es existieren zahlreiche, noch nicht in allen Einzelheiten bekannte Wechselwirkungen zwischen den Stromazellen und der extrazellulären Matrix einerseits (Mikromilieu) sowie den hämatopoetischen Zellen andererseits, die über Adhäsionsmoleküle und Matrixkomponenten vermittelt wird. Die reifen Blutzellen wandern durch die Wände *sinusoidaler Gefäße* (Diapedese), die sich durch eine dünne Wand mit fenestriertem Endothel und diskontinuierlicher oder fehlender Basalmembran auszeichnen.

Rotes und gelbes Knochenmark stellen unterschiedliche Funktionszustände des Knochenmarks dar und können ineinander übergehen (z. B. Umwandlung von gelbem Mark in rotes bei Bedarf an regenerativer Blutzellneubildung).

> **🩺 Klinik!**
> Die verlangsamte Blutströmung und die lückenhaften Sinuswände begünstigen eine Absiedlung von Tumormetastasen im Knochenmark und damit im Knochen.
> Die histologische Untersuchung von Knochenmark stellt eine wichtige diagnostische Maßnahme in der klinischen Medizin dar. Die Entnahme erfolgt mit einem speziellen Instrumentarium am Beckenkamm (Beckenkammbiopsie). Das dabei gewonnene Knochenmark wird als Ausstrichpräparat – ähnlich wie Blutausstriche – gefärbt und diagnostiziert. Die bei der Biopsie evtl. anfallenden Knochenstücke können ebenfalls zur histologischen Diagnostik verwendet werden. Untersuchung und Auswertung von Knochenmarksausstrichen erfordert viel Erfahrung und die Kenntnis aller normalen und pathologisch veränderten Zellen. Knochenmarksdiagnostik ist in der Klinik meist die Domäne der klinischen Hämatologie und Onkologie.

5.3.3 Allgemeines zur Hämatopoese

Die Hämatopoese (eigentlich Hämato*zyto*poese) erfolgt in mehreren, kompliziert regulierten Stufen. Einzelne Entwicklungsschritte lassen sich bestimmten funktionellen Gebieten im Knochenmark zuordnen (z. B. Stammzellenspeicher, Produktionsspeicher, Reifungsspeicher). Nach der heute gültigen monophyletischen Anschauung leiten sich alle Blutzellen von einer **Stammzelle** (Hämatozytoblast) ab.

> **📝 Praktikum!**
> Stammzellen sind in den üblichen Knochenmarksausstrichen nicht zu erkennen und müssen z. B. mit immunhistochemischen Methoden identifiziert werden. Sie tragen an ihrer Zelloberfläche ein Antigen namens CD34. Zirka 1–3 % aller Knochenmarkszellen sind CD34-positiv.

Stammzellen haben eine hohe Proliferationsrate. Sie sind **omni- oder totipotent**, d. h. aus ihnen können alle Blutzellarten entstehen. Erst wenn ihre Tochterzellen in ein Differenzierungsstadium eintreten, wird ihre weitere Bestimmung (**Determination**) eingeschränkt: Sie sind nur noch **pluripotent**, können sich also nur noch zu bestimmten Zellarten entwickeln. **Unipotente** Vorläuferzellen schließlich können sich nur noch innerhalb einer bestimmten Zellreihe, also z. B. zum Erythrozyten oder Granulozyten, entwickeln. Mit zunehmender Differenzierung verringert sich die Proliferationsfähigkeit.

Bereits in sehr frühen Differenzierungsstadien lagern sich Vorläuferzellen ähnlicher oder gleicher Determination zu sog. **Kolonien** zusammen (**CFU = Colony forming units** = koloniebildende Einheiten). Einzelne Kolonien werden mit Abkürzungen bezeichnet, z. B. CFU-E (erythropoetische Zellkolonie), CFU-GM (Zellkolonie für Granulozyten/Monozyten) etc. Zur Identifizierung und weiteren Untersuchung von CFUs müssen zell- oder molekularbiologische Methoden eingesetzt werden. Zur Proliferation und Differenzierung von Stammzellen und deren Nachfahren werden bestimmte hämatopoetische Wachstumsfaktoren benötigt. Dazu gehören neben Interleukinen die sog. koloniestimulierenden Faktoren (Colony stimulating factors, z. B. **GM**-CSF (**G**ranulozyten, **M**akrophagen), **M**-CSF (**M**akrophagen), **G**-CSF (**G**ranulozyten)).

5.3.4 Erythrozytopoese

Die Entwicklung zum Erythrozyten (Erythrozytopoese, Erythropoese) dauert etwa 8 Tage und beginnt aus entsprechenden Kolonien heraus. Auch spätere Entwicklungsstadien liegen im Knochenmark in Gruppen zusammen („Erythroblasten-Nester"). Die Zellnester werden von den bereits erwähnten Ammenzellen umlagert, die gespeichertes Eisen als wichtigen Baustein der Hämoglobinbildung übertragen. Man unterscheidet folgende Zellentwicklungsstadien (↗ Abb. 5.10):

- **Proerythroblast:** Größte Zelle im Rahmen der Erythrozytopoese (ca. 25 μm); stark basophiler, schmaler Zytoplasmasaum, runder Zellkern mit grobscholliger Chromatinstruktur, evtl. helle Nukleoli sichtbar, besitzt noch zahlreiche Zellorganellen.
- **Basophiler Erythroblast:** Abnahme des Zelldurchmessers, basophiles Zytoplasma, blasser perinukleärer Hof (Halo).
- **Polychromatischer Erythroblast (Makroblast):** Weitere Verkleinerung von Zellleib und Nukleus. Zunehmender Verlust von Zellorganellen mit Zunahme von neu gebildetem Hämoglobin. Diese führt zu einer „Buntfärbung" (**Polychromasie**) im Zytoplasma: azidophile Hb-haltige Bezirke und organellenreiche, basophile Areale, Kern mit verdichtetem Chromatin.
- **Orthochromatischer Erythroblast (Normoblast):** Zytoplasma fast vollständig azidophil durch Hb-Einlagerung. Verdichtung des Zellkerns und Chromatin-Kondensation (**Zellkern-Pyknose**), wodurch der Zellkern eine intensive Anfärbung erhält. Schließlich Ausstoßung des Zellkerns bzw. seiner Reste. Ausgestoßene Kerne werden von Makrophagen phagozytiert.

> **✏ Praktikum!**
>
> Die Erythrozytopoese ist durch folgende Merkmale gekennzeichnet:
>
> - zunehmende Verkleinerung der Zellen
> - Verlust der Organellen mit parallel zunehmender Hämoglobineinlagerung (= Wechsel in der Anfärbbarkeit)
> - Ausstoßung des Zellkerns.

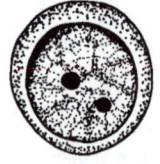
Proerythroblast

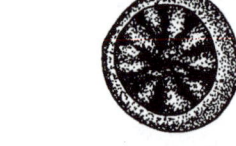
Basophiler Erythroblast

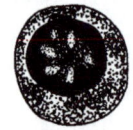
Polychromatischer Erythroblast

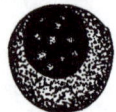
Orthochromatischer Erythroblast

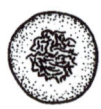
Retikulozyt

Erythrozyt

Abb. 5.10: Erythrozytopoese

Nach der physiologischen Entkernung bleibt eine fädige oder körnige Substanz im Zytoplasma der Erythrozyten zurück, die **Substantia granulofilamentosa** (reticularis), bei der es sich um Reste von Ribosomen bzw. ribosomaler RNA handelt. Das Auftreten dieser Substanz kennzeichnet die **Retikulozyten,** die letzte Vorstufe vor dem reifen Erythrozyten. Retikulozyten werden aus dem Knochenmark ausgeschwemmt und machen etwa 1–15% der peripheren Erythrozyten aus. Kernreste in Erythrozyten werden auch als Howell-Jolly-Körperchen bezeichnet.

Praktikum!

Der Nachweis der Substantia granulofilamentosa gelingt nur mit Spezialfärbungen (Supravitalfärbung mit Brillantkresylblau). Retikulozyten können im herkömmlichen Blut- oder Knochenmarksausstrich nicht erkannt werden.

Klinik!

Die Zählung der Retikulozyten ist eine diagnostische Maßnahme in der Klinik und gibt Aufschluss über Regenerationsvorgänge der roten Blutkörperchen. Eine Erhöhung der Retikulozytenzahl (Retikulozytose) ist Zeichen einer verstärkten Neubildung.
Ein wichtiger Stimulationsfaktor für die Erythropoese ist das Hormon Erythropoetin aus der Niere (↗ Kap. 5.9.2). Im Sport wird es als Dopingmittel zur Verbesserung der Sauerstoffaufnahme missbraucht.

5.3.5 Granulozytopoese

Das wichtigste Merkmal in der Entwicklung zum Granulozyten (Granulozytopoese) ist die Bildung verschiedener Granula (Granulopoese). Man unterscheidet folgende Vorläuferzellen (↗ Abb. 5.11):

- **Myeloblast:** Basophiles, schmales Zytoplasma, die Zellgrenzen erscheinen oft kantig. Großer Kern mit feinstrukturiertem Chromatin und 1–2 deutlich sichtbaren Nukleoli. Meist sind noch keine Granula nachweisbar, die Granulogenese beginnt erst im späteren Myeloblastenstadium mit der Bildung azurophiler, **unspezifischer Granula.**
- **Promyelozyt:** Größte Zelle im Rahmen der Granulozytopoese (bis 25 µm Durchmesser), schwach basophiles Zytoplasma; deutliche, azurophile unspezifische Granula (Primärgranula = Lysosomen). In diesem Stadium sind erstmals Peroxidasen nachweisbar als Spezifikum der granulopoetischen Zellreihe.
- **Myelozyt:** Helles Zytoplasma, die Abnahme der Basophilie hängt mit der Abnahme des RNA-Gehaltes zusammen; kleinerer Zellkern als Promyelozyt. Auf dieser Stufe treten erstmals spezifische Granula auf, sodass **neutrophile, eosinophile und basophile Myelozyten** unterschieden werden. Myelozyten sind noch teilungsfähig.
- **Metamyelozyt (Jugendlicher):** Zellkern eingebuchtet, nimmt Bohnenform an, Chromatin grobschollig, mit entsprechenden Granulierungen.

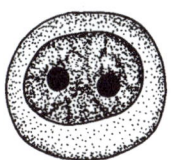
Myeloblast

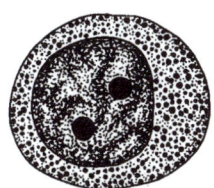
Promyelozyt

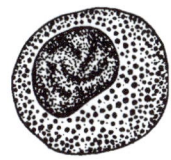
Myelozyt

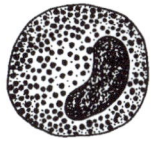
Metamyelozyt

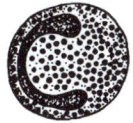
Stabkerniger Granulozyt

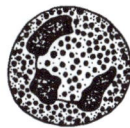
Segmentkerniger Granulozyt

Abb. 5.11: Granulozytopoese

- **Stabkerniger Granulozyt:** letzte Vorstufe des segmentkernigen Granulozyten, Zellkern stabförmig, bereits amöboid bewegliche Zelle, die das Knochenmark verlassen kann, mit entsprechenden Granulierungen.

> **Praktikum!**
>
> Die wichtigsten Merkmale der Granulozytopoese sind:
> - Verkleinerung und Abflachung des Zellkerns
> - Bildung unspezifischer und später spezifischer Granula.

Die Reifung zum Segmentkernigen dauert ca. 8 Tage. Man bezeichnet eine vermehrte Ausschwemmung von Vorläuferzellen der Granulozytopoese (im Blutausstrich erkennbar) als **Linksverschiebung**. Ein großer Teil der ausgereiften Granulozyten verbleibt als Reserve im Knochenmark.

> **Klinik!**
>
> Leukämien („Blutkrebs") sind Erkrankungen mit maligner Entartung undifferenzierter oder weiter differenzierter Vorläuferzellen der Granulozytopoese. Undifferenzierte Leukämiezellen können Myeloblasten ähneln.

5.3.6 Monozytopoese

Die Entwicklung zum Monozyten ist eigentlich eine „Makrophagozytopoese", da der Monozyt nur eine Zwischenstufe im Rahmen der Entwicklung zum Makrophagen bzw. anderer Zellen des MPS-Systems darstellt. Die frühe Entwicklung des Monozyten ist eng an die Entwicklung der Granulozyten gekoppelt, mit deren Vorläuferzellen gemeinsame CFUs gebildet werden. **Monoblasten** und **Promonozyten** sind nur mit immunhistochemischen Methoden auf Knochenmarksausstrichen markierbar. Reife Monozyten verlassen das Knochenmark sofort (↗ Abb. 5.12).

5.3.7 Lymphozytopoese

Lymphozyten entwickeln sich über immunologisch noch nicht geprägte Vorläuferzellen, die **Lymphoblasten** und Prolymphozyten (↗ Abb. 5.13). Lymphoblasten entstehen direkt aus hämatopoetischen Stammzellen, sodass die Lymphozytopoese schon auf einem frühen Entwicklungsstadium getrennt von den Entwicklungen der anderen Blutzelllinien abläuft. Auch die lymphatischen Vorläuferzellen sind nur mit speziellen Markierungsmethoden identifizierbar. Prolymphozyten können ins Blut bzw. in die sie prägenden Organe auswandern. B-Lymphozyten verbleiben im Knochenmark, in dem sie ihre Prägung erhalten.

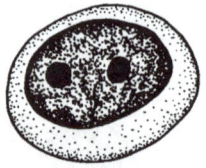 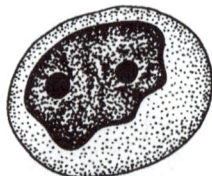 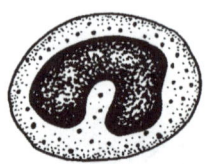

Monoblast — Promonozyt — Makrophage

Abb. 5.12: Monozytopoese

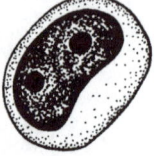 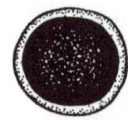

Lymphoblast — Prolymphozyt — Lymphozyt

Abb. 5.13: Lymphozytopoese

5.3.8 Thrombozytopoese

Vorläuferzellen der Blutplättchen sind die auffälligsten im Knochenmark. Es handelt sich um sog. Knochenmarksriesenzellen, **Megakaryozyten**, die sich von Megakaryoblasten ableiten. Megakaryozyten sind bis zu 160 µm große, wolkenförmige Zellen. Das basophile bis dunkel-azidophile Zytoplasma kann lappenförmige oder pseudopodienartige Fortsätze aufweisen und ist undeutlich von der Umgebung abgegrenzt. Die großen, unregelmäßig geformten und stark gefärbten Zellkerne sind durch Endomitose entstanden und somit polyploid (bis 16 × DNA). Die unscharfe Begrenzung des Zytoplasmas kommt dadurch zustande, dass an den Zellrändern laufend Zytoplasmateile als „Proplättchen" abbrechen, die als Thrombozyten in das periphere Blut ausgeschwemmt werden (↗ Abb. 5.14). Aus einem Megakaryozyten können bis zu 5000 Plättchen entstehen. Ein wichtiger Wachstumsfaktor der Thrombozytopoese ist Thrombopoietin.

> **Praktikum!**
> Megakaryozyten sind auf Knochenmarksausstrichen leicht zu erkennen. Ihre Diagnose bietet Anfängern ein erstes „Erfolgserlebnis" bei der Untersuchung von Ausstrichen.

5.4 Lymphatisches System

5.4.1 Zellen und Immungeschehen

Der Körper reagiert mithilfe der unspezifischen und spezifischen Immunantwort auf schädigende Einwirkungen (Noxen).

Unspezifische Immunantwort

Die **unspezifische** Komponente ist angeboren und kann unabhängig vom Typ eines Krankheitserregers wirksam werden. An dieser Immunantwort sind u.a. **neutrophile Granulozyten**, **Makrophagen** (↗ Kap. 4.4.2) und das **Komplementsystem** beteiligt. Letzteres besteht aus einer Reihe von Proteinen, die in inaktiven Vorstufen im Blut zirkulieren. Durch einen spezifischen Reiz kommt es zur kaskadenartigen Aktivierung, die letztendlich zur Auflösung einer Zielzelle führen kann.

Spezifische Immunantwort

Die **spezifische** Immunität beschreibt die Fähigkeit, körperfremde Stoffe (**Antigene**) als solche zu erkennen und spezifisch zu bekämpfen.

Träger der spezifischen Immunantwort sind die **Lymphozyten**. Lymphozyten werden wie alle Blutzellen im Knochenmark gebildet (↗ Kap. 5.3.7). Ihre Besonderheit besteht jedoch in einer immunologischen Prägung. Durch diese Prägung kommt es zur Entstehung einer enormen Anzahl verschiedener Lymphozyten, die Rezeptoren gegen jeweils nur ein einziges Antigen tragen (exprimieren). Im Laufe ihrer Lebenszeit halten sich die Lymphozyten im Blut und in den lymphatischen Geweben auf, ständig auf der Suche nach ihrem Antigen. Sobald sie dieses gefunden haben, kommt es zur Proliferation und zur Ausbildung einer Immunreaktion. Lymphozyten werden nach dem Ort ihrer immunologischen Prägung in B- und T-Lymphozyten (B- und T-Zellen) unterschieden:

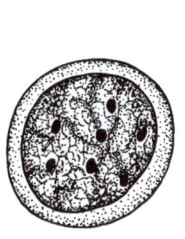
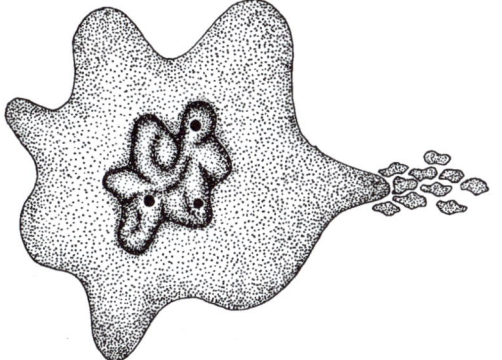
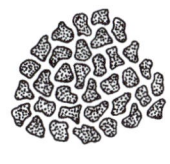

Megakaryoblast — Megakaryozyt — Thrombozyt

Abb. 5.14: Thrombozytopoese

- Als Prägungsort für **B-Lymphozyten** gilt das Knochenmark (**B**one marrow), wahrscheinlich Äquivalent für die so genannte **B**ursa Fabricii, einem lymphoepithelialen Organ im Enddarmbereich von Vögeln.
- Die **T-Lymphozyten** wandern nach ihrer Produktion im Knochenmark in den **T**hymus und werden hier geprägt.

Praktikum!
Eine Unterscheidung von Lymphozyten-Subpopulationen ist mit herkömmlichen Färbemethoden nicht möglich. Auf histologischen Schnitten kann eine Identifizierung mithilfe immunhistochemischer Methoden (z.B. Nachweis bestimmter Zellmarker) oder durch in-situ-Hybridisierung (Genexpression) durchgeführt werden.

B-Lymphozyten
B-Lymphozyten tragen Antikörper (Immunglobuline IgM und IgD) auf ihrer Oberfläche, die als Rezeptoren für spezifische Antigene dienen (B-Zell-Rezeptoren). Finden die B-Zellen ihr Antigen und binden es mit ihrem Rezeptor, so kommt es zur Aktivierung. Die Zellen beginnen sich zu teilen und wandeln sich über Zwischenstufen (Immunoblasten, Zentroblasten, Zentrozyten, Plasmoblasten, plasmozytoide Zellen) in **Plasmazellen** und **Gedächtniszellen** um (↗ Abb. 5.15). Zur Aktivierung und Differenzierung bedarf es verschiedener Mechanismen, wie z.B. einer Antigenbindung, der Bindung an einen T-Zell-Rezeptor (↗ unten) oder der Einwirkung von Zytokinen.

Praktikum!
Bei den Plasmazellen handelt es sich um große ovale Zellen, deren Nukleus eine radspeichenähnliche Struktur aufweist und die viel raues ER enthalten. Physiologischerweise sind sie lichtmikroskopisch in lymphatischen Organen, selten in Blutausstrichen auszumachen. Unter pathologischen Bedingungen treten sie bei verschiedenen entzündlichen Prozessen auf.

Plasmazellen sind für die Produktion von Antikörpern (Immunglobulinen) zuständig, wobei jede Zelle nur Antikörper gegen das für sie charakteristische Antigen produzieren kann. Die produzierten Antikörper binden

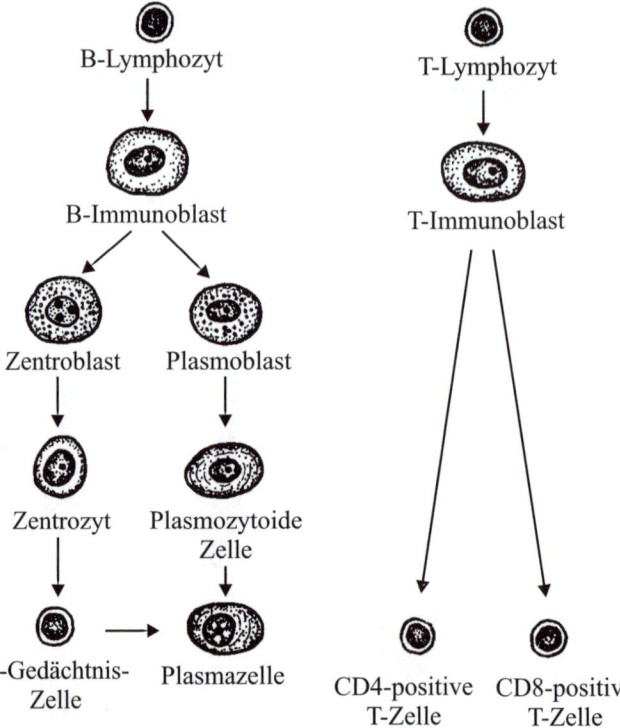

Abb. 5.15: Lymphozyten-Differenzierung

nun an dieses Antigen (**Antigen-Antikörper-Komplex**) und es resultiert:

- Inaktivierung des Antigens,
- Opsonisierung: eine Art „Markierung" des Antigens und
- Komplementaktivierung.

Die sog. **B-Gedächtniszellen** können bei erneutem Antigenkontakt eine schnellere Immunreaktion auslösen. Insgesamt bezeichnet man die durch B-Zellen vermittelte Immunreaktion als **humorale** Abwehr.

T-Lymphozyten

Die T-Zellen sind Träger der **zellulären Abwehr** und reifen im Thymus heran (↗ Kap. 5.3.7). Nach Antigenkontakt können sie sich spezialisieren. Es lassen sich dann verschiedene **Subpopulationen** unterscheiden, die z. B. immunhistochemisch anhand verschiedener Oberflächenmarker, den sog. „Cluster of differentiation" (**CD**) weiter differenziert werden können:

- T-Helferzellen (CD4) fördern die Proliferation und Differenzierung von B-Zellen und induzieren zytotoxische Reaktionen (↗ unten).
- T-Killerzellen (CD8) haben eine zytotoxische Wirkung auf schädliche oder fremde Zellen (↗ unten).
- T-Gedächtniszellen (CD45R0).
- T-Suppressorzellen (CD4 oder CD8) haben regulatorische und immunsuppressive Wirkung.

T-Zellrezeptoren können keine löslichen Antigene erkennen. Erst wenn ihnen durch andere, antigenpräsentierende Zellen (Antigen presenting cells (APC), z. B. Makrophagen, dendritische Zellen, B-Lymphozyten) Antigene durch sog. **MHC-**(major histocompatibility complex-)**Moleküle** präsentiert werden, ist eine Aktivierung der T-Zellen möglich. Antigenpräsentierende Zellen phagozytieren hierfür Antigene, prozessieren diese intrazellulär und präsentieren sie dann verknüpft mit MHC-Proteinen auf ihrer Oberfläche. Zumeist handelt es sich nur noch um Bruchstücke des aufgenommenen Antigens (Epitop).

- **MHC-Moleküle der Klasse I** kommen auf allen kernhaltigen Zellen des Organismus vor und präsentieren Proteine, die von der Zelle produziert werden (endogene Proteine). Hierbei spielt es keine Rolle, ob es sich um für die Zelle typische Proteine handelt, oder ob die Zelle von Viren oder Parasiten befallen ist und konsekutiv „fremde" Proteine produziert. Ein Teil der synthetisierten Proteine wird fragmentiert und die so entstandenen Epitope werden zusammen mit MHC-I-Proteinen auf der Zelle präsentiert. T-Killerzellen erkennen diese Konstellation und zerstören die Zielzelle. Die zytotoxische Wirkung der T-Zellen beruht auf der Abgabe zellzerstörender Substanzen (z. B. Perforin, Proteasen). T-Killerzellen „beobachten" also die Zelloberflächen und „erkennen", ob Zellen eigene oder fremde Proteine produzieren.
- **MHC-Moleküle der Klasse II** finden sich nur auf Zellen des mononukleären Phagozyten-Systems (MPS, z. B. Makrophagen, dendritische Zellen), auf B-Lymphozyten und epithelialen Retikulumzellen des Thymus (↗ unten). Diese Zellen endozytieren Proteine aus dem extrazellulären Milieu (= exogene Proteine), verknüpfen Fragmente dieser Proteine mit MHC-II-Proteinen und präsentieren sie auf ihrer Zelloberfläche. Diese Konstellation wird von T-Helferzellen erkannt und führt zu deren Aktivierung. Sie produzieren wiederum Botenstoffe (z. B. Interleukine), die B-Lymphozyten aktivieren und deren Transformation in antikörperproduzierende Plasmazellen einleiten. T-Helferzellen können in weitere Typen unterteilt werden: Typ 1 induziert eine zytotoxische Reaktion von T-Killerzellen, Typ 2 stimuliert B-Lymphozyten zur Antikörperbildung.

> **Klinik!**
>
> Das humane Immundefizienz-Virus (HIV) bindet an das CD4-Molekül von T-Helferzellen und injiziert sein Erbgut in die Zellen. Es resultiert eine Inaktivierung der normalen lymphozytären Zellfunktionen und eine Vermehrung viruseigener Proteine. Nach und nach werden immer mehr T-Helferzellen befallen und eine normale Abwehrfunktion gegen Bakterien und Viren kann nicht mehr gewährleistet werden. Betroffene Patienten versterben an Sekundärinfektionen oder an bösartigen Tumoren.

Weitere immunkompetente Zellen

Im lymphatischen System kommt eine ganze Reihe weiterer immunkompetenter Zellen bzw. Hilfszellen vor. Dazu gehören z. B.:

- **Dendritische Zellen (Dendritic Cells, DC):** DC haben bäumchenartige, an Dendriten erinnernde Fortsätze. Sie gehören zum MPS-System und sind in verschiedenen Organen anzutreffen (z. B. in den lymphatischen Organen, der Lunge, in der Epidermis als sog. Langerhans-Zellen). Sie nehmen Antigene auf, verarbeiten sie intrazellulär, transportieren diese in lymphatische Organe und induzieren dort eine Immunantwort. Weiterhin sind sie an der Regulation der B- und T-Zellfunktionen beteiligt. Man unterscheidet:

- **Interdigitierende dendritische Zellen (IDC):** reagieren vor allem mit T-Helferzellen.
- **Follikuläre dendritische Zellen (FDC):** sind z. B. in den Keimzentren der Lymphfollikel (↗ unten) lokalisiert, präsentieren Antigen-Antikörper-Komplexe an B-Lymphozyten.

Praktikum!

Sog. fibroblastische Retikulumzellen sind keine immunkompetenten Zellen, sondern als mesenchymale Fibroblasten die Bindegewebszellen des retikulären (netzartigen) Bindegewebes, das das Stroma lymphoretikulärer Organe bildet (↗ unten).

Effektorzellen: Zellen, die in der Lage sind, z. B. im Verlauf entzündlicher Vorgänge, gekennzeichnete Zielzellen durch toxische Einwirkungen oder Phagozytose zu eliminieren. Zu ihnen zählt man:

- Monozyten und **Makrophagen** (↗ Kap. 4.4.2)
- **Neutrophile Granulozyten** (↗ Kap. 4.4.2)
- **Natürliche Killerzellen** (Natural killer cells, NK): NK sind mit den Lymphozyten eng „verwandt" (früher als „große Lymphozyten" bezeichnet) und tragen CD16 und CD56 als Oberflächenmarker. Sie sind in der Lage, Zellen ohne vorherige Antigenstimulation durch Abgabe zytotoxischer Stoffe (z. B. Perforin) zu zerstören. Ihre Aktivitäten richten sich vor allem gegen Tumorzellen und von Viren infizierte Zellen.

5.4.2 Lymphatische Organe

Gliederung

- **Primäre oder zentrale lymphatische Organe** sind an der Bildung und Prägung der Lymphozyten beteiligt. Dazu zählen **fetale Leber, Knochenmark** und **Thymus**.
- Nach ihrer Reifung wandern die Lymphozyten in die **sekundären Lymphorgane** aus und besiedeln diese. Dazu zählen **Lymphknoten, Milz, Tonsillen** sowie die schleimhautassoziierten lymphatischen Gewebe (Mucosa associated lymphatic tissue = MALT). MALT findet sich meist in der Lamina propria der Schleimhäute von Hohlraumsystemen (Verdauungstrakt, Atemwege, ableitende Harnwege, innere Geschlechtsorgane etc.). Die Migration von Lymphozyten, aber auch von antigenpräsentierenden Zellen in sekundäre lymphatische Organe wird von chemotaktischen Stoffen, z. B. Chemokinen, kontrolliert.

Nach ihrem Grundgerüst (Stroma) und ihrer embryologischen Herkunft unterscheidet man **lymphoretikuläre** (retikuläres Bindegewebe mit fibroblastischen Retikulumzellen; Bsp.: Lymphknoten, Tonsillen, Milz) von **lymphoepithelialen Organen** (epitheliale Grundlage, Bsp.: Thymus).

Lymphfollikel

In allen sekundär lymphatischen Organen findet man als **Lymphfollikel** (Folliculi lymphatici) bezeichnete knötchenförmige Ansammlungen von Lymphozyten, bei denen es sich zu ca. 80 % um B-Lymphozyten handelt. Follikel sind veränderliche Gebilde, die je nach Immunlage entstehen, verschwinden oder ihr Aussehen verändern. Lymphfollikel des MALT treten isoliert (Folliculi lymphatici solitarii) oder aggregiert auf (Folliculi lymphatici aggregatii, z. B. Peyer-Plaques der Ileumschleimhaut). Funktionell unterscheidet man Primär- von Sekundärfollikeln:

- **Primärfollikel:** Im Lymphfollikel hat noch keine Antigen-Antikörper-Reaktion stattgefunden. In den bis zu 1 mm großen Knoten liegen die Lymphozyten gleichmäßig dicht verteilt vor. Die überwiegend vorkommenden B-Lymphozyten wandern laufend in den Follikel ein und aus (Rezirkulation). Weiterhin kommen T-Lymphozyten (T-Helferzellen), Makrophagen und antigenpräsentierende follikuläre dendritische Zellen (FDC) vor, die eine Art Maschenwerk bilden. Primärfollikel sind insbesondere bei Neugeborenen häufig.
- **Sekundärfollikel** haben ein helles Zentrum (**Keimzentrum, Reaktionszentrum**) aus größeren, weniger dicht liegenden lymphatischen Zellen, das je nach Schnittführung von einer Art Kapsel oder Kappe aus dicht liegenden, kleinen Lymphozyten umgeben wird (**Lymphozytenwall oder -kappe, Mantelzone**):
  – In der **Mantelzone** finden sich B-Lymphozyten, die am Keimzentrum vorbeiwandern, wenn sie kein passendes Antigen gefunden haben. Die

Kappe entspricht dem Primärfollikel, der durch das Keimzentrum auseinander getrieben wurde.
- Im **Keimzentrum** entwickeln und vermehren sich B-Lymphozyten, denen ihr spezifisches Antigen von FDCs präsentiert worden ist und die dadurch aktiviert worden sind (↗ unten). Die B-Zellen wandeln sich zunächst in **Zentroblasten** und anschließend in **Zentrozyten** um. Zentrozyten sind große Zellen mit hellem Zytoplasma und Nuklei, die das Keimzentrum aufgehellt erscheinen lassen. Zentrozyten verlassen das Keimzentrum und differenzieren sich zu Plasmazellen oder B-Gedächtniszellen weiter.

Lymphatische Gewebe sind gut vaskularisiert. Als Besonderheit fallen spezialisierte venöse Gefäße auf, sog. **postkapilläre hochendotheliale Venolen (High endothelial venules, HEV)**. Sie tragen ein auffälliges iso- bis hochprismatisches Endothel. Auf dem Endothel sind spezifische Adhäsionsmoleküle lokalisiert (z. B. CD44, Adressine), mit deren Hilfe im Blut zirkulierende Lymphozyten und DC „andocken", um durch die Gefäßwand in das Gewebe austreten zu können. Dieser Prozess wird **„homing"** genannt.

> **Praktikum!**
> Unter einem entzündlichen Infiltrat versteht man eine im Rahmen entzündlicher Vorgänge entstandene umschriebene Ansammlung immunologisch kompetenter Zellen unterschiedlicher Ausdehnung. Je nach Dominanz werden lymphozytäre, plasmozytäre, eosinophile usw. Infiltrate unterschieden. In histologischen Präparaten vom Menschen sind sie aus verschiedenen Gründen (Gewebeprobe stammt aus pathologisch verändertem Organ, unerkannte Entzündungen, systemische Erkrankungen usw.) häufig anzutreffen.

> **Klinik!**
> Als **Lymphome** werden maligne Tumore des lympahtischen Systems zusammengefasst.

Lymphknoten (Nodus lymphaticus)

Beim Menschen sind ca. 300–700 lymphoretikuläre Lymphknoten in das den Körper durchziehende **Lymphgefäßsystem** zwischengeschaltet. Jedes Körpergebiet weist **regionäre Lymphknoten** sowie nachgeschaltete Sammellymphknoten auf, die später in die großen Lymphgefäßstämme des Körpers wie den Ductus thoracicus einmünden. Lymphknoten sind rund oder nierenförmig und von einer **Bindegewebskapsel** umgeben. Von hier aus ziehen **Trabekel** ins Organinnere und unterteilen das Parenchym unvollständig (↗ Abb. 5.16). Das Stroma des Lymphknotens besteht aus retikulären Fasern, die ein Maschenwerk bilden, in das Fibroblasten eingelagert sind.

In der schwachen Vergrößerung gliedert sich der Lymphknoten in eine durch dicht liegende Zellen und Lymphfollikel dunkel wirkende Rinde (**Kortex**, ↗ Abb. 5.17) und ein helleres, lockeres Mark (**Medulla**, ↗ Abb. 5.18) im Zentrum. Die meisten Follikel der Rinde stellen Sekundärfollikel dar. In der Medulla überwiegt anteilsmäßig das Hohlraumsystem der lympheführenden Sinusgefäße (↗ unten). Das eigentliche Parenchym besteht aus Fibroblasten, Plasmazellen und Makrophagen, die die sog. **Markstränge** bilden. Der Randbereich zwischen Rinde und Mark wird als **Parakortex** bezeichnet (↗ Abb. 5.19). Durchzogen wird das Parenchym des Lymphknotens von einem System zusammenhängender, dünnwandiger **Sinusgefäße**, die mit den zu- und abführenden Lymphgefäßen in Verbindung stehen. Bei hoher Vergrößerung ist zu erkennen, dass das Sinus-System ein dünnwandiges Gefäßsystem darstellt und von Endothelzellen ausgekleidet ist, die auch als **Uferzellen** bezeichnet werden. Postkapilläre, hochendotheliale Venolen sind häufig im Parakortex angeschnitten.

Die Lymphe gelangt aus zuführenden Gefäßen (**Vasa afferentia,** in histologischen Präparaten selten angeschnitten!) an der Konvexseite des Organs in den **Randsinus** (**Marginalsinus, subkapsulärer Sinus**), der unterhalb der Kapsel lokalisiert ist. Parallel zu den Trabekeln und durch Kortex und Parakortex hindurch verlaufen die **Intermediärsinus**, die die Lymphe aus dem Randsinus weiterbefördern. Von hier gelangt die Flüssigkeit in die sehr weitmaschigen **Marksinus**, der den größten Teil der Medulla ausmacht. Im **Terminalsinus** sammelt sich die Lymphe schließlich und gelangt in das ableitende Lymphgefäß an der Konkavseite des Knotens (**Vas efferens**). Hier, am so genannten **Hilum** des Lymphknotens, liegen auch größere, in das Organ ein- und austretende Blutgefäße und Nerven.

> **Praktikum!**
> Zu- und ableitende Lymphgefäße können Klappen aufweisen. Sie sind daher leicht mit dünnwandigen Venen zu verwechseln.

5 · Spezielle Histologie

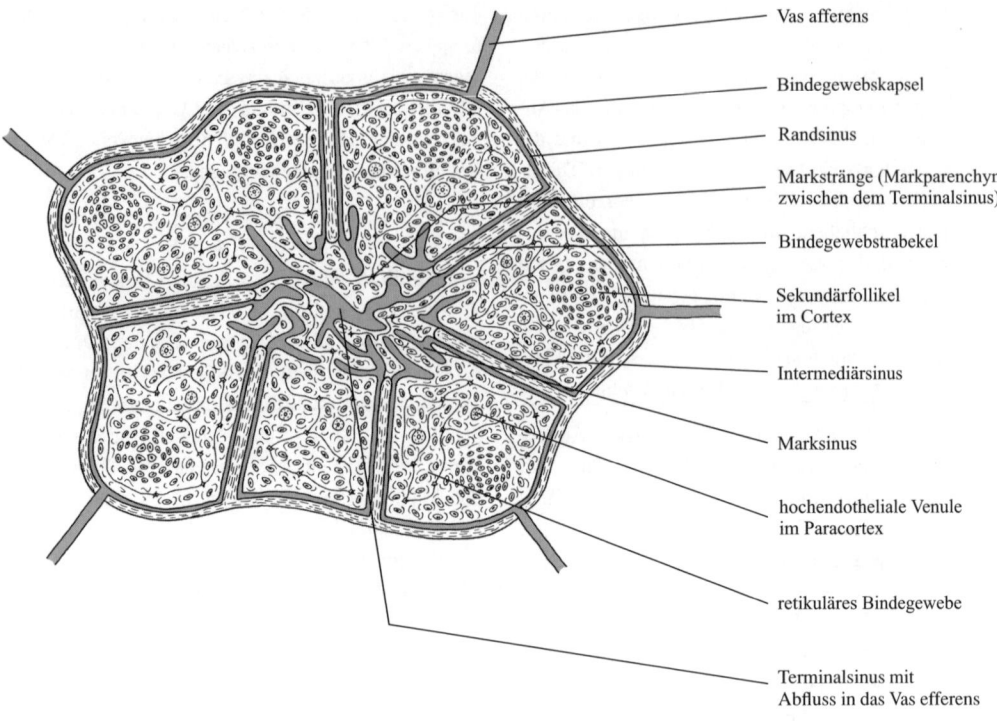

Abb. 5.16: Lymphknoten-Aufbau

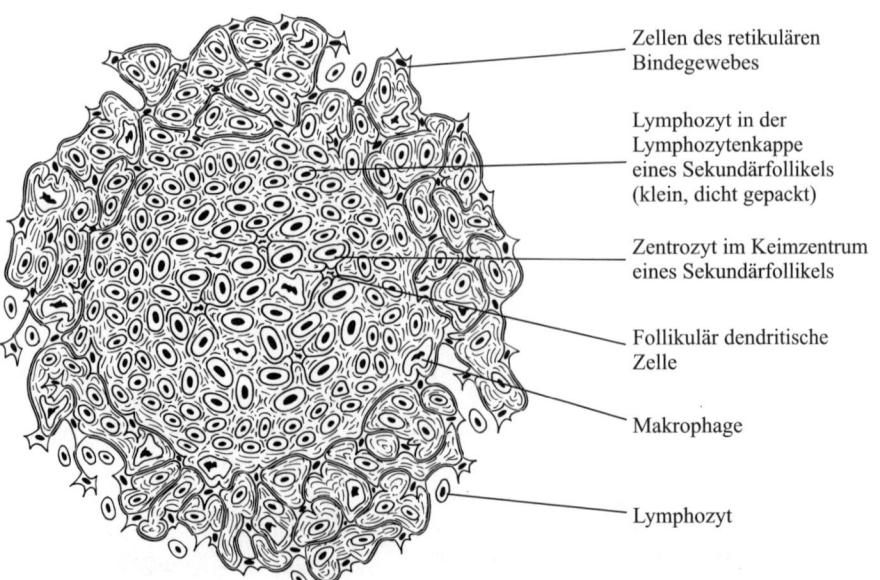

Abb. 5.17: Lymphknoten – Kortex

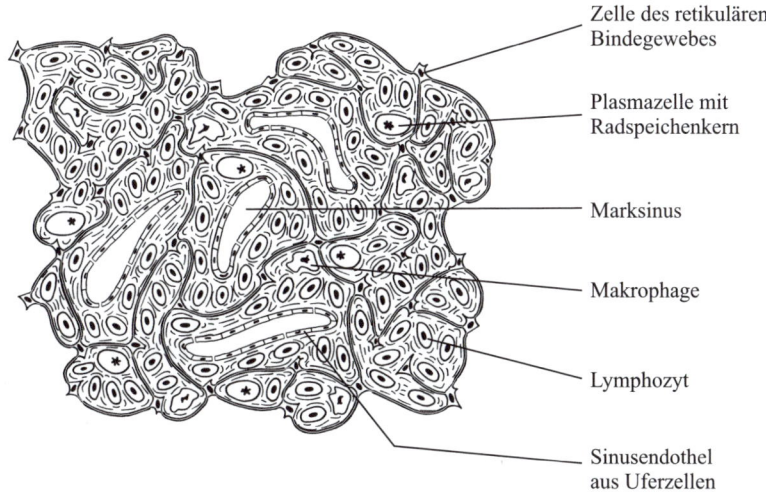

Abb. 5.18: Lymphknoten – Medulla

Labels: Zelle des retikulären Bindegewebes; Plasmazelle mit Radspeichenkern; Marksinus; Makrophage; Lymphozyt; Sinusendothel aus Uferzellen

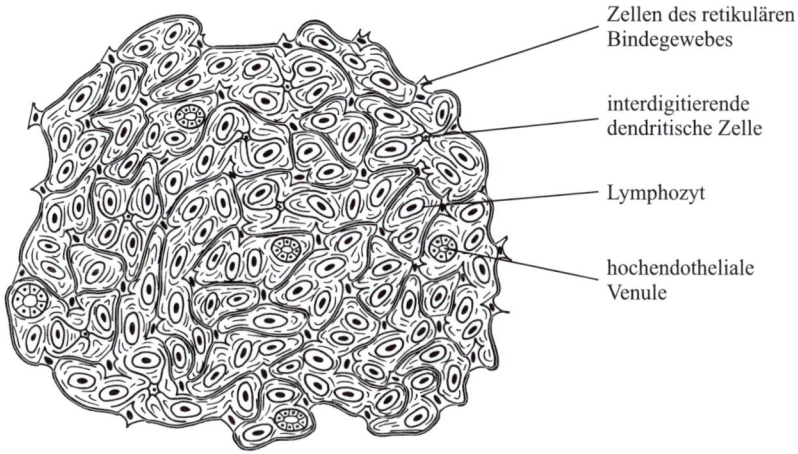

Abb. 5.19: Lymphknoten – Parakortex

Labels: Zellen des retikulären Bindegewebes; interdigitierende dendritische Zelle; Lymphozyt; hochendotheliale Venule

Lymphozyten und andere immunologisch tätige Zellen besiedeln unterschiedliche Zonen innerhalb des Lymphknotens. Bei der Rindenschicht handelt es sich vorwiegend um eine **B-Zell-Region**, in der zahlreiche Lymphfollikel vorkommen. Im **Parakortex** überwiegen **T-Zellen** sowie interdigitierende dendritische Zellen (IDC) und Makrophagen. Plasmazellen liegen v. a. im Markbereich (Markstränge).

Lymphknoten sind wichtige **Orte der Immunabwehr**. Antigenpräsentierende Zellen (z. B. IDC) wandern nach Kontakt mit einem Antigen in nahe gelegene Lymphknoten, um es hier ansässigen Lymphozyten zu präsentieren. Im Blut zirkulierende Lymphozyten gelangen über die hochendothelialen Venolen des Parakortex in die Lymphknoten. Kommt es über eine Antigen-Erkennung zur Aktivierung eines B-Lymphozyten, wandert dieser in einen Primärfollikel ein und induziert über seine Proliferation und Differenzierung die Bildung eines Sekundärfollikels mit Keimzentrum. Lymphknoten sind aber auch Filterstationen des Lymphsystems, in denen Partikel aus dem Lymphstrom hängen bleiben und von Makrophagen phagozytiert werden. Vor allem in Lymphknoten der Stromgebiete innerer Organe finden sich häufig Ablagerungen. Bei entsprechender Umwelt- oder Berufsbelastung können Lymphknoten der Lunge z. B. mit Kohlestäuben (Anthrakose) oder Steinstäuben (Silikose) beladen sein, die als **exogene Pigmente** histologisch nachweisbar sind.

Praktikum!
Besonders Lymphknoten älterer Menschen können histologisch Zeichen abgelaufener Entzündungen aufweisen.

Klinik!
Maligne Tumoren nutzen das Lymphsystem, um sich im Körper auszubreiten (lymphogene Metastasierung, Lymphknotenmetastasen). Bei einer chirurgischen Tumorentfernung werden daher häufig spezifische Lymphknotenstationen mit entfernt, um möglichst bereits metastasierte Tumorzellen zu entfernen. Ein von Tumorzellen befallener Lymphknoten kann in seiner normalen Architektur vollständig zerstört sein und nur aus Tumorgewebe bestehen.

Praktikum!
Wichtige Erkennungszeichen Lymphknoten:

- bohnenförmig-rundliches lymphatisches Organ mit Organkapsel und Hilum
- weitmaschiges Mark und dichte Rinde mit Lymphfollikeln
- Randsinus direkt unter der Kapsel
- hochendotheliale Venolen.

Milz (Splen, Lien)

Die Milz ist das größte lymphatische Organ des menschlichen Körpers und übernimmt neben zahlreichen immunologischen Aufgaben auch eine Filterfunktion durch den Abbau überalterter Erythrozyten. Die Milz ist nicht wie die Lymphknoten in die Lymphbahn, sondern in die Blutbahn eingeschaltet.

Bereits makroskopisch sind auf einem Schnitt durch das Organ unterschiedlich gefärbte parenchymatöse Anteile (Pulpa = „weiches Mark") zu unterscheiden (➚ Abb. 5.20):

- **Rote Pulpa:** besteht aus einem netzartigen Grundgerüst aus sternförmigen, fibroblastischen Retikulumzellen (Milz- oder Pulpastränge) mit Bindegewebsfasern sowie dazwischen liegenden venösen,

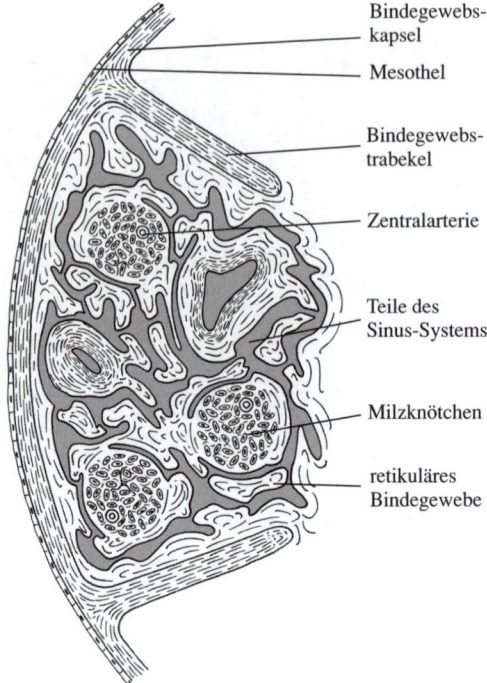

Abb. 5.20: Aufbau der Milz

dünnwandigen Sinusgefäßen. Die Rotfärbung entsteht durch den Erythrozyten-Reichtum der roten Pulpa.
- **Weiße Pulpa:** lymphatisches Gewebe bestehend aus bis zu 0,5 mm großen Knötchen (**Milzknötchen, -follikel**, Malpighi-Körperchen) und **periarteriolären lymphatischen Scheiden** (**PALS**). Sie macht ca. 5–20% der Gesamtorganmasse aus.

Merke!
Bei den Milzknötchen handelt es sich um Lymphfollikel, wie sie in anderen lymphatischen Organen ebenfalls auftreten und als Primär- oder Sekundärfollikel vorkommen! Milzknötchen sind keine konstanten Strukturen. Sie werden aufgrund verschiedener Faktoren (z. B. Abwehrlage, Alter) auf- und abgebaut.

Die Milz besitzt eine dünne **Kapsel** (Tunica fibrosa) aus einem straffen, geflechtartigen Bindegewebe, das auch elastische Fasern und glatte Muskelzellen enthalten kann. Der Kapsel kann ein **Mesothel** als Peritonealüberzug (Tunica serosa) aufliegen. Von der Kapsel ziehen Bindegewebssepten als **Trabekel** in die Tiefe, die sich weiter aufzweigen können und in das retikuläre Fasernetz übergehen. In den Trabekeln verlaufen die größeren Äste der Milzgefäße (A., V. lienalis als Balken- oder Trabekelarterie bzw. -vene), sowie Nervenfasern.

Für das Verständnis der Milzhistologie ist die Kenntnis der **arteriellen Gefäßaufzweigung** von zentraler Bedeutung (↗ Abb. 5.21):

- **Trabekel- bzw. Balkenarterien:** Größere Gefäße, die aus der Milzarterie entspringen, verlaufen im Zentrum der Trabekel und sind vom muskulären Typ. Meist werden sie von einer Vene (Trabekel-, Balkenvene) begleitet. Alle nun folgenden arteriellen Abgänge werden mit dem Überbegriff **Pulpaarterien** beschrieben.
- **Zentralarterien** (da sie im Zentrum lymphatischen Gewebes liegen): entspringen aus den Trabekelarterien und sind umgeben von **lymphatischen Scheiden (PALS)** und **Milzknötchen**. An längsgeschnittenen Zentralarterien erkennt man, dass die PALS über längere Strecken diese Gefäße umhüllen. Oft greifen sie auf Milzknötchen über und umhüllen diese als sog. **periphere weiße Pulpa**. Auf den Schnitten sieht man dann die zentral gelegenen Milzknötchen (z. B. in Form von Primärfollikeln mit dichtem Lymphozytenrasen), umgeben von einem lockerer gebauten lymphatischen Gewebe und evtl. peripher liegender, quer geschnittener Zentralarterie.
- **Pinselarteriolen** (Penicilli): stellen präkapilläre Äste der Zentralarterien dar. Sie sind englumig, muskelstark und in histologischen Präparaten schwer zu erkennen. Sie sind nicht von einer lymphatischen Scheide umgeben.
- **Hülsenkapillaren:** entstehen durch Aufteilungen von Pinselarteriolen und sind streckenweise von Umhüllungen (Hülsen) aus Makrophagen, modifizierten Retikulumzellen und Bindegewebsfasern umgeben. Die Funktion dieser zellulären Umhüllungen ist unklar. Über **Endkapillaren** gelangt das Blut in das Retikulum der roten Pulpa, von wo aus es wieder in die Milzsinus übertreten kann.
- **Milzsinus:** gehören bereits zum **venösen Schenkel** des Gefäßsystems. Die dünnwandigen Sinusgefäße beginnen meist blind im Retikulum und stellen bis zu 50 µm breite, säckchenartige Hohlraumsysteme dar, ausgekleidet mit stabförmigen **Endothelien** (Daubenzellen), zwischen denen schlitzförmige Lücken übrig bleiben. Zusammengehalten werden die Endothelschläuche außen durch zirkulär verlau-

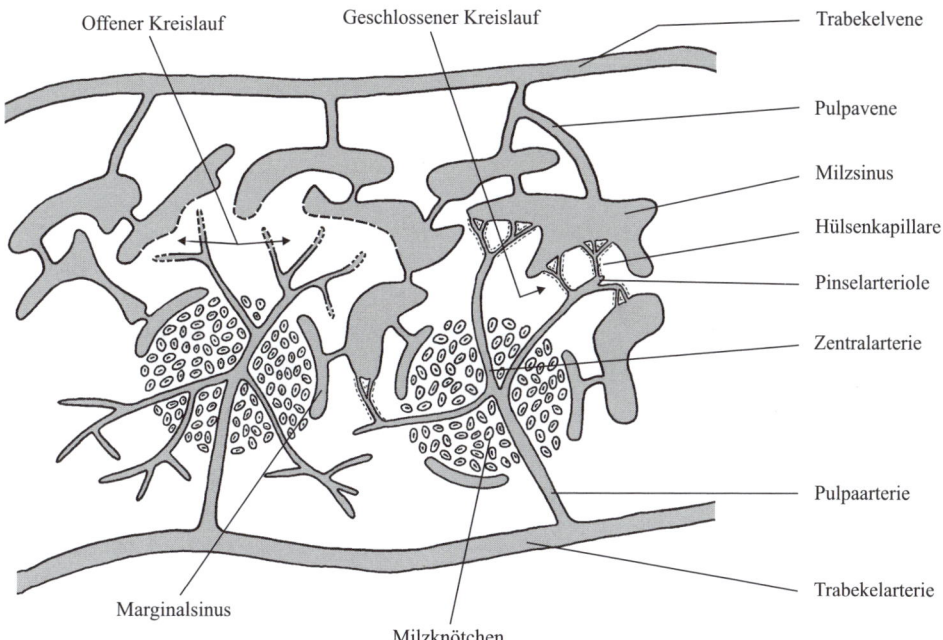

Abb. 5.21: Offener und geschlossener Milzkreislauf

fende **Ringfasern**. Ob die Endothelzellen einer diskontinuierlichen Basalmembran aufsitzen, ist nicht endgültig geklärt. Milzsinus können mit offenen Fässern verglichen werden.

Der **venöse Schenkel** setzt sich in die **Pulpavenen** fort, die schließlich in **Trabekelvenen** einmünden.

> **Praktikum!**
>
> Die Struktur der Pulpastränge zwischen den Milzsinus lässt sich am besten an Präparaten gespülter Milzen untersuchen. Durch die Herauslösung freier Zellen (v. a. Erythrozyten) treten die Stränge deutlich hervor. Man erkennt ein Gerüst aus fibroblastischen Retikulumzellen und retikulären Bindegewebsfasern sowie die Wände der Sinus mit ihren Ringfasern. Nach Spülung sind auch die Hülsenkapillaren gut zu erkennen.

Als **Marginalzone** (↗ Abb. 5.22) wird der Grenzbereich zwischen roter und weißer Pulpa bezeichnet. Die hier verlaufenden sog. **Marginalsinus** werden von schmalen, radiär aus den Zentralarterien abgehenden Gefäßen gespeist, die zunächst in der roten Pulpa verlaufen, um dann ihr Blut in die Marginalsinus zu entleeren. In den Marginalzonen finden sich zahlreiche Makrophagen, die Antigene aus dem Blut binden können. B- und T-Lymphozyten verlassen hier die Blutbahn und treten in Kontakt mit dendritischen Zellen.

Die Milz erfüllt mehrere **Aufgaben**:

- **Erythrozytenabbau** (rote Pulpa): In der menschlichen Milz kommt hauptsächlich die „**offene Strombahn**" vor, d. h. das Blut tritt aus den Endkapillaren in die Maschen des Retikulums über und fließt von dort in die Sinus ab. Wahrscheinlich zirkuliert ein Teil des Blutes über eine „**geschlossene Strombahn**", in der die Milzsinus direkt aus Pinselarteriolen entspringen. Die Blutzellen wandern dann durch die Sinuswände hindurch in die Pulpa und wieder zurück. Dabei werden die Erythrozyten einer „Zellmauserung" unterworfen.
  - Nach einer **mechanischen Hypothese** mangelt es überalterten Erythrozyten an der nötigen elastischen Verformbarkeit (Zytoskelett!), um die Lücken zwischen den Sinusendothelien passieren zu können. Makrophagen, die außerhalb der Sinus im retikulären Schwammwerk der Pulpastränge liegen, greifen mit ihren Fortsätzen in die Sinus hinein und phagozytieren die insuffizienten roten Blutkörperchen.
  - Nach einer **immunologischen Hypothese** nehmen Erythrozyten in den Sinus antigene Eigenschaften an, die sie zum Phagozytiertwerden durch Makrophagen prädisponieren.
- Durch die Eisenspeicherung nach Phagozytose der Erythrozyten kann in den Milzmakrophagen **Hämosiderin** (↗ Kap. 3.7.3) nachgewiesen werden. Auch überalterte Thrombozyten oder Leukozyten sollen in der Milz sequestriert werden.
- **Immunologische Funktionen** (weiße Milzpulpa): In der weißen Pulpa (Knötchen und PALS) interagieren drei Zellarten miteinander: Lymphozyten, dendritische Zellen und Makrophagen.
  - **Lymphozyten:** T-Lymphozyten finden sich bevorzugt in den PALS, B-Lymphozyten in der peripheren weißen Pulpa. Auch in der roten Pulpa kommen Lymphozyten vor.
  - **Dendritische Zellen:** Dendritische Zellen sind Bestandteile der gesamten weißen Pulpa. Interdigitierende DC kommen vor allem in T-Zell-Arealen, follikuläre DC in B-Zell-Arealen vor.
  - **Makrophagen:** Makrophagen sind eine Zellpopulation, die in allen Arealen der Milz auftritt, bevorzugt in der Marginalzone und in der roten Pulpa.

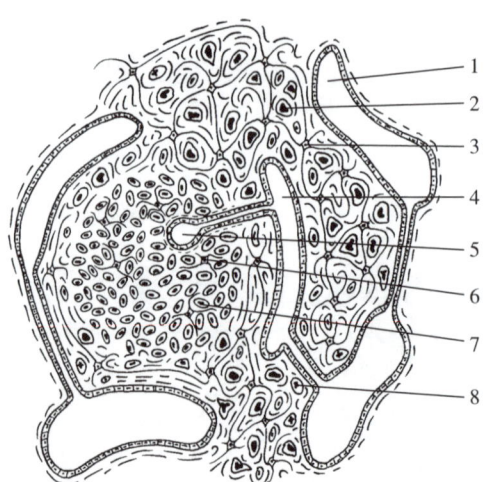

1 = Sinus
2 = Makrophage
3 = fibroblastische Retikulumzelle
4 = Marginalsinus
5 = Zentralarterie mit PALS
6 = dendritische Zelle
7 = Lymphozyt
8 = Plasmazelle

Abb. 5.22: Marginalzone und Marginalsinus

5.4 Lymphatisches System

- Die **PALS** umhüllen die Zentralarterien und bestehen vorwiegend aus T-Helferzellen und interdigitierenden follikulären Zellen (= APCs). Zusätzlich können Milzknötchen die Zentralarterie samt PALS umgeben (↗ Abb. 5.23). Wie in allen lymphatischen Organen, laufen auch in der Milz entsprechende humorale und zelluläre Immunreaktionen ab. Eine Immunabwehr unter Ausbildung von Sekundärfollikeln erfolgt nach engem Kontakt von Lymphozyten durch antigenpräsentierende Zellen (dendritische Zellen, Makrophagen), z.B. im Bereich der Marginalsinus (↗ oben). Aktivierte B-Lymphozyten bilden Keimzentren aus, nachdem sie in die Zentralbereiche der weißen Pulpa gewandert sind. Da die Milz keine afferenten Lymphgefäße aufweist, ist eine ihrer Hauptaufgaben die Auseinandersetzung mit Antigenen, die im Blut zirkulieren.
- **Blutbildung** (Hämatopoese): während der Fetalzeit (hepato-lienale Phase). Diese kann unter pathologischen Bedingungen (z.B. bei Leukämien) wieder aufgenommen werden, was zu einer Vergrößerung des Organs führt (Splenomegalie). Ob auch beim Menschen, wie bei vielen Tieren, die Milz als **Blutspeicher** fungieren kann, ist umstritten.

> **Klinik!**
>
> Die Bedeutung der Milz für ein intaktes Immunsystems wird deutlich, wenn das Organ z.B. infolge traumatischer Ruptur chirurgisch entfernt werden muss (Splenektomie). Splenektomierte Patienten leben mit der Gefahr, ein sog. OPSI-Syndrom (Overwhelming-Post-Splenectomy-Infection-Syndrome) zu entwickeln, bei dem es sich um eine schwere Allgemeininfektion durch Keime handelt, mit denen der Organismus normalerweise problemlos fertig wird (meist Pneumokokken und andere grampositive Bakterien).

> **Praktikum!**
>
> Wichtige Erkennungszeichen Milz:
> - bereits in schwacher Vergrößerung: rote und weiße Pulpa
> - Kapsel mit Trabekeln und Trabekelgefäßen
> - weiße Pulpa als Lymphfollikel mit Zentralarterie und PALS
> - bei gespülter Milz: Pulpastränge, Hülsenkapillaren.

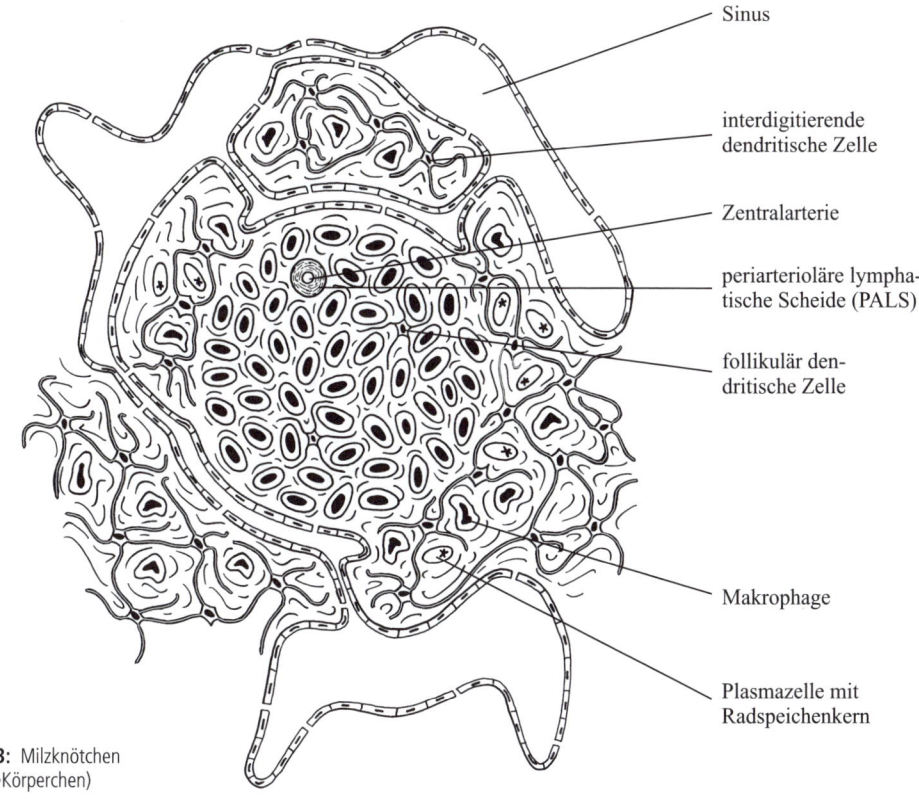

Abb. 5.23: Milzknötchen (Malpighi-Körperchen)

Tonsillen

Einführung

Die Tonsillen („Mandeln") sind lymphatische Organe im Rachenbereich, die ringförmig am Ausgang vom Nasen-Rachen-Raum gruppiert sind. Man unterscheidet:

- **Tonsillae palatinae:** Gaumenmandeln
- **Tonsillae linguales:** Zungenmandeln
- **Tonsilla pharyngealis:** Rachenmandel
- **Tonsillae tubariae:** Tubenmandeln, schlecht abgrenzbare Ansammlung von lymphatischem Gewebe im Bereich der Tuba auditiva (Ohrtrompete).

Zusammen mit diffus im seitlichen Pharynx („Seitenstränge") und Larynx liegenden lymphatischen Ansammlungen bilden die Tonsillen den **Waldeyer-Rachenring** (lymphatischen Rachenring). In den Tonsillen werden Immunglobuline und spezifische Antikörper gebildet. Sie gelten als „Vorposten" einer Abwehr gegenüber Infektionen der Atemwege. In der späten Kindheit werden Gaumen- und Rachenmandeln hyperplastisch und vergrößern sich. Dieser physiologische Vorgang wird oft von Infektionen überlagert (➚ unten). Mit fortschreitendem Alter kommt es zur Atrophie der Organe.

Der grundsätzliche lymphatische Aufbau der Tonsillen ist im Wesentlichen gleich, Unterschiede ergeben sich durch das sie bedeckende Epithel und die in ihrer Nachbarschaft liegenden Gewebe.

Tonsilla palatina

Die paarigen Tonsillae palatinae (Gaumenmandeln) liegen in der Tonsillarbucht zwischen den beiden Gaumenbögen (Arcus palatoglossus, Arcus palatopharyngeus). In der Tonsillarbucht ist die Mandel bindegewebig verankert, die gegenüber liegende Seite (zum Rachen hin) ist vom **mehrschichtigen, unverhornten Plattenepithel** des Pharynx überzogen. Auf ihrer Oberfläche erkennt man mehrere Grübchen (**Fossulae tonsillaris**), die den Eingang zu verzweigten Einsenkungen, den **Krypten**, bilden. Diese durchziehen das Organ fast vollständig. Auf der dem Epithel gegenüber liegenden Organseite (also zur Tonsillarbucht hin) ist eine **bindegewebige Kapsel** ausgebildet, von der aus schmale **Trabekel** in das Organinnere ziehen und es unvollständig unterteilen. Das Stroma besteht wie gewohnt aus einem Netzwerk von fibroblastischen Retikulumzellen und ihren Fasern (➚ Abb. 5.24).

In höherer Vergrößerung erkennt man folgende Strukturen:

- **Details der Krypten** (➚ Abb. 5.25): Mit zunehmender Tiefe der Krypten wird das Epithel dünner. In der Kryptentiefe schließlich ist es aufgelockert und lückenhaft (retikuliert). Auch die Basalmemb-

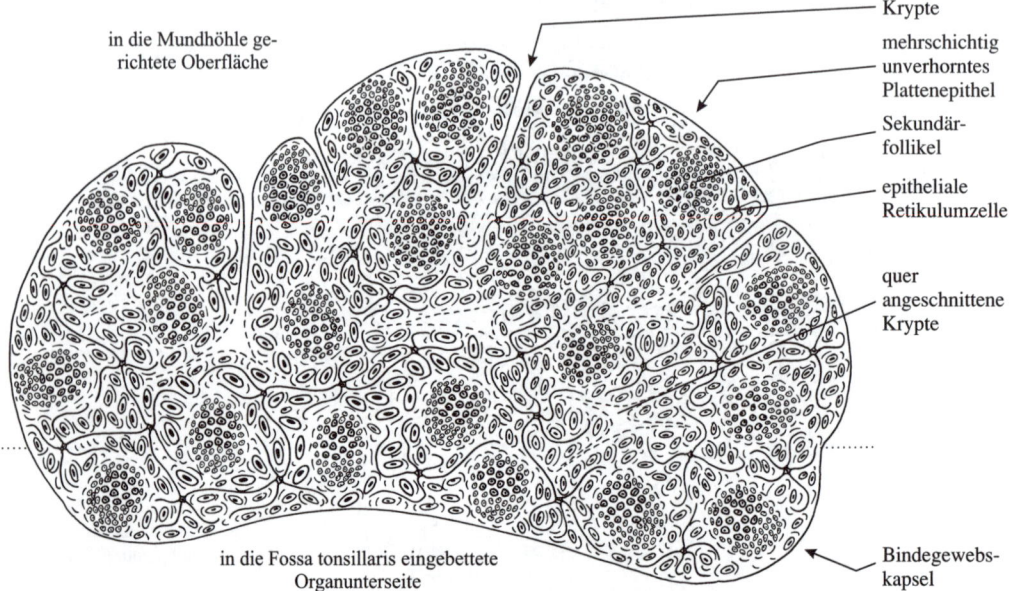

Abb. 5.24: Aufbau der Tonsilla palatina

ran kann unterbrochen sein, sodass lymphatisches Gewebe direkt an die äußere Oberfläche grenzt. Diese Zonen werden als **Durchdringungszonen** bezeichnet. Hier findet man zahlreiche Lymphozyten (B-Lymphozyten), hier werden Antigene aufgenommen und verarbeitet. Dies geschieht durch **M-Zellen** (Microfold cells; nur mit Spezialmethoden identifizierbar), die auch im lymphatischen System des Darms vorkommen. Sie transportieren die Antigene in das Organ hinein. Im Inneren der Tonsille interagieren die Antigene mit dem lymphatischen Gewebe. Am Boden der Krypten liegen als Zelldetritus (**Detritus** = Überreste zerfallener Zellen oder Gewebe) abgestorbene Epithelzellen, lymphatische Zellen, von außen eingedrungene Materialien (z. B. Speisereste), Keime und eingetrocknete Sekrete. In großer Menge können sie als sog. **Tonsillarpfröpfe** die Krypten verstopfen.

- **Sekundärfollikel** (↗ Abb. 5.26): Diese B-Zell-Regionen liegen unter dem Epithel. Ihre Lymphozy-

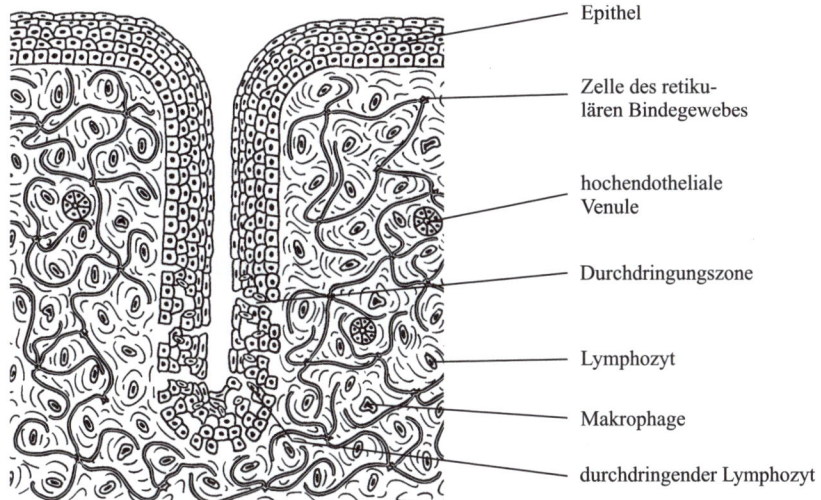

Abb. 5.25: Tonsillen-Krypte

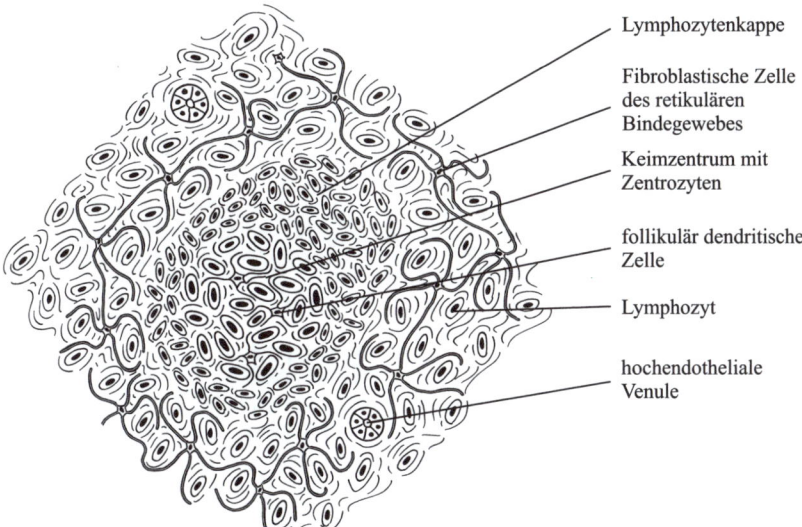

Abb. 5.26: Sekundärfollikel in einer Tonsille

tenkappe ist asymmetrisch ausgebildet und zeigt in Richtung Epithel.
- **Interfollikuläre Zonen:** Zwischen den Follikeln liegende T-Zell-Regionen mit hochendothelialen Venolen, interdigitierenden dendritischen Zellen und Makrophagen.

Des Weiteren kommen auch Makrophagen, Plasmazellen und interdigitierende dendritische Zellen vor. Insgesamt überwiegen in der Tonsilla palatina aber die **B-Lymphozyten**, sodass sie als ein wichtiger Ort der Antikörperbildung angesehen werden kann.

> **Praktikum!**
>
> In der Umgebung der Gaumenmandel können muköse Speicheldrüsen (Gll. palatinae) angeschnitten sein, die mit ihren Ausführungsgängen im Epithel, gelegentlich auch in die Krypten münden können. Auch Skelettmuskulatur als Anteil von Schlundmuskeln kann in der Peripherie von Tonsillenpräparaten auftauchen. In den Histologiekursen werden häufig chirurgisch entfernte Tonsillen (Tonsillektomie) verwendet. An diesen Tonsillektomiepräparaten lassen sich demnach auch pathologische Veränderungen nachweisen. Da die Entfernung („Ausschälung") an der dem Epithel gegenüber liegenden Seite aus dem Tonsillarbett heraus erfolgte, zeigt diese Seite der Präparate Einblutungen und artifizielle Gewebsdefekte.
>
> Wichtige Erkennungszeichen Tonsilla palatina:
> - Lymphatisches Organ mit Überzug aus mehrschichtig unverhorntem Plattenepithel
> - charakteristische Krypten mit Durchdringungszone in der Tiefe
> - in der Peripherie oft muköse Drüsen und Skelettmuskelfasern.

Tonsilla pharyngealis

Die Rachenmandel liegt im Bereich des Rachendachs der Pars nasalis des Pharynx. Sie ist von einem **mehrreihigen, hochprismatischen Flimmerepithel** (respiratorischen Epithel) mit Becherzellen überzogen, das anstelle von Krypten **Falten** und seichte **Buchten** in das lymphatische Gewebe hinein bildet. Gelegentlich kann auch Plattenepithel vorkommen. Die Tonsille ist von einer dünnen Organkapsel umhüllt. In ihrer Nachbarschaft können seromuköse Drüsen angeschnitten sein. Bei Erwachsenen ist die Rachenmandel stark zurückgebildet (atrophiert).

> **Klinik!**
>
> Eine hyperplastische Vergrößerung des Organs wird als **adenoide Vegetation** („Polypen") bezeichnet und kommt v. a. bei Kindern vor. Behindert sie die Atmung, muss sie evtl. chirurgisch entfernt werden (Polypektomie).

> **Praktikum!**
>
> Wichtige Erkennungszeichen Tonsilla pharyngealis:
> - Lymphatisches Organ mit Überzug aus respiratorischem Epithel
> - Ausbildung von Epithelbuchten.

Tonsilla lingualis

Die Tonsilla lingualis (Zungenmandel) liegt im Bereich der Zungenwurzel und kann die Zungenoberfläche zu höckrigen **Zungenbälgen** aufwerfen. Es handelt sich um Ansammlungen von Lymphfollikeln in der Lamina propria unter dem mehrschichtig unverhornten Plattenepithel der Zunge, die z.T. von einer sehr dünnen bindegewebigen Kapsel umhüllt sind. Das Epithel über den Follikeln kann kryptenartige Einsenkungen ausbilden (Balghöhlen). In der Region der Zungenmandel trägt das Epithel der Zunge keine Papillen.

> **Praktikum!**
>
> Histologische Präparate von Zungenmandeln sind meist Teil eines größeren Gewebeblocks aus dem Bereich der hinteren Zunge. So können auch weitere anatomische Strukturen dieser Region angeschnitten sein: Skelettmuskelfasern als Teil der Zungenbinnenmuskulatur, muköse Speicheldrüsen mit Ausführungsgängen (Gll. linguales posteriores), Fettgewebsanteile, Gefäße und Nerven.
>
> Wichtige Erkennungszeichen Tonsilla lingualis:
> - lymphatisches Gewebe mit Überzug aus mehrschichtig unverhorntem Plattenepithel
> - weitere histologische Strukturen der Zunge: Skelettmuskulatur, Drüsen etc.

> **Klinik!**
>
> Bei einer **Tonsillitis** handelt es sich um eine Entzündung der Mandeln, die meist bakteriell oder viral verursacht ist. Bei starker Entzündung des gesamten Waldeyer-Rachenrings und angrenzender Schleimhäute mit Einengung spricht man von einer **Angina** („Enge"). Tonsillen gelten als wichtiges Reservoir für Viren bei HIV-Erkrankung.

MALT

Der Begriff des schleimhautassoziierten lymphatischen Gewebes (**Mucosa associated lymphatic tissue = MALT**) steht für die Gesamtheit von lymphatischen Ansammlungen im Bereich von Schleimhäuten. Man findet es in:

- Schleimhäuten des Verdauungstraktes (z. B. GALT = Gut associated lymphatic tissue)
- Schleimhäuten des Respirationstraktes (z. B. BALT = Bronchus associated lymphatic tissue)
- anderen Hohlorganen: Atemwege, ableitende Harnwege, Geschlechtswege etc.

Es handelt sich dabei um einzelne Lymphozyten oder Makrophagen, die in den Laminae propriae oder im Epithel anzutreffen sind, um einzelne Lymphfollikel oder um mehrere, aggregierte Follikel (z. B. Peyer-Plaques im Ileum).

Das MALT-System schützt die empfindlichen Schleimhautoberflächen vor der Invasion durch Krankheitserreger bzw. ist Ort erster immunologischer Auseinandersetzung mit eingedrungenen Keimen. Funktionell gehören die Tonsillen auch zum MALT.

Thymus

Der Thymus („Bries") ist ein **lymphoepitheliales Organ**, besteht aus zwei Lappen und liegt im vorderen Mediastinum dorsal des Brustbeins (retrosternal). Beim Neugeborenen ist er im Verhältnis zur Körpergröße am größten, wächst dann noch bis zur Pubertät und bildet sich anschließend zurück (postpubertäre Involution). Die Rückbildung führt zu einer starken Verfettung des Organs, sodass man im Erwachsenenalter von einem **Thymusrest-** oder **Thymusfettkörper** spricht. Dennoch bleibt zeitlebens funktionelles Thymusgewebe erhalten.

> **Praktikum!**
> In den Histologie-Kursen werden meist Thymuspräparate jüngerer Individuen verwendet.

Der kindliche Thymus ist von einer dünnen Organkapsel umgeben und durch bindegewebige, gefäßführende Septen in **Läppchen** gegliedert. Ansammlungen von **Fettgewebe** unterschiedlicher Ausdehnung innerhalb der bindegewebigen Anteile kommen häufig vor. Am einzelnen Läppchen kann man eine zelldichte, dunkel

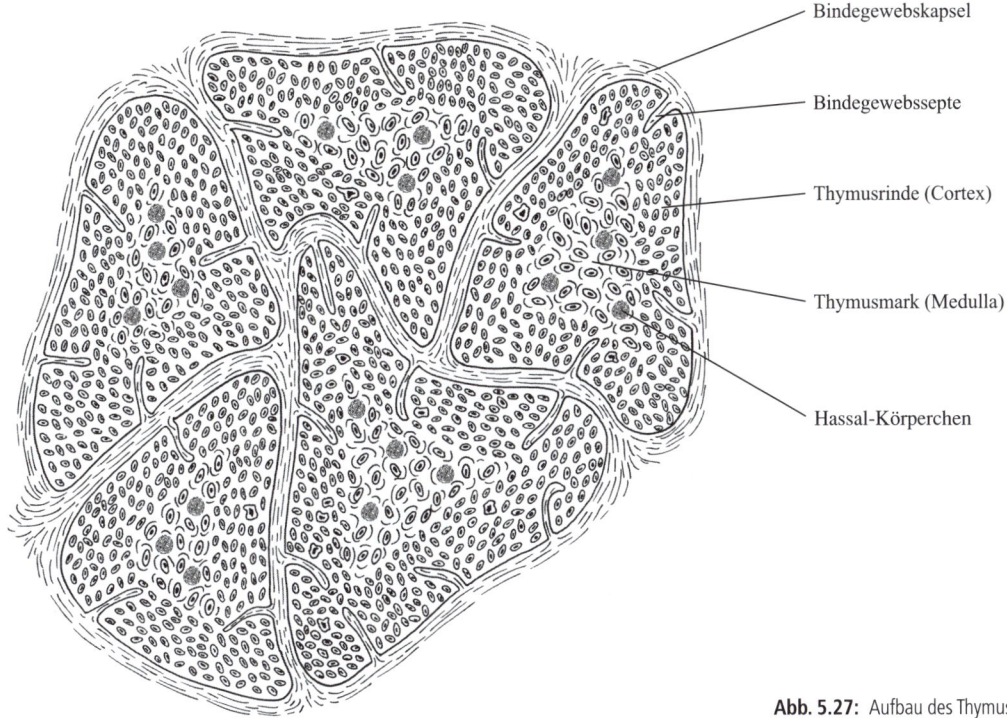

Abb. 5.27: Aufbau des Thymus

gefärbte **Rinde** (**Kortex**) und ein aufgelockertes zellärmeres **Mark** (**Medulla**) unterscheiden. (↗ Abb. 5.27).

Zellulärer Aufbau des Thymus (↗ Abb. 5.28):

- **Epitheliale Retikulumzellen:** Hierbei handelt es sich um sternförmige, längliche Epithelzellen mit eosinophilem Zytoplasma und blassem Nukleus, die ekto- und endodermalen Ursprungs sind. Kennzeichnend sind lange Zytoplasmafortsätze, die mit anderen epithelialen Retikulumzellen Zellkontakte und dadurch ein netzartiges Maschenwerk ausbilden (Thymusstroma). Dieses Netzwerk grenzt die Thymusrinde von der Außenwelt sowie vom Mark streng ab und unterteilt den Kortex in kleine lymphozytenreiche Subkompartimente. Auch im Mark bilden die epithelialen Zellen ein Maschenwerk aus; dieses ist allerdings weniger dicht als in der Rinde. Da die Retikulumzellen die T-Lymphozyten während ihrer Prägung unterstützen und vor fremden Antigenen schützen, werden sie auch als Ammenzellen bezeichnet. Mithilfe von Spezialmethoden lassen sich in Mark und Rinde verschiedene Subpopulationen von Retikulumzellen unterscheiden. Epitheliale Thymuszellen sezernieren verschiedene **Thymushormone** (z. B. Thymosine, Thymopoietine).

- **T-Lymphozyten** (Thymozyten): Beherrschen das histologische Bild und sind in der Rinde dichter gelagert als im Mark. Vor allem in der Rinde liegen Lymphozyten in Gruppen zusammen und werden von Ausläufern der Retikulumzellen umfasst. Dies ermöglicht eine störungsfreie Entwicklung der Lymphozyten. T-Lymphozyten gelangen nach ihrer Entstehung im Knochenmark zunächst in die Thymusrinde. Hier liegen sie gruppiert in Subkompartimenten und sind durch das Netzwerk der epithelialen Retikulumzellen vor fremden Antigenen geschützt. Unter diesen Voraussetzungen reifen die T-Zellen und entwickeln ihre immunologischen Eigenschaften und Fähigkeiten. Zusätzlich präsentieren ihnen die Epithelzellen körpereigene Epitope

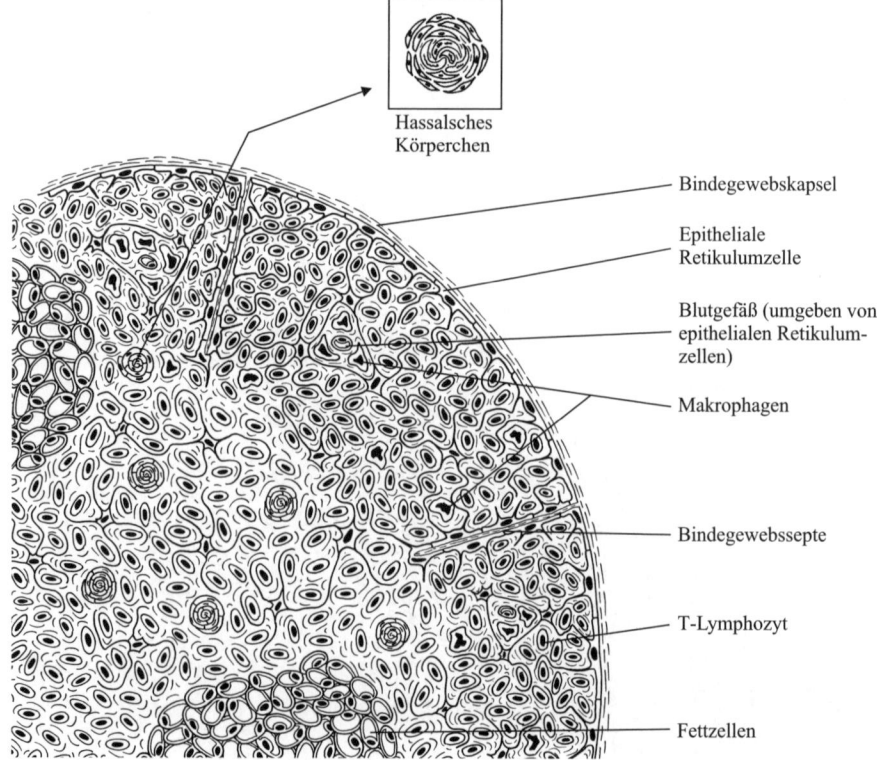

Abb. 5.28: Zellulärer Aufbau des Thymus (stärker vergrößert)

und MHC-Proteine. Sie werden tolerant gegenüber körpereigenen Peptiden (**Selbsttoleranz**). T-Lymphozyten, die diese Bedingung nicht erfüllen, werden bereits im Thymus eliminiert. Nach Wanderung in das Thymusmark gelangen sie von dort aus in die Zirkulation. Man findet sie in den typischen T-Zell-Regionen (z. B. Parakortex des Lymphknotens) des Körpers.

- **Weitere immunkompetente Zellen:** Makrophagen, Mastzellen, eosinophile Granulozyten und interdigitierende dendritische Zellen.
- **Ansammlungen von Epithelzellen um Blutgefäße:** Vor allem in der Rinde bilden dünne Epithelzellschichten eine kontinuierliche Trennschicht um die Gefäße, die als **Blut-Thymus-Schranke** bezeichnet wird. Antigene können diese Schranke schlecht passieren und somit nicht in Kontakt mit den sich entwickelnden Lymphozyten treten. Ob dieser Schranke große Bedeutung zukommt, wird in jüngster Zeit bezweifelt. Die Kapillaren im Thymus sind dünnwandig und weisen ein gefenstertes Endothel auf.
- **Hassal-Körperchen:** Zwiebelschalenartig angeordnete Epithelzellen im Mark mit Durchmessern von ca. 30–150 μm. Die Zellen enthalten Keratohyalingranula und Keratinfilamente. Im Inneren der Körperchen finden sich Zelltrümmer und amorphes Material als Zeichen der Degeneration. Die Funktion der Körperchen ist bis heute ungeklärt.

Praktikum!

Wichtige Erkennungszeichen Thymus:

- Läppchenbau, Fettansammlungen
- Gliederung in Rinde und Mark
- Hassal-Körperchen im Mark
- keine Lymphfollikel.

5.5 Endokrine Organe

5.5.1 Einführung

Das endokrine System steuert und reguliert zahlreiche Vitalfunktionen des Körpers. Es wirkt über „Botenstoffe" (**Hormone**), die in den endokrinen Organen nach Bedarf gebildet und dann über Blut, Lymphe oder das Interstitium zu den Zielorganen bzw. -zellen transportiert werden, wo sie über Membranrezeptoren oder intrazelluläre Rezeptoren ihre Wirkungen entfalten. Damit die Sekrete schnell in die Zirkulation übertreten können, sind endokrine Organe und Gewebe sehr gut vaskularisiert.

Das endokrine System ist hierarchisch gegliedert: Übergeordnete Zentren kontrollieren nachgeschaltete endokrine Systeme über **Feedback-Mechanismen:**

- **Steuerhormone** (-*trope* Hormone) wirken in diesem System auf andere endokrine Drüsen und veranlassen diese z. B. zur Bildung eigener Hormone.
- **Effektorhormone** wirken ohne Zwischenschaltung anderer endokriner Drüsen direkt auf ein Zielorgan.

Anatomische Formen des endokrinen Systems:

- **Endokrine Organe** („Hormondrüsen") sind eigenständige, anatomisch abgrenzbare Organe; Bsp.: Schilddrüse.
- **Endokrine Zellgruppen** liegen einzeln oder als Teil eines Organs vor; Bsp.: Langerhans-Inseln im Pankreas.
- **Endokrine Einzelzellen** liegen verstreut (diffuse endokrine Systeme); Bsp.: endokrine Zellen im Herzen.

Neuroendokrine Zellen sind Nervenzellen, die Hormone bilden können oder endokrine Zellen, die die gleichen Hormone bilden wie hormonbildende Nervenzellen. Da sie verstreut innerhalb verschiedener Organteile und Gewebe auftreten können, werden sie zum **diffusen neuroendokrinen System** zusammengefasst. Als **APUD-Zellen** bezeichnete man Zellen dieses Systems, die sowohl Amine als auch Peptidhormone bilden und in der Lage sind, Vorstufen von Aminen aufzunehmen und deren Synthese durch enzymatische Prozesse voranzutreiben (APUD = **A**mine **p**recursor **u**ptake and **d**ecarboxylation: Aminvorstufen-Aufnahme und -Decarboxylierung).

Praktikum!

Hormone gehören vier großen Stoffklassen an:

- **Aminosäurederivate** (z. B. Adrenalin, Thyroxin)
- **kleine Peptide** (z. B. Vasopressin, TRH)
- **Proteine** (z. B. Insulin, Parathormon, TSH)
- **Steroide** (z. B. Progesteron, Kortisol).

5.5.2 Hypophyse

Einführung

Die **Hypophyse** (**Hirnanhangsdrüse, Gl. pituitaria**) ist in die Sella turcica des Keilbeins eingebettet und durch den Hypophysenstiel (Infundibulum), der das Diaphragma sellae durchstößt, mit dem Hypothalamus verbunden. Das Infundibulum geht trichterförmig in das Tuber cinereum des Hypothalamus über.

Die Hypophyse wird von einer zweischichtigen, bindegewebigen Organkapsel umgeben. Man unterscheidet zwei Anteile (↗ Abb. 5.29):

- **Adenohypophyse** (Hypophysenvorderlappen, **HVL**): epithelialer Verband, der dem Ektoderm der Mundhöhle entstammt, das sich in der Embryonalzeit nach kranial ausstülpt (Rathke-Tasche).
- **Neurohypophyse** (Hypophysenhinterlappen, **HHL**): besteht aus Nervengewebe und ist ein Teil des Zwischenhirns (Dienzephalon).

Beide Teile verwachsen im Lauf der vorgeburtlichen Entwicklung.

Das kompliziert gebaute **Gefäßsystem** der Hypophyse stellt Verbindungen zwischen Hypothalamus und Vorderlappen sowie zwischen den beiden Lappen her. Über ein venöses Pfortadersystem gelangen Hypothalamushormone in den Vorderlappen. Das Kapillarsystem der Hypophyse besteht aus weiten, **sinusoidalen Gefäßen** mit teilweise fenestriertem Endothel.

Adenohypophyse (HVL)

Anteile der Adenohypophyse

Man unterscheidet makroskopisch drei Anteile (↗ Abb. 5.29):

- **Pars distalis:** größter Teil der Adenohypophyse
- **Pars tuberalis** (*Trichterlappen*): umgreift rostral den Hypophysenstiel
- **Pars intermedia** (*Zwischenlappen*, zwischen Pars tuberalis und Neurohypophyse, ↗ Abb. 5.30).

Die Adenohypophyse besteht aus einem epithelialen, strangförmig angeordneten Zellverband in einem Stroma aus retikulären Fasern (Gitterfasern). Die Zellen weisen spezifische (Hormon-)Granula auf, die

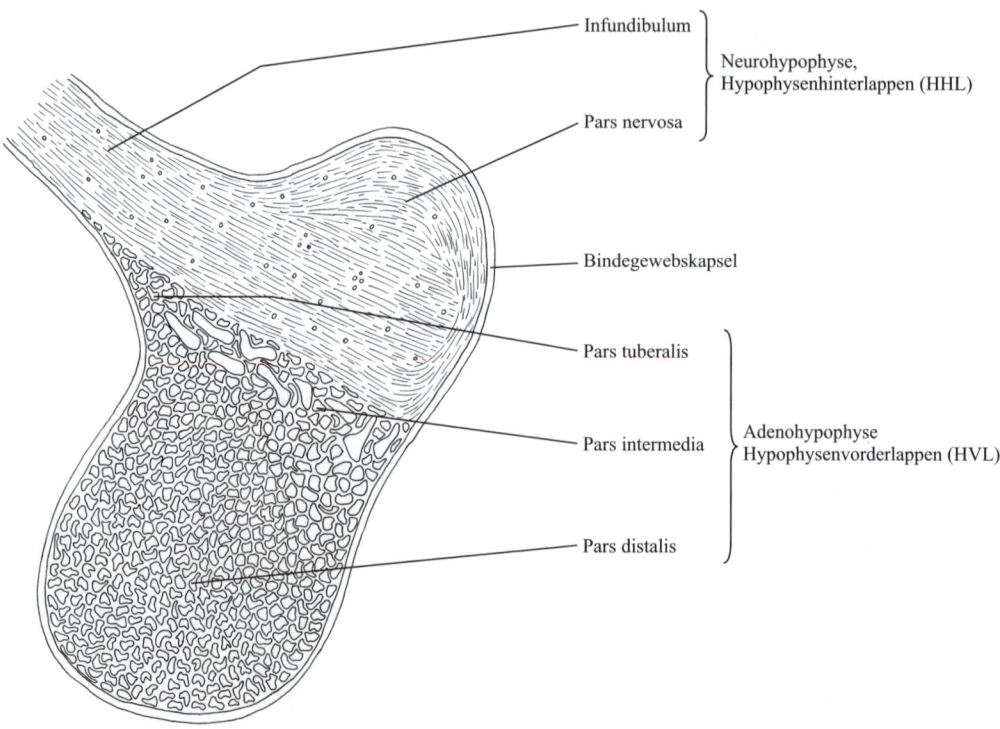

Abb. 5.29: Hypophyse – Übersicht

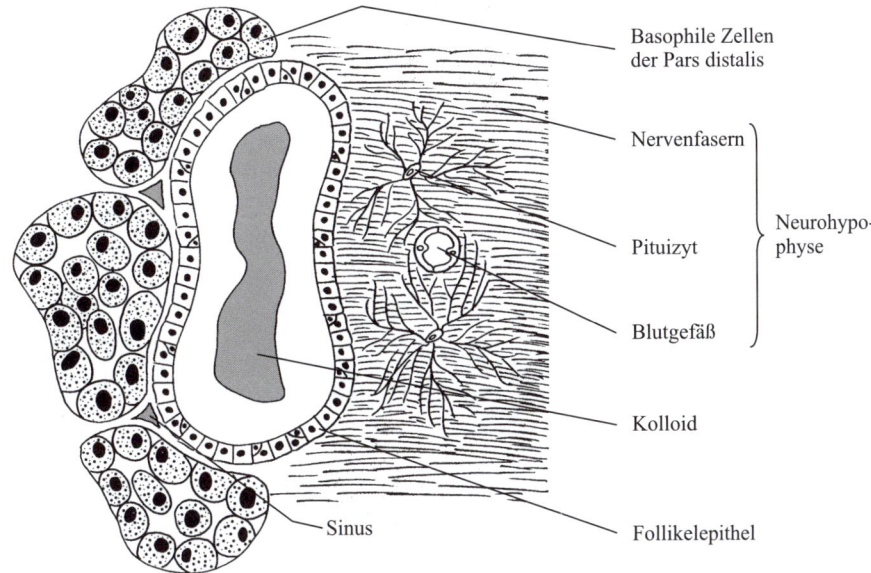

Abb. 5.30: Hypophyse – Pars intermedia

aber erst im Elektronenmikroskop differenzierbar sind.

Durch postmortale Veränderungen ist der Zellverband in histologischen Präparaten menschlicher Hypophysen mehr oder weniger stark aufgelockert.

Zellen der Adenohypophyse
In Übersichtsfärbungen (z. B. H.E.) kann man folgende Vorderlappenzellen unterscheiden:

- **chromophobe Zellen** = wenig anfärbbar, blass
- azidophile/eosinophile und basophile Zellen = gut anfärbbar (**chromophil**).

Mithilfe immunzytochemischer Verfahren lassen sich die Zellen aufgrund der von ihnen produzierten Hormone genauer unterteilen:

- **somatotrope Zellen** (azidophil): produzieren das Wachstumshormon Somatotropin (GH = growth hormone); stellen ca. 50 % der HVL-Zellen
- **mammotrope (laktotrope) Zellen** (azidophil): bilden Prolaktin (PRL), das auf die weibliche Brustdrüse wirkt
- **kortikotrope Zellen** (basophil): bilden adrenokortikotropes Hormon (ACTH, wirkt auf die Nebennierenrinde) sowie verwandte Stoffe, die sich vom gleichen Vorläufermolekül wie ACTH ableiten (β-Lipotropin (β-LPH), β-Endorphin, MSH u. a.)
- **thyrotrope Zellen** (basophil): bilden Thyroideastimulierendes Hormon (TSH), das auf die Schilddrüse wirkt
- **gonadotrope Zellen** (basophil): bilden follikelstimulierendes Hormon (FSH) und luteinisierendes Hormon (LH), die auf die Keimdrüsen wirken, sowie das gefäßwirksame Kardiodilatin.

Hinter den chromophoben Zellen verbergen sich wahrscheinlich Zellen, die kaum Granula aufweisen, oder sog. „**Nullzellen**", in denen keinerlei Hormon nachweisbar ist.

Die regionale Verteilung auf einem Querschnitt des HVL zeigt, dass GH-produzierende Anteile mehr lateral, kortikotrope Regionen eher median und posterior, TSH-Zellen eher anterior lokalisiert sind. Die Zellen der Pars tuberalis sind vornehmlich gonadotrop.

Die **Pars intermedia (Zwischenlappen)** enthält Stränge polygonaler, schwach basophiler Zellen mit runden, zumeist randständigen Zellkernen. Von der Pars distalis her ragen basophile Zellgruppen in den Zwischenlappen hinein (Basophilen-Invasion). Im gesamten Bereich des Zwischenlappens sind größere und kleinere, follikel- und zystenartige Hohlräume zu erkennen, die eine amorphe, eosinophile Masse (Kolloid) enthalten. Viele Follikel sind mit einem einschichtigen isoprismatischen Epithel ausgekleidet. Es wird diskutiert, ob sie Reste der ehemaligen Rathke-Tasche darstellen. Der Zwischenlappen ist Produktionsort des Hormons **Melanotropin** (melanozytenstimulierendes Hormon = **MSH**), das bei Tieren die Pigmentierung beeinflusst. Für den Menschen ist dies nicht gesichert. Auch andere, ACTH-verwandte Hormone werden im Zwischenlappen produziert.

Klinik!

Hypophysenadenome sind gutartige, aber oft aber verdrängend wachsende, epitheliale Tumoren, in denen bestimmte HVL-Zelltypen proliferieren und durch überschießende Hormonproduktion endokrine Symptome verursachen, z.B. GH-Produktion mit Akromegalie (Größenzunahme der Akren).

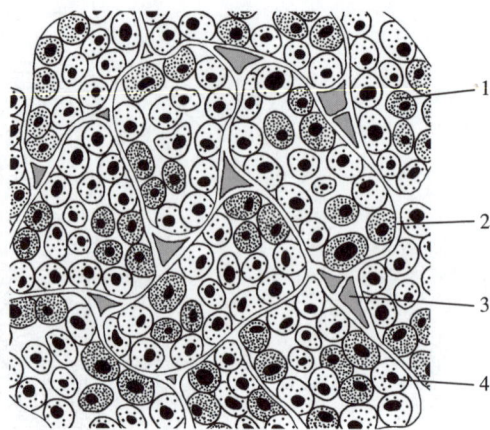

1 = Chromophile Zelle
2 = Retikuläre Fasern
3 = Sinus
4 = Chromophobe Zelle

Neurohypophyse (HHL)

Die Neurohypophyse ist ein Teil des Zwischenhirns. Sie besteht aus der Pars nervosa und dem Infundibulum.

Auf histologischen Schnitten sieht man ein Gewirr aus **marklosen Nervenfasern** (↗ Abb. 5.31), bei denen es sich um hypothalamo-hypophysäre Bahnen handelt. Ihre Perikaryen liegen in bestimmten hypothalamischen Kerngebieten, z.B. dem *Nucleus paraventricularis* und dem *Nucleus supraopticus*. In diesen Kerngebieten werden Hormone gebildet (**Neurosekretion**), die entlang der Neuriten in den HHL wandern.

Praktikum!

Mit speziellen Färbungen lassen sich entlang der Fasern Anschwellungen beobachten (Herring-Körper), bei denen es sich um Neurosekrete im Axon handelt.

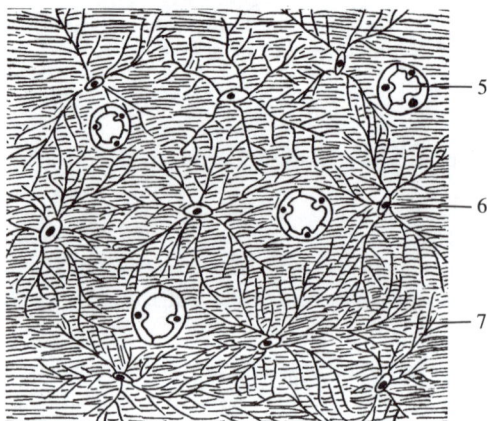

5 = Blutgefäß
6 = Pituizyt
7 = Nervenfasern

Abb. 5.31: Adeno- und Neurohypophyse

Die Fasern enden mit synapsenartigen Fortsätzen an den Wänden der sinusoidalen Blutgefäße der Neurohypophyse (neurohämale Kontaktzonen). Dort werden die Hormone ins Blut abgegeben.

In der Neurohypophyse werden folgende Hormone gespeichert und abgegeben:

- **Oxytocin**: Kontraktion der glatten Muskulatur im Uterus (Wehenförderung, Geburt etc.) und der Myoepithelien der Milchdrüse (Milchabgabe).
- **ADH** (= antidiuretisches Hormon, Adiuretin): Antidiurese (Wasser-Retention) an der Niere, Kontraktion der glatten Gefäßmuskulatur der Arteriolen (Blutdrucksteigerung).

Die Gliazellen der Neurohypophyse werden **Pituizyten** genannt. Es handelt sich um protoplasmatische, fortsatzreiche Zellen, deren Zellkerne die Hauptmasse der Kerne in der Neurohypophyse ausmachen.

Praktikum!

Wichtige Erkennungszeichen Hypophyse:

- zweigeteiltes Organ mit gemeinsamer Kapsel
- Organteil aus strangförmig angeordneten, epithelialen, granulierten Zellen mit sinusoidalen Gefäßen (Vorderlappen)
- Organteil aus faserigen Elementen mit sinusoidalen Gefäßen, Kerne der Pituizyten (Hinterlappen)
- charakteristischer Zwischenlappen mit follikulären Hohlräumen.

5.5.3 Schilddrüse

Die Schilddrüse (Gl. thyroidea) besteht aus zwei seitlichen Lappen (Lobi), die sich lateral vom Schildknorpel des Kehlkopfs befinden und durch einen Isthmus miteinander verbunden sind. Ein Lobus pyramidalis kann sich nach kranial fortsetzen. Die Schilddrüse entsteht aus dem entodermalen Mundhöhlenepithel. Sie ist von einer **zweischichtigen Bindegewebskapsel** umgeben:

- **Capsula fibrosa:** außen, aus derbem Bindegewebe
- **innere Organkapsel:** aus ihr ziehen Bindegewebszüge ins Innere und unterteilen das Schilddrüsenparenchym in Läppchen (Lobuli).

Das Stroma der Schilddrüse besteht aus einem lockeren, meist retikulären Bindegewebe, das reich an Blut- und Lymphgefäßen ist. In dieses eingebettet sind rundliche, ca. 0,1–0,5 mm große **Schilddrüsenfollikel**, die ein homogen eosinophil angefärbtes **Kolloid** enthalten. Die Wand der Follikel besteht aus einem einschichtigen **Epithel** (➚ Abb. 5.32).

Die Follikel sind Orte der Bildung, Speicherung und Abgabe der Schilddrüsenhormone (*Thyroxin = T_4 und Trijodthyronin = T_3*). Deswegen weisen Follikelepithelzellen Merkmale von multifunktionellen Zellen auf: gut entwickeltes raues ER, Golgi-Apparat mit Vakuolen, im luminalen Teil viele Lysosomen und Phagosomen, Schlussleistennetz, apikal Mikrovilli. Das homogene Kolloid im Inneren der Follikel besteht aus dem Glykoprotein *Thyroglobulin*, das die inaktive Speicherform des Thyroxins und des Trijodthyronins darstellt.

Die **Höhe des Follikelepithels** ist vom Funktionszustand der Follikel abhängig:

- **Sekretbildung:** Während der Synthese des Thyroglobulins haben die Follikelepithelzellen eine iso-

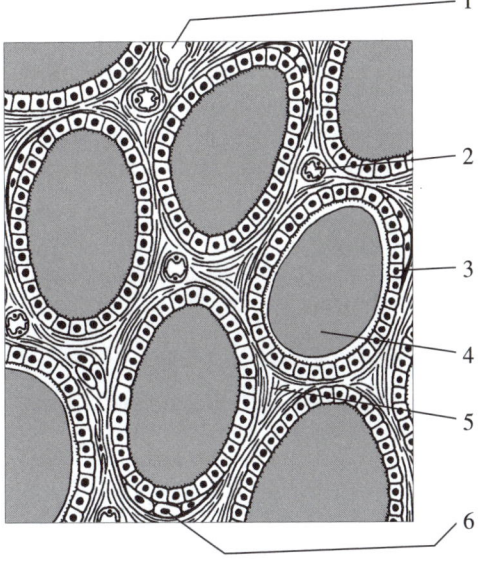

1 = Lymphgefäß
2 = Blutgefäß
3 = Follikelepithel mit Mikrovilli
4 = Kolloid
5 = retikuläres Bindegewebe
6 = C-Zellen

Abb. 5.32: Schilddrüse – Übersicht

bis hochprismatische Form. Nach Fertigstellung im Golgi-Apparat verlässt das Thyroglobulin die Zelle durch Exozytose.

- **Sekretspeicherung:** Das Follikelepithel ist eher **platt**, die Follikel selbst sind durch das gespeicherte Kolloid sehr groß.
- **Sekretausschwemmung:** Bei Freisetzung des Thyroglobulins sind die Zellen wieder **hochprismatisch**. Am apikalen Zellpol sieht man pseudopodienartige **Protrusionen** in das Kolloid hinein oder Randvakuolen zwischen Epithel und Lumen als Stellen ehemaliger Vorwölbungen. Kolloidtröpfchen werden so in das Zytoplasma aufgenommen (Endozytosevesikel) und verschmelzen mit Lysosomen. Durch verschiedene Spaltungen werden die Schilddrüsenhormone aus dem Thyroglobulin freigesetzt und basal an Kapillaren abgegeben.

Im interstitiellen Bindegewebe zwischen den Follikeln, aber auch zwischen den Follikelepithelzellen und ihrer Basalmembran gibt es vereinzelte oder in Gruppen auftretende große Zellen mit hellem Zytoplasma, die lichtmikroskopisch schwer zu identifizieren sind. Diese **parafollikulären oder C-Zellen** (C = Clear cells) stammen entwicklungsgeschichtlich aus dem sog. ultimobronchialen Körper und sind in die Schilddrüse eingewandert. Ihre Granula enthalten u. a. **Kalzitonin**, ein kalziumregulierendes Hormon, das die Kalziumresorption hemmt. Funktionell sind die C-Zellen dem diffusen neuroendokrinen System zuzuordnen.

Praktikum!

C-Zellen werden häufig mit Schräganschnitten des Follikelepithels verwechselt!

Wichtige Erkennungszeichen Schilddrüse:

- Organ mit Läppchenbau und zahlreichen angeschnittenen, rundlichen Follikeln
- Follikel mit Wand aus unterschiedlich hohem einschichtigen Epithel, mit amorphem Kolloid gefüllt
- unterschiedliche Funktionszustände der Follikel spiegeln sich in ihrem histologischen Aussehen wider
- evtl. sind C-Zellen zu erkennen.

Klinik!

Jede nicht bösartige Vergrößerung der Schilddrüse wird als Struma (Kropf) bezeichnet, unabhängig vom thyroidealen Funktionszustand.

5.5.4 Epithelkörperchen (Nebenschilddrüsen)

An der Rückseite der Schilddrüse befinden sich am oberen und unteren Pol zwischen der äußeren und der inneren Bindegewebskapsel je zwei, also insgesamt **vier Epithelkörperchen** (**Nebenschilddrüsen, Gll. parathyroideae**). Die nur linsengroßen Organe entstammen dem Entoderm der 3. und 4. Schlundtasche und bilden **Parathormon,** das als Gegenspieler zum Kalzitonin die Kalziumkonzentration des Blutes herauf- und die Phosphatkonzentration herabsetzt.

Merke!

„Parathormon stellt Kalzium parat" (im Blut).

Die Nebenschilddrüsen haben eine eigene dünne **Organkapsel** aus retikulärem, gefäßreichen Bindegewebe, aus der Bindegewebszüge ins Innere ziehen und in Läppchen gliedern. Vor allem im höheren Lebensalter enthält das Organ **viel Fettgewebe**.

Das Parenchym besteht aus Strängen und Nestern epithelialer Zellen. Folgende Zelltypen werden unterschieden (↗ Abb. 5.33):

- **Hauptzellen:** Sie machen den überwiegenden Anteil der Zellnester aus. Man unterscheidet aufgrund des Funktionszustands:
  - *dunkle Hauptzellen:* eosinophil, polygonal, mit heterochromatinreichem Zellkern und vielen Sekretgranula, sekretorisch aktiv.
  - *helle Hauptzellen:* bläschenförmiger Zellkern, Lipofuszineinschlüsse, viel Glykogen (Vakuolen!) und wenige Zellorganellen, sekretorisch kaum aktiv.
- **oxyphile Zellen:** machen nur 3% aller Zellen aus, sind polygonal und größer als die Hauptzellen. Aufgrund ihres Mitochondrienreichtums erscheinen sie granuliert. Ihre Funktion ist nicht bekannt. Mit steigendem Lebensalter nimmt ihre Zahl zu.

Praktikum!

Wichtige Erkennungszeichen Epithelkörperchen:

- läppchenartiges Organ aus strangförmig angeordneten epithelialen Zellen.
- Histologische Präparate von Epithelkörperchen zeigen oft peripher angeschnittenes Schilddrüsengewebe.

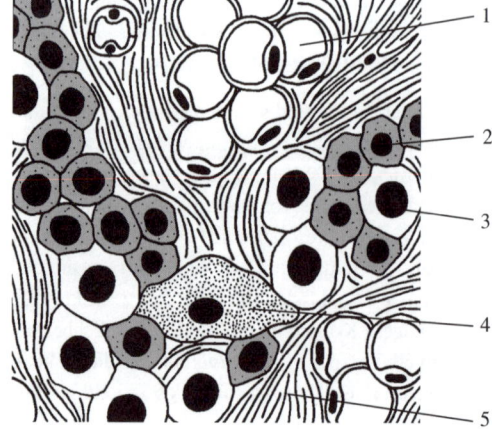

1 = Fettzelle
2 = dunkle Hauptzelle
3 = helle Hauptzelle
4 = oxyphile Zelle
5 = Bindegewebe

Abb. 5.33: Epithelkörperchen

> **Klinik!**
> Eine Hyperplasie der Epithelkörperchen verursacht einen **Hyperparathyreoidismus**. Folgen sind Knochenschwund (Osteopenie), Nierensteine u. a.

5.5.5 Nebenniere

Übersicht

Die paarigen, halbmondförmigen **Nebennieren** (**Gll. suprarenales**) liegen den oberen Nierenpolen kappenförmig an und sind in Fettgewebe eingebettet. Makroskopisch erkennt man an frisch entnommenen Nebennieren eine helle, gelbliche Rindenzone und eine dunklere, gräuliche Markzone (↗ Abb. 5.34):

- Die **Rinde** (Nebennierenrinde, NNR) entstammt entwicklungsgeschichtlich dem Epithel der embryonalen Bauchhöhle (Coelomepithel) und entwickelt sich nahe der Anlagen der Keimdrüsen.
- Das **Mark** (Nebennierenmark, NNM) ist neuroektodermaler Herkunft und Teil der Anlage des Sympathikus. Als quasi sympathisches Ganglion repräsentieren die Zellen des Marks ein zweites Sympathikusneuron, das seine Fortsätze verloren und stattdessen eine rein sekretorische Funktion übernommen hat.

Die gesamte Nebenniere wird von einer fibrösen **Kapsel** umhüllt. Das Stroma besteht aus retikulärem Bindegewebe.

Die Arterien, die die Nebennieren versorgen, bilden einen subkapsulären Plexus und laufen anschließend in Form von Sinusoiden durch die Rinde in Richtung Mark. Einige Arterienäste gehen aber, ohne sich in der Rinde aufzuzweigen, direkt ins Mark (Aa. perforantes), sodass es eine doppelte Gefäßversorgung besitzt. Dies ist funktionell wichtig, da ohne diese Versorgung die Ausscheidung von Markhormonen vollkommen unter dem Einfluss der Rindenhormone stehen würde, die im Verlauf der kapillären Verlaufsstrecke kurz vorher ins Blut sezerniert werden.

Nebennierenrinde

Die Rinde besteht aus anastomosierenden Epithelsträngen und untergliedert sich von außen nach innen in **drei Zonen** (↗ Abb. 5.35):

- Zona glomerulosa
- Zona fasciculata
- Zona reticularis.

Die Zonierung der Rinde zeigt erhebliche Alters- und Geschlechtsunterschiede sowie Anpassungen an unterschiedliche Stoffwechsellagen (Transformationen).

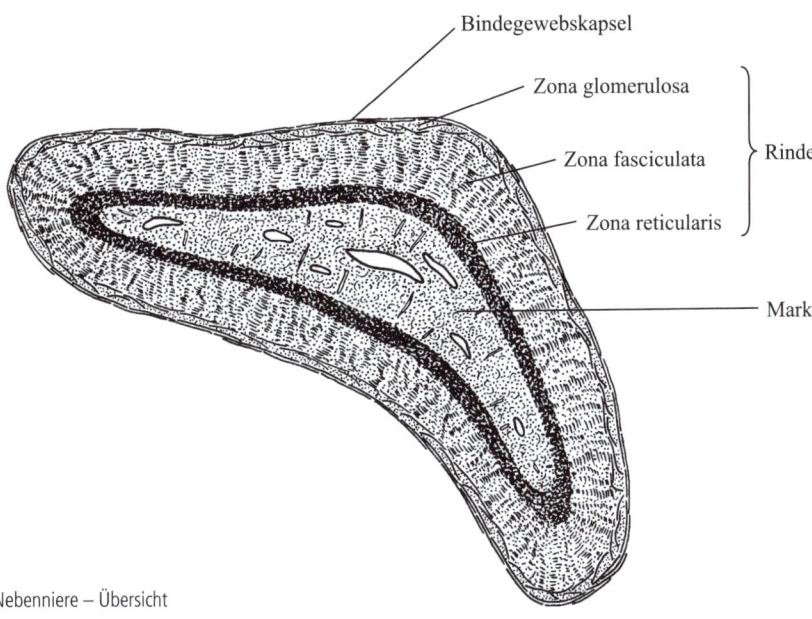

Abb. 5.34: Nebenniere – Übersicht

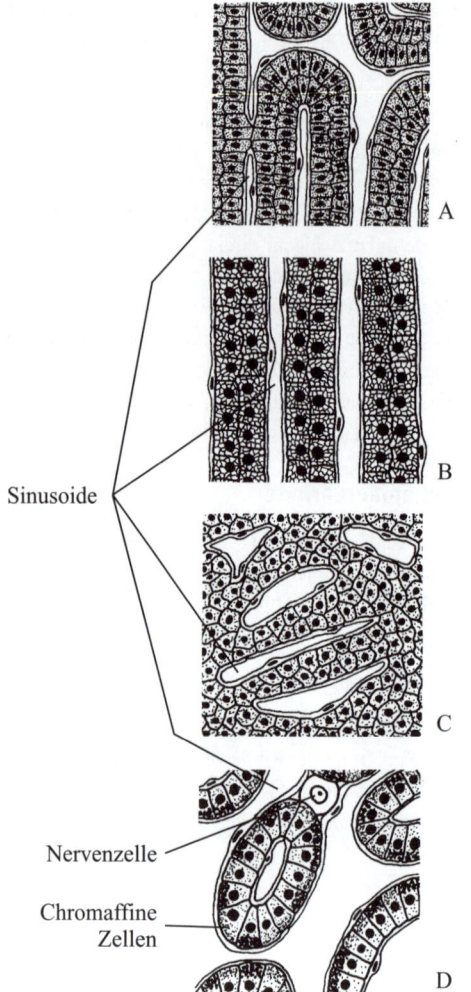

A = Zona glomerulosa
B = Zona fasciculata
C = Zona reticularis
D = Nebennierenmark

Abb. 5.35: Nebenniere – Zonengliederung

merulus = Knäuel) angeordnet. Ultrastrukturell besitzen die Zellen viel geR, einen gut entwickelten Golgi-Apparat und Fettvakuolen. Zwischen den Glomerulosazellen und den Kapillaren existiert ein perikapillärer Spalt, in den die Glomerulosazellen mit zarten Mikrovilli hineinragen.

In der Zona glomerulosa werden **Mineralokortikoide** (hauptsächlich Aldosteron) gebildet, die Einfluss auf den Elektrolyt- und Wasserhaushalt haben.

Zona fasciculata

Namensgebend für Zona fasciculata (↗ Abb. 5.35) ist die parallele, säulenartige Anordnung der Zellen vertikal zur Organoberfläche. Die Zellen der Zona fasciculata sind groß und polygonal. Dank ihres Fettreichtums erscheinen sie auf herkömmlichen histologischen Präparaten hell oder waben- bzw. schwammartig vakuolisiert (**Spongiozyten**). Auch sie besitzen zarte Mikrovilli, die in einen perikapillären Spalt hineinragen.

In der Zona fasciculata werden **Glukokortikoide**, wie z. B. Kortisol und Kortison gebildet. Glukokortikoide sind an zahlreichen Regulationsvorgängen im Kohlenhydrat-, Eiweiß- und Fettstoffwechsel beteiligt und als Pharmaka aus der Medizin nicht mehr wegzudenken. In geringen Mengen können in der Zona fasciculata auch Sexualhormone hergestellt werden.

Zona reticularis

Wie der Name vermuten lässt, sind die Zellen der Zona reticularis (↗ Abb. 5.35) in netzförmigen (retikulären) Strängen angeordnet. Die Zellen selbst sind eosinophil, besitzen wenige Fetttropfen und Lipofuszingranula.

In der Zona reticularis werden vorwiegend Geschlechtshormone, v. a. **Androgene** (z. B. Dehydroepiandrosteron = DEA) gebildet.

> **Klinik!**
>
> Krankhafte **Hyperplasien der NNR** können von einzelnen Zonen ausgehen:
> Glomerulosazellen: Hyperaldosteronismus (Hypertonie, Hypokaliämie, Muskelschwäche u. a.).
> Faszikulata- und Retikulariszellen: Hyperkortisolismus (Fettsucht, Osteoporose, Muskelschwund, Hypertonie u. a.) oder androgenitales Syndrom, d. h. Sexualhormon-Überfunktionssyndrom mit Vermännlichung (bei Frauen) oder vorzeitiger Pubertät (Pubertas praecox bei Jungen).

Die Zellen der NNR stellen klassische Beispiele für steroidhormonbildende Zellen dar. Ultrastrukturell lassen sich als typische Elemente ein gut entwickeltes glattes ER, Mitochondrien vom tubulären Typ sowie Fetttropfen nachweisen.

Zona glomerulosa

Die Zona glomerulosa (↗ Abb. 5.35) liegt direkt unter der Organkapsel. Die Drüsenzellen sind klein, eosinophil, mit rundem Zellkern. Sie sind knäuelartig (Glo-

Nebennierenmark

Das Nebennierenmark (NNM, ↗ Abb. 5.35) besteht aus einem Schwammwerk polygonaler, feingranulierter Zellen ohne Fortsätze mit großen Zellkernen. Zwischen den Zellgruppen sind zahlreiche, dünnwandige Sinusgefäße angeschnitten.

> **Praktikum!**
> NNM-Zellen sind sog. **chrom**affine oder phäo**chrom**e Zellen, da sie nach Behandlung mit Kaliumbichromat bräunlich angefärbt werden (Oxidation und Polymerisation von Adrenalin/Noradrenalin in Granula).

Die chromaffinen Zellen enthalten viele Sekretgranula, in denen sich die von den Zellen gebildeten Hormone **Adrenalin und Noradrenalin** (Katecholamine) befinden:

- Adrenalinproduzierende Zellen (ca. 80% der NNM-Zellen) enthalten Granula mit weniger dichtem, aber homogenen Inhalt.
- Noradrenalinhaltige Zellen (ca. 20% der NNM-Zellen) erkennt man elektronenmikroskopisch an ihren Granula, in denen der dichte Inhalt durch einen schmalen Hof (Halo) von der Vesikelwand getrennt ist.

Neben den „klassischen" Sekretprodukten konnten in NNM-Zellen noch weitere Peptide, wie z. B. Endorphin, Substance P oder Melanotropin nachgewiesen werden. Das Mark enthält außerdem präganglionäre sympathische (cholinerge) Nervenfaserbündel, deren Neuriten an den NNM-Zellen unter Bildung von Synapsen enden. Im Zentrum des Marks sind größere **Markvenen** mit muskulär verdickter subendothelialer Schicht angeschnitten.

> **Praktikum!**
> Postmortal zerfällt das NNM sehr rasch und zeigt deshalb in histologischen Präparaten oft autolytische Veränderungen.

> **Klinik!**
> Phäochromozytome (phäochrome Zellen!) sind hormonaktive Tumoren des NNM.

Fetale und postnatale Nebenniere

- **Fetalzeit:** Die Nebenniere besteht zu ca. 80% aus *fetaler (provisorischer) Nebennierenrinde*. Die Anlage der späteren, definitiven Rinde liegt als schmaler subkapsulärer Rindenstreifen unter der Organkapsel.
- **Pränatal:** Abbau der fetalen Rinde. Es kommt zu einer physiologischen Involution dieser Schicht unter gleichzeitiger Entwicklung der definitiven Rinde. Das Mark besteht aus Gruppen primitiver sympathischer Zellen.
- **Postnatal:** Die Zona fasciculata ist in der Rinde am breitesten. Erst nach der Pubertät erreichen alle Zonen ihre endgültige Größe.

Bei Frauen kommt es im Klimakterium zu einer Rückbildung (Regression) der Zona glomerulosa und reticularis. Unter Belastung des Organismus durch Stress reagiert die NNR mit einer Verbreiterung aller Schichten (unter ACTH-Einfluss).

> **Praktikum!**
> Wichtige Erkennungszeichen Nebenniere (des Erwachsenen):
> - Gliederung in Mark und Rinde, gemeinsame Organkapsel.
> - Typische Zonierung der Rinde: Zona glomerulosa (knäuelförmig), Zona fasciculata (säulenförmig), Zona reticularis (netzförmig).
> - Rindenzellen: typische steroidhormonproduzierende Zellen.
> - Mark als schwammartiger Verband aus großen, polygonalen, granulierten Zellen.
> - evtl. typische Markvene.

5.5.6 Pinealorgan

Das **Pinealorgan** (*Corpus pineale, Epiphysis cerebri, Zirbeldrüse*) gehört zum Dienzephalon und befindet sich zwischen der Vierhügelplatte und dem Corpus callosum am hinteren Ende des 3. Ventrikels. Umgeben wird das Pinealorgan von **Pia mater**, aus der Bindegewebszüge ins Innere ziehen und es in unregelmäßige Läppchen einteilen. In diesen Bindegewebszügen befinden sich Blutgefäße und marklose Nervenfasern.

Das Parenchym des Pinealorgans besteht aus folgenden Zellarten (↗ Abb. 5.36):

- **Pinealozyten:** Leicht basophile, fortsatzreiche Zellen mit großem, gelapptem, nierenförmigem oder

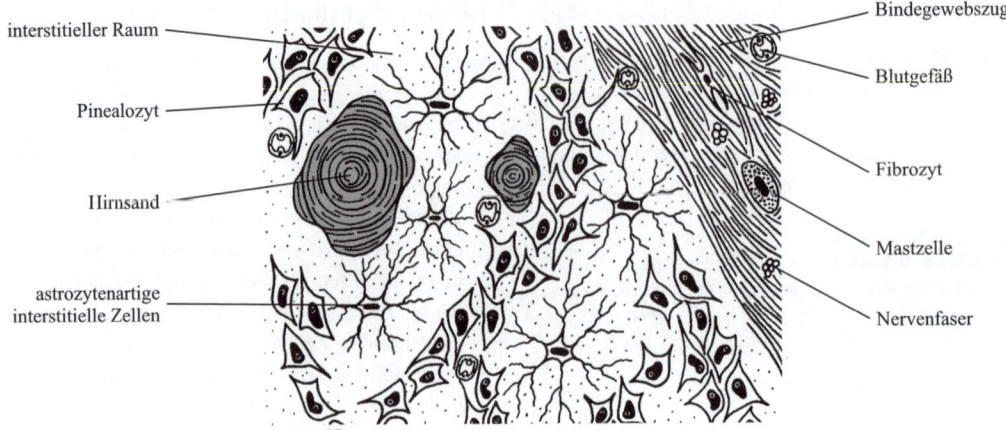

Abb. 5.36: Corpus pineale (Epiphyse)

oft bizarr geformtem Zellkern und gut sichtbarem Nukleolus. Sie besitzen viel glattes ER, kleine Vesikel, Fetttropfen, lipochrome Pigmente und synapsenartige Strukturen (Synaptic ribbons) zur interzellulären Kommunikation. Die Zellen sind strangförmig angeordnet und treten mit langen Fortsätzen an Blutgefäße heran. Pinealozyten sezernieren das Zirbeldrüsenhormon **Melatonin**. An den Pinealozyten enden marklose Nervenfasern mit Synapsen, die Noradrenalin enthalten. Die Fasern stellen postganglionäre, sympathische Fasern aus dem oberen Halsganglion dar.

- **Astrozytenartige interstitielle Zellen:** Gliaartige Zellen mit länglichen Fortsätzen und länglichem Kern. Sie liegen zwischen den Pinealozyten und um Gefäße herum.
- **Freie Zellen** (Mastzellen, Lymphozyten u. a.) und **Gliazellen** (Astrozyten): liegen im bindegewebigen, interstitiellen Raum.

> **Praktikum!**
> Vor allem in Zirbeldrüsen älterer Menschen erkennt man im Bindegewebe häufig konzentrische Kalkkonkremente, die als Acervulus (Hirnsand) bezeichnet werden, sowie zystische Veränderungen.

Evolutionsgeschichtlich ist das Pinealorgan endokrine Drüse und Sinnesorgan. Bei Amphibien z. B. liegt das Pinealorgan unter der Schädeldecke und enthält Fotorezeptoren zur Lichtwahrnehmung („Parietalauge"). Dies erklärt auch die enge Verwandtschaft zwischen Pinealozyten und den Fotorezeptoren der Retina. Der Melatonin-Output ist lichtgesteuert (via Retina, Nucleus suprachiasmaticus, sympathische Verschaltungen).

> **Praktikum!**
> Wichtige Erkennungszeichen Pinealorgan:
> - läppchenartige Gliederung
> - strangförmig angeordnete Pinealozyten mit charakteristischen Zellkernen
> - evtl. Nachweis von Acervulus.

Endokrines Pankreas ↗ Kap. 5.8.4.

5.5.7 Weitere endokrine Organe

- **Organe mit endokriner Teilfunktion** (z. B. Plazenta, ↗ Kap. 5.11.7) und endokrine Anteile des Pankreas (Langerhans-Inseln, ↗ Kap. 5.8.4) und des Ovars (z. B. Gelbkörper, ↗ Kap. 5.11.2) werden im jeweiligen Organkapitel behandelt.
- **Paraganglien** stellen Gruppen neuroendokriner Zellen dar, die mit dem autonomen Nervensystem verbunden sind. Große Paraganglien sind z. B. das Glomus caroticum (in der Karotisgabel, ↗ Kap. 5.13.4.) und das Glomus aorticum (Zuckerkandl'sches Organ, am Abgang der A. mesenterica inf.). Als kleinere Ganglien liegen sie verstreut z. B. in der Nähe des Aortenbogens und in der Wand des Bulbus jugularis. Sie haben embryologisch den gleichen Ursprung wie das Nebennierenmark. Die

Ganglienzellen reagieren z. T. chromaffin und enthalten Noradrenalin und Dopamin. Ihre genaue endokrine Funktion ist unbekannt.

- **Zellen des diffusen neuroendokrinen Systems** (↗ Kap. 5.5.1) sind auf Übersichtsfärbungen schwer auszumachen. Elemente dieses Systems sind eigentlich auch die C-Zellen der Schilddrüse (↗ Kap. 5.5.3) oder die Langerhans-Inseln (↗ Kap. 5.8.4). Weitere, vereinzelt liegende Zellen findet man in der Schleimhaut oder der Wand vieler anderer Organe (z. B. enteroendokrine Zellen im Verdauungstrakt).

5.6 Atemapparat

5.6.1 Einführung

Die Atmungsorgane sind für die **äußere Atmung** zuständig, die definitionsgemäß mit der Aufnahme von Sauerstoff durch Mund oder Nase beginnt und mit dem Gasaustausch in den Lungenalveolen endet. Von hier gelangt der Sauerstoff über den Blutkreislauf zu den Zielzellen, die ihn nun zur Energiegewinnung nutzen können. Diesen zellulären Sauerstoffumsatz bezeichnet man als **innere Atmung**.

Zu den Atmungsorganen gehören **Nase**, **Rachen** (Pharynx), **Kehlkopf** (Larynx), **Luftröhre** (Trachea) und **Bronchialsystem der Lunge** (Pulmo). In den Luftwegen wird die Luft angefeuchtet, gereinigt und angewärmt.

Kennzeichnend für bestimmte Abschnitte des Atemapparats sind:

- **Histologischer Grundbauplan** aus Schleimhaut (Mukosa), Lamina propria und Tunica muscularis aus glatter Muskulatur.
- **Respiratorisches Epithel:** mehrreihiges Flimmerepithel aus *kinozilientragenden hochprismatischen Zellen*, *Becherzellen* und *Basalzellen*. Becherzellen produzieren den Schleim, der von den Kinozilien der hochprismatischen Zellen nach oral transportiert wird. Hierdurch wird eine Reinigung des Respirationstraktes ermöglicht (*mukoziliäre Clearance*). Die Basalzellen sitzen als Ersatzzellen der Basalmembran auf, erreichen aber die Oberfläche der Mukosa nicht. Als weitere Zellarten treten neuroendokrine und rezeptorisch aktive Zellen auf.

5.6.2 Nase

Die Nasenhöhle wird durch eine Scheidewand (Septum nasi) unterteilt. Durch den Naseneingang gelangt man in den Nasenvorhof (Vestibulum nasi). Der Nasenvorhof setzt sich nach hinten in die Haupthöhle fort, in die von lateral je drei knöcherne Nasenmuscheln (Conchae) hineinragen. Über die hinteren Nasenlöcher (Choanen) besteht eine Verbindung zum Rachen (Nasopharynx). An verschiedenen Stellen der Nasenhöhle finden sich Zugänge zu den Nasennebenhöhlen (Sinus paranasales) sowie die Öffnung des Tränennasenganges (Ductus nasolacrimalis).

Nasenhöhle

Die Nasenhöhlen weisen eine typische Gliederung auf:

- **Regio cutanea:** liegt hinter den äußeren Nasenöffnungen *(Nares)* und ist von einem mehrschichtigen verhornten Plattenepithel überzogen. Kräftige Haare *(Vibrissae)* dienen als grober Schmutzfilter. Daneben finden sich apokrine Schweißdrüsen und Talgdrüsen *(Nasenfurunkel!)*.
- **Regio respiratoria:** mit dem Übergang in die Haupthöhle beginnt die **Nasenschleimhaut**. Sie ist durch folgenden Aufbau gekennzeichnet (↗ Abb. 5.37):

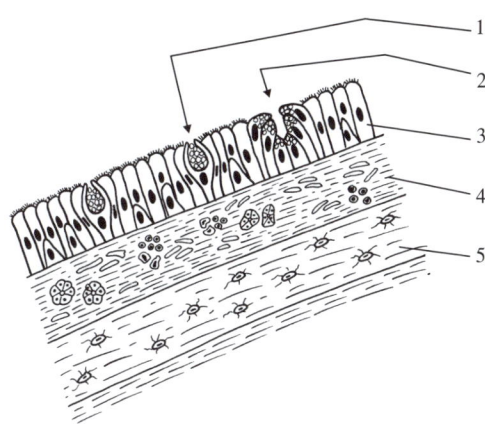

1 = Becherzelle
2 = mehrzellige, endoepitheliale Drüse
3 = respiratorisches Epithel
4 = Lamina propria
5 = Knochen

Abb. 5.37: Nasenschleimhaut (Regio respiratoria)

- Schleimüberzogenes **mehrreihiges Flimmerepithel** mit sehr vielen **Becherzellen** (↗ Kap. 5.6.1). Die Kinozilien schlagen in Richtung Choanen. In Epithelausbuchtungen liegen mehrzellige endoepitheliale Schleimdrüsen.
- Unterhalb des Epithels liegt eine zellreiche **Lamina propria**, die fest mit der knöchernen Unterlage verwachsen ist. In ihr finden sich Gll. nasales (verzweigte sero-muköse Schleimdrüsen, Befeuchtung der Atemluft), viele lymphatische Zellen, Lymphgefäße und Nervenfasern.
- Eine Besonderheit der Lamina propria sind Netze aus weitlumigen venösen Gefäßen. Diese Venengeflechte (= Plexus) bestehen aus muskelstarken Drosselvenen und arterio-venösen Anastomosen, die in ihrer Gesamtheit einen *kavernösen Schwellkörper* bilden. Sie dienen der Anwärmung der Atemluft und werden periodisch mit Blut gefüllt und entleert. Unter bestimmten Umständen (Schnupfen!) kann durch Blutstauung in diesen Plexus die Nasenschleimhaut um 5 mm anschwellen (↗ Abb. 5.38).
- **Regio olfactoria:** kleinerer Schleimhautbezirk kranial der oberen Nasenmuschel. Hier findet sich ein **mehrreihiges Epithel** ohne Kinozilien. Ultrastrukturell lassen sich verschiedene **Zelltypen** unterscheiden (↗ Abb. 5.39):
  - **Riechzellen:** bipolare Nerven-Sinneszellen, apikal verdickt (Riechbläschen) mit 10–20 kinozi-

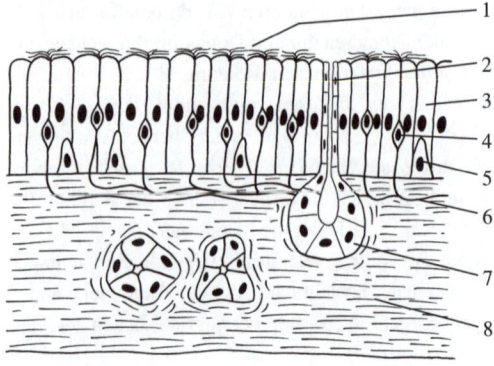

1 = Riechhärchen
2 = Ausführungsgang
3 = Stützzelle
4 = Riechzelle
5 = Basalzelle
6 = Filae olfactoriae
7 = Drüsenendstück (serös)
8 = Lamina propria

Abb. 5.39: Riechschleimhaut (Regio olfactoria)

lienartigen Riechhärchen. Die basalen Fortsätze bilden als marklose *Filae olfactoriae* in ihrer Gesamtheit den 1. Hirnnerven (N. olfactorius). Die Axone enden im Bulbus olfactorius. Riechzellen sind nicht regenerationsfähig.
- **Stützzellen:** bilden die Mehrheit des Riechepithels.

Basalzellen: Ersatzzellen für die Stützzellen.
- mikrovillitragende Zellen: Chemorezeptoren (?).
- Außerdem enthält die Regio olfactoria verzweigte tubulo-alveoläre seröse Drüsen (**Gll. olfactoriae, Bowman-Drüsen**) mit kurzen Ausführungsgängen. Geruchsstoffe müssen sich zunächst im Sekret der Gll. olfactoriae lösen, in das die Riechhärchen eingebettet sind. Bereits wahrgenommene Stoffe werden dann wieder weggespült. Die Riechzellen tragen an ihrer ziliären Oberfläche spezifische, genetisch determinierte Riechrezeptoren.

Nasennebenhöhlen (Sinus paranasales)

Bei den Nasennebenhöhlen (NNH) handelt es sich um **pneumatische** (= luftgefüllte) Räume. Die Nasennebenhöhlen sind mit dünnem respiratorischem Epithel ausgekleidet (↗ Kap. 5.6.1), dessen darunter liegende Lamina propria fest mit dem Periost der Schädelknochen verwachsen ist. Die Zahl der Becherzellen und Schleimdrüsen ist geringer als in der Schleimhaut der

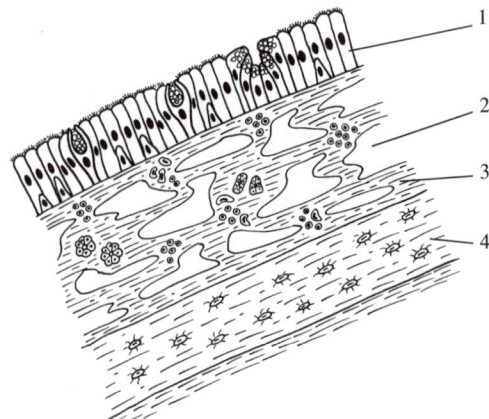

1 = respiratorisches Epithel
2 = blutgefüllte Venengeflechte
3 = Lamina propria
4 = Knochen

Abb. 5.38: Nasenschleimhaut (geschwollen)

Nasenhöhle. Von ihnen produzierter Schleim fließt über die Verbindungsgänge in die Haupthöhle der Nase ab. Die NNH vergrößern die Oberfläche der Nase und spielen eine Rolle für die Klangfarbe der Stimme.

> **Praktikum!**
>
> Wulstige Verdickungen der Schleimhaut sind Folgen abgelaufener Entzündungen (Sinusitiden).
>
> Wichtige Erkennungszeichen Nasenschleimhaut:
>
> - Typisches respiratorisches Flimmerepithel mit Becherzellen.
> - Weitlumiger Venenplexus in der L. propria.
> - Evtl. knorpelige oder knöcherne Anteile des Nasenskeletts.

5.6.3 Rachen (Pharynx)

Makroskopisch unterteilt man den Rachen- oder Schlundraum von kranial nach kaudal in **drei Etagen**:

- **Nasopharynx** (Epipharynx): Beginnt im Anschluss an die Choanen und reicht bis zum Gaumensegel. In ihm findet man die Tonsilla pharyngealis und die Öffnung der Ohrtrompete (Tuba auditiva).
- **Oropharynx** (Mesopharynx): Erstreckt sich vom Gaumensegel bis zur Epiglottis. Beim Schluckvorgang werden Naso- und Oropharynx durch das Gaumensegel voneinander getrennt, sodass kein Speisebrei in die Nase gelangen kann.
- **Hypopharynx:** Liegt weiter kaudal und reicht bis zum Kehlkopf.

Der Nasopharynx ist durch das typische Flimmerepithel des Respirationstraktes gekennzeichnet (↗ Kap. 5.6.1). Es kommen gemischte Schleimdrüsen vor.

Die weiter nach distal folgenden Rachenabschnitte besitzen ein **mehrschichtiges, unverhorntes Plattenepithel**. Sie müssen einer größeren mechanischen Belastung standhalten, da sie auch Teil des Speiseweges sind. In der Schleimhaut sitzen kleine Drüsen und vereinzelt Geschmacksknospen.

Unter der Schleimhaut des Pharynx liegt eine derbe Bindegewebsschicht, die **Tela submucosa**. Diese ist im Nasopharynx zur Fascia pharyngobasilaris verdickt, die den Schlund am Schädel anheftet. Die Muscularis entspricht der Schicht der Schlundmuskeln. Die Adventitia schließt den Pharynx zu den benachbarten bindegewebigen Spalträumen ab.

5.6.4 Kehlkopf (Larynx)

Makroskopischer Bau

Der Kehlkopf (Larynx) schließt sich aboral dem Hypopharynx an und bildet mit der **Epiglottis** (Kehldeckel) einen funktionell wichtigen Verschluss des Eingangs in die Trachea. Sein Lumen ist durch Falten an bestimmten Stellen eingeengt: **Taschenfalten** (Plicae vestibulares) und **Stimmfalten** (Plicae vocales).

Aufgebaut ist der Kehlkopf aus einer Art Skelett aus Knorpeln, die zum Teil gelenkig und durch elastische Bänder miteinander in Verbindung stehen:

- **große Kehlkopfknorpel** (Cartilago thyroidea, Cartilago cricoidea) bestehen aus hyalinem Knorpel und
- **kleine Kehlkopfknorpel** (z. B. Epiglottis, Cartilago cuneiformis, Cartilago corniculata) aus elastischem Knorpel.

Bewegungen der Knorpel gegeneinander erfolgen durch die **quergestreifte Binnenmuskulatur** des Larynx.

> **Praktikum!**
>
> Die wichtigsten Funktionen des Kehlkopfs sind:
>
> - Verschluss des Larynxeingangs und damit der Luftwege durch die Epiglottis beim Schluckvorgang
> - Verhinderung eines Kollabierens der Luftwege
> - Verschluss des Luftwegs durch Larynxfalten, z. B. beim Pressen
> - Stimmbildung (Phonation) durch Stimmbänder, Modifikation des Klangs der Stimme.

Histologischer Bau

Im Idealfall besteht ein histologisches Präparat des Kehlkopfes aus einem Sagittal- oder Frontalschnitt und umfasst alle Etagen des Organs (↗ Abb. 5.40):

- Die **Epiglottis** ist am Schildknorpel (Cartilago thyroidea) befestigt und ragt in den Pharynx. Sie besitzt **zwei Schleimhautflächen**:
  - Oral, der Zunge zugewandt: *mehrschichtiges unverhorntes Plattenepithel* (evtl. mit Geschmacksknospen).
  - Aboral, dem Larynx zugewandt: *mehrreihiges Flimmerepithel*; in der Lamina propria liegen seromuköse Gll. epiglotticae.

Im Inneren des Kehldeckels ist elastischer Knorpel angeschnitten.

- Das **Vestibulum laryngis** reicht vom Kehlkopfeingang bis zu den Plicae vestibulares (Taschenfalten, „falsche Stimmbänder"). Die Plicae vestibulares tragen ein *respiratorisches Epithel*. In der L. propria finden sich seromuköse Drüsen (Gll. arytenoideae).
- Die **Glottis** reicht von den Taschenfalten bis zur Stimmritze (Rima glottidis) zwischen den Stimmlippen. Aufgrund ihrer starken mechanischen Belastung sind die Plicae vocales mit *mehrschichtig unverhorntem Plattenepithel* ausgekleidet. Stellenweise kann es sogar verhornt sein. Subepithelial liegt ein lockeres, kollagenes Bindegewebe (Reinke-Spalt). Unter den Stimmfalten sind die elastischen **Stimmbänder** (Ligg. vocalia) mit den parallel dazu verlaufenden quergestreiften **Stimmmuskeln** (Mm. vocales) angeschnitten. Die Muskeln regulieren die Spannung der Stimmbänder.
- Der **subglottische Raum** (Spatium subglotticum) geht am Unterrand des Ringknorpels in die Trachea über. In seiner lockeren L. propria finden sich zahlreiche Lymphfollikel.

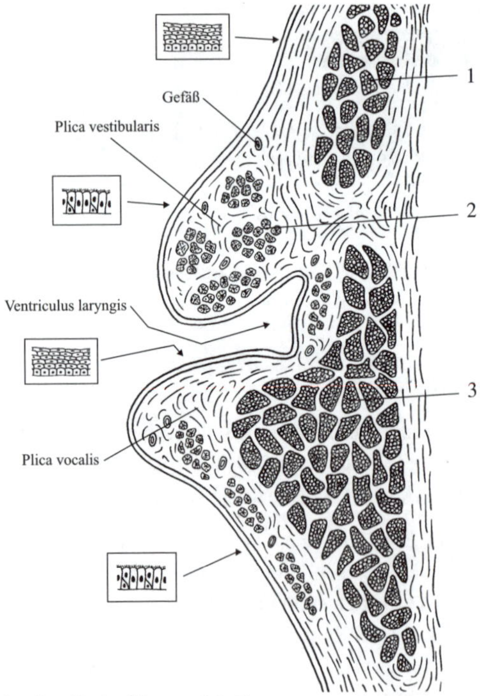

Vor allem bei Kindern finden sich im Kehlkopfbereich subepithelial gelegene lymphatische Ansammlungen.

Mit Ausnahme der oralen Epiglottisfläche und der beiden Stimmbänder, die durch mehrschichtiges, unverhorntes Plattenepithel gekennzeichnet sind, ist die innere Oberfläche des Kehlkopfs von mehrreihigem Flimmerepithel ausgekleidet (↗ Kap. 5.6.1). Die Zilien des Larynx schlagen in Richtung Rachen, sodass Schleim oder Schmutzpartikel ausgespuckt oder geschluckt werden können.

> **Klinik!**
>
> Die sehr locker gebaute L. propria der Larynxschleimhaut begünstigt unter krankhaften Bedingungen eine Wassereinlagerung (Glottisödem mit Einengung des Luftwegs). Entzündungen einzelner Abschnitte des Larynx (z. B. Epiglottitis mit „Krupp-Husten") gehören zu den häufigen Erkrankungen im Kindesalter.

5.6.5 Luftröhre (Trachea)

Die Luftröhre (Trachea) beginnt am unteren Ringknorpel des Kehlkopfs und verläuft im oberen hinteren Mediastinum. Ungefähr in Höhe des 4. Brustwirbelkörpers teilt sie sich in die beiden Hauptbronchien auf (Bifurcatio tracheae), die dann am Lungenhilus in die Lunge eindringen. 16–20 nach dorsal offene hufeisenförmige Knorpelspangen (Cartilagines tracheales) halten die Lichtung offen. Die dorsale, knorpelfreie Wand (Paries membranaceus) ist durch Bindegewebe und glatte Muskulatur (M. trachealis) verschlossen.

Die Wand der Trachea lässt sich in drei Schichten gliedern (↗ Abb. 5.41):

- **Tunica mucosa respiratoria** (Schleimhaut): *mehrreihiges Flimmerepithel* mit zahlreichen **Becherzellen** (↗ Kap. 5.6.1). Die Kinozilien schlagen in Richtung Epiglottis. Granulierte, neuroendokrine Zellen liegen meist basal als Einzelzellen oder in Form kleiner Gruppen vor. Ihr Nachweis gelingt nur mit speziellen Methoden (Histochemie, Immunhistochemie). Die Basalmembran ist lichtmikroskopisch oft gut zu erkennen. Unter dem Epithel liegt eine *Lamina propria* mit vielen

1 = Anteile des M. aryepiglotticus
2 = Seromuköse Drüsen
3 = Anteile des M. vocalis

Abb. 5.40: Kehlkopf – Übersicht

kollagenen und elastischen Fasern sowie zahlreichen seromukösen Drüsen (*Gll. tracheales*), deren kurze Ausführungsgänge im Epithel münden. Zahlreiche Nervenfasern können sich von hier bis ins Epithel hinein verzweigen, um an in das Epithel eingestreuten Sinneszellen oder neuroendokrinen Zellen zu enden.

- **Tunica fibromusculocartilaginea:** Eingelagert in ein fibröses Bindegewebe („fibro-") finden sich Knorpelspangen („-cartilaginea"). Die Knorpelspangen sind von einem Perichondrium (Knorpelhaut) umhüllt, das durch Fasern mit der L. propria verwoben ist. Untereinander sind die Knorpelspangen durch sehr elastische Ligg. anularia verbunden. Dorsal ersetzt die Paries membranaceus die Knorpelspangen. Hier sind elastische Netze und viele glatte Muskelzellen eingelagert („-musculo-"), die man in ihrer Gesamtheit als M. trachealis bezeichnet.
- **Tunica adventitia:** verankert die Trachea im mediastinalen Bindegewebe.

> **Praktikum!**
>
> Eine Trachea kann unterschiedlich angeschnitten sein:
> - Auf Querschnitten, die durch einen Knorpel gehen, sieht man transversal geschnittene Knorpelspangen und dorsal die knorpelfreie Paries membranaceus.
> - Auf Längsschnitten durch ihre ventralen Anteile sieht man übereinander liegende quer geschnittene Knorpelstücke mit dazwischen ausgespannten Ligg. anularia.

> Wichtige Erkennungszeichen Trachea:
> - respiratorisches Epithel
> - hyaline Knorpelspangen mit Perichondrium
> - glattmuskulärer M. trachealis oder elastische Ligg. anularia (je nach Schnittebene).

5.6.6 Bronchien und Lunge

Einführung

Die Trachea teilt sich an der Bifurcatio tracheae in die beiden Hauptbronchien auf, die am Hilum in die Lunge (Pulmo) eintreten. Die beiden Hauptbronchien verzweigen sich in Form des **Bronchialbaumes** in immer enger werdende Röhren im Lungenparenchym. Entsprechend der Verzweigung des Bronchialbaumes lassen sich die Lungen in immer kleiner werdende Einheiten zerlegen:

- Hauptbronchus (Bronchus principalis dexter)
- Lappenbronchus (Bronchus lobaris) im Lungenlappen
- Segmentbronchus (Bronchus segmentalis) im Lungensegment
- Läppchenbronchus (Bronchus lobularis) im Lungenläppchen
- Bronchiolus
- Bronchiolus terminalis
- Bronchiolus respiratorius
- Ductus alveolaris
- Sacculus alveolaris.

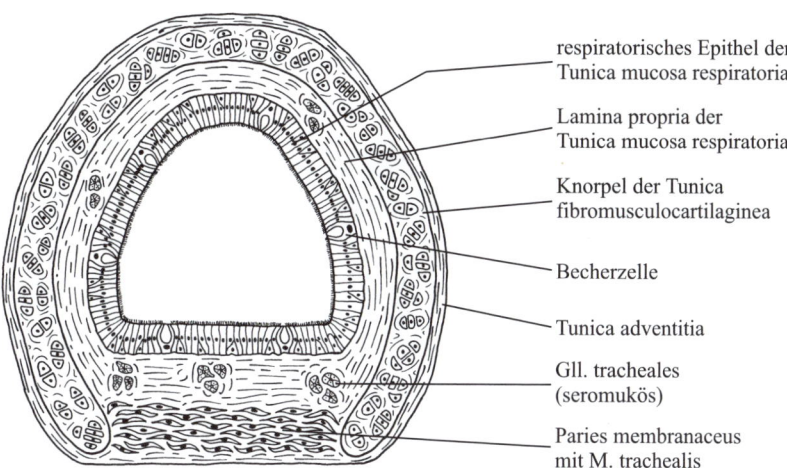

Abb. 5.41: Trachea – Querschnitt

Jedes Lungensegment wird von einem Segmentbronchus und einem Ast der A. pulmonalis versorgt, die beide innerhalb eines im Zentrum des Lungensegments liegenden Gewebestrangs verlaufen. Segmentbronchus und Arterie bilden somit eine **bronchoarterielle Einheit**. Die Vv. pulmonales verlaufen hingegen zwischen den Segmenten und kennzeichnen somit deren Grenzen. Als **Lungenläppchen** (Lobuli pulmonales) bezeichnet man die makroskopisch kleinsten Baueinheiten der Lunge, die durch bindegewebige Wände (Septa interlobularis) voneinander getrennt sind.

In der Lunge finden Lufttransport (Ventilation), Gasaustausch (Diffusion) und Transport der Gase im Blut (Perfusion) statt.

Histologie des Bronchialbaums

Bronchien
Der **Wandbau der größeren intrapulmonalen Bronchien** gleicht dem der Trachea. Anstelle der Knorpelspangen sind einzelne Knorpelplatten oder -stücke zu erkennen. Von innen nach außen unterscheidet man folgende Schichten (↗ Abb. 5.42):

- **Tunica mucosa:** Die Schleimhaut ist durch das übliche **respiratorische Epithel** mit Becherzellen und neuroendokrinen Zellen (granuliert) gekennzeichnet (↗ Kap. 5.6.1). Die L. propria ist locker aufgebaut und enthält u.a. elastische Fasern (Wanddehnung bei Inspiration!), Lymphfollikel (B- und T-Lymphozyten, Makrophagen) und Mastzellen (enthalten u.a. Histamin; *allergische Reaktionen*!). Außerdem kommen seromuköse *Gll. bronchiales* vor, deren Ausführungsgänge in das Lumen einmünden. Sie produzieren den *Bronchialschleim*, dessen Sekretion parasympathisch gefördert wird. Er dient der Befeuchtung der Atemluft und dem Transport von Stoffen (muköziliäre Clearance). Der Schleim besteht aus zwei Phasen, einer apikalen Schicht aus hochmolekularen, glykosylierten Molekülen (Muzine) und einer basalen, die Zilien umgebenden, wässrigen Schicht. Bronchialsekret spielt auch eine große Rolle bei immunologischen Abwehrmechanismen, da er Imunglobuline (z.B. IgA) und Enzyme (z.B. Lysozym) enthält.

> **Praktikum!**
> Mit bestimmten histochemischen Methoden, z.B. der PAS-Färbung, lässt sich Mucus spezifisch darstellen.
> Im mikroskopischen Präparat ist die Schleimhaut oft durch postmortale Kontraktion der Bronchuswand in Falten gelegt und imponiert daher sternförmig.

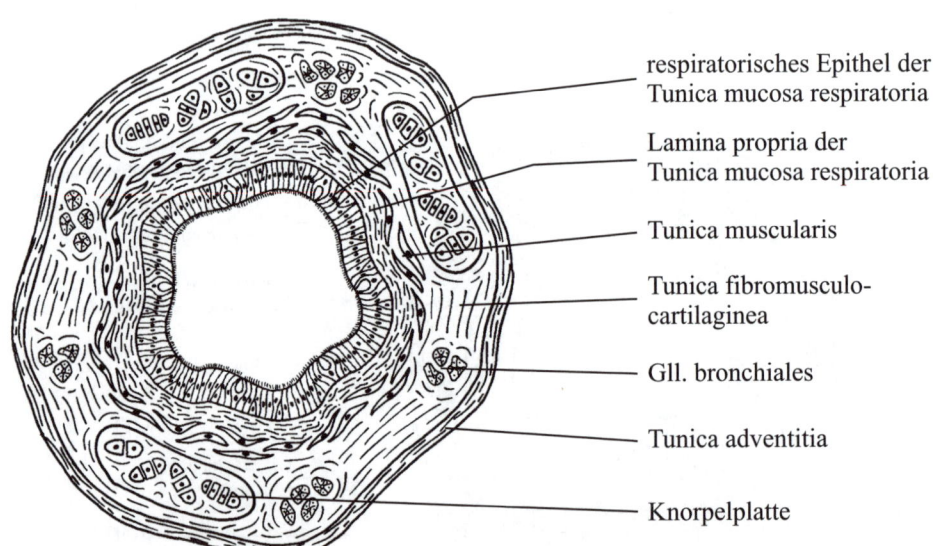

Abb. 5.42: Bronchus – Querschnitt

- **Tunica muscularis mucosae:** Sie besteht aus einer ringförmigen, durchgängigen, vegetativ innervierten Muskelzellschicht. Sympathikuswirkung führt zu Erschlaffung und damit zur Erweiterung der Bronchien (Bronchodilatation). Parasympathische Einflüsse führen hingegen zur Verengung (Bronchokonstriktion).
- **Tunica fibromusculocartilaginea:** Entspricht der T. submucosa und enthält hyaline *Knorpelplatten* oder -stücke mit einem Perichondrium, glatte Muskelfasern und Bindegewebe. In kleineren Bronchien finden sich elastische Knorpelstücke. Zwischen den Knorpeln sind, wie auch in der Lamina propria, seromuköse *Gll. bronchiales* eingebaut. Zur Anwärmung der Atemluft dienen *Venenplexus*.

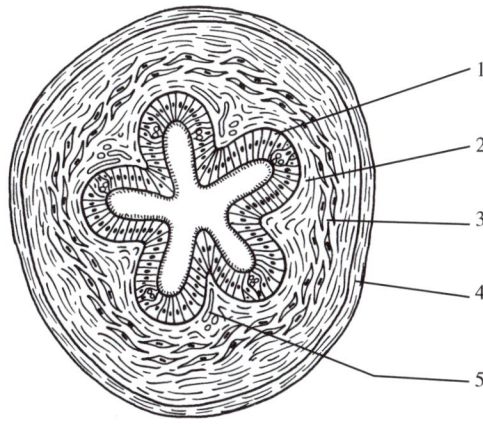

1 = respiratorisches Epithel
2 = Lamina propria
3 = Tunica muscularis
4 = Tunica adventitia
5 = Venenplexus

Abb. 5.43: Bronchiolus – Querschnitt

Klinik!

Asthma bronchiale ist eine häufige Atemwegserkrankung allergischer oder nicht-allergischer Ursache. Die charakteristische Atemnot lässt sich aus der Kenntnis der Histologie der Bronchien ableiten: Verkrampfung durch verdickte glatte Muskulatur (Bronchospasmus), Überproduktion von Bronchialschleim (Gll. bronchiales!), Schleimhautödem (L. propria!). Längeres Einwirken von schädigenden Noxen (z. B. **Zigarettenrauch**) führt zum Umbau der luftleitenden Strukturen. So kommt es zu einer relativen Zunahme an Becherzellen im Vergleich zu kinozilientragenden Zellen, zur Vergrößerung der seromukösen Gll. bronchiales und tracheales und zur direkten Schädigung der Kinozilien. Es resultiert eine vermehrte Produktion eines zähen Schleims, der aufgrund verminderter Kinozilienfunktion nicht mehr adäquat abtransportiert werden kann. Diese sog. Mukostase führt zu Husten und Auswurf (bes. morgens) und begünstigt bakterielle Besiedlungen. Auf diese Weise schließen sich chronische Entzündungsvorgänge an, die nach und nach die normale Lungenarchitektur zerstören und zu einer sog. obstruktiven Ventilationsstörung (**COPD** = Chronic obstructive pulmonary disease) führen.
Die häufigste Form des **Bronchialkarzinom**s ist das Plattenepithelkarzinom. Vorbedingung ist eine **Metaplasie** des respiratorischen Epithels in ein Plattenepithel mit nachfolgender Dysplasie durch karzinogene Faktoren (z. B. Zigarettenrauch, Arbeitsstoffe, Luftverschmutzung).

Bronchioli

Bronchioli setzen die Bronchien fort. Sie liegen bereits innerhalb der Lungenläppchen und haben einen Durchmesser von unter 1 mm.

Wichtige Merkmale zur Unterscheidung von Bronchien sind (↗ Abb. 5.43):

- keine Knorpel und Drüsen
- einschichtiges, meist isoprismatisches Flimmerepithel
- keine Becherzellen (selten in den proximalen Anteilen).

Bronchioli besitzen eine noch durchgehende glatte Muskelschicht. Im Epithel lassen sich kinozilienfreie neuroendokrine Zellen sowie sekretorische **Clara-Zellen** („Keulenzellen") nachweisen. Die Clara-Zellen sind wahrscheinlich mit den Alveolarepithelzellen vom Typ II verwandt und spielen eine Rolle bei der Abwehr inhalierter Schadstoffe. Des Weiteren sezernieren sie einen dünnen Schleimfilm, der dem Schutz des respiratorischen Epithels dient. In der Wand des gesamten Bronchialsystems findet man Ansammlungen lymphatischen Gewebes (bronchusassoziiertes lymphatisches Gewebe, BALT).

Die **Bronchioli terminales** (Durchmesser ca. 0,4 mm) leiten zu den Endaufzweigungen des Bronchialbaumes über, den **Bronchioli respiratorii und alveolares**. Diese Abschnitte (Durchmesser ca. 0,2 mm) haben sowohl luftleitende als auch gasaustauschende Funktion. Das Epithel nimmt an Größe ab, wird isoprismatisch und büßt seine Kinozilien ein. Vereinzelt können Clara-Zellen vorkommen. Die Wände enthalten noch glatte Muskelfasern und elastische Fasern. Charakteristisch sind außerdem Vorwölbungen der Wand, die Alveolen gleichen und bereits dem Gasaustausch dienen („Atmungskammern"). Den Zugang zu den Lungenalveolen bilden die Ductus alveolares. In den Bronchioli respiratorii kommen noch Lymphgefäße bzw. -kapillaren vor. Alle nachfolgenden Strukturen haben keinen direkten Anschluss an das Lymphgefäßsystem.

Alveolen

Jeder Bronchiolus respiratorius teilt sich in mehrere **Ductus alveolares** (Alveolargänge) auf, die in einzelne Alveolen oder Gruppen von Alveolen (**Sacculi alveolares**) münden (↗ Abb. 5.44). Die Lungenalveolen sind die eigentlich gasaustauschenden Strukturen. Es handelt sich dabei um polygonale, dünnwandige Kammern mit einem Durchmesser von ca. 0,2–0,5 mm. Den Eingang in einen Sacculus bezeichnet man als Atrium.

Die **Wand der Alveolen** trennt oft benachbarte Kammern (*Alveolarsepten*). In ihr bindegewebiges Gerüst aus elastischen und retikulären Fasern (Kollagen Typ III) sind freie Zellen (z. B. Fibrozyten, Makrophagen, Mastzellen) eingelagert. Zudem durchzieht sie ein dünnwandiges **Kapillarnetz**. Benachbarte Alveolen können durch Poren miteinander in Verbindung stehen.

Das die Innenfläche der Alveolen auskleidende Epithel ist ein sehr **flaches Plattenepithel**, dessen Struktur sich erst im Elektronenmikroskop vollständig erschließt (↗ Abb. 5.45):

- **Alveolarepithelzellen** (**Pneumozyten**) vom **Typ I** sind extrem dünne, lang ausgezogene Zellen. Sie werden auch als **Deckzellen** bezeichnet. Untereinander sind sie durch Tight junctions verbunden, um einen parazellulären Transport zu verhindern.
- **Alveolarepithelzellen** (**Pneumozyten**) vom **Typ II** sind rundlich und größer als die Typ-I-Zellen. Man bezeichnet sie auch als **Nischenzellen**, weil sie häufig in kleinen Zellgruppen in den Ecken sich kreuzender Alveolarsepten vorkommen. In ihrem Zytoplasma finden sich u. a. sog. „multilamellar bodies" (Zytosomen, Lamellenkörperchen), membranumhüllte Bläschen mit lamellärem Inhalt sowie multi-

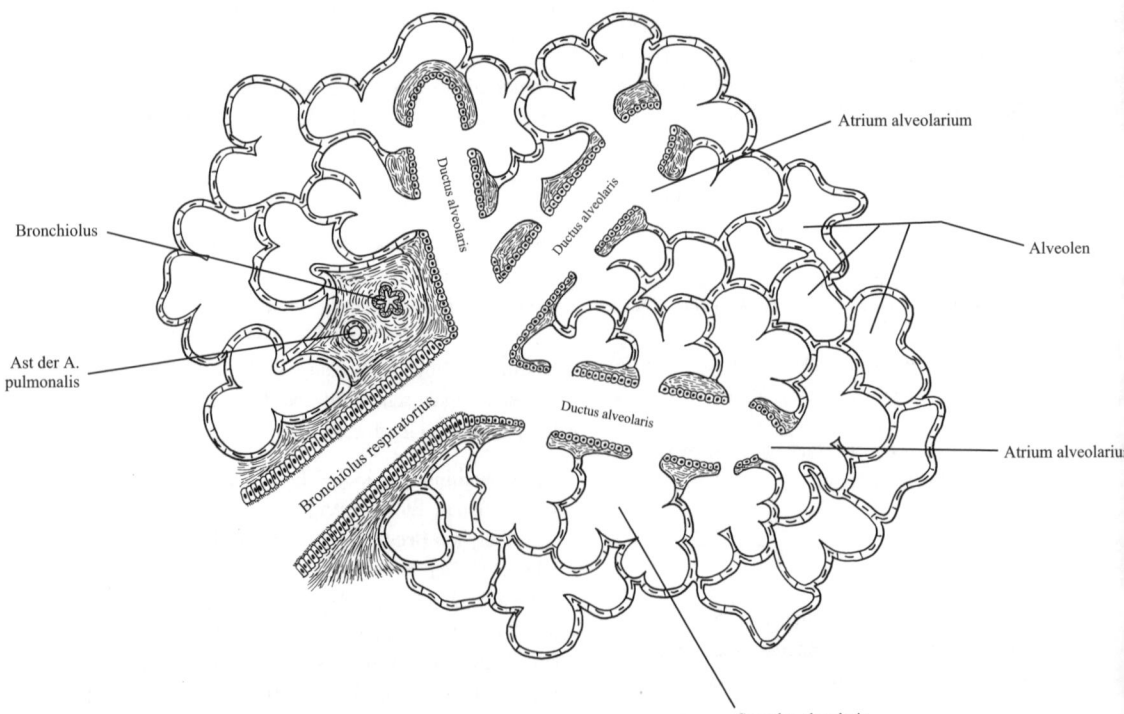

Abb. 5.44: Alveolarbaum der Lunge

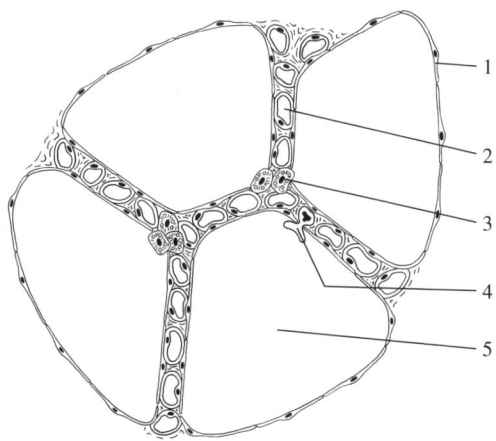

1 = Pneumozyten Typ I
2 = Kapillare
3 = Pneumozyten Typ II
4 = Alveolarmakrophage
5 = Alveole

Abb. 5.45: Alveolen

licht eine effektive Diffusion der Atemgase. Meist versorgt eine Kapillare zwei Alveolen.

> **Klinik!**
>
> Verdickungen der Blut-Luft-Schranke (z.B. durch Bindegewebsvermehrung = Fibrose) führen zu Behinderungen des Gasaustausches.

Alveolarmakrophagen („Staubzellen") sind spezialisierte Makrophagen der Lunge und gehören zum **MPS-System**. Man findet sie innerhalb der Alveolarsepten oder frei in den Alveolen. Sie fungieren als alveoläres Abwehrsystem („Selbstreinigung der Lunge") und phagozytieren Stoffe, wie z.B. Staubpartikel, die über die Atemwege in die Lunge eingedrungen sind. Kohleteilchen, Ruß etc. erscheinen als exogene Pigmente in den Makrophagen. Sie können mit dem Flimmerstrom in die Atemwege gelangen, über Lymphbahnen der Lunge abtransportiert werden und sich in regionären Lymphknoten ansammeln oder im subpleuralen Bindegewebe abgelagert werden. Dadurch kann die Lungenoberfläche dunkel verfärbt werden.

> **Klinik!**
>
> Bei einer Linksherzinsuffizienz fließt weniger Blut aus der Lunge ab und der Druck in den Pulmonalvenen steigt. Es kommt zu einem Flüssigkeitsübertritt in das Interstitium und die Alveolen (= Lungenödem), dem auch Erythrozyten folgen können. **Herzfehlerzellen** sind Alveolarmakrophagen, die in die Alveolen eingedrungene Erythrozyten phagozytiert haben und durch Abbauprodukte (z.B. Hämosiderin) pigmentiert sind. Sie sind im Auswurf (Sputum) nachweisbar.

vesikuläre Körperchen. Die Funktion dieser Organellen steht im Zusammenhang mit der Sekretion des sog. **Surfactant**, einem Komplex, der u.a. Phospholipide, Proteine und Glykosaminoglykane enthält und als dünner Film (Monolayer) die Innenfläche der Alveolen bedeckt. Surfactant trägt wie ein Detergens zur Herabsetzung der Oberflächenspannung der Alveolen bei und verhindert dadurch einen Kollaps (*Atelektase*).

> **Klinik!**
>
> Surfactant wird vor der Geburt in kleinen Mengen bereits zwischen der 24. und 28. Schwangerschaftswoche produziert und gilt als limitierender Faktor für die Atemfunktion von Frühgeburten.

Typ-II-Zellen sind teilungsfähig und können sich zu Typ-I-Zellen umwandeln. Typ-I-Zellen sind nicht mehr teilungsfähig.

Stellenweise ist die Basalmembran des Epithels der Alveolarwand mit der Basalmembran des Endothels der Kapillaren verschmolzen, wodurch es zu einem sehr engen Kontakt zwischen Alveole und Gefäß kommt. An dieser **Blut-Luft-Schranke** findet der **Gasaustausch** (**Diffusion**) zwischen Alveolarluft und Blut statt. Die Diffusionsstrecke ist sehr gering und ermög-

Lungengefäße

Vasa publica

Sie bilden den funktionellen Kreislauf der Lunge, zu dem die A. pulmonalis gehört. *Pulmonalarterien* begleiten den Bronchialbaum, transportieren sauerstoffarmes Blut und stellen in ihren proximalen Abschnitten Arterien vom elastischen Typ dar. Allerdings ist der elastische Faseranteil im Vergleich zu den glatten Muskelzellen nicht sehr hoch (Niederdrucksystem!). Kleinere Arteriolen besitzen einen Wandbau vom rein muskulären Typ. Die *Lungenvenen* innerhalb des Lungenbindegewebes zeigen den typischen venösen Wandbau, sind aber klappenlos.

Vasa privata

Sie gehören zum ernährenden Kreislauf der Lunge. Er wird von den *Aa. bronchiales* gebildet, die kleiner als die funktionellen Gefäße sind und zu den muskulären Arterien gehören. Man findet sie in enger Nachbarschaft zu Bronchien und Bronchioli. Bronchial- und Lungenvenen können Anastomosen ausbilden.

Lungenstroma

Im interstitiellen Bindegewebe der Lunge findet man einen hohen **Kollagen**anteil (v. a. Typ I und III) und viele **elastische Fasern**. Die elastischen Fasern heften die Alveolen an ihr bindegewebiges Gerüst und sind für die Rückstellkräfte bei der Ausatmung verantwortlich. Im Bindegewebe liegen zahlreiche freie Zellen (Fibrozyten, Mastzellen, Alveolarmakrophagen, Lymphozyten u. a.) sowie Nervenfasern.

> **Praktikum!**
> Altersbedingt kommt es u. a. durch Verlust elastischen Materials zu einer Auflösung von Alveolarsepten und Bildung eines sog. Altersemphysems. In histologischen Präparaten von Lungen älterer Menschen sind deshalb häufig Emphysemblasen zu beobachten.

Pleura

Bei der Pleura handelt es sich um eine seröse Haut, die aus einem viszeralen (pulmonalen) und einem parietalen Blatt besteht:

- Das **viszerale Blatt** liegt der Lunge direkt an: *Lungenfell*.
- Das **parietale Blatt** kleidet die Pleurahöhle aus: *Brust- oder Rippenfell*.

Die einander zugewandten Seiten der beiden Blätter bestehen aus **Mesothel**. Darunter liegt ein submesotheliales (subpleurales) Bindegewebe. Die submesotheliale Schicht der Pleura visceralis ist mehrschichtig (oberflächliche elastische Faserschicht, zwei tiefe kollagenfaserige Schichten). Zwischen den beiden Pleurablättern befindet sich ein mit rund 5 ml Flüssigkeit gefüllter Spalt. Dieser ermöglicht zwar eine Verschiebung der Pleurablätter gegeneinander, hält sie aber durch adhäsive Kräfte gleichzeitig zusammen, sodass die Lunge bei Vergrößerung des Brustraums (Einatmung) den Thoraxwänden folgen muss.

> **Praktikum!**
> Präparationsbedingt enthalten mikroskopische Lungenpräparate oft nur Anteile der Pleura visceralis.

> **Klinik!**
> Eingeatmete Asbestfasern, die länger als 15 μm sind, können durch Clearance oder Phagozytose nicht mehr aus der Lunge entfernt werden und lagern sich unter der Pleura ab (Asbestose, asbestbedingte Malignome).

> **Praktikum!**
> Wichtige Erkennungszeichen Lunge:
> - lufthaltiges Gewebe (Alveolen mit Alveolarsepten)
> - Bronchien und Bronchioli mit typischem Wandbau
> - Lungengefäße, evtl. Pleura visceralis.

5.7 Verdauungsorgane

5.7.1 Einführung

Die Verdauungsorgane (Digestionsorgane) haben **drei Hauptfunktionen**:

- Zerkleinerung und Aufarbeitung der Nahrung sowie Resorption der Spaltprodukte
- Abwehr z. B. von Krankheitserregern, die über den Verdauungstrakt eindringen
- endokrines Organ: Bildung von endo- und parakrin wirksamen Stoffen.

Die Verdauungsorgane haben direkten Kontakt zum Speisebrei (Chymus). Verdauungssäfte werden exokrin in sog. Anhangsdrüsen produziert und abgegeben. Unverdauliche Bestandteile werden wieder ausgeschieden.

Man unterscheidet makroskopisch einen Kopf- von einem Rumpfdarm:

- Zum **Kopfdarm** (im Kopf gelegen) gehören:
  - Mundhöhle mit Lippen, Wangen, Gaumen
  - Zunge
  - Zähne
  - als Anhangsdrüsen die Mundspeicheldrüsen
  - Rachen.
- Zum **Rumpfdarm** (im Rumpfbereich gelegen) gehören:
  - Speiseröhre

- Magen
- Dünn- und Dickdarm
- Mastdarm und Analkanal
- als Anhangsdrüsen Leber (mit Gallenblase) und Pankreas.

Der gesamte Verdauungstrakt ist **entodermaler** Herkunft. Ausnahmen stellen die Körperöffnungen dar (Mund, After), die ektodermaler Abstammung sind (sog. Mundbucht, Afterbucht). Muskel- und Bindegewebe stammen aus dem Mesoderm.

5.7.2 Kopfdarm

Mundhöhle

Übersicht

Innerhalb der Mundhöhle (Cavitas oris) unterscheidet man einen **Vorhof** (Vestibulum oris), eine **Haupthöhle** (Cavitas oris propria) und eine sog. **Schlundenge** (Isthmus faucium), die den Übergang in den Rachen darstellt. Der Vorhof befindet sich zwischen den Zähnen und den Lippen bzw. den Wangen. Mundhöhle bzw. Vorhof sind distal von den Lippen (Labia oris), seitlich durch die Wangen (Buccae) und nach kranial durch den weichen (Pallatum molle) und harten (Pallatum durum) Gaumen begrenzt. Die Zunge (Lingua), die fast die gesamte Haupthöhle ausfüllt, ruht auf dem Mundboden.

Charakteristisch für die Schleimhaut der Mundhöhle ist ein **mehrschichtiges, unverhorntes Plattenepithel** als orales Epithel. Das Plattenepithel unterliegt einer fortlaufenden und schnell vonstatten gehenden Erneuerung (ca. 8–10 Tage; im Vergleich Epidermis: ca. 30 Tage). Ständig abgeschilferte Epithelzellen (hohe mechanische Belastung!) werden vom Stratum basale her regeneriert. Wie in vielen Epithelzellverbänden, finden sich auch im Epithel der Mundhöhle verschiedene nicht-epitheliale Zellen, die mit Übersichtsfärbungen aber kaum zu erkennen sind (z. B. Melanozyten, Langerhans-Zellen, Merkel-Zellen). Die Lamina propria zeigt typischerweise papillenartige Verzahnungen mit dem Epithel oder ist direkt mit dem Periost (z. B. am Gaumen) verwachsen. Anders als im Rumpfdarm fehlt der Lamina propria im Kopfdarm eine Lamina muscularis mucosae. Der Aufbau der Schleimhaut und der Submukosa zeigt regionale Unterschiede.

> **Merke!**
> Das gesamte Mundhöhlenepithel ist **unverhornt**! Ausnahmen – mit unterschiedlich starker Verhornung – sind: Gingiva, Papillae filiformes, evtl. Bereiche am harten Gaumen.

> **Klinik!**
> Verhornungen der Mundhöhlenschleimhaut (Parakeratinisierung) sind immer krankheitsverdächtig. Verhornungsanomalien können sich als **Leukoplakie** (weißliche Fleckenbildung) manifestieren und stellen ein Risiko für maligne Entartung dar. Die häufigsten bösartigen Tumoren der Mundhöhle leiten sich vom Plattenepithel ab (Plattenepithelkarzinome).

Lippe

Die muskuläre Grundlage der Lippen (Labia oris) ist der quergestreifte M. orbicularis oris (Pars labialis) (↗ Abb. 5.46).

Auf der Außenseite (**Pars cutanea**) tragen die Lippen ein mehrschichtiges, schwach verhorntes Plattenepithel mit Haaren (Barthaare), Schweiß- und Talgdrüsen.

> **Praktikum!**
> Da die Barthaare an beiden Lippen immer von kranial nach kaudal wachsen, kann man daran im histologischen Präparat Ober- und Unterlippe unterscheiden.

Die Innenseite (**Pars mucosa**) kennzeichnet sich durch ein mehrschichtiges, unverhorntes Plattenepithel. In der Lamina propria und Submukosa liegen muköse Speicheldrüsen (**Gll. labiales**), Gefäße, Nerven und Fettzellen.

Der Übergangsbereich (**Pars intermedia**) zwischen beiden Epithelarten ist das **Lippenrot** (↗ Abb. 5.47). Hier ist das Epithel unverhornt, sehr dünn und zeigt hohe Bindegewebspapillen. Dadurch scheinen die in der Lamina propria gelegenen Kapillaren durch und bewirken die verstärkte Rotfärbung. Säuglinge besitzen an der Innenseite der Übergangszone einen zottenartigen Saum, der das Saugen unterstützt.

> **Klinik!**
> Am Lippenrot lässt sich die Sauerstoffsättigung des Blutes abschätzen. Bei Sauerstoffmangel z. B. erscheinen sie blau (**Zyanose**).

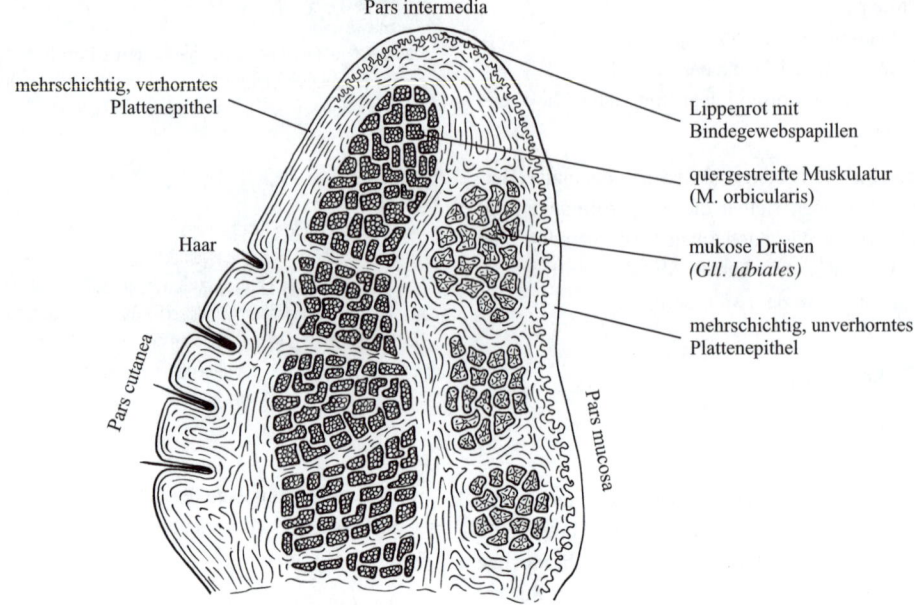

Abb. 5.46: Lippe – Querschnitt

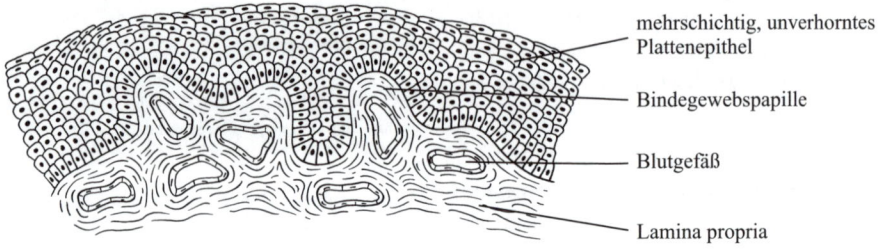

Abb. 5.47: Lippenrot

> **Praktikum!**
> Differenzialdiagnose Lippe: evtl. mit Augenlid (aber dünner, im Lid Tarsus, Meibom-Drüsen, kein Übergangsbereich).

Wange und Gaumen

Grundlage der **Wange** ist der quergestreifte M. buccinator, der fest mit der Lamina propria der Schleimhaut verbunden ist. Die Schleimhaut trägt ein unverhorntes mehrschichtiges Plattenepithel. In der Lamina propria und der Submukosa liegen mukoseröse (**Gll. buccales**) und muköse (**Gll. molares**) Drüsen. In der Wangenschleimhaut können auch Talgdrüsen (Fordyce-Flecken) vorkommen. Zwischen der äußeren Wangenhaut und dem Muskel liegt der Wangenfettpfropf (**Corpus adiposum buccae**, Bichat-Wangenfettpfropf).

Ein Schnitt durch den weichen oder harten Gaumen zeigt folgende Schichtenabfolge:

- Schleimhaut der Nasenseite mit Flimmerepithel
- Harter Gaumen: **Knochen** (Proc. palatinus maxillae) mit Periost; weicher Gaumen: **Aponeurose** (sehnig-muskuläre Platte)
- **Submukosa** der Mundhöhlenseite: nur in hinteren und mittleren Bereichen nachweisbar, besteht aus kollagenen und elastischen Gitterfasern, enthält muköse **Gll. palatinae** und Fetteinlagerungen
- **Schleimhaut der Mundhöhlenseite:** mehrschichti-

ges unverhorntes Plattenepithel, an Zonen starker mechanischer Belastung (v. a. harter Gaumen) auch verhornt, darunter eine derbe, kollagenfaserige Lamina propria mit regelmäßig ausgebildeten Papillen, meist direkt mit dem Periost des Knochens verwachsen.

> **Praktikum!**
> Das vordere Gaumengewölbe ist durch transversal verlaufende **Gaumenleisten** (Rugae palatini) gekennzeichnet. Auf Längsschnitten durch diese Region ist zu erkennen, dass es sich hierbei um wallförmige Aufwerfungen der gesamten Schleimhaut handelt.

> **Klinik!**
> An durch Abstrich gewonnenen Epithelien der Mundhöhlenschleimhaut werden verschiedene forensisch-diagnostische Untersuchungen durchgeführt wie z. B. Nachweis von Sex-Chromatin (↗ Kap. 3.3.2) oder DNA-Tests.

Zunge

Histologischer Aufbau

Die Zunge besteht aus einem **Zungenkörper** (Korpus) und der **Zungenwurzel** (Radix), die mit dem Mundboden verwachsen ist. Auf der Zungenoberfläche (Dorsum linguae, Zungenrücken) bildet der V-förmige **Sulcus terminalis** die Grenze zwischen beiden Bezirken.

Die Zunge ist von einer Schleimhaut überzogen. Diese besteht aus einem **mehrschichtig unverhornten Plattenepithel**, das an einigen Stellen auch verhornt sein kann. In das Epithel ragen warzenförmige Fortsätze der darunter liegenden **Lamina propria**, sodass es zu einer festen Verzahnung kommt. Vor allem in den hinteren Bereichen des Zungenrückens sieht man mit bloßem Auge Erhebungen der Schleimhaut, die **Zungenpapillen**. An der Zungenwurzel ist die Schleimhaut zu sog. Zungenbälgen aufgeworfen, unter denen das lymphatische Gewebe der Tonsilla lingualis liegt. Das Epithel an der Unterseite der Zunge ist dünn und zart, sodass makroskopisch Gefäße, v. a. Venen, durchscheinen.

Das Innere der Zunge durchziehen vertikal, transversal oder longitudinal verlaufende **Muskelfasern**. Zwischen den Muskelfasern liegt ein **geflechtartig-kollagenes Bindegewebe**, in das viele Nerven und Gefäße sowie Fettgewebsareale eingelagert sind. Die Nervenfasern gehören zu sensiblen (N. lingualis) und gustatorischen Fasern (z. B. N. glossopharyngeus, Chorda tympani). In der Muskulatur der vorderen Anteile liegen die seromukösen Gll. linguales anteriores (Nuhn-Drüse). Die mukösen Gll. linguales posteriores liegen in den hinteren Anteilen in der Umgebung der Tonsille.

Zungenpapillen

Bei den Zungenpapillen handelt es sich um Aufwerfungen der Lamina propria, die haubenförmig von mehrschichtigem Plattenepithel überzogen werden. Man unterscheidet primäre (Papillenstock) und weiter sich aufteilende sekundäre Papillen. Beim Menschen gibt es vier Formen:

- **Papillae filiformes** (↗ Abb. 5.48): Die fadenförmigen, oft aufgespaltenen Papillen kommen am häufigsten vor. Sie tragen meist einen verhornten Zipfel und verleihen der Zungenoberfläche eine raue, samtartige Beschaffenheit. Funktion: mechanisch (Haften von Nahrungsbestandteilen), Tastempfindung über Mechanorezeptoren und freie Nervenendigungen im Papillenstock.
- **Papillae fungiformes** (↗ Abb. 5.48): Die pilzförmigen Papillen sind weniger zahlreich und makroskopisch als kleine rote Pünktchen erkennbar. Man findet sie v. a. an Zungenspitze und -rand. Sie enthalten Geschmacksknospen und Rezeptoren für die Mechano- und Thermorezeption.
- **Papillae foliatae** (↗ Abb. 5.49): Die blattförmigen Papillen liegen am hinteren Zungenrand und können bei jungen Menschen Geschmacksknospen aufweisen. Im Alter fehlen sie.
- **Papillae vallatae** (↗ Abb. 5.50): Die wallartigen Papillen sind mit Durchmessern von 1–3 mm und

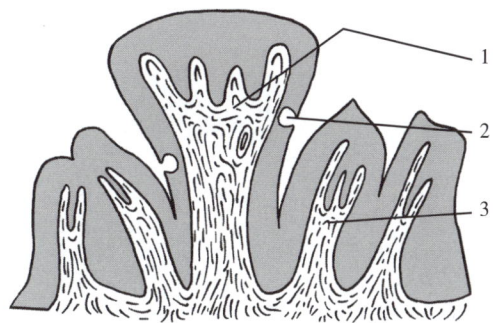

1 = Papilla fungiformis
2 = Geschmacksknospe
3 = Papilla filiformis

Abb. 5.48: Papillae filiformes und fungiformes

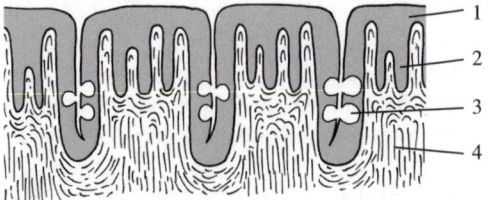

1 = mehrschichtig, unverhorntes Plattenepithel
2 = Bindegewebspapille
3 = Geschmacksknospe
4 = Lamina propria

Abb. 5.49: Papillae foliatae

Geschmacksknospen

Geschmacksknospen (Caliculi gustatorii) (↗ Abb. 5.51) sind Rezeptoren, deren Gesamtheit das **Geschmacksorgan** ausmacht. Sie kommen auf den Zungenpapillen vor, am weichen Gaumen, dem Eingang zum Kehlkopf und in den Anfangsteilen des Ösophagus. Ihre Zahl wird beim Menschen auf 5000–10000 geschätzt, im Alter nimmt ihre Menge ab.

Geschmacksknospen sind zwiebelartige, ca. 60 μm große Gebilde und haben auf Schnitten eine ovale Form. Sie liegen im Epithel (**endoepithelial**) z. B. der Zungenpapillen. Die der Mundhöhle zugewandte Seite hat eine kleine Öffnung (**Porus gustatorius**), in die die reizaufnehmenden Fortsätze der Sinneszellen hineinragen.

Geschmacksknospen bestehen aus mehreren Zellen:

- Die **Sinneszellen** gehören zu sog. **sekundären Sinneszellen**, d. h. sie haben einen reizaufnehmenden Fortsatz, aber keine Möglichkeit, den Reiz selbst ins ZNS weiterzuleiten. Daher müssen Nervenzellen durch engen Kontakt oder synaptische Verbindung mit der sekundären Sinneszelle den Reiz aufnehmen und fortleiten. Myelinisierte Nervenfasern treten durch die die Knospe umhüllende Basalmembran ein. Mit ihnen nehmen die Zellen synapsenartige Kontakte auf. Ultrastrukturell werden verschiedene Typen von Geschmackssinneszellen unterschieden (Typ I bis III).

Höhen von 1 mm die größten Papillen. Es handelt sich um ca. 6–12 einzelne Papillen, die in unmittelbarer Nähe des Sulcus terminalis liegen. Sie sind von einem Graben umgeben, der nach außen zu einem Wall aufgeworfen wird. Im Epithel der Grabenwand liegen rund 250 Geschmacksknospen, über die die Geschmacksempfindung „bitter" vermittelt wird. In der Umgebung der Wallpapille finden sich in der Tiefe zahlreiche seröse Drüsen. Diese sog. **von Ebner-Spüldrüsen** durchspülen den Wallgraben, um bereits geschmeckte Stoffe wieder zu entfernen.

Praktikum!

In histologischen Kursen werden häufig Zungenpräparate von verschiedenen Tieren verwendet. Auf ihnen finden sich oft Besonderheiten, die beim Menschen so nicht vorkommen (z. B. starke Verhornung der filiformen Papillen bei Raubtieren, zahlreiche Geschmacksknospen an den Papillae foliatae bei Kaninchen etc.).

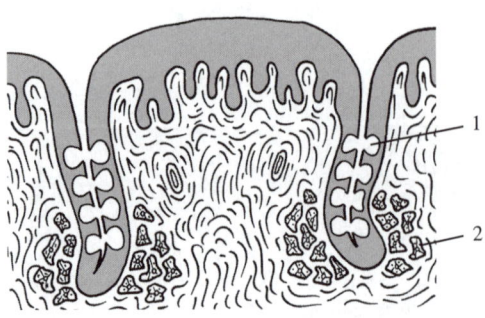

1 = Geschmacksknospe
2 = von Ebner-Spüldrüsen (serös)

Abb. 5.50: Papillae vallatae

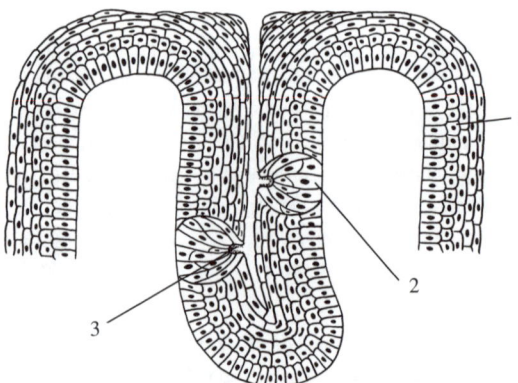

1 = mehrschichtig, unverhorntes Plattenepithel
2 = Geschmacksknospe
3 = Porus gustatorius

Abb. 5.51: Zungenpapille mit Geschmacksknospen

- Die **Basalzellen** sind teilungsfähig und dienen als Ersatzzellen für abgestorbene Sinneszellen. Während ihrer Entwicklung können sie vorübergehend als **Stützzellen** fungieren.

> **Praktikum!**
> Ausdifferenzierte Sinneszellen werden aufgrund ihrer Anfärbbarkeit auch als helle Zellen, die Stützzellen als dunkle Zellen bezeichnet.

Die Geschmacksknospen sind in der Lage, **süß**, **salzig**, **sauer** und **bitter** zu unterscheiden. Als Chemorezeptoren nehmen die Sinneszellen Geschmacksstoffe wahr, die gelöst in den Porus gelangen. Die Poren werden vom Sekret der Spüldrüsen wieder freigespült, sodass neue Stoffe eindringen können. Die Zellen von Geschmacksknospen unterliegen einer dauernden, raschen Erneuerung.

Zahn (Dens)

Einführung

Zähne bestehen hauptsächlich aus den Zahnhartgeweben Dentin, Schmelz und Zement. Sie sind in den Zahnfächern (Alveolen) der zahntragenden Fortsätze von Ober- und Unterkiefer befestigt.

> **Praktikum!**
> Zur Orientierung an histologischen Zahnpräparaten sollte man sich auch der aus der Makroskopie gebräuchlichen Richtungsbezeichnungen bedienen (z. B. apikal, okklusal, mesial, distal usw.).

Der Aufbau ist bei allen 32 Zähnen des Erwachsenengebisses (Dentes permanentes) und bei den 20 Zähnen des Milchgebisses (Dentes decidui) grundsätzlich gleich. Man unterscheidet klinisch folgende Teile (↗ Abb. 5.52, Abb. 5.53):

- Zahnkrone (Corona dentis): klinisch: Teil des Zahns, der das Zahnfleisch (Gingiva) überragt (sichtbarer Teil); anatomisch: der mit Schmelz bedeckte Teil des Zahnes
- Zahnhals (Cervix dentis): entlang der Anhaftungsstelle des Zahnes an das Zahnfleisch
- Zahnwurzel (Radix dentis): klinisch: Anteile innerhalb der Alveole (im Gewebe versenkter Anteil); anatomisch: von Zement bedeckter Teil
- Zahnhöhle (Cavitas dentis): besteht aus der Zahnpulpa (Pulpahöhle) und dem Wurzelkanal (Canalis radicis dentis), der sich an der Wurzelspitze (Apex dentis) mit einem Foramen apicis dentis zur Alveole öffnet. Durch diese Öffnung treten Nerven und Gefäße in den Zahn ein. Anzahl, Ausbildung und Form von Wurzelkanälen unterliegen starken Variationen.

> **Praktikum!**
> Für die histologische Untersuchung von Zähnen müssen sie durch Entkalkung erst schneidbar gemacht werden (vgl. Knochengewebe ↗ Kap. 4.7). Dabei gehen anorganische Anteile der Zahnhartgewebe verloren. Unentkalkte Zähne können nach Einbettung in Kunststoffe (z. B. Acrylate) mit speziellen Mikrotomen geschnitten oder es können Schliffpräparate hergestellt werden. Da in histologischen Kursen meist menschliche, extrahierte Zähne verwendet werden, können je nach Zahn vielfältige histologische Bilder gesehen werden (Milchzähne, bleibende Zähne, verschiedene Zahnarten mit jeweils unterschiedlicher Anatomie (z. B. Molaren, Inzisivi), pathologische Veränderungen (z. B. Karies), Zahnbehandlungen (z. B. vorhandene Füllung) usw.). Stammen Zähne von nichtmenschlichen Spezies (z. B. Affe, Schwein), sind strukturelle Unterschiede zu menschlichen Zähnen zu beachten.

Schmelz

Schmelz (Substantia adamantina, Enamelum) bildet einen Überzug im Kronenbereich der Zähne und repräsentiert das härteste Gewebe des menschlichen Körpers überhaupt (bis 97% anorganische Anteile). Die Schmelzmineralien liegen als Hydroxylapatit aus Kalzium und Phosphor in Form kristalliner Körper vor. Auch Fluor ist, vor allem in oberflächlichen Schichten, ein Bestandteil des Schmelzes, und für die Aufrechterhaltung der Hartsubstanz wichtig.

Schmelz enthält keine Zellen und ist in kompliziert aufgebauten, radiär verlaufenden **Schmelzprismen** strukturiert, die durch eine interprismatische Substanz miteinander verbunden sind. Die Schmelzprismen entstehen aufgrund der sekretorischen Aktivitäten der Ameloblasten während der Zahnentwicklung (↗ unten). Die geringen organischen Anteile des Schmelzes (**Schmelzmatrixproteine**, z. B. Amelogenin) sind ebenfalls Produkte der Ameloblasten.

Auf Zahnschliffpräparaten kann man weitere **Schmelzstrukturen** erkennen, die durch die Anordnung der Prismen oder unterschiedliche Materialeigenschaften des Schmelzgewebes zustande kommen: Retzius-Linien (parallel verlaufende Wachstumsli-

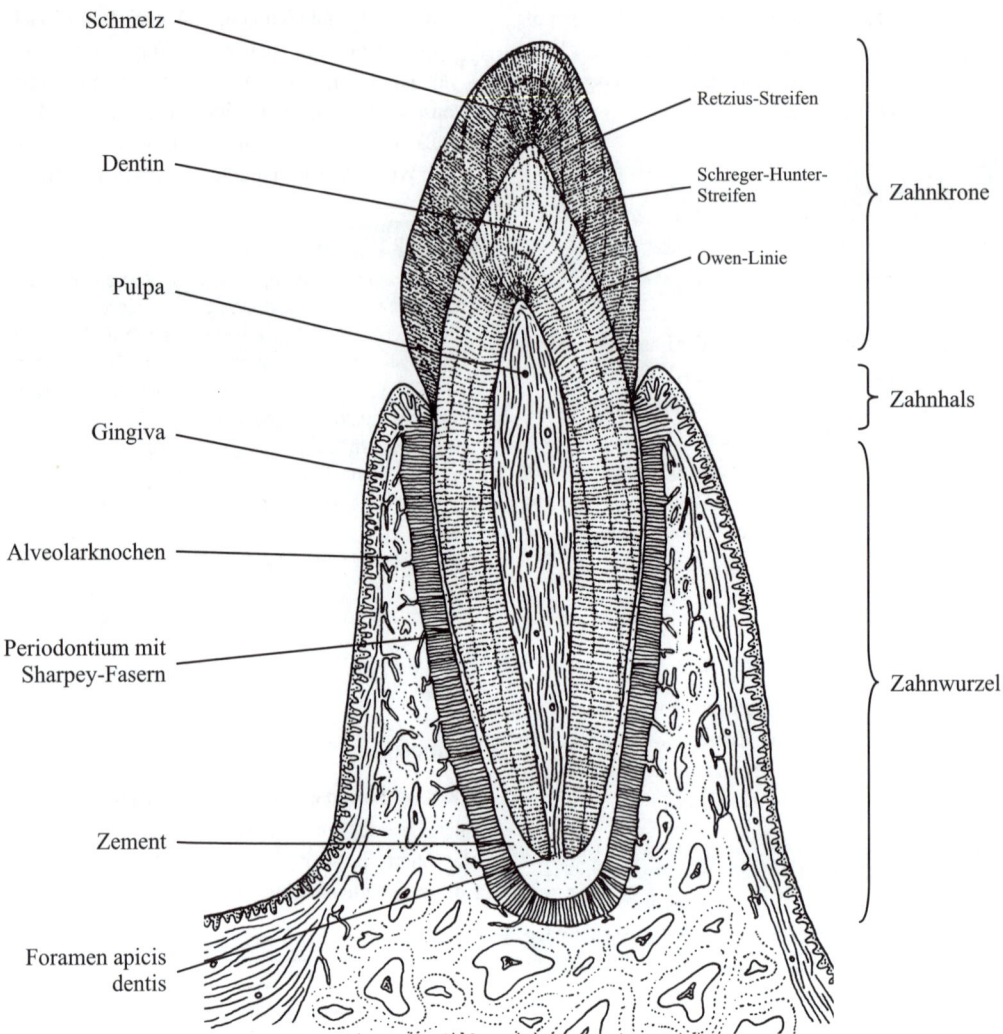

Abb. 5.52: Zahn – Längsschnitt

nien), Schmelzlamellen (radiär verlaufend, geringer mineralisiert), Schmelzbüschel (faserige Strukturen an der Schmelz-Dentin-Grenze, schwach mineralisiert, auch in entkalkten Präparaten oft als feine Büschel erkennbar), Schreger-Hunter-Streifen (Hell-dunkel-Streifung durch Kreuzung und Krümmung benachbarter Prismen), Perikymatien (Wülste an der Schmelzoberfläche) u. a.

Da schmelzbildende Zellen (Ameloblasten) fehlen, ist das Gewebe nicht regenerierbar. Im Alter wird es spröde. Sprünge im Schmelz können schon in jüngeren Jahren auftreten. Schmelz unterliegt im Lauf des Lebens einem Verlust durch funktionelle Kaubelastung (Attrition) und Abkauung (Abrasion).

Praktikum!
Werden Zähne entkalkt, ist Schmelz im histologischen Präparat nicht mehr vorhanden.

Klinik!
Die lokale (z. B. Zahnpasten) oder systemische (z. B. Nahrung, Tabletten) Zufuhr von Fluor (Fluoridierung) führt zur Anreicherung im Schmelz und wird als Kariesprophylaxe durchgeführt.

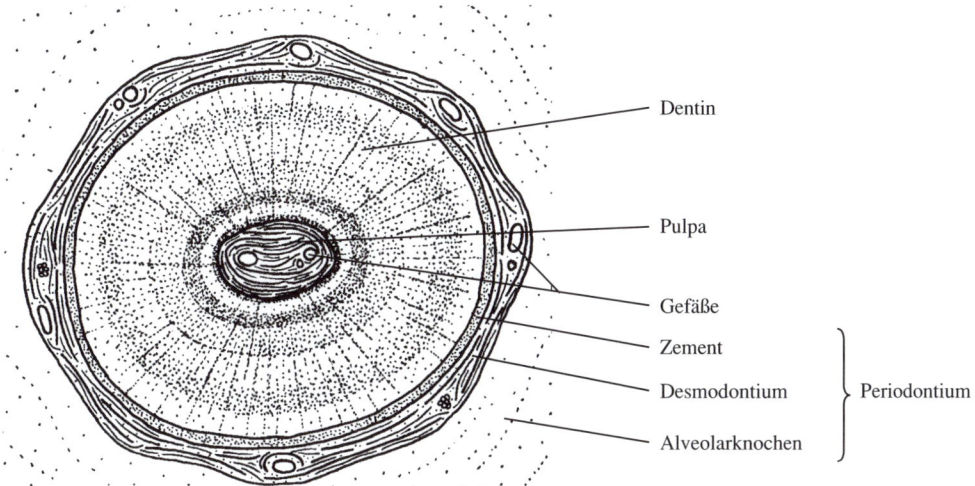

Abb. 5.53: Zahnwurzel – Querschnitt

Praktikum!

Schmelz kann mithilfe von Säuren geätzt werden. Das dadurch entstehende Mikrorelief erhöht die Haftfähigkeit (Retention) z. B. für Haftvermittler für Füllungsmaterialien oder für kieferorthopädische Befestigungselemente.

Dentin

Dentin (Zahnbein, Substantia eburnea) ist ähnlich wie Knochen zusammengesetzt, aber stärker mineralisiert (70% anorganische Anteile) und härter. Der Mineralisationsgrad des Dentins unterscheidet sich zwischen einzelnen Regionen. Zu den wichtigsten organischen Anteilen gehören kollagene Fasern (Kollagen Typ I) sowie verschiedene Matrixproteine (Proteoglykane, Glykoproteine u. a.).

Dentin bildet den Hauptanteil des Zahnes und umschließt die Pulpahöhle (↗ unten). Topografisch unterscheidet man Kronendentin von Wurzeldentin. An der zur Pulpahöhle gerichteten Oberfläche des Dentins liegen in mehreren Reihen die Zellleiber der **Odontoblasten** (↗ unten), deren Zellfortsätze als Tomes-Fasern in radiär von innen nach außen ziehenden **Dentinkanälchen** (Tubuli dentales, 1–4 μm Durchmesser) liegen. Wahrscheinlich ziehen die Odontoblastenfortsätze aber nicht bis zur Schmelz-Dentin-Grenze. Durch die Anordnung der Tubuli entsteht die radiäre Streifung des Dentins. Die Tubuli sind verästelt und kommunizieren miteinander. Die Dichte der Tubuli ist im pulpennahen Bereich höher als in der Peripherie. Sie sind nicht in ihrem ganzen Durchmesser von Odontoblastenfortsätzen ausgefüllt, sondern enthalten noch den sog. **periodontoblastischen Raum**, einen schmalen Spaltraum, der Gewebsflüssigkeit, kollagene Fibrillen und andere organische Komponenten enthält. Weiterhin verlaufen in den Kanälchen marklose, sensible, schmerzleitende Nervenfasern (↗ unten). Ob die Grundlage der Schmerzempfindlichkeit auf direkter Reizung der Axone oder auf Flüssigkeitsverschiebungen im periodontoblastischen Raum beruht, ist umstritten.

Odontoblasten und Dentin bilden entwicklungsgeschichtlich und funktionell eine Einheit (**Pulpa-Dentin-Einheit**, Endodont). Verschiedene Dentinarten lassen sich unterscheiden: peritubuläres Dentin (hoch mineralisiert, liegt um die Tubuli), intertubuläres Dentin (liegt zwischen den Tubuli), globuläres Dentin (kugelige Dentinbereiche ungleicher Mineralisation mit umschriebenen wenig mineralisierten Bezirken, Interglobularräume), Manteldentin (oberflächlichste Zone des Dentins), zirkumpulpales Dentin (umgibt die Pulpahöhle).

Das noch nicht mineralisierte **Prädentin** liegt an der Grenze zur Pulpa. Farblich kann es in der H. E.-Färbung durch seine schwach eosinophile Anfärbung gegenüber dem dunkler gefärbten mineralisierten

Dentin abgegrenzt werden. Odontoblasten bilden Dentin während der Zahnentwicklung, sind aber auch postnatal zur Dentinbildung befähigt (↗ unten):

Sekundärdentin mit normaler Dentinstruktur wird nach Abschluss des Wurzelwachstums gebildet und verkleinert Wurzelkanal und Pulpahöhle (in menschlichen Zahnpräparaten sehr häufig zu sehen!), **Tertiärdentin** (Reizdentin, Reparationsdentin) ist irreguläres Dentin, das als Reaktion auf pathologische Reize (z. B. Karies) oder therapeutische Eingriffe gebildet wird.

Als **Dentinsklerosierung** werden die Verdickung des peritubulären Dentins und die Obliteration der Dentintubuli bezeichnet. Dies kann als normaler Alterungsprozess, aber auch als Abwehrreaktion auf äußere Schädigungen (Karies, Präparation, Füllungsmaterialien usw.) beobachtet werden. Als **tote Zonen** („Dead tracts") werden Regionen mit abgestorbenen Odontoblastenfortsätzen bezeichnet, in denen sich die Tubuli als dunkle Bänder abzeichnen, da sie mit Luft gefüllt sind.

> **Klinik!**
> Dentin ist ein vitales Gewebe (zelluläre Anteile, Sensibilität). Jede Kavitätenpräparation im gesunden Dentin führt daher zur Entstehung einer sog. **„Dentinwunde"**.
> **Karies** (Zahnfäule) stellt eine demineralisierende Erkrankung der Zahnhartgewebe mit Gewebeverlust durch Einwirkung bakterieller Säuren dar. Begünstigend wirken mangelnde Mundhygiene, Plaqueablagerungen, häufige Zuckeraufnahme durch die Nahrung, verminderte Speichelsekretion u. a. Die histologischen Erscheinungsformen sind je nach Stadium vielfältig (Schmelzdemineralisation, Dentindemineralisation, Dentinsklerose, dunkel gefärbte Tubuli mit ampullären Erweiterungen durch Bakterienbefall, Nekrosen u. a.).

Zahnpulpa

In der **Pulpahöhle** (Cavitas dentis) mit ihrem Kronenanteil und dem Wurzelkanal findet sich als Abkömmling der embryonalen Papille die **Zahnpulpa**, ein lockeres, feinfaseriges Bindegewebe, das einem primitiven, mesenchymalen (gallertigen) Gewebe entspricht (↗ Abb. 5.54). Das Stroma der Pulpa besteht aus einer Glykosaminoglykan- und wasserreichen, mikroskopisch amorphen und diffusiblen Grundsubstanz, in die Fasern eingelagert sind (v. a. Kollagen Typ I und III, elastische Fasern). Die Pulpa enthält folgende Zellarten:

- **Odontoblasten:** Die Zellleiber der Odontoblasten liegen außen in der Pulpa an der Dentingrenze und schicken ihre zytoplasmatischen Fortsätze (bis zu 5 mm) als **Tomes-Fasern** in die Dentintubuli (↗ oben). Sie sind palisadenförmig in mehreren Reihen angeordnet (Zellkerne in verschiedenen Höhen angeschnitten!). Es sind stoffwechselaktive, hochdifferenzierte Zellen, die durch Gap junctions verbunden sind. Neben der Dentinbildung (↗ oben) besteht ihre Aufgabe in der Rezeptionsvermittlung (z. B. chemisch, mechanisch, thermisch). Im apikalen Wurzelbereich können Odontoblasten fehlen.

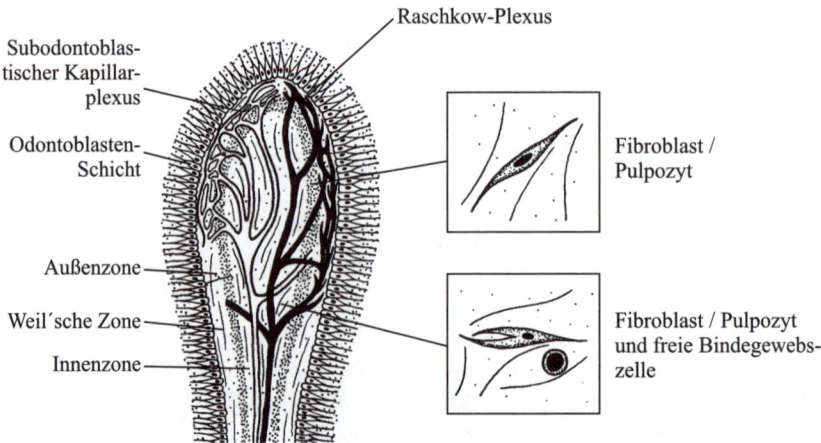

Abb. 5.54: Zahnpulpa

- **Fibroblasten bzw. Fibrozyten (Pulpozyten):** Sie bilden teilweise einen netzförmigen Verband innerhalb der Pulpa und können mit den Odontoblasten in Verbindung stehen (bipolare Fibroblasten). Sie regulieren den Turnover der Pulpamatrix. Unter ihnen existiert eine Stammzellpopulation, aus der sich Odontoblasten differenzieren können.
- **freie Zellen:** übernehmen v. a. immunologische Aufgaben (Lymphozyten, Makrophagen, Mastzellen, dendritische Zellen u. a.).

Die topografische Anordnung der Zellen bedingt eine gewisse Gliederung der Pulpa: Die **Innenzone** enthält locker verteilte Fibroblasten. Die **Außenzone** lässt sich von innen nach außen in eine zellkernreiche Schicht (dicht liegende Fibroblasten), eine zellfreie Schicht (**Weil's che Zone**, enthält zytoplasmatische Fortsätze der Fibroblasten) und die Schicht der Odontoblasten-Zellleiber gliedern.

Die Blutversorgung der Pulpa erfolgt über die durch apikale Foramen oder über akzessorische Kanäle ein- und austretende Gefäße. Arterielle Gefäße bilden unter und zwischen den Odontoblasten einen **Kapillarplexus**. Die Kapillaren können Fenestrierungen aufweisen. Die Blutversorgung wird über verschiedene Mechanismen reguliert (z. B. Sphinkterbildungen, Anastomosen). Über weitlumige Venen fließt das Blut ab.

> **Klinik!**
> Der Blutdruck in der Pulpa wird über Gefäßkonstriktion reguliert. Bei Entzündung kann er stark erhöht sein (Hyperämie). Dies kann die Pulpa, die in einer fast geschlossenen Pulpenhöhle eingebettet ist, schnell schädigen.

In der Pulpa finden sich auch **Lymphgefäße**. Marklose (autonome) und markhaltige (sensible) **Nervenfaserbündel** verlaufen vom Foramen apicale in die Kronenpulpa und verzweigen sich in der Außenzone. Sensible Fasern verlieren ihre Myelinscheide im Randbereich der Kronenpulpa. Sie bilden unterhalb der Odontoblasten eines Plexus (**Raschkow-Plexus**). Somatosensible, schmerzleitende afferente Endäste des Faserplexus ziehen durch die Odontoblastenschicht und in die Dentintubuli hinein, in denen sie die Tomes'schen Fasern wahrscheinlich bis zur Schmelz-Dentingrenze begleiten. Innerhalb des Pulpagewebes gibt es auch freie Nervenendigungen, an denen verschiedene Neuropeptide nachgewiesen sind (z. B. Substance P).

Pulpa und Dentin bilden eine funktionelle Einheit. Dabei übernimmt die Pulpa Aufgaben z. B. in der Ernährung der Odontoblasten oder als Abwehrorgan.

Altersveränderungen der Pulpa können in entsprechenden Präparaten häufig beobachtet werden: Neben der Sekundärdentinbildung gehören z. B. eine zunehmende Fibrosierung, Bildung pathologischer Matrixformen (z. B. Amyloid), Degeneration der Odontoblasten, Bildung von Verkalkungen (z. B. in Form von Pulpasteinen (Dentikel)).

> **Praktikum!**
> Häufig auftretende methodische Artefakte sind Schrumpfung der Pulpa bzw. die Ablösung der Odontoblasten von der Pulpenwand.

> **Klinik!**
> Jeder zahnärztliche Eingriff, bei dem Dentinkanälchen eröffnet werden, führt zu einer Reaktion im Gewebe der Pulpa. Auch Temperaturerhöhungen (z. B. durch Präparation, Abdruckmassen) oder chemische Noxen (z. B. Füllungsmaterialien) können zu Irritationen führen.
>
> Unter einer **Pulpitis** versteht man eine entzündliche Erkrankung der Pulpa, die meist infektiöse Ursachen hat (Karies, Parodontitiden u. a.).

Zahnhalteapparat (Parodontium)

Unter dem Zahnhalteapparat (Parodontium) fasst man alle diejenigen Strukturen zusammen, die an der Befestigung und Aufhängung der Zähne in der Alveole beteiligt sind: Desmodont, Zement, Gingiva, Alveolarknochen (↗ Abb. 5.55). Der Zahnhalteapparat ist einem physiologischen, funktionsbedingten Umbau unterworfen (unterschiedliche Okklusionsverhältnisse, Kaudruck, physiologische Zahnwanderung beim Menschen nach mesial, Alterung, zahnärztliche Eingriffe usw.).

> **Klinik!**
> Die **Parodontologie** beschäftigt sich mit der Diagnostik, Therapie und Prävention von Erkrankungen des Zahnhalteapparates. Als **Parodontopathien** werden alle Erkrankungen des Zahnhalteapparates zusammengefasst. Eine **Parodontitis** (entzündliche Zahnbetterkrankung) kann apikal (Wurzelspitze und angrenzender Knochen) oder marginal (Gingiva, Desmodont, Zement usw.) lokalisiert sein.

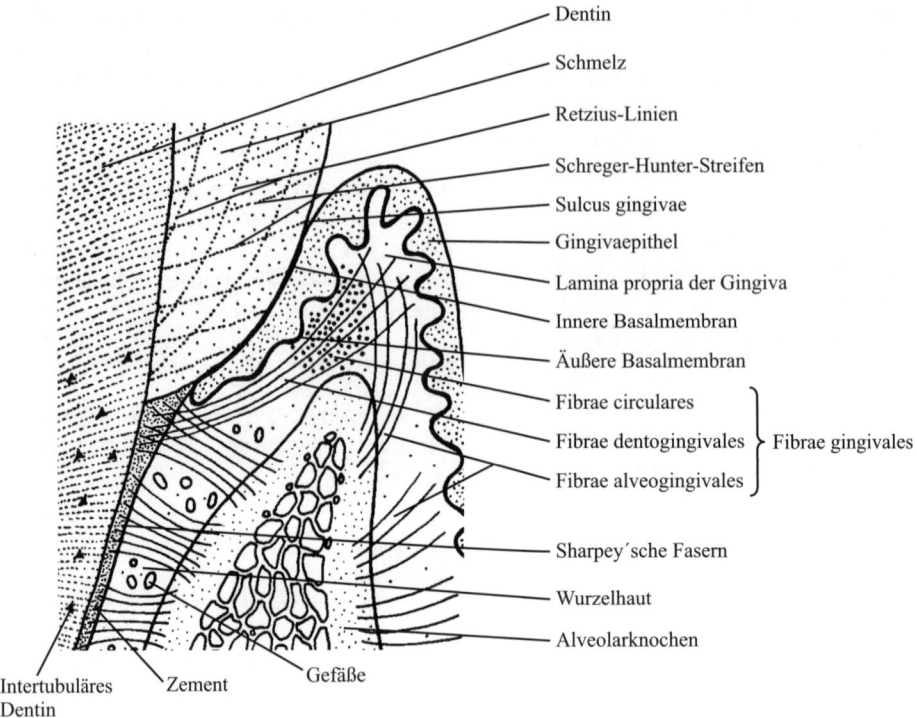

Abb. 5.55: Zahnhalteapparat (Parodontium)

- **Periodontium** (Wurzelhaut, Desmodont, Periodontal-Ligament [PDL]): Die Wurzelhaut ist eigentlich keine „Haut", sondern ein faseriger Aufhängeapparat, der im Wurzelbereich den Zahn am Alveolarknochen befestigt. Er füllt den ca. 0,1 bis 0,2 mm breiten Parodontalspalt aus. Im Sinne einer gelenkigen Verbindung kann er eher als Syndesmose aufgefasst werden. Die straffen, kollagenen und elastischen, gebündelten Fasern sind radiär oder tangential angeordnet. Sie verlaufen schräg aus Richtung Krone nach unten außen an den Knochen, sodass der Zahn, der dem Kaudruck nachgeben muss, federnd in der Alveole aufgehängt wird. Mithilfe der **Sharpey-Fasern** inseriert der Bandapparat einerseits im Alveolarknochen, andererseits im Zement. Die Gesamtheit der bindegewebigen Verbindung zwischen Zahn und Alveolarknochen wird als **Attachment** bezeichnet. Bei den Zellen des Desmodonts handelt es sich vornehmlich um Fibroblasten (**PDL-Fibroblasten**), die für den dauernden Umbau des Gewebes verantwortlich sind. Wahrscheinlich setzen sie sich aus verschiedenen Subpopulationen zusammen, die in verschiedene andere Zellarten (z. B. Osteoblasten, Zementoblasten) differenzierbar sind.

In typischen Aussparungen des Faserapparates liegen Gefäße, Nerven und Lymphgefäße. Die zahlreichen Blutgefäße beteiligen sich am Auffangen der okklusalen Belastungen (hydrodynamische Druckverteilung). Freie Nervenendigungen (sensorisch) und Rezeptorkörperchen (Ruffini-Körperchen) sind in der Wurzelhaut verteilt.

Malassez-Epithelzellen sind Reste der Hertwig-Epithelscheide (↗ unten) und in Form von meist rundlichen, rosettenförmigen oder länglichen Zellanhäufungen epithelialer Zellen, die von einer Basalmembran umhüllt sind, häufig im PDL angeschnitten. Ihre Funktion ist unklar. Wahrscheinlich spielen sie eine Rolle bei der Aufrechterhaltung der Weite des Periodontalspaltes und sind als Rezeptoren aktiv. Im Rahmen entzündlicher Veränderungen können sie sich vermehren und z. B. Zysten ausbilden.

Odontoklasten halten sich nur unter bestimmten Bedingungen im Desmodont auf und sind deswegen in Zahnpräparaten selten zu sehen. Es handelt sich hierbei um große, mehrkernige osteoklastenähnliche Zellen, die Zahnhartsubstanz abbauen können (Dentinoklasten, Zementoklasten). Sie differenzieren sich aus dem mononukleären Phagozyten-System (↗ Kap. 3.2.3) und gelangen über das Gefäßsystem an die Wurzeloberflächen.

> **Klinik!**
> Wurzelresorptionen durch Odontoklasten sind ein für die Milchzahnresorption physiologischer Prozess. Ansonsten treten sie bei kieferorthopädischer Behandlungen und verschiedenen pathologischen Prozessen (z. B. Entzündungen, Traumatisierungen, Raumforderungen) auf.

- **Zement** (Cementum, Substantia ossea): Bei Zement handelt es sich um ein gefäßloses und nicht innerviertes Zahnhartgewebe, das außen das Dentin vom Zahnhals bis zur Wurzelspitze überzieht, apikal am dicksten und zervikal am dünnsten ist. An der **Zement-Schmelz-Grenze** grenzt es an den Zahnschmelz (der in entkalkten Präparaten natürlich nicht mehr sichtbar ist). Nach innen ist die Grenze zum Dentin (Hopewell-Smith-Lage) durch eine linienförmige, strukturlose Schicht gekennzeichnet. Zement ist weicher als Dentin und mit einem grobfaserigen Geflechtknochen vergleichbar. Die 65 % anorganischen Anteile bestehen aus Hydroxylapatit, die organischen Komponenten aus Kollagen Typ I sowie aus Matrixkomponenten, wie sie auch im Knochen vorkommen (z. B Osteopontin, Sialoproteine). Zement unterliegt im Gegensatz zum Knochen nur einem geringen Turnover (z. B. kaum Resorption durch Odontoklasten), wird aber lebenslang gebildet. Neu gebildetes, noch unverkalktes Zement (**Zementoid**, Präzement) kann als dünne, schwächer gefärbte Schicht dem Zement außen aufliegen. **Zementoblasten** als zementbildende Zellen liegen als unvollständige Schicht flacher, plattenepithelartiger Zellen an. Ihre Herkunft ist nicht ganz klar; wahrscheinlich können sie sich aus Zellen des PDL differenzieren.
  Neu gebildete Zementschichten sind durch intensiv angefärbte Linien (**Zementlinien**) voneinander getrennt, die Zonen unterschiedlicher Matrixzusammensetzung entsprechen und wie „Jahresringe" aussehen.
  Verschiedene Zementarten werden unterschieden. Wichtige Unterscheidungsmerkmale sind Zellhaltigkeit und die Herkunft der Kollagenfasern im Zement:
  - **azellulärer Zement:** ist zellfrei und erscheint relativ strukturlos, Vorkommen: v. a. auf den apikalen $2/3$ der Wurzeloberfläche
  - **zellulärer Zement:** enthält **Zementozyten**, die als Zementoblasten in die Zementsubstanz „eingemauert" wurden. Ähnlich wie Osteozyten, liegen Zementozyten in Lakunen und sind durch Zellfortsätze, die in Canaliculi verlaufen, miteinander verbunden. Zementozyten sind nicht sehr stoffwechselaktiv, was sich ultrastrukturell in einer gewissen Organellenarmut zeigt. Vorkommen des zellulären Zements: im Bereich der Wurzelspitzen und interradikulär.

> **Praktikum!**
> Im Unterschied zum Knochen enthält zellulärer Zement keine Havers-Systeme! In Präparaten entkalkter Zähne sind Zementozyten oft geschrumpft, in Schliffpräparaten verloren gegangen und die Zellhöhlen mit Luft oder Abrieb gefüllt.

  - **Fremdfaserzement:** Bei den Kollagenfasern handelt es sich um verankernde Sharpey-Fasern als Fortsetzung der PDL-Fasern. Sie sind ein Produkt der PDL-Fibroblasten (extrinsische Fasern) und verlaufen schräg oder rechtwinklig im Zement.
  - **Eigenfaserzement:** Die Kollagenfasern sind das Produkt von Zementoblasten (intrinsische Fasern) und verlaufen meist parallel zur Wurzeloberfläche. Zement, der beide Fasertypen enthält, wird als Gemischtfaserzement bezeichnet.
- Je nach Zellularität und Faserkomponenten lassen sich verschiedene Zement-Typen unterscheiden. Die wichtigsten sind der **azellulär extrinsische Faserzement** (bedeckt die koronalen $2/3$ der Wurzeloberfläche, wichtig für die Verankerung (Attachment) des PDL) und der **zelluläre intrinsische Faserzement** (bedeckt große Teile der apikalen Wurzeln). Auch Zement, der als sog. **Reparaturzement** nach Abbau von Zement (physiologisch z. B. bei der Milchzahnresorption, bei pathologischen Prozessen) die Zementoberflächen wieder glättet, gehört zum zellulären intrinsischen Faserzement.

> **Praktikum!**
> Im Wurzelbereich älterer Menschen sowie bei verschiedenen Tieren (z. B. Ratten) finden sich oft massive Zementablagerungen (Hyperzementosen). Hyperzementosen können ein Extraktionshindernis darstellen.

> **Klinik!**
> Zementoblastome sind (meist gutartige) Geschwülste zementbildender Zellen.

- **Alveolarknochen (Os alveolare):** An extrahierten Zähnen ist Knochengewebe der Alveolarfortsätze selten erhalten, sodass es nur an Präparaten von Zähnen im alveolären Verbund untersucht werden kann. Kompaktes Knochengewebe (klinisch: **Lamina dura**) bildet die dem Zahn zugewandte Begrenzung der Alveole. Es ist durch zahlreiche Öffnungen für Gefäße, Nerven usw. durchlöchert (anatomisch: **Lamina cribrosa**). Aufgrund der physiologischen Mesialwanderung menschlicher Zähne finden sich an den mesialen Wänden Resorptionen (Howship'sche Lakunen, Osteoklasten), an den distalen Knochenanbau (appositioneller Knochen, Osteoblasten). Dies kann durch kieferorthopädische Maßnahmen verstärkt oder verändert werden. Die desmodontnahe Oberfläche des Alveolarknochens besteht oft aus parallel aufgelagerten Lamellensystemen, die rechtwinklig von Bündeln Sharpey'scher Fasern durchzogen werden (**Bündelknochen**). Nach außen zu geht die Wand in spongiösen Knochen über. Zwischen den Spongiosabälkchen liegt meist Fettmark. Nach Ziehen eines Zahnes atrophiert der Alveolarknochen.
- **Gingiva** (Zahnfleisch): Die Gingiva ist ein spezialisierter Abschnitt der Mundschleimhaut im Bereich der Zahnhälse und besteht aus Epithel mit darunter liegender L. propria. Die Gingiva bildet den manschettenförmigen koronalen Abschluss des Zahnhalteapparats (marginales Parodont). Die dadurch entstehende zirkuläre, bis zu 0,5 mm messende Vertiefung zwischen Gingivalsaum und Zahnoberfläche wird als **Sulcus gingivae** bezeichnet. Das gingivale Gewebe ist zur raschen Regeneration befähigt und besitzt einen hohen Stoffumsatz.
    - Ein orales Gingivaepithel liegt interdental, zur Mundhöhle und zum Vestibulum hin und entspricht dem üblichen Mundhöhlenepithel als einem leicht verhornten mehrschichtigen Plattenepithel. Es ist mit der derben, kollagenfaserigen L. propria fest verzahnt und reicht koronal bis zum Gingivalsaum.
    - Der dem Zahn benachbarte Abschnitt der gingivalen Manschette ist ähnlich wie das orale Gingivaepitehl aufgebaut und wir als orales Sulkusepithel bezeichnet.
    - Das **Saumepithel** bildet einen inneren, ca. 2 mm hohen ringförmigen Abschluss („Saum") um den Zahnhals, an dem es mit den Zahnhartgeweben (je nach anatomischer Gegebenheit Schmelz, Zement oder Dentin) fest verhaftet ist. Es reicht von der Schmelz-Zement-Grenze bis zum Boden des Sulkus, der von der koronalsten Schicht des Saumepithels gebildet wird (Sulkusepithel). Es besteht aus mehreren Schichten gleichartiger Plattenepithelien. Nach außen sind sie mit einer Basalmembran dem gingivalen Bindegewebe aufgelagert. Mit der Zahnoberfläche ist es mithilfe einer Basalmembran (interne Basallamina) und Hemidesmosomen verankert (Epithelansatz). Dieser Ansatz vermittelt die epitheliale Haftung der Gingiva zur Zahnoberfläche und bildet eine funktionelle epitheliale Barriere. Saumepithel und vor allem der Sulkusboden bilden eine immunologische Barriere, die immunkompetente Zellen (z. B. neutrophile Granulozyten) durchwandern können.

> **Klinik!**
> Die **Sondierung** des Sulkus mit einer speziellen Sonde stellt eine diagnostische Maßnahme zur Erfassung von Parodontalerkrankungen dar. Eine unphysiologische Vertiefung des Sulkus wird als **Tasche** bezeichnet. Dabei ist das Saumepithel oft vom Zahn abgelöst und nach apikal verschoben. Histologisch sind Proliferationen des Epithels nachweisbar.

- In der **Lamina propria** der Gingiva liegt ein kollagenfaseriges Bindegewebe (v. a. sehr viel Kollagen Typ I, III) mit einer proteoglykanreichen Grundsubstanz. Es enthält Gefäße in Form von arkadenförmigen Kapillarplexus, Lymphgefäße, Nervengeflechte, rezeptorische Strukturen (Merkel-Scheiben, Meissner-Körper u. a.) sowie Fibrozyten und freie Zellen. Zwischen Zahnhals, Alveolarkamm, Wurzeloberfläche und Gingiva ziehen kompliziert angeordnete kollagene Befestigungsfasern als Fibrae gingivales (**supraalveolärer Faserapparat**). Sie verhaften die Gingiva an Knochen und Zahn, stabilisieren den Zahnhalteapparat und sind für die straffe Beschaffenheit der Gingiva verantwortlich. Serumexsudat aus der L. propria kann das Saumepithel passieren und als Sulkusflüssigkeit an den Gingivalsaum gelangen.

> **Klinik!**
> Sulkusflüssigkeit kann zu diagnostischen Zwecken gewonnen werden.
> – Unter einer **Gingivitis** versteht man eine oberflächliche Entzündung des Zahnfleischsaumes aufgrund infektiöser, mechanischer oder toxischer Ursachen oder bei verschiedenen Allgemeinerkrankungen.

Zahnentwicklung

Obwohl die Zahnentwicklung ein embryologisches Thema darstellt, ist sie traditionell Gegenstand in Histologiekursen an deutschen Universitäten. Da in den Kursen meist Humanpräparate gezeigt werden, wird nachfolgend nur auf die Zahnentwicklung beim Menschen eingegangen.

Die Zahnentwicklung kann für jede Zahnanlage in bestimmte **Stadien** (↗ unten) eingeteilt werden. Die Stadien werden von jeder Anlage aber nicht zur gleichen Zeit durchlaufen und sind entlang der Zahnbögen unterschiedlich. Auch der Zahndurchbruch in die Mundhöhle erfolgt später zu unterschiedlichen Zeiten.

> **Praktikum!**
> Dies bedeutet, dass auf histologischen Präparaten, in denen z. B. mehrere Zahnanlagen angeschnitten sind, diese in unterschiedlichen Entwicklungsstadien angetroffen werden können.

Zähne entwickeln sich aus dem **Ektoderm** (Schmelz) und dem **Mesoderm**, das als eingewandertes **Ektomesoderm** Abkömmling der **Neuralleiste** (Neuroektoderm) ist (Pulpa, Dentin, Zement), oder als schon ortsständiges **Kopfmesoderm** Material liefert (z. B. Alveolarknochen).

> **Merke!**
> Fast alle späteren Zahnanteile (außer z. B. Schmelz und Anteile des Zahnhalteapparates) sind also Abkömmlinge der Neuralleiste, aus der sich auch z. B. ein Großteil des Kopfskelettes, aber auch Spinalganglien oder Melanozyten entwickeln!

Epitheleinsenkung und Leistenstadium
(ca. ab der 4. Schwangerschaftswoche)

Das Ektoderm der embryonalen Mundbucht (Stomadeum) verdickt sich in bestimmten Arealen durch Proliferation zu Leisten, die sich in das Mesenchym von Ober- und Unterkieferanlagen einsenken. Eine labial gelegene **vestibuläre oder Vorhofleiste** trennt Wangen und Lippen vom Kiefer, aus der lingual gelegenen **Zahn- oder Dentalleiste** entwickeln sich die Zähne (↗ Abb. 5.56). Diese Zahnleiste bildet eine bandförmige, durchgehende Struktur in beiden Kiefern.

Knospen- und Kappenstadium
(ca. ab der 6. Schwangerschaftswoche)

Von mesial nach distal fortschreitend proliferieren aus den Zahnleisten in beiden Kiefern je 10 nebeneinander liegende ovale oder rundliche, **knospenartige Epithelverdickungen** als spätere Milchzahnanlagen, die weiter in das Mesenchym hineinsprossen (↗ Abb. 5.57). Etwa ab der 10. Schwangerschaftswoche bilden sich palatinal bzw. lingual weitere Ausstülpungen als **Ersatzzahnleisten**, die die Anlagen der bleibenden Zähne darstellen. Aus der weiter nach distal wachsenden Leiste entstehen je 6 weitere Anlagen, aus denen sich später die **Zuwachszähne** entwickeln, die keine Milchmolarenvorläufer besitzen. Das die Knospen umgebende Mesenchym verdichtet sich und stülpt sich an der Basis in die Knospe ein, sodass kappenförmige Gebilde mit wulstartigen Rändern (**Schmelzkappen, Schmelzorgan**) entstehen (↗ Abb. 58). Im Zentrum der epithelialen Knospen und Kappen liegen rundliche Zellverdichtungen, die sog. **Schmelzknoten**.

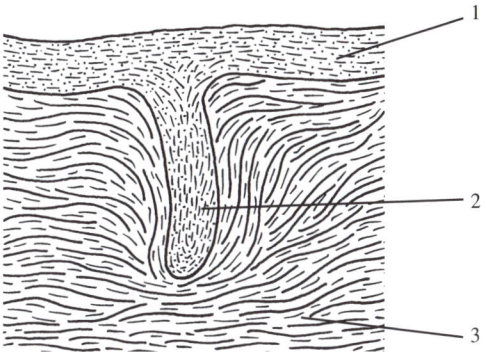

1 = Oberflächenektoderm der Mundbucht
2 = Zahnleiste
3 = Mensenchymgewebe

Abb. 5.56: Zahnleiste

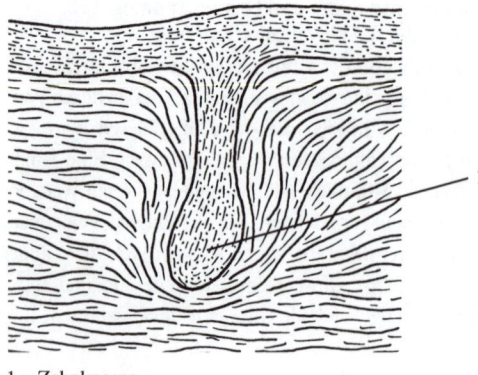

1 = Zahnknospe

Abb. 5.57: Zahnknospe

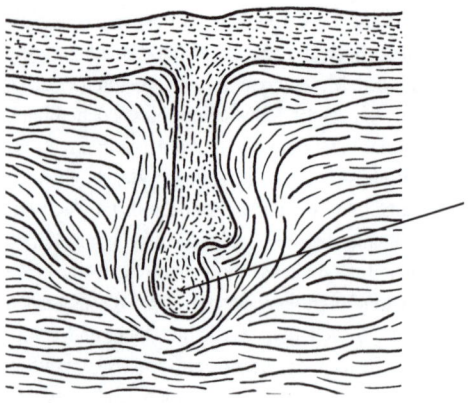

1 = Schmelzkappe

Abb. 5.58: Schmelzkappe

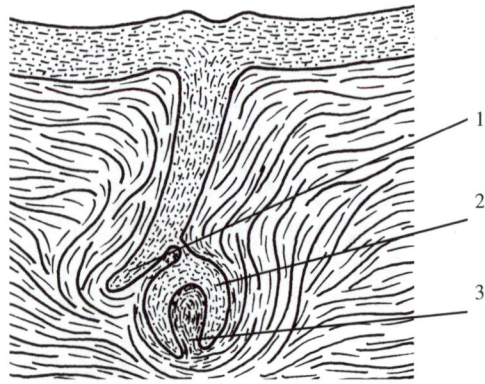

1 = Ersatzzahnleiste
2 = Schmelzglocke
3 = Zahnpapille

Abb. 5.59: Zahnpapille

Das verdichtete, neuroektodermale Mesenchymgewebe wird als **Zahnpapille** (↗ Abb. 5.59) bezeichnet. Die generelle Zahnleiste löst sich während der weiteren Entwicklung auf. Reste können als sog. **Serres-Körper** im Bindegewebe erhalten bleiben.

Die frühen Vorgänge der Zahnentwicklung beruhen auf epithelial-mesenchymalen Interaktionen unter gegenseitigen **Induktionsprozessen**. Dazu sind eine Reihe von steuernden **Signalmolekülen** notwendig. Als morphogenetische Faktoren determinieren sie Form oder Lage der Zahnanlagen (z. B. PAX9, MSX1, Sonic hedgehog) oder das Proliferationsverhalten (z. B. Fibroblast Growth Factor). Als zentraler Koordinator dieser Vorgänge wird der Schmelzknoten („Enamel knot") betrachtet. Zahl und Aktivität der Schmelzknoten haben Einfluss auf die Ausbildung der späteren Kronenform.

> **Klinik!**
>
> Störungen in diesen komplizierten Interaktionen führen zu dentalen Fehlbildungen, z. B. Zahnunterzahl (Hypodontie), Zahnüberzahl (Hyperdontie) sowie Fehlbildungen einzelner Zähne.

Glockenstadium (ca. ab der 8. bis 10. Schwangerschaftswoche)

Das „klassische" Präparat aus der Zahnentwicklung stellt bei entsprechender Schnittführung ein Glockenstadium (↗ Abb. 5.60) dar. Das kappenförmige Schmelzorgan ist zu einem glockenförmigen Gebilde ausgewachsen, das über die Zahnleiste eine nur noch dünne, stielförmige Verbindung zum Mundhöhlenepithel aufweist. Dort findet sich ebenfalls die **Ersatzzahnleiste**. Die epithelialen Zellen sind auseinander gerückt und bilden an der Konvexität der Glocke ein einschichtiges **äußeres Schmelzepithel** aus flachen bis isoprismatischen Zellen und an der Konkavität ein einschichtiges **inneres Schmelzepithel** aus hochprismatischen Zellen. Zwischen den beiden Schmelzepithelien hat sich ein aufgelockertes, retikuläres Gewebe aus fortsatzreichen Zellen, die **Schmelzpulpa**, gebildet. Die verdichtete **Zahnpapille** ist in die Konkavität der Glocke eingelagert und dem inneren Schmelzepithel benachbart.

Die hochprismatischen Zellen des inneren Schmelzepithels differenzieren sich zu einer palisadenförmig angeordnete Schicht aus **Ameloblasten** oder **Adamantoblasten**, die für die spätere Schmelzbildung verant-

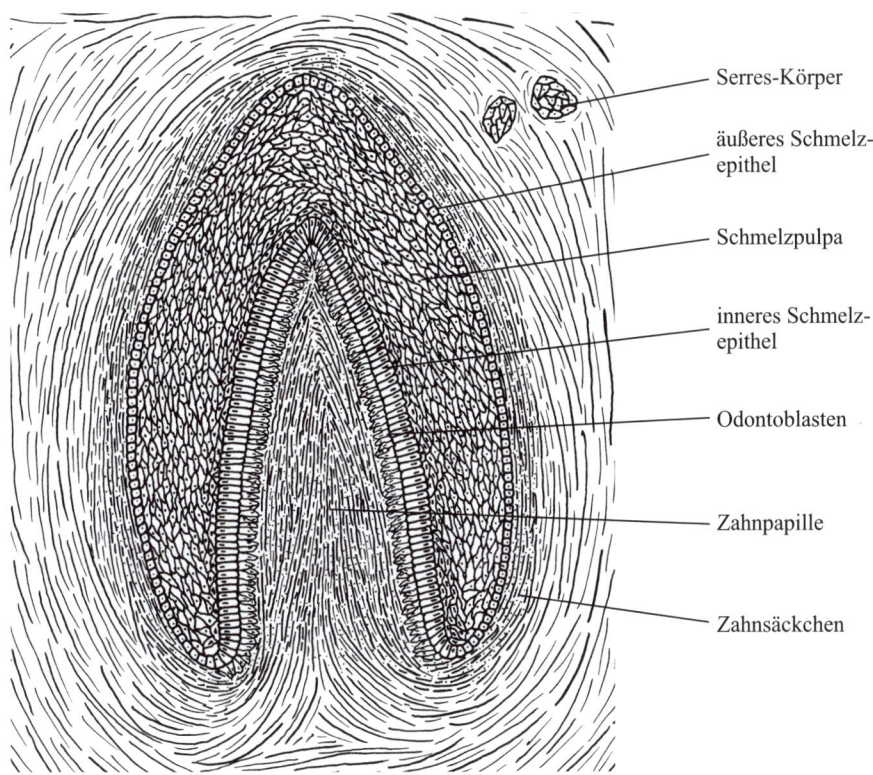

Abb. 5.60: Schmelzorgan

wortlich sind. Die Mehrzahl der Zellen der Schmelzpulpa bestehen aus sternförmigen, fortsatzreichen Zellen (**Stratum reticulare**). Zwischen ihnen ist ein wasserhaltiger, proteoglykanreicher Interzellularraum ausgebildet. Flachere Zellen in unmittelbarer Nähe zum inneren Schmelzepithel werden zum **Stratum intermedium** zusammengefasst. Die dem inneren Schmelzepithel gegenüber liegenden, äußeren Zellen der Papille entwickeln sich unter dem Einfluss der Ameloblasten zu den **Odontoblasten** als spätere Dentinbildner. Vor der Mineralisation sind das innere Schmelzepithel und die Papille durch eine Basalmembran (Membrana praeformative) voneinander getrennt, die später wieder aufgelöst wird. Aus den weiter entfernt liegenden Zellen der Zahnpapille gehen die späteren Fibroblasten der Pulpahöhle hervor. In die Zahnpapille sprossen Blutgefäße ein. Die Form der späteren Zahnkrone hängt von der „Schablone" des inneren Schmelzepithels ab. An der apikal gelegenen Umschlagstelle von innerem und äußerem Schmelzepithel (zervikale Schlinge) fehlt eine Schmelzpulpa,

sodass beide Epithelschichten direkt aufeinander liegen. Diese sog. **epitheliale Wurzelscheide (Hertwig-Scheide)** bestimmt die Form der späteren Zahnwurzel und hat später Bedeutung für die Zementbildung (↗ unten). Ein mesenchymales **Zahnsäckchen** umhüllt die gesamte Zahnglocke. Aus ihm entsteht das Parodontium im Bereich von Zahnhals und -wurzel.

> **Praktikum!**
>
> Je nach Umfang und Topografie lassen sich auf histologischen Präparaten von Zahnglocken noch weitere Strukturen der sich entwickelnden Kiefer studieren, wie z. B. Meckel-Knorpel („Platzhalter" im Rahmen der mandibulären Osteogenese) oder Anteile der desmal ossifizierenden Ober- und Unterkieferknochen.

Dentin- und Schmelzbildung (ca. ab der 13. bis 14. Schwangerschaftswoche)

Zur Untersuchung der Hartsubstanzbildung müssen Zahnpräparate älterer Entwicklungsstadien herangezogen werden. Einzelheiten erkennt man unter höherer

Vergrößerung der sich gegenüber liegenden Ameloblasten- und Odontoblastenschichten. Die Bildung der Hartgewebe beruht auf gegenseitigen Induktionen zwischen Adamantoblasten und Odontoblasten. Die Dentinbildung verläuft parallel zur Schmelzbildung, beginnt jedoch etwas früher. Die jungen Odontoblasten beginnen mit der Absonderung von Dentinsubstanz in Richtung Schmelzglocke. Dabei nehmen sie weiter an Größe zu und bilden ihre dem Schmelzorgan zugewandten Fortsätze aus, die Tomes-Fasern (↗ Abb. 5.61). Ähnlich wie bei der Bildung der Knochengrundsubstanz wird zuerst unverkalktes Dentin (**Prädentin**) abgelagert, das aus Glykoproteinen, Glukosaminoglykanen und Kollagen besteht. Die Mineralisation des Prädentins erfolgt ähnlich wie bei der Knochenbildung: In den kalzium- und phosphatreichen Odontoblastengranula werden Dentinkristalle aus Hydroxylapatit gebildet und ausgeschieden. Diese lagern sich an den Kollagenfibrillen zu globulären Mineralisationszentren zusammen. Die Mineralisationszentren verschmelzen nach und nach miteinander, sodass am Schluss nur einige unverkalkte Bereiche übrig bleiben (Interglobulardentin). Da die Mineralisation rhythmisch erfolgt, sind später am Zahn Wachstumslinien erkennbar. Dabei werden die Tomes-Fasern in Dentinkanälchen eingemauert. Die Ameloblasten beginnen auf der dem Dentin zugewandten Seite mit der merokrinen Sekretion der organischen Schmelzmatrix (↗ Abb. 5.61). Die Mineralisation der Schmelzmatrix erfolgt entlang von kegelförmigen Fortsätzen der Ameloblasten, den so genannten **Tomes-Fortsätzen** (nicht identisch mit den Tomes-Fasern!). Man kann die Mineralisation in 2 Phasen unterteilen: Zuerst erfolgt die Sezernierung von Schmelzkristallen aus Kalzium und Phopshat, dann eine Vergrößerung der Kristalle zu Schmelzprismen. Bei diesen Vorgängen führen die Ameloblasten schlangenförmige Wanderbewegungen aus, durch die der später am Zahn erkennbare, gewundene Prismenverlauf hervorgerufen wird (Schreger-Hunter-Streifen, bzw. Dia- und Parazonien). Die außerdem sichtbaren, schräg von der Schmelz-Dentin-Grenze zur Kaufläche ziehenden so genannten, Retzius-Streifen kommen durch die in rhythmischen Schüben verlaufende Mineralisation zustande. Die Ablagerung des Schmelzes erfolgt erst im späteren Kronenbereich, danach in der Zahnhalsregion.

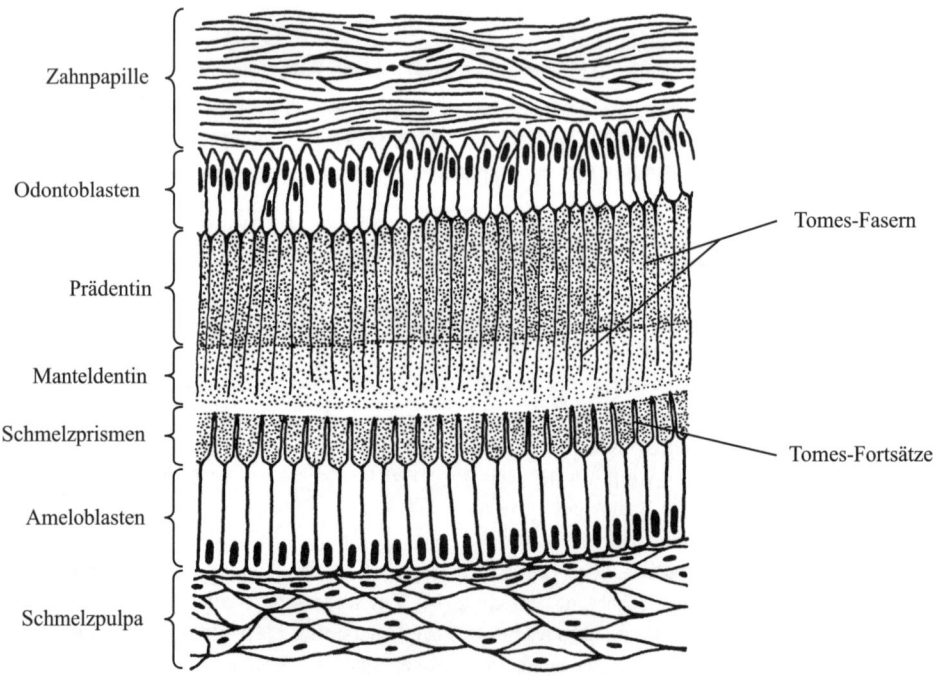

Abb. 5.61: Dentin- und Schmelzentwicklung

> **Praktikum!**
>
> Auf (nichtentkalkten!) Präparaten, die frühe Stadien der Hartgewebsablagerung zeigen, sieht man von okklusal nach apikal eine typische Schichtung:
>
> - Schmelzpulpa mit Str. reticulare und intermedium, darunter Ameloblasten
> - abgelagerte Schmelzschicht (in der H.E.-Färbung basophil)
> - Dentinschicht (mineralisiertes Dentin in der H.E.-Färbung esosinophil, unmineralisiertes Prädentin schwach eosinophil)
> - Odontoblasten-Schicht
> - Papille, evtl. schon differenziert in Pulpa mit Fibroblasten, Grundsubstanz und Kapillaren.

Schmelzbildung erfolgt nur an Stellen der Glocke mit ausgebildeter Schmelzpulpa. Wahrscheinlich bedarf es der Anwesenheit von Zellen des Str. intermedium. Mit der Ausbildung der Zahnkrone wird die Schmelzpulpa laufend zurückgebildet und schließlich verbraucht. Kurz vor Durchbruch des Zahns bilden die Ameloblasten ein organisches **Schmelzoberhäutchen** (Cuticula dentis), das bald nach Durchbruch verloren geht. Reste des Schmelzorgans bleiben als sog. **reduziertes Schmelzepithel** bestehen, das vor dem endgültigen Zahndurchbruch mit dem darüber liegenden Mundhöhlenepithel verschmilzt. Wahrscheinlich induzieren Signalmoleküle aus diesem Bereich die Vorgänge beim Zahndurchbruch (z. B. Rekrutierung von Osteoklasten, Abgabe proteolytischer Enzyme).

> **Merke!**
>
> Die Schmelzpulpa hat nichts mit der Entwicklung der Pulpa in der Pulpenhöhle zu tun! Die Pulpa entwickelt sich aus der Zahnpapille!

> **Klinik!**
>
> Störungen der Tätigkeit der Ameloblasten oder Odontoblasten während der Hartgewebsbildung durch genetische oder exogene (z. B. Infektionen) Faktoren führen zu Entwicklungsdefekten (z. B. Schmelzhypoplasien, Mineralisationsstörungen). Während prä- und postnataler Mineralisationsphasen können auch exogen zugeführte Substanzen (z. B. Tetrazykline, Fluoride) eingelagert werden und zu Verfärbungen der Zähne führen.

Bildung von Zahnwurzel und Zahnhalteapparat

Die Hertwig-Epithelscheide induziert die Bildung von Odontoblasten, die das **Wurzeldentin** bilden und so die Pulpahöhle immer mehr einengen. Nach Zugrundegehen der Wurzelscheide durch Apoptose kommen die mesenchymalen Zellen des Zahnsäckchens (Lamina cementoblastica) in Kontakt zum Wurzeldentin und differenzieren sich zu **Zementoblasten**, die am Zahnhals mit der **Zementogenese** (Zementbildung) beginnen. Das unverkalkte Präzement (Zementoid) wird später mineralisiert. Im Falle des zellulären Zementes mauern sich die Zementoblasten als Zementozyten ein. Aus den weiter außen gelegenen Schichten des Zahnsäckchens entwickeln sich der Faserapparat des Desmodonts einschließlich der Sharpey'schen Fasern und weiter außen die knöcherne Wand der Alveole. Unter Kaubelastung nach Zahndurchbruch wird der Zahnhalteapparat endgültig umgeformt. Reste der Epithelscheide können als sog. **Malassez-Epithelreste** im Desmodont persistieren (↗ oben).

5.7.3 Rumpfdarm

Einführung

Wandbau

Der Rumpfdarm umfasst die Anteile des Verdauungsschlauches, die in Thorax und Abdomen gelegen sind. Alle Abschnitte weisen einen einheitlichen Wandbau auf:

- **Tunica mucosa** = Schleimhaut (Mukosa): Innenauskleidung, gliedert sich in:
  - **Lamina epithelialis mucosae:** Epithel mit Basalmembran; kann je nach Abschnitt unterschiedlich sein, im Darm typischerweise resorbierendes Darmepithel (einschichtig hochprismatisch)
  - **Lamina propria mucosae:** Bindegewebsschicht, Verschiebeschicht, Transitstrecke zwischen Epithel und Gefäßen, enthält Blutgefäße, Nerven, Lymphgefäße, immunkompetente Zellen
  - **Lamina muscularis mucosae:** zirkuläre Schicht aus glatten Muskelzellen, überkreuzen sich spiralförmig, ermöglicht Faltenbildung und Eigenbeweglichkeit der Mukosa.
- **Tela submucosa:** submuköse Bindegewebsschicht mit kollagenen und elastischen Fasern, Verschiebeschicht, enthält größere Blutgefäße, Nerven, vegetative Plexus, lymphatische Ansammlungen, Fett.
- **Tunica muscularis:** Muskelhaut des Verdauungsschlauchs aus glatter Muskulatur, verantwortlich für die Motorik.

- **Stratum circulare:** innere Ringmuskelschicht der Tunica muscularis
- **Stratum longitudinale:** äußere Längsmuskelschicht der Tunica muscularis.

> **Praktikum!**
>
> Der Kontraktionszustand der Tunica muscularis auf histologischen Präparaten entspricht nicht den Verhältnissen beim Lebenden, da postmortal oder durch die histologische Aufarbeitung bedingt artifizielle Kontraktion oder Schrumpfung stattfinden.
>
> Lokale Verdickungen der Tunica muscularis bilden ringförmige Verschlusseinrichtungen, sog. Sphinkter („Schließmuskel").

Je nach Lage zum Bauchfell (Peritoneum) ist die äußerste Schicht

- **Tunica adventitia** (Adventitia): Bindegewebsschicht bei Organen ohne Bauchfellüberzug zum Einbau in die Umgebung oder
- **Tunica serosa** (Serosa): Bauchfellüberzug aus Mesothel, mit subseröser Bindegewebsschicht (**Tela subserosa**) bei intraperitoneal gelegenen Abschnitten.

Intramurale Ganglien

Die Innervation des gesamten Gastrointestinaltrakts erfolgt durch das sog. **enterische** Nervensystem, das intramural (= in der Darmwand) lokalisiert ist. Unterschieden werden zwei Anteile:

- **intrinsisches** (darmeigenes) System: besteht aus über 100 Millionen Nervenzellen, die in Plexus (Nervenfasergeflechten) organisiert sind
- **extrinsisches** (vegetatives) System: besteht aus Fasern des Sympathikus (aus Nn. splanchnici) und des Parasympathikus (aus N. vagus und Plexus sacralis).

Das intrinsische System arbeitet autonom und kann die Darmfunktion auch bei Ausfall der vegetativen Innervation aufrecht erhalten. Unter normalen Umständen sind beide Systeme miteinander verknüpft und beeinflussen sich gegenseitig. Sie bilden ein Maschenwerk verknüpfter Neurone, die an bestimmten Stellen Ganglien ausbilden. Histologisch lassen sich zwei Arten von Plexus unterscheiden:

- Der **Plexus submucosus** (**Meissner-Plexus**) liegt in der Submukosa und besteht aus einer Ansammlung meist multipolarer Nervenzellen. Er reguliert v.a. sekretorische Funktionen, Mukosabewegung und lokale Durchblutung.
- Der **Plexus myentericus** (**Auerbach-Plexus**) liegt zwischen den Schichten der Tunica muscularis. Dieser Plexus enthält Motoneurone und inhibierende Neurone und ist mit dem Plexus submucosus verbunden. Er ist entscheidend an der Regulation der Peristaltik (= Darmmotorik) beteiligt.

Der funktionelle Einfluss des vegetativen Systems ist komplex. Zusammenfassend kann man sagen, dass der Parasympathikus die Peristaltik und die sekretorische Aktivität der Schleimhaut stimuliert sowie die Muskulatur von Sphinktern inhibiert, während der Sympathikus die Peristaltik hemmt und die Aktivität von Sphinktern fördert.

> **Merke!**
>
> **Me**issner-Plexus in der Sub**m**ukosa, **Au**erbach-Plexus **auß**en (in der Muskularis).

> **Praktikum!**
>
> Intramurale Plexus fallen im Präparat als längliche oder runde Ansammlung großer, hell-eosinophil gefärbter Ganglienzellen auf. Die Zellen enthalten große Zellkerne mit deutlichem Nukleolus.

Darmassoziiertes lymphatisches Gewebe

Der Verdauungsapparat besitzt viele Möglichkeiten, eingedrungene Antigene oder Krankheitserreger abzuwehren. Neben der antibakteriellen Wirkung der Verdauungssäfte und der Barrierewirkung der Epithelien kommen Ansammlungen lymphatischer Zellen vor, die zusammen als **darmassoziiertes lymphatisches Gewebe (Gut associated lymphatic tissue = GALT)** bezeichnet werden. Man unterscheidet:

- vereinzelt vorkommende **Lymphozyten** und andere Immunzellen im Epithel und der Lamina propria der Schleimhäute aller Abschnitte
- **Lymphfollikel**, v.a. im Dünn- und Dickdarm (z.B. als Peyer-Plaques)
- im Epithel, das über Lymphfollikeln lokalisiert ist, kommen sog. **M-Zellen** (= **M**icrofold cells) vor. Sie phagozytieren Antigene und transportieren diese durch das Epithel in die Lamina propria
- Enteroendokrine Zellen (↗ Tab. 5.1)
- Innerhalb des Epithels des gastrointestinalen Traktes kommen disseminiert endokrine Zellen vor

Tabelle 5.1: Wichtige enteroendokrine Zellgruppen im Magen-Darm-Trakt			
Zellart	Botenstoff	Wirkung (Beispiel)	Vorkommen
A	Enteroglukagon	Steigerung des Blutzuckers	Magen, Dünn- und Dickdarm
D	Somtatostatin	Hemmung der Hormonfreisetzung	Magen, Dünn- und Dickdarm
EC	Serotonin, Substanz P	Steigerung der Motilität	Magen, Dünn- und Dickdarm, Pankreas
ECL	Histamin	Steigerung der Magensaftsekretion	Magen
G	Gastrin	Steigerung der Magensaftsekretion	Magen, Dünndarm, Pankreas
I	Cholezystokinin	Steigerung der Gallen- und Pankreassaftsekretion	Dünndarm
Mo	Motilin	Steigerung der Motilität	Dünndarm
S	Sekretin	Steigerung der Pankreassaftsekretion	Dünndarm
VIP	vasoaktives intestinales Peptid	Steigerung der Motilität	Magen, Dünn- und Dickdarm

(= **enteroendokrine Zellen, gastro-entero-pankreatisches endokrines System**), die man dem diffusen neuroendokrinen System oder APUD-(**A**mine **C**recursor **U**ptake and **D**ecarboxylation-)System zuordnet. Kennzeichnend für diese Zellen sind die basal gelegenen Sekretgranula (= basala Körnung), die man lichtmikroskopisch auch in Übersichtsfärbungen bei hoher Vergrößerung identifizieren kann.

Praktikum!

Enteroendokrine Zellen lassen sich mit Sicherheit aber nur elektronenmikroskopisch oder mithilfe immunzytochemischer Techniken nachweisen.

- Die Zellen dieses Systems produzieren sowohl Amine (z.B. Adrenalin, Serotonin) als auch Polypeptide. Man kennt inzwischen zahlreiche hormonell aktive Stoffe, die von endokrinen Zellen im Verdauungstrakt produziert werden. Ihre Wirkung ist vorwiegend parakrin, d.h. auf benachbarten Zellen ausgerichtet.

Ösophagus

Der Ösophagus ist ca. 25–30 cm lang und dient dem Speisetransport vom Rachen zum Magen. Sein thorakaler Teil liegt im hinteren Mediastinum. Er durchbricht am Hiatus oesophageus das Zwerchfell, bildet im Bauchraum die kurze Pars abdominalis und mündet dann in die Kardia des Magens.

Histologische Präparate des Ösophagus sind meist Querschnitte (↗ Abb. 5.62):

- Die **Tunica mucosa** ist im nicht gefüllten Zustand in *Längsfalten* gelegt (sternförmiges Lumen) und wird von einem *mehrschichtigen unverhornten Plattenepithel* bekleidet, dessen Zellen durch Desmosomen miteinander verhaftet sind (typisches Schutzepithel beim Transport der Speisen). Im distalen Ösophagus können Inseln aus Magenschleimhaut mit einschichtigem hochprismatischen Epithel vorkommen. Lymphozytäre Infiltrate sind v.a. im Ösophagusepithel älterer Menschen häufig zu sehen.
- Die **Lamina propria mucosae** bildet Papillen zur Verzahnung mit dem Epithel. Sie enthält viele venöse Gefäße, die mit Venen der Submukosa in Verbindung stehen, sowie Nervenfasern und freie Zellen (z.B. Lymphozyten, Mastzellen).
- Die **Lamina muscularis mucosae** ist dick und kräftig und besteht aus längsverlaufenden glatten Muskelzellen. Sie ist für die Eigenbeweglichkeit der Schleimhaut verantwortlich (Schleimhaut kann beim Transport z.B. scharfkantigen Gegenständen ausweichen). In dieser Schicht finden sich häufig lymphatische Ansammlungen.
- Die **Tela submucosa** besteht aus lockerem Bindegewebe. In ihren proximalen Abschnitten liegen muköse *Gll. oesophageae (propriae)* mit kurzen Ausführungsgängen, die einen Gleitschleim produzieren. Weiterhin findet man lymphatisches Ge-

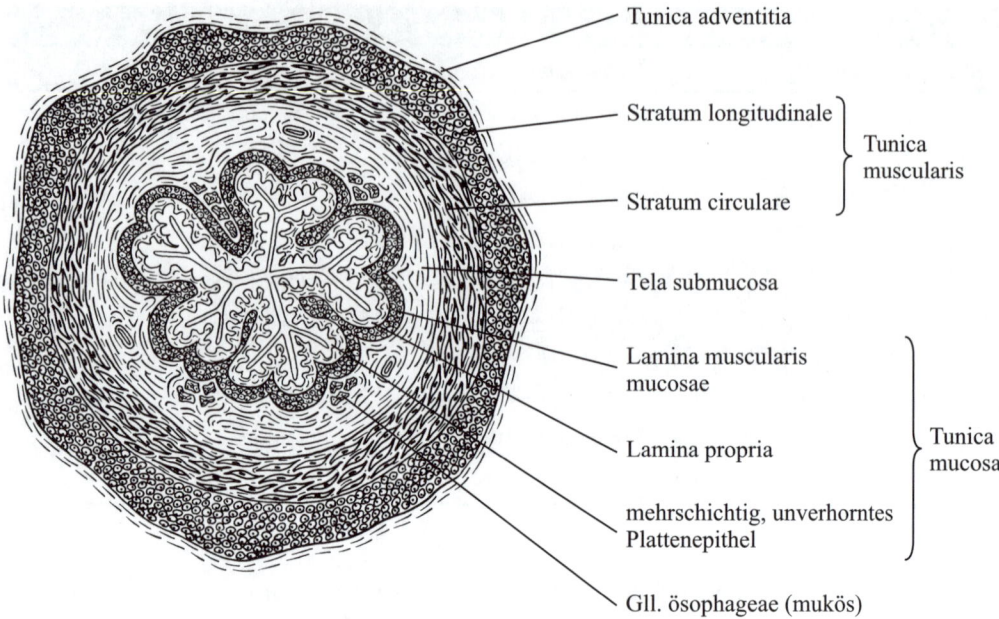

Abb. 5.62: Ösophagus – Querschnitt

webe, submuköse Plexus und viele Gefäße. Von besonderer Bedeutung sind die *submukösen venösen Gefäße*, die mit den Venen der Lamina propria in Verbindung stehen. Diese stellen potentielle *portokavale Anastomosen* dar, also Kurzschlussverbindungen zwischen dem Stromgebiet der Pfortader und der Vena cava, die sich bei Pfortaderverschluss oder portaler Hypertonie, z. B. bei Leberzirrhose, öffnen.

- Die **Tunica muscularis** ist sehr kräftig und besteht aus einer inneren zirkulären und äußeren longitudinalen Schicht. Im oberen Drittel oder Viertel des Ösophagus besteht die Muskularis aus *Skelettmuskulatur*, die zum M. constrictor pharyngis gehört. Weiter nach distal geht sie kontinuierlich in glatte Muskulatur über, bis im distalen Drittel nur noch *glatte Muskulatur* vorherrscht. Zwischen den Muskelfaserbündeln liegen Plexus myenterici (Auerbach-Plexus). Die Tunica muscularis erzeugt *peristaltische Wellen* (2–4 cm/sec), mit denen feste Speisen in Richtung Magen transportiert werden. Die Muskelschicht beteiligt sich mit einer asymmetrischen Verdickung an der Bildung eines unteren *Ösophagussphinkters* (Verschluss), der einen Rückfluss von Magensäure verhindern hilft. Der Sphinktermechanismus beruht nicht nur auf anatomischen Grundlagen, sondern auch z. B. auf einem erhöhten abdominalen Druck.
- Eine **Tunica adventitia** aus lockerem Bindegewebe, die fließend in das umliegende mediastinale Gewebe übergeht, umhüllt den Ösophagus. Nervenfasern in der Adventitia gehören zum *Plexus oesophageus* (N. vagus). Die Pars abdominalis hat Peritoneal- und damit Serosaüberzug.

🩺 Klinik!

Ein nicht suffizient funktionierender Ösophagussphinkter kann dazu führen, dass saures Magensekret in die Speiseröhre zurück gelangt (Reflux) und hier Ursache einer Entzündung (Reflux-Ösophagitis) sein kann. Eine chronische Entzündung führt zum Ersatz des ortsständigen mehrschichtigen Plattenepithels durch ein einschichtiges, hochprismatisches Epithel, wie es für die Magenschleimhaut typisch ist. Man spricht nun von einer **intestinalen Metaplasie** und einem sog. **Barrett-Ösophagus**. Auf dem Boden solcher Veränderungen entstehen bevorzugt bösartige Tumoren der Speiseröhre (Adenokarzinome).

📝 Praktikum!

Wichtige Erkennungszeichen Ösophagus:

- Schleimhaut in Falten gelegt
- mehrschichtiges, unverhorntes Plattenepithel

- kräftige Lamina muscularis mucosae
- Tunica muscularis mit innerer Ring- und äußerer Längsmuskulatur; je nach Schnitthöhe evtl. Skelettmuskulatur
- Adventitia.

Magen

Übersicht

Der sackförmige Magen (Gaster, Ventriculus) kann als erweiterter Abschnitt des Darmrohrs bezeichnet werden und dient der mechanischen und chemischen Aufbereitung des Speisebreis (*Chymus*). Er speichert die Nahrung und spaltet Eiweiße. Weiterhin bildet er die keimtötende Magensäure, den sog. Intrinsic factor und sezerniert zahlreiche enteroendokrine Stoffe. Die Resorption von Nährstoffen erfolgt zum größten Teil im sich anschließenden Dünndarm. Nur wenige Substanzen wie z. B. Alkohol werden direkt von der Magenschleimhaut aufgenommen.

Makroskopisch kann man vier Abschnitte abgliedern, die auch histologisch Unterschiede aufweisen:

- Pars cardiaca (Kardia)
- Fundus ventriculi (Fundus)
- Corpus ventriculi (Korpus)
- Pars pylorica mit Antrum pyloricum (Antrum) und Canalis pyloricus (Pylorus).

Die **Magenschleimhaut** ist zu mit bloßem Auge erkennbaren Falten aufgeworfen (**Plicae gastricae**). Diese Falten sind in kleinere felderförmige Areale mit einem Durchmesser von ca. 1,5 cm unterteilt (**Areae gastricae**). Hier münden die **Foveolae gastricae** (Magengrübchen), in deren Tiefe die **Magendrüsen** (Glandulae gastricae) lokalisiert sind. Der **Wandbau** ist in allen Abschnitten des Magens prinzipiell gleich (↗ Abb. 5.63):

- Tunica mucosa:
  - *einschichtiges hochprismatisches Epithel* (Oberflächenepithel): Das Epithel bildet einen neutralen muköses und pepsinresistenten Schleim (Hauptbestandteile: neutrale Glykoproteine, Bikarbonat, Phospholipide) zum Schutz gegen die aggressive Magensäure. Schleimtropfen sind im

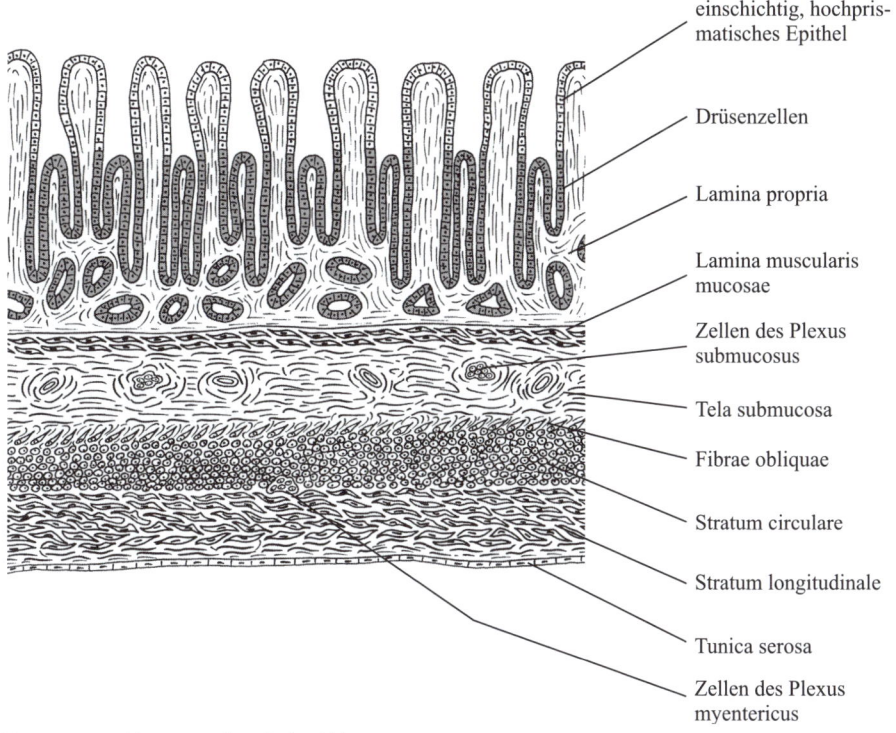

Abb. 5.63: Magenwand (Korpus- und Fundusbereich)

apikalen Zytoplasma der Zellen zu erkennen. Der Schleim liegt als gelartige Schicht auf der Schleimhautoberfläche und verhindert zusammen mit den Tight junctions der Epithelzellen eine Rückresorption der H-Ionen. Das Epithel setzt sich an den Foveolae in die Magendrüsen fort. Form und Zusammensetzung der Drüsen unterscheiden sich je nach Magenabschnitt (➚ unten).

> **Praktikum!**
> Auch in Übersichtsfärbungen lässt sich die Schleimschicht als amorphe, eosinophile Epithelauflagerung meist erkennen. Mithilfe z. B. einer PAS-Färbung sind alle schleimhaltigen Strukturen der Magenschleimhaut darstellbar (schleimbildende Zellen, Schleimschicht).

- *Lamina propria*: retikuläres Bindegewebe, meist ausgefüllt mit Magendrüsen
- *Lamina muscularis mucosae:* bildet die basale Grenze der Magendrüsen.
- **Tela submucosa:** Verschiebeschicht aus lockerem Bindegewebe, enthält Lymphfollikel und Plexus submucosi.
- **Tunica muscularis:** dreischichtig: *äußere Längs-* und *innere Ringmuskelschicht* sowie eine innerste Schicht aus schräg verlaufenden Fasern (*Fibrae obliquae*), die aber an manchen Stellen (z. B. kleine Kurvatur) fehlen kann; weist meist gut sichtbare Plexus myenterici auf und ist für die peristaltischen Bewegungen des Magens verantwortlich.
- **Tunica serosa:** Peritonealüberzug des Magens.

Kardia

Das Epithel ist an den Foveolae zu tubulös-verzweigten mukoiden **Gll. cardiacae** (Kardiadrüsen) eingesenkt (➚ Abb. 5.64). Sowohl die Oberflächenzellen als auch die Drüsenzellen produzieren einen mukösen, zähen Schleim. Im Drüsengrund können auch endokrine Zellen vorkommen. Auf Präparaten aus dem Übergangsbereich zwischen abdominalem Ösophagus und Kardia (Ostium cardiacum) zeigt sich die **Epithelgrenze** zwischen dem mehrschichtig unverhornten Plattenepithel und dem einschichtig hochprismatischen Epithel. Die Grenze ist meist nicht scharf demarkiert (gastroösophageale Übergangszone) und wird makroskopisch auch als „Z-Linie" bezeichnet. Oft finden sich inselartige Versprengungen des einen im anderen Epithel oder umgekehrt. Auch die übrigen Wandschichten beider Organe gehen kontinuierlich ineinander über.

> **Praktikum!**
> Die mukösen Gll. oesophageae reichen in der Submukosa des Ösophagus bis weit nach distal und liegen oft noch auf Höhe der Kardiaschleimhaut. Sie dürfen nicht mit den Gll. cardiacae verwechselt werden.

Fundus und Korpus

Fundus und Corpus ventriculi besitzen bis zu 1,5 cm lange, tubulöse Magendrüsen (**Hauptdrüsen** = Gll. gastricae propriae), die in der Tiefe leicht verzweigt sind. Sie nehmen den größten Bereich der Lamina propria ein, sodass zwischen den Drüsenschläuchen nur noch schmale bindegewebige Septen übrig bleiben (➚ Abb. 5.63). Die Drüsen bestehen aus einem engen

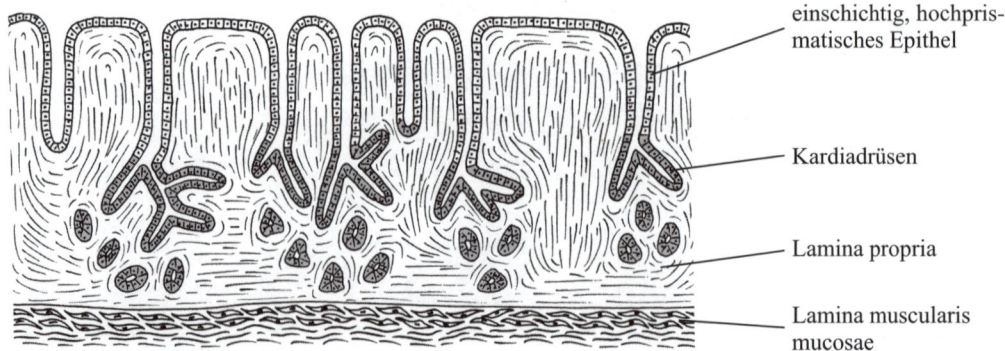

Abb. 5.64: Magenwand (Pars cardiaca)

Mündungsteil (**Isthmus**), dem Drüsenhals (**Cervix**) und dem **Hauptteil** (Pars principalis), der mittlere Abschnitte und den Drüsengrund umfasst.

Folgende Zellen bilden das **Epithel der Drüsenschläuche** (↗ Abb. 5.65):

- **Nebenzellen** (Drüsenhalszellen): Die hochprismatischen, leicht basophilen Zellen liegen im Isthmus und der Cervix und produzieren einen leicht sauren, mukösen Schleim, der neutrale und wenige saure Glykoproteine aufweist. Wahrscheinlich sind sie für die Bildung des Zellersatzes der Drüsen zuständig (hohe Zellteilungsrate).
- **Hauptzellen:** finden sich v. a. im Hauptteil und am Drüsengrund. Die tief basophilen Zellen mit basal gelegenem Kern besitzen typische Kennzeichen proteinsezernierender Zellen. Ihre Zymogengranula enthalten *Pepsinogen (I und II)*, das extrazellulär im sauren Milieu in *Pepsin* überführt wird. Des Weiteren produzieren die Hauptzellen Lipase und Renin. Hauptstimulus für die Sekretion sind Gastrin und parasympathische Einflüsse.
- **Belegzellen** (**Parietalzellen**): liegen v. a. zwischen den Hauptzellen im mittleren Hauptteil. Die großen, in der H.E.-Färbung eosinophilen (viele Mitochondrien!), pyramidenförmigen oder rundlichen Zellen bilden die **Salzsäure** des Magensaftes. Auf elektronenmikroskopischen Aufnahmen ist zu erkennen, dass die apikale Zellmembran stark eingestülpt ist. Dadurch werden kleine, intrazelluläre Kanälchen gebildet, die mit dem Drüsenlumen in Verbindung stehen (*intrazelluläre Canaliculi*). Bei Aktivierung der Zelle können sich die Canaliculi entfalten und zur erheblichen Oberflächenvergrößerung der Zelle beitragen. Hier lokalisierte *Protonenpumpen* verschieben H^+-Ionen aus dem Zellinneren in die Canaliculi und nehmen im Austausch K^+-Ionen auf. In ruhenden Parietalzellen sind die H^+-Ionen in *tubulovesikulären Strukturen* gespeichert, die bei Aktivierung der Zelle mit den Canaliculi verschmelzen. Des Weiteren bildet die Zelle HCO_3^- und gibt dieses nach abluminal (= basal) bzw. ins Blut ab. Um die hierfür entscheidenden Stoffwechselreaktionen zu katalysieren, ist das Enzym *Carboanhydrase* wichtig, das in Parietalzellen in großen Mengen vorkommt. Chloridionen werden aus dem Blut aufgenommen und gelangen unabhängig von den Wasserstoffionen in die intrazellulären Canaliculi. Erst hier entsteht HCl. Die Salzsäureproduktion wird durch Acetylcholin, Histamin

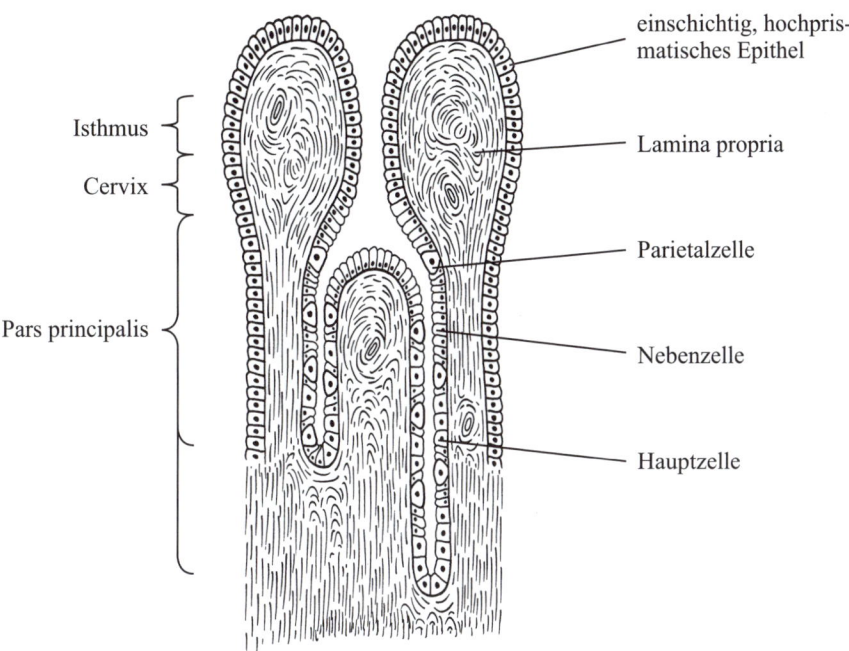

Abb. 5.65: Magenschleimhaut (Korpus- und Fundusbereich)

und Gastrin gesteigert. Gehemmt wird die Sekretion durch Somatostatin, Prostaglandin und GIP (= Gastric inhibitory peptide). Ein weiteres Produkt der Parietalzellen ist der sog. **Intrinsic factor**, ein Kofaktor für die Aufnahme von Vitamin B_{12} im Ileum, das für die Erythropoese von Bedeutung ist.
- **Enteroendokrine Zellen:** liegen meist am Drüsengrund und sind nur mit immunzytochemischen Methoden oder im Elektronenmikroskop eindeutig zu identifizieren. Es handelt sich um kleine, rundliche Zellen mit zentralem Zellkern und basaler Körnung. Zu ihnen gehören z. B. enterochromaffine Zellen (EC-Zellen), Enterochromaffin like cells (ECL-Zellen) und D-Zellen (↗ Tab. 5.1).

Im Mündungsbereich der Drüsen geht das Drüsenepithel in das hochprismatische, schleimbildende **Oberflächenepithel** über, das von einer Schleimschicht bedeckt ist.

Pylorus

Die Magendrüsen der Pylorusregion sind kurz, weitlumig, gewunden und verzweigt (↗ Abb. 5.66). Die Foveolae gastricae sind tief. Die Drüsen enthalten fast nur **schleimproduzierende** (mukoide) **Zellen**, Hauptzellen kommen gar nicht vor, Belegzellen sind sehr selten. Neben dem Schleim produzieren die Pylorusdrüsen charakteristischerweise **Lysozym**, eine antibakterielle Substanz, die auch im Speichel vorkommt. Unter den endokrinen Zellen in den Pylorusdrüsen sind die **G-Zellen** von großer Bedeutung. Sie produzieren **Gastrin**, das v.a. die HCl-Sekretion in den Hauptdrüsen fördert (↗ oben). In der Lamina propria und der Submukosa des Pylorusbereiches sind Lymphfollikel häufig. Im Übergangsbereich zum Duodenum ist die Muskularis zum ringförmigen **Musculus sphincter pylori** (Pylorussphinkter) verdickt, sodass die gesamte Wand nach innen vorgebuckelt sein kann.

> **Klinik!**
>
> Schädigungen der Magenschleimhaut hängen oft mit einer verstärkten HCl- und/oder Pepsinproduktion zusammen, sodass Abwehrmechanismen wie die Schleimproduktion nicht mehr greifen. Sehr oft sind auch Bakterien daran beteiligt (Helicobacter pylori). Über eine Magenschleimhautentzündung (**Gastritis**) kann es zu Defekten der Schleimhaut (Erosion bis zur L. muscularis mucosae) und tieferen Geschwüren (**Ulcus ventriculi**: Defekt über die L. muscularis mucosae hinaus) kommen. Bei der Abheilung von Magengeschwüren kommt es zu einer Reepithelialisierung der Schleimhautoberfläche durch gesteigerte Aktivität epithelialer Stammzellen.

> **Praktikum!**
>
> Wichtige Erkennungszeichen Magen:
> - einschichtig hochprismatisches, schleimproduzierendes Oberflächenepithel
> - Foveolae gastricae mit Drüsenschläuchen
> - Magendrüsen mit je nach Region typischem Bau und Zellzusammensetzung (Corpus z. B. Haupt-, Beleg- und Nebenzellen)
> - dreischichtige Muskelschicht, Serosa.
>
> Kurspräparate vom Magen des Menschen enthalten sehr häufig pathologische Veränderungen! Schon eine (häufig vorkommende) Infektion mit Helicobacter kann zu morphologischen Veränderungen führen.

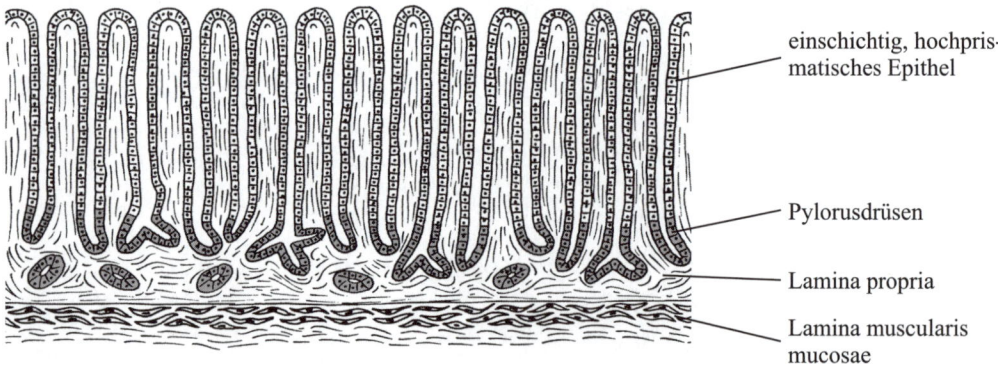

Abb. 5.66: Magenwand (Pars pylorica)

Dünndarm

Übersicht
Der Dünndarm (Intestinum tenue) ist beim Menschen ca. 3–5 m lang. Er gliedert sich in **Duodenum** (Zwölffingerdarm), **Jejunum** (Leerdarm) und **Ileum** (Krummdarm) und dient in erster Linie der Resorption von in der Nahrung enthaltenen Nährstoffen.

Histologischer Bau
Der histologische Wandbau aller Dünndarmabschnitte ist gleich. Ein wichtiges Prinzip ist die Oberflächenvergrößerung durch die Faltung der Schleimhaut (insgesamt bis ca. 250fach):

- **Kerckring-Falten (Plicae circulares):** quer stehende, ca. 1 cm hohe stationäre Schleimhautfalten. Sie umfassen die Mukosa und die Submukosa.
- **Villi intestinales:** kleine, ca. 0,5–1,5 mm große *Zotten* auf den Falten. Sie bestehen aus Aufwerfungen des Epithels und der Lamina propria mucosae. Zwischen den Zotten befinden sich als Einstülpungen die eigentlichen Drüsen des Dünndarms (Gll. intestinales oder *Lieberkühn-Krypten*). Die Tiefe der Krypten nimmt in Richtung Dickdarm zu.
- **Mikrovilli:** bilden den Bürstensaum der Darmepithelien (Enterozyten).

Tunica mucosa
Die Schleimhaut des Dünndarms ist von einem **einschichtigen, hochprismatischen Epithel** überzogen (↗ Abb. 5.67):

- Die **resorbierenden Zellen** werden als **Saumzellen** oder **Enterozyten** bezeichnet. Sie sind ca. 20–30 μm hoch und ca. 6–9 μm breit. Ihr apikaler Bürstensaum besteht aus Mikrovilli, in deren Glykokalix zahlreiche Verdauungsenzyme (z. B. Saccharidasen, Peptidasen, Lipasen) lokalisiert sind. Das Terminalgespinst der Mikrovilli enthält Myosin. Unterhalb der Mikrovilli ist ein typisches *Schlussleistennetz* ausgebildet, das dem Transport von Substanzen dient. Saumzellen unterliegen einem hohen Zellumsatz (ca. 48–120 Stunden). Die Regeneration des Saumepithels findet in der Tiefe der Krypten statt, in denen undifferenzierte Kryptenzellen liegen. Sie reifen an der Zottenbasis.
- Zu den **sezernierenden Epithelzellen** werden Becherzellen, Paneth-Körnerzellen und die endokrinen Zellen gezählt:
  - Die mukösen **Becherzellen** bilden einen zähflüssigen, supraepithelialen Gleitfilm für den Chymus. Ihre Zahl nimmt analwärts stark zu. Im histologischen Präparat erscheinen sie als helle, oft schleimgefüllte Zellen. Entleerte, schleimarme

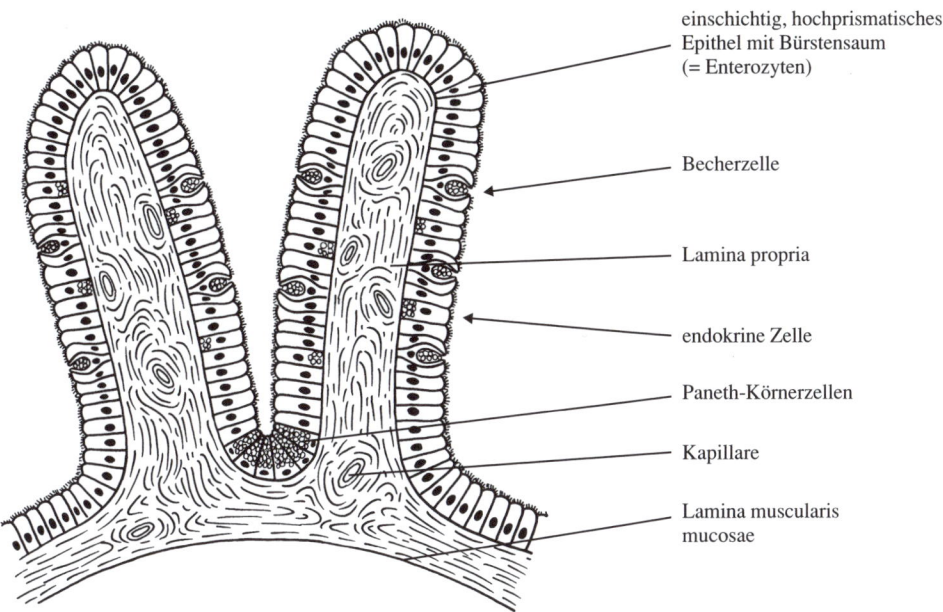

Abb. 5.67: Dünndarmschleimhaut

Becherzellen werden gelegentlich als Stiftchenzellen bezeichnet. Nach der Schleimsekretion sterben sie ab.
- Die **Paneth-Körnerzellen** sind auf konventionell angefärbten Dünndarmpräparaten schwierig zu identifizieren. Sie liegen oft in der Tiefe der Krypten. Basal sind sie basophil angefärbt, apikal durch ihren Reichtum an Sekretgranula azidophil (früher: *apikalgekörnte Zellen*). Sie stehen im Dienst der unspezifischen Abwehr, enthalten antibakterielle Stoffe und Enzyme (Defensine, IgA, Lysozym) und können phagozytieren. Wahrscheinlich sind sie auch an Entgiftungsvorgängen beteiligt.
- Die **endokrinen Zellen**, die ca. 1–3% der Schleimhautzellen ausmachen, gehören zum APUD-System (↗ oben). Einige dieser Zellen liegen in der Tiefe des Epithels und erreichen nicht die Oberfläche (geschlossener Typ). Sie geben ihre Stoffe endo- oder parakrin ab. Andere erreichen die apikale Epitheloberfläche und sezernieren ihre Produkte in das Darmlumen (eigentlich exokrin, offener Typ). Basal weisen sie Granula auf (früher: *basalgekörnte Zellen*). Sie werden je nach produziertem Peptid in verschiedene Klassen eingeteilt (↗ Tab. 5.1).
- Recht häufig treten im Epithel des Dünndarms Lymphozyten auf (**intraepitheliale Lymphozyten**), bei denen es sich v. a. um T-Lymphozyten handelt.

Die **Lamina propria** ist durch eine Basalmembran vom Epithel getrennt. Sie besteht aus einem **retikulären Bindegewebe**, das auch den Bindegewebskern der Zotten bildet. In diesem Zottenbindegewebe liegen kleine Bündel glatter Muskelzellen und Myofibroblasten, die der Zotte eine Eigenbeweglichkeit ermöglichen. Sie kann sich so besser in den Speisebrei hinein vorstülpen (**Zottenpumpe**). Außerdem wird die Durchblutung verbessert. Ein Netzwerk aus Kapillaren durchzieht die Zotte und bildet subepithelial sog. **Randschlingenkapillaren**, die einen schnellen Übertritt von resorbierten Stoffen in die Zirkulation ermöglichen. Resorbierte Fette gelangen in Form sog. Chylomikronen in Lymphkapillaren der Lamina propria mucosae, die im Zentrum der Zotte in ein zentrales, sog. **Chylusgefäß** einmünden. Nervenfasern sind zahlreich vorhanden. Natürlich findet man auch immunkompetente Zellen (Lymphozyten, Plasmazellen etc.) oder Lymphfollikel, die dem **GALT**, also dem schleimhautassoziierten lymphatischen System (MALT) des Darms angehören.

Die **Lamina muscularis mucosae** ist meist schmal und enthält neben glatten Muskelzellen auch elastische Fasern.

Tunica submucosa
Die Submukosa des Dünndarms wird aus einem lockeren, verschieblichen Bindegewebe gebildet und enthält Blutgefäße verschiedener Größe, Lymphfollikel und den Plexus submucosus. Die submukösen Lymphgefäßplexus erhalten ihre Zufuhr aus den zentralen Chylusgefäßen der Zotten.

Tunica muscularis
Über den gesamten Dünndarm hinweg lässt sich eine innere Ringmuskelschicht und eine äußere Längsmuskelschicht nachweisen, zwischen denen Plexus myenterici angeschnitten sein können.

> **Praktikum!**
> Die Schnittebene der Muskularis ergibt Rückschlüsse auf die Gesamtschnittrichtung am Darm: Wenn z. B. die innere, zirkuläre Muskelschicht längs und die äußere, longitudinale Muskelschicht quer angeschnitten sind, kann es sich nur um einen Querschnitt durch das Darmrohr handeln.

Tunica serosa/adventitia
Je nach Peritonealverhältnissen umschließen eine Serosa oder adventitielles Bindegewebe die Darmabschnitte.

Duodenum
Das Duodenum (Zwölffingerdarm) zeigt hohe Plicae circulares mit langen, blattförmigen, dicht stehenden Zotten. Zwischen den Zotten liegen flache Drüsenkrypten (↗ Abb. 5.68).

Das Epithel enthält wenige Becherzellen und Paneth-Körnerzellen, aber enteroendokrine Zelltypen, die z. B. Sekretin und Cholezystokinin abgeben. Ein besonderes Merkmal des Duodenums sind große submuköse Drüsenpakete, sog. **Brunner-Drüsen** (Gll. duodenales). Es handelt sich um vorwiegend muköse, tubulo-alveoläre, verzweigte Drüsen, deren Ausführungsgänge die Lamina muscularis mucosae durchbrechen und in die Krypten einmünden. Ihre Endstücke bestehen aus isoprismatischen Zellen mit basal gelegenem abgeflachten Kern. Die Brunner-Drüsen produ-

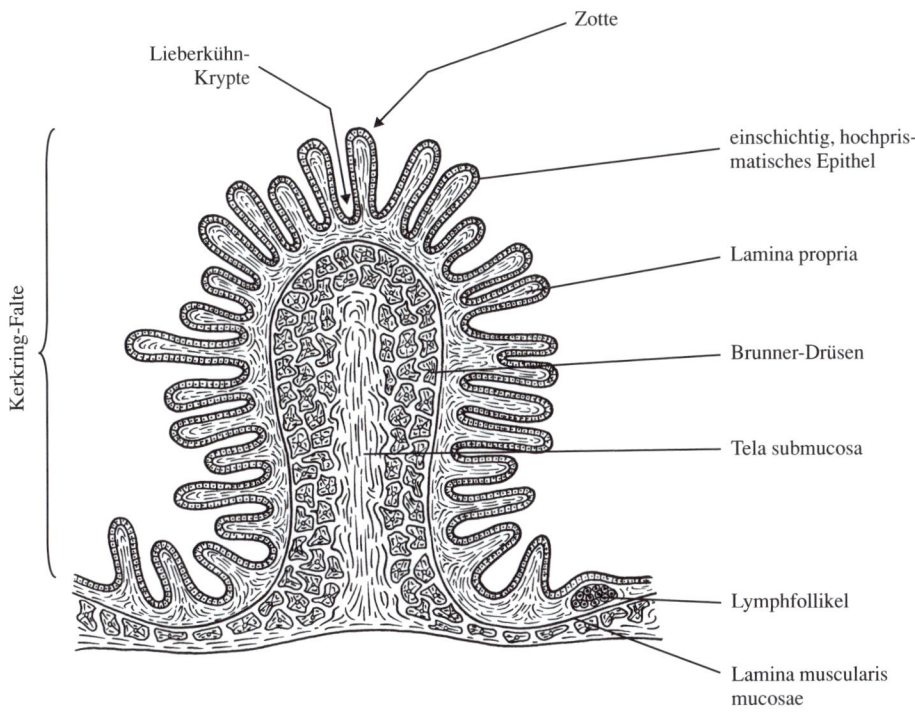

Abb. 5.68: Duodenumschleimhaut

zieren einen alkalischen Schleim, der das Duodenum vor saurem Chymus aus dem Magen schützen soll. Außerdem enthält der Schleim **EGF (Epidermal growth factor)**, einen Wachstumsfaktor, der die Proliferation der epithelialen Zellen kontrolliert.

Bis auf die Pars superior liegen alle Abschnitte des Duodenums retroperitoneal und besitzen somit eine Tunica adventitia.

Praktikum!

Wichtige Erkennungszeichen Duodenum:

- hohe Plicae circulares mit dicht stehenden Villi, flache Krypten
- submuköse Brunner-Drüsen.

Jejunum

Das Jejunum ist der Ort der stärksten Resorption. Die Plicae sind hoch und stehen dicht, die Zotten sind schlank und fingerförmig, die Krypten tief. Die Zahl der Becherzellen, Paneth-Körnerzellen und enteroendokrinen Zellen hat gegenüber dem Duodenum zugenommen. Als intraperitonealer Darmabschnitt wird das Jejunum von einer Tunica serosa umhüllt, bestehend aus einem Mesothel und einer subserösen Bindegewebsschicht.

Praktikum!

Wichtige Erkennungszeichen Jejunum:

- hohe, dicht stehende Plicae circulares
- fingerförmige Zotten.

Ileum

Im Ileum nimmt die Zahl der Plicae stark ab. Auch die Zotten stehen weniger dicht, sind nicht mehr so hoch wie im Jejunum und erscheinen eher plump. Die Krypten werden dagegen tiefer.

Im Epithel finden sich vermehrt Becherzellen und intraepitheliale Lymphozyten. Als Charakteristikum des Ileums gelten Ansammlungen des GALT in Form einzelner **Lymphfollikel** (**Solitärfollikel**) oder länglicher, plattenförmiger lymphatischer Anhäufungen, die gegenüber des Mesenterialansatzes liegen und mit dem bloßen Auge erkennbar sind (**Peyer-Plaques**, ↗ Abb. 5.69). Die oft sehr ausgedehnten Peyer-Platten

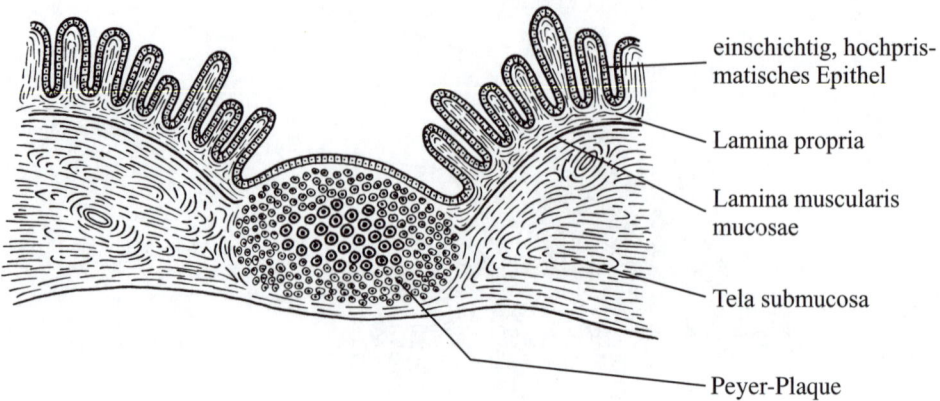

Abb. 5.69: Ileumschleimhaut

sitzen in der Lamina propria mucosae, reichen aber meist in die Submukosa bzw. in das Epithel hinein. Die Schleimhaut über den lymphatischen Ansammlungen (Kuppelzone, Domareale) enthält keine Krypten, Zotten oder Becherzellen, sondern ist durch die antigenpräsentierenden **M-Zellen** gekennzeichnet (↗ oben). Auch das Ileum ist von Serosa umhüllt.

> **Praktikum!**
>
> Ein Fehlen von Lymphfollikeln im histologischen Präparat darf nicht zum differenzialdiagnostischen Ausschluss eines Ileums verwendet werden, da die Schnittebene in einem lymphozytenfreien Bezirk liegen kann.
>
> Wichtige Erkennungszeichen Ileum:
>
> - Peyer-Plaques
> - wenig Plicae, wenige, plumpe Zotten
> - viele Becherzellen.

Dickdarm

Der Dickdarm (Intestinum crassum) gliedert sich in:

- **Caecum** (Blinddarm) mit **Appendix vermiformis** (Wurmfortsatz) und
- **Kolon** (Grimmdarm).

Die **Schleimhaut des Dickdarms** weist keine Plicae oder Zotten mehr auf. Stattdessen sind nur **Krypten** ausgebildet, die als gestreckte, unverzweigte Drüsen bis zu 0,7 mm tief sein können. Die **Plicae semilunares** sind zwischen Ausbuchtungen der Dickdarmwand (**Haustren**) ausgebildete halbmondförmige Falten. Sie enthalten Anteile der Tunica muscularis. Die Wandschichten sind folgendermaßen strukturiert (↗ Abb. 5.70):

- **Tunica mucosa**: Die Schleimhaut trägt das typische hochprismatische Epithel aus Enterozyten. Zwischen ihnen finden sich zahlreiche **Becherzellen**, deren Zahl nach anal noch zunimmt. Vor allem die Tiefen der Krypten sind fast nur von schleimbildenden Becherzellen besetzt. Auch entero-endokrine Zellen kommen vor, wenn auch seltener als in anderen Darmabschnitten. Die Zellneubildung erfolgt rasch aus pluripotenten Zellen in den Tiefen der Krypten. Aus einer Stammzelle können alle drei Zellarten der Schleimhaut entstehen. In der **Lamina propria** finden sich neben Blut- und Lymphgefäßen Lymphfollikel oder einzelne immunkompetente Zellen (z.B. Plasmazellen, Makrophagen). Kollagenfasern der Lamina propria umhüllen die Krypten. Die **Lamina muscularis mucosae** ist besonders kräftig ausgebildet und besteht streckenweise aus zwei Schichten glatter Muskelfaserbündel.
- **Tela submucosa**: Die Submukosa ist sehr breit und kann Lymphfollikel enthalten. Außerdem können Fettzellen vorkommen.
- **Tunica muscularis:** Die *innere Ringmuskelschicht* ist überall vorhanden und ziemlich stark. Dagegen ist die *äußere Längsmuskelschicht* sehr dünn und nur an drei längs verlaufenden Strängen gut ausgebildet. Diese *Tänien* sind makroskopisch zu erkennen und dienen in der Bauchchirurgie zur Identifizierung der Dickdarmschlingen (Taenia libera, mesocolica, omentalis). Plexus myenterici sind im Dickdarm histologisch gut zu erkennen.

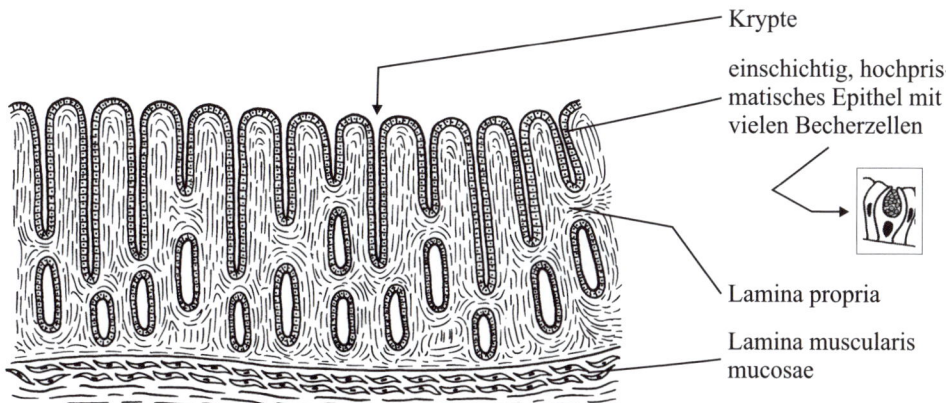

Abb. 5.70: Kolonschleimhaut

- **Tunica serosa oder adventitia:** Intraperitoneale Dickdarmabschnitte weisen einen Serosaüberzug auf. An manchen Stellen ist sie zu läppchenartigen Anhängseln ausgebuchtet, den mit bloßem Auge sichtbaren *Appendices epiploicae*. Sie sind von Mesothel überzogen und enthalten Fettgewebe. Die Größe der Anhängsel hängt mit dem Ernährungszustand des Individuums zusammen. Adventitielles Bindegewebe findet man an retroperitoneal gelegenen Dickdarmabschnitten, wie z.B. dem Colon ascendens.

Praktikum!

Auf Längsschnitten z.B. durch ein Stück Kolon müssen Tänien und damit die äußere Längsmuskelschicht nicht unbedingt angeschnitten sein.

Wichtige Erkennungszeichen Dickdarm:
- keine Plicae und Zotten, nur Krypten
- evtl. Plicae semilunares
- zahlreiche Becherzellen
- kräftige L. muscularis mucosae
- Längsmuskelschicht der Tunica muscularis auf Tänien reduziert
- Appendices epiploicae.

Auch auf Querschnitten der **Appendix vermiformis** erkennt man den typischen Schichtenbau des Dickdarms (↗ Abb. 5.71). In der schwachen Vergrößerung erscheint die Schleimhaut durch die Anordnung der Krypten sägezahnartig. Die Krypten sind nicht so zahlreich wie in anderen Dickdarmabschnitten. Die Muskelschicht ist dünn und weist überall eine durchgehende Ring- und Längsmuskelschicht auf. Als Besonderheit treten zahlreiche, große und teilweise konfluierende **Lymphfollikel** auf, die die Lamina propria und die Submukosa durchsetzen können und rings um das Lumen angeordnet sind. Die sehr dünne L. muscularis mucosae ist dadurch oft nicht mehr zu erkennen. Aufgrund des ausgedehnten GALT-Gewebes wurde der Wurmfortsatz auch als **Darmtonsille** bezeichnet. Wahrscheinlich ist er ein Ort umfangreicher immunologischer Vorgänge im Verlauf des Darmrohres. Sehr häufig kommen T-Lymphozyten vor. Das Lumen der Appendix enthält meist abgeschilferte Zellen, Chymus oder eingedickten Kot (evtl. verkalkt als sog. Kotsteine), unverdauliche Nahrungsbestandteile oder Detritus. Physiologischerweise ist die Schleimhaut mit kommensalen Bakterien besiedelt. Der Wurmfortsatz liegt intraperitoneal und hat deswegen einen Serosaüberzug. Auf manchen Präparaten kann auch das appendixeigene Aufhängeband, das Mesenteriolum mit der darin verlaufen A. appendicularis, angeschnitten sein. In der Appendix älterer Menschen kann das lymphatische Gewebe stark reduziert sein.

Klinik!

Die **Appendizitis** ist eine der häufigsten entzündlichen Erkrankungen des Gastrointestinaltraktes. Ursächlich kommen folgende Faktoren in Frage: Verengung oder Verschluss der Lichtung durch z.B. Kotsteine oder Fremdkörper, Durchblutungsstörung, Infektion.

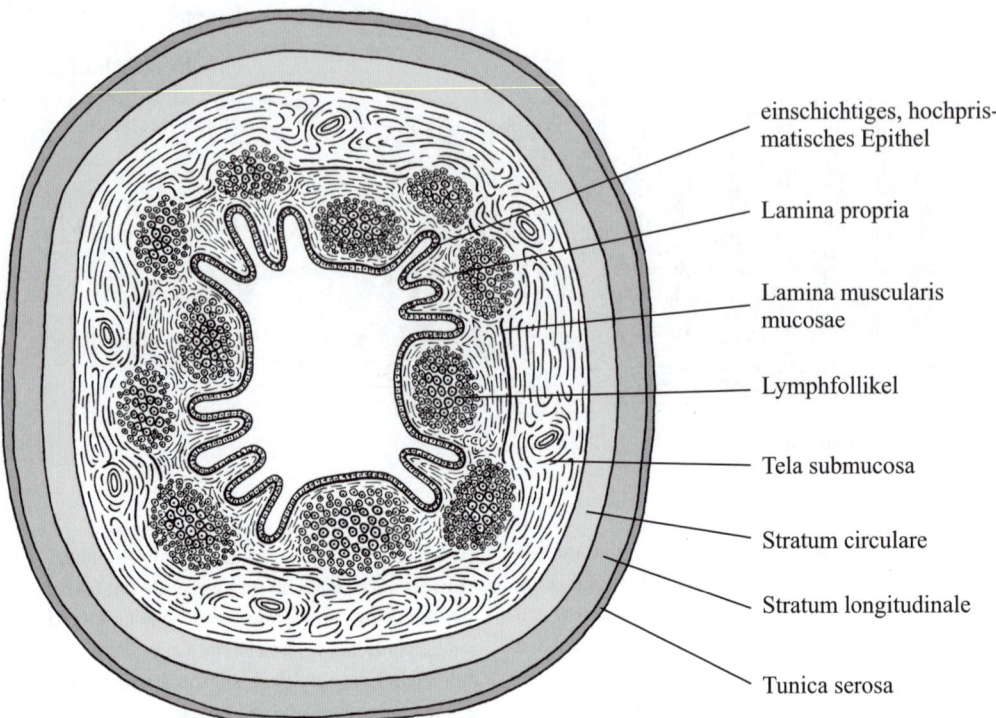

Abb. 5.71: Appendix vermiformis

Der häufigste Tumor der Appendix ist das sog. **Karzinoid** – ein serotoninproduzierender, meist gutartiger Tumor. Er geht von enterochromaffinen Zellen des APUD-Systems (enthalten z. B. Serotonin) aus, die in der Tunica mucosa lokalisiert sind. Im gesamten Darmrohr können die enteroendokrinen Zellen gutartige oder bösartige Tumoren ausbilden.

Praktikum!

Wichtige Erkennungszeichen Appendix vermiformis:

- Schichtenbau wie Kolon, aber massive Einlagerung lymphatischen Gewebes
- durchgehende Ring- und Längsmuskelschicht der Muskularis
- Serosaüberzug.

Rektum

Das ca. 15–20 cm lange Rektum (Mastdarm) schließt sich an den distalen Teil des Kolons, das Colon sigmoideum, direkt an. Es gliedert sich in die oberhalb des Beckenbodens (supradiaphragmal) liegende **Ampulle** (Ampulla recti) und den subdiaphragmal liegenden **Analkanal** (Canalis analis). Das Rektum besitzt weder Tänien, Haustren noch Appendices epiploicae.

Ampulle

Die Ampulle gleicht in ihrem Aufbau dem Kolon. Die Schleimhaut ist aber sehr breit und enthält viele und tiefe Krypten mit massenhaft Becherzellen. Auch Lymphfollikel treten in großer Zahl innerhalb der Wand auf. Mukosa und Submukosa bilden an drei Stellen unverschiebliche quere Falten (**Plicae transversales**). An der Bildung der mittleren Falte, die auch als **Kohlrausch-Falte** bezeichnet wird, kann auch die Tunica muscularis beteiligt sein. Außen ist die Ampulle von **Adventitia** eingehüllt, da sie retro- bzw. in ihren unteren Anteilen extraperitoneal gelegen ist.

Analkanal

Der gesamte Analkanal (Canalis analis) liegt extraperitoneal und ist somit von einer Adventitia umhüllt. An ihm werden von proximal nach distal drei Abschnitte unterschieden:

- **Zona columnaris:** Die Längsmuskulatur der Tunica muscularis, die sich von der Ampulle her fortsetzt, bildet Längsfalten (**Columnae anales,** Morgagni-Säulen), die die Schleimhaut vorwölben. Die Mukosa auf den Längsfalten ist von einem unverhornten Plattenepithel bedeckt. Die Vertiefungen zwischen den Falten werden als **Sinus anales** bezeichnet und tragen ein einschichtiges hochprismatisches Epithel. Die Sinus enden distal mit den sog. Analkrypten. Im Bereich der Krypten finden sich die meisten Dehnungsrezeptoren, die als Regulatoren am Funktionieren des analen Verschlussapparates (Kontinenzorgan) beteiligt sind. In die Sinus münden Ausführungsgänge rudimentärer, kleiner apokriner, verzweigt-tubulärer Drüsen (**Gll. anales, Proktodäaldrüsen**). Kaudal werden die Sinus von kleinen Falten (Valvulae anales) abgeschlossen. In der Submukosa liegen venöse Gefäßplexus (Plexus venosus rectalis internus). In sie münden ohne kapilläre Zwischenschaltung arterielle Endäste aus der A. rectalis superior (Glomera rectalia) und bilden knäuelartige ateriovenöse Anastomosen. Dadurch entsteht eine Art Schwellkörpersystem (**Corpus cavernosum recti,** Hämorrhoidalplexus), das sich am Verschluss des Analkanals beteiligt und Teil des Kontinenzorgans ist. Verdickungen der Muskularis bilden unter den Schwellkörpern den unwillkürlichen inneren Schließmuskel, **M. sphincter ani internus.** Der willkürliche **M. sphincter ani externus** umgreift als Teil des Beckenbodens den gesamten Analkanal.
- **Zona intermedia:** Hier ist die Schleimhaut von einem mehrschichtigen, leicht verhornten Plattenepithel überzogen. In der Tiefe kommen verschiedene Drüsen vor (Talgdrüsen, Schweißdrüsen u. a.). Der Übergang zwischen dem rektalen Schleimhautepithel und dem Plattenepithel der Anhaut ist fließend.
- **Zona cutanea:** Sie bildet am Anus den Übergang in die äußere Haut. Das **mehrschichtige verhornte Plattenepithel** (Anoderm) entspricht der Epidermis, ist verhornt und pigmentiert. Neben Haaren finden sich Talgdrüsen, Schweißdrüsen und apokrine Duftdrüsen (Gll. circumanales). In der Tiefe liegen ein weiteres Venengeflecht, der **Plexus venosus subcutaneus,** sowie zahlreiche nervöse Strukturen (v. a. sensible Fasern).

> **Klinik!**
>
> Die häufigste Erkrankung im Analbereich stellen die **Hämorrhoiden** dar, die sich knotenförmig in den Analkanal oder durch die Analöffnung vorwölben. **Innere Hämorrhoiden** sind Hyperplasien der Glomera rectalia. Bei Einrissen kommt es zu arteriellen Blutungen (hellrotes Blut). **Äußere Hämorrhoiden** sind Vergrößerungen der subkutanen venösen Plexus. Bei Blutungen aus diesen Plexus erscheint venöses (dunkles) Blut. Blutungen im Analbereich bzw. Blutauflagerungen auf dem Stuhl sollten jedoch auch immer an einen bösartigen Tumor des Rektums (= Rektumkarzinom) denken lassen (häufigstes Erstsymptom). **Analfisteln** gehen meist von den Proktodäaldrüsen aus.

Peritoneum

Das **Peritoneum** (**Bauchfell**) ist eine seröse Haut. Das viszerale Blatt (**Peritoneum viscerale**) liegt den intraperitoneal gelegenen Bauchorganen direkt auf, das **Peritoneum parietale** (parietales Blatt) liegt den Binnenwänden der Bauchhöhle an. Dort, wo sich Mesenterien (Gekröse) bilden, überzieht das Peritoneum diese als **Peritoneum mesenteriale**. Spezielle Strukturen des mesenterialen Peritoneums sind das große und kleine Netz (Omentum majus, minus). Das Peritoneum gliedert sich in:

- **Mesothelzellschicht:** Platte Mesothelzellen bilden eine teilweise unvollständigen, epithelialen (serösen) Überzug des Peritoneums. Sie sind verformbar, haben einige Mikrovilli und entsenden zytoplasmatische Fortsätze in das darunter liegende Bindegewebe. Mesothelien sind transzytotisch (Mikropinozytose) aktiv: Sie können Stoffe resorbieren, sezernieren eine Flüssigkeit, die **Peritonealflüssigkeit,** die sich als dünner Gleitfilm zwischen die Blätter des Peritoneums einlagert, und transportieren Stoffe aus der Peritonealflüssigkeit in subseröse Lymphgefäße. Die Mesothelzellen sitzen auf einer Basalmembran mit darunter liegender, dünner Lamina propria. Lücken zwischen den Mesothelzellen begrenzen sog. **Stomata,** durch die eine rasche Drainage von Peritonealflüssigkeit möglich ist. Stomata können nach Bedarf durch Auseinanderrücken der Zellen gebildet und später wieder verschlossen werden.
- **Subseröses Bindegewebe:** Das subseröse Bindegewebe wird aus einem lockeren, kollagenfaserigen Gewebe gebildet, das zahlreiche Blutgefäße, Lymphgefäße, Fettzellen und freie Zellen ein-

schließlich immunkompetenter Zellen (z. B. Peritonealmakrophagen, neutrophile Granulozyten) enthält. Die Fettbeladung des Peritoneums ist vom Ernährungszustand des Individuums abhängig.

> **Klinik!**
> Bei einer Peritonitis handelt es sich um eine Entzündung des Bauchfells aus unterschiedlichen Ursachen. Häufig sind seröse Entzündungen mit der Exsudation (Ausschwitzung) von Serum und fibrinöse Entzündungen mit Austreten fibrinogenhaltigem Serum. Bei letzterer Form bilden sich flächige Fibrinnetze v. a. auf dem viszeralen Blatt, die später zu Verwachsungen mit den Darmschlingen führen können.

5.8 Drüsen des Verdauungskanals

5.8.1 Einführung

Pro Tag gelangen ca. 8–9 l Verdauungssäfte in den Verdauungstrakt. Diese werden v. a. von Drüsen produziert, die ihr Sekret über Ausführungsgänge dem Verdauungskanal zuleiten. Hierzu gehören:

- Mundspeicheldrüsen
- Leber
- Gallenblase
- Bauchspeicheldrüse.

5.8.2 Speicheldrüsen

Einführung

Der größte Teil des **Mundspeichels (Saliva)** stammt aus den drei großen, makroskopisch abgrenzbaren, paarigen Mundspeicheldrüsen. Es handelt sich bei ihnen um zusammengesetzte, exokrine Drüsen, deren Ausführungsgänge in die Mundhöhle münden. Weitere, kleinere Speicheldrüsen sind in der Submukosa mehrerer Abschnitte der Mundhöhle verteilt (Gll. labiales, buccales, palatinae, linguales etc.).

Alle drei Mundspeicheldrüsen zeigen einen einheitlichen Bau:

- **Läppchengliederung**, interlobuläres Bindegewebe
- sezernierende Endstücke (**Azini**) unterschiedlicher Zusammensetzung, Myoepithelzellen um Azini
- **Ausführungsgangsystem** mit Schaltstücken, Streifenstücken und interlobulären Ausführungsgängen
- Bildung großer, makroskopisch sichtbarer Ausführungsgänge (Ductus).

Die Drüsenazini produzieren den sog. Primärspeichel, der während des Transportes durch das Gangsystem vielfältig modifiziert wird. In den Streifenstücken kommt es durch Reabsorption von Natrium und Chlorid sowie Sekretion von Kalium, Iodid und Bikarbonat (HCO_3^-) zur Senkung der Osmolalität und Alkalisierung des Speichels.

Glandula parotidea

Die **Glandula parotidea** (Parotis, Ohrspeicheldrüse) ist die größte der Mundspeicheldrüsen (↗ Abb. 5.72). Sie liegt vor dem Ohr auf dem M. masseter und Ramus mandibulae und in der Fossa retromandibularis. Zwischen einer tiefen und oberflächlichen Schicht der Drüse liegt der Plexus parotideus des **N. facialis**, der sich hier in seine peripheren Äste aufteilt. Der **Ductus parotideus** durchbohrt die Wange und mündet auf der Schleimhaut der Mundhöhle gegenüber dem zweiten, oberen Molaren.

Die Drüse ist von einer bindegewebigen, kollagenfaserigen Kapsel umhüllt und von bindegewebigen Septen durchzogen. Die Endstücke sind rein **serös**. Das Ausführungsgangsystem ist gut ausgebildet; in histologischen Präparaten sind alle Anteile gut zu sehen. Die interlobulären Ausführungsgänge tragen ein ein- bis zweireihiges hochprismatisches Epithel und haben ein weites Lumen, in dem oft eingetrocknetes Sekret zu erkennen ist. In den interlobulären Septen findet man Gefäße, Nerven und Ganglien. Besonders bei älteren Menschen sind Ansammlungen von **Fettzellen** häufig. Auch Lymphfollikel oder lymphatische Infiltrationen kommen vor. In der Nähe des Gangsystems können Plasmazellen gefunden werden. Diese produzieren Immunglobuline (Speichel-IgA). Zusammen mit sezernierten Immunglobulinen aus den Azini bilden sie ein sog. sekretorisches Immunsystem zur Abwehr oraler Infektionen.

> **Klinik!**
> Eine **Parotitis** ist eine virusbedingte Entzündung der Ohrspeicheldrüse mit Schwellung des Organs (**Mumps**).

Glandula submandibularis

Die Unterkieferdrüse (↗ Abb. 5.73) liegt im Trigonum submandibulare meist unterhalb des Mundbodens. Der **Ductus submandibularis** mündet unter der Zunge an der Plica sublingualis.

5.8 Drüsen des Verdauungskanals

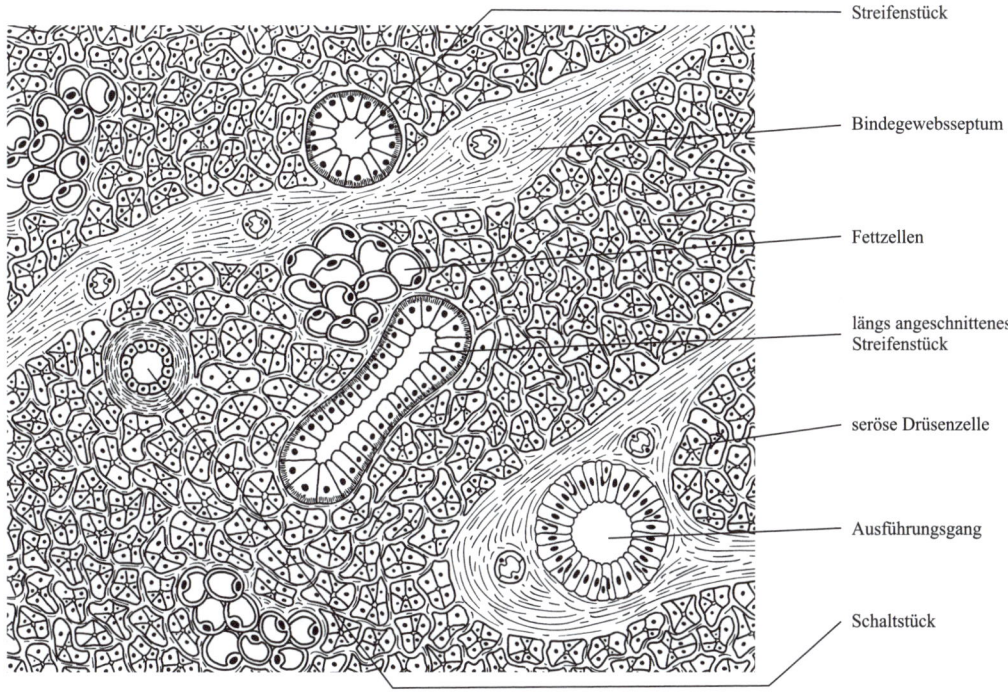

Abb. 5.72: Glandula parotidea

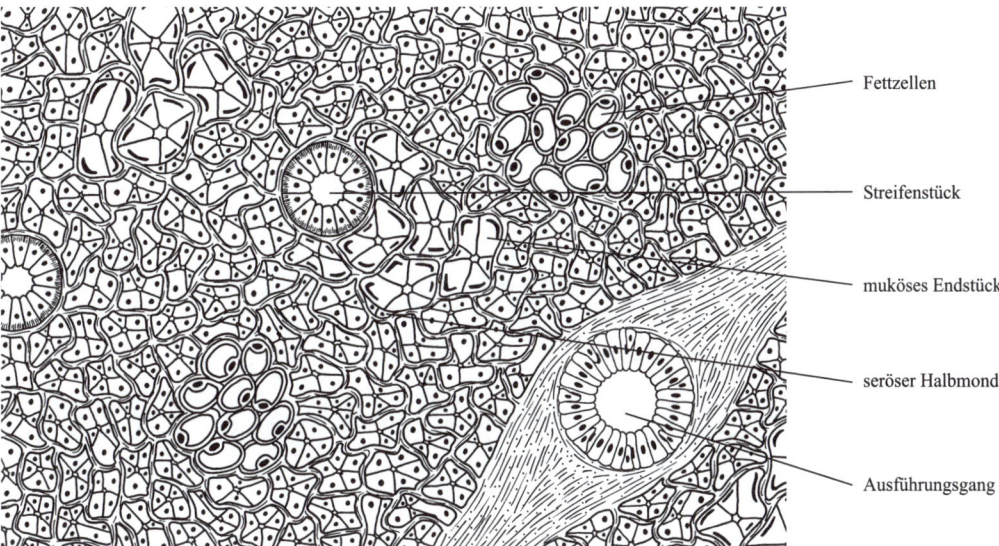

Abb. 5.73: Glandula submandibularis

Die Gl. submandibularis ist eine gemischte Drüse und enthält seröse und muköse Endstücke. Da die serösen Endstücke überwiegen, wird sie als **seromukös** bezeichnet. Die serösen Anteile können als **seröse Halbmonde** (von Ebner-Halbmonde) den mukösen Azini aufsitzen. Die Schaltstücke und Streifenstücke sind weniger gut ausgebildet als in der Gl. parotidea. Fettzellen kommen vor.

💡 Merke!
Gl. **s**ub**m**andibularis = **s**ero**m**uk**ö**s.

Glandula sublingualis
Die Unterzungendrüsen (↗ Abb. 5.74) sind die kleinsten der Mundspeicheldrüsen und liegen in der Regio sublingualis. Sie besitzen mehrere Ausführungsgänge (Ductus sublingualis major, Ductus subliguales minores).

Die Gl. sublingualis ist eine überwiegend **muköse** Drüse (**mukoserös**). Die mukösen Anteile bilden oft Tubuli, bei denen es sich um verschleimte Schaltstücke handelt. Seröse Anteile bilden Halbmonde. Die Drüse besitzt fast keine Schalt- und Streifenstücke.

📝 Praktikum!
Differenzialdiagnosen Speicheldrüsen:

- **Parotis:** rein serös, alle Ausführungsganganteile
- **Submandibularis:** gemischt, seromukös, seröse Halbmonde, alle Ausführungsganganteile vorhanden, aber weniger Schalt- und Streifenstücke
- **Sublingualis:** gemischt, mukoserös, Schleimtubuli, seröse Halbmonde, kaum Schalt- und Streifenstücke.

Verwechslungsmöglichkeiten:

- **Pankreas:** serös, aber: keine Streifenstücke, zentroazinäre Zellen, Langerhans-Inseln
- **Gl. lacrimalis:** serös, aber: keine Schalt- und Streifenstücke, Ausführungsgänge direkt an verzweigten Endstücken.

5.8.3 Leber
Einführung
Die Leber (Hepar) ist das zentrale Stoffwechselorgan des Menschen. Sie ist die größte Drüse des menschlichen Körpers und wiegt ca. 1,5 kg. Neben ihrem eigenen *Ernährungskreislauf* (Vasa privata) hat sie einen *Arbeitskreislauf* (Vasa publica), der ihr durch die Pfortader nährstoffreiches Blut aus den unpaaren Bauchorganen zukommen lässt. Mit Ausnahme der Chylomikronen, die über das Lymphsystem aus dem Darm abtransportiert werden (↗ Kap. 5.7.3), gelangen alle im Magen-Darm-Trakt resorbierten Nährstoffe direkt zur Leber. Auch das aufgrund des Erythrozyten-Abbaus eisenhaltige Milzblut fließt zur weiteren Verstoffwechslung in die Vena portae. Viele Nährstoffe werden von den Leberzellen in Speicherformen überführt, die bei Bedarf wieder freigesetzt werden können.

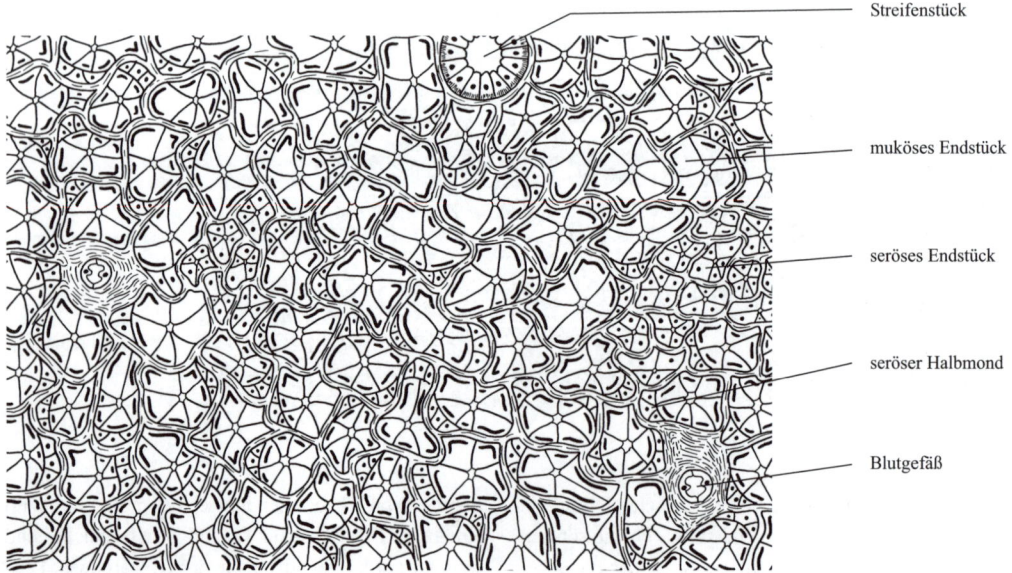

Abb. 5.74: Glandula sublingualis

Funktionen der Leber:

- *Intermediärstoffwechsel:* Umsetzung und Speicherung zugeführter Substanzen, Glykogen- und Glukoneogenese
- *Synthese:* Plasmaproteine (z. B. Gerinnungsfaktoren), Plasmalipoproteine, Gallenflüssigkeit
- *Entgiftung*
- *Abwehr*
- *Blutbildung* in der Fetalperiode, Abbau von Blutzellen.

Die Leber liegt bis auf die sog. Area nuda intraperitoneal und ist von **Serosa** überzogen. Eine derbe, bindegewebige Organkapsel, die Blutgefäße und Nerven führt, überzieht das Organ als **Capsula fibrosa** (Glisson-Kapsel). Bindegewebige **Trabekel** ziehen von der Kapsel in das Organinnere und dienen Blutgefäßen als Straßen. Das Stroma der Leber besteht aus einem kollagenfaserigen (v. a. Kollagene Typ I und III) **retikulären Bindegewebe,** das beim Menschen vor allem in den periportalen Feldern (↗ unten) ausgebildet ist und mit feinen Faserstrukturen die Sinusoide umhüllt. Im Vergleich zu anderen Spezies ist die menschliche Leber bindegewebsarm.

Klinik!
Ein Nachweis von (Pro-)Kollagen Typ III im Blut kann ein Hinweis auf eine pathologische Vermehrung von Bindegewebe der Leber sein (z. B. bei Leberzirrhose).

Das Drüsenparenchym wird von den **Leberzellen (Hepatozyten)** gebildet, die entodermaler Herkunft sind. Es handelt sich um polyedrische Epithelzellen, die balkenförmig angeordnet sind (**Leberzellbalken**). Sie bilden von Bindegewebe umhüllte polygonale **Leberläppchen (Lobuli hepatis)**, die von sinusoiden Kapillaren (**Lebersinusoide**) durchzogen sind. Im Zentrum des Läppchens münden diese Kapillaren in eine Vene ein (**Zentralvene, Vena centralis,** ↗ Abb. 5.75).

Praktikum!
Die Läppchenstruktur ist in der menschlichen Leber schlecht zu erkennen. Aus didaktischen Gründen finden sich in histologischen Kursen Leberpräparate z. B. vom Schwein, in denen die Lobuli deutlich abgrenzbar sind. Bei diesem Tier sind die Läppchen durch bindegewebige Umhüllungen deutlich ummantelt.

Durch Punktion der Leber können Biopsien gewonnen werden, deren histopathologische Untersuchung einen hohen diagnostischen Stellenwert besitzen.

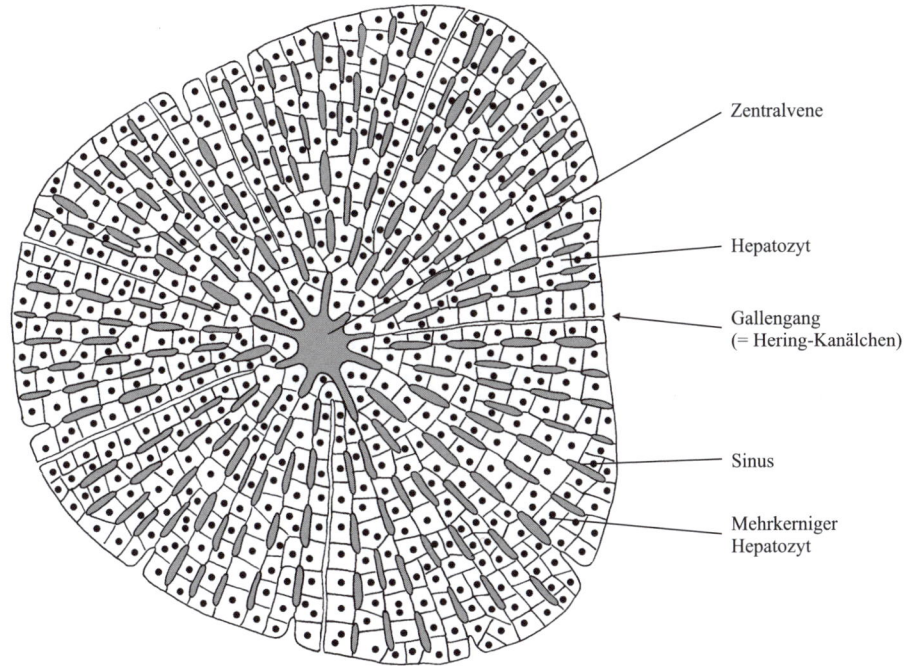

Abb. 5.75: Klassisches Leberläppchen

Gefäßaufbau der Leber

Struktur und Funktion der Leber werden durch den Aufbau der Gefäßkreisläufe verständlich.

An der Leberpforte treten in die Leber ein:

- **A. hepatica propria** (aus der A. hepatica communis): transportiert arterielles Blut zum Eigenverbrauch der Leber und teilt sich weiter auf in Aa. interlobares und interlobulares (= Vasa privata). Die Blutmenge entspricht etwa 25 % des in die Leber fließenden Bluts.
- **V. portae** (Pfortader): führt venöses, aber nährstoffreiches Blut aus den unpaaren Bauchorganen und teilt sich weiter auf in Vv. interlobares und interlobulares (= Vasa publica). Etwa 75 % des in die Leber gelangenden Bluts stammt aus der Pfortader.

Die Verzweigungen der beiden Gefäße folgen den bindegewebigen Trabekeln. Zwischen den Leberläppchen kommen Bindegewebsfelder vor, die kleine Äste der **A. interlobularis**, der **V. interlobularis** sowie galleführende Kanälchen (**Ductus biliferus, Ductus interlobularis**) enthalten. Man bezeichnet dieses Triplett als **Glisson-Trias** und das Bindegewebsfeld als **Periportalfeld** (↗ Abb. 5.76). Im periportalen Feld sind gewöhnlich zwei Gallekanälchen angeschnitten. Die terminalen Endgefäße der Arterien und Venen münden schließlich in die **Lebersinusoide**, die zwischen den Leberzellbalken bis in das Zentrum des Läppchens verlaufen. Diese enthalten eine Mischung aus arteriellem und venösem (Pfortader-)Blut. Durch ihre Wand hindurch erfolgen die Austauschvorgänge zwischen dem Blut und den Hepatozyten. Über Querverbindungen sind die Sinusoide zusammengeschlossen und münden schließlich in die **Zentralvenen** (Vv. centrales) im Zentrum der Läppchen ein. Diese führen das Blut dann über die **Vv. sublobulares** und die **Vv. hepaticae** der unteren Hohlvene (**V. cava inferior**) zu. Bei den Vv. sublobulares handelt es sich um kontraktile Drosselvenen, die den venösen Abfluss aus der Leber regulieren können.

Intrahepatische Gallenwege

An den apikalen Seiten der Hepatozyten (↗ unten) entstehen durch Spaltbildungen Gallenkapillaren (**Canaliculi biliferi**), die durch Tight junctions abgedichtet sind. Diese Spalten sind nur durch die Zellmembranen der Hepatozyten begrenzt und besitzen keine spezifischen Wandstrukturen. In ihrem weiteren Verlauf ver-

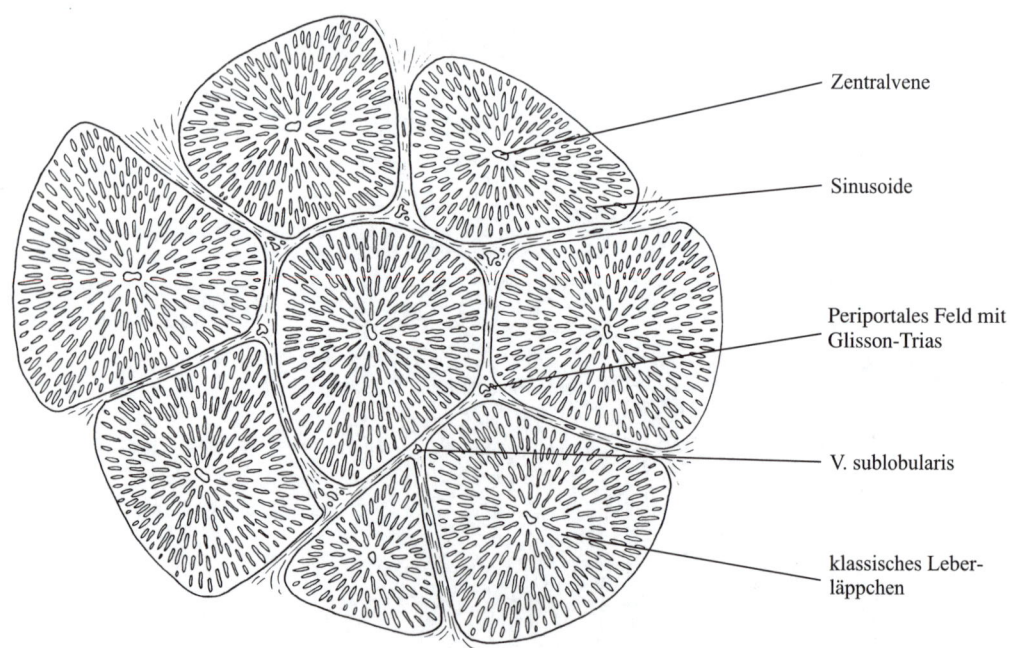

Abb. 5.76: Gefäßverläufe in der Leber

einigen sie sich zu schaltstückartigen, ca. 10–20 μm breiten Gängen, die dann von einem flachen Epithel ausgekleidet sind (**Hering-Kanälchen**, ↗ Abb. 5.75). Die Gallenflüssigkeit fließt entgegen der Blutströmung vom Zentrum eines Läppchens zur Peripherie (**zentrifugal**) und mündet hier in die interlobulären Gallengänge (Ductuli oder **Ductus interlobulares biliferi**), die Teil der Glisson-Trias sind.

Interlobuläre Gallengänge sind von einem einschichtigen isoprismatischen Epithel ausgekleidet. Sie vereinigen sich über Zwischenformen zu größeren intrahepatischen Gallengängen, den **Ductus hepaticus dexter** und **sinister**. Die Gallenflüssigkeit (ca. 500–1500 ml pro Tag) besteht neben Wasser und Elektrolyten v. a. aus konjugiertem (glukuronidiertem) Bilirubin und **Gallensäuren**. In den intrahepatischen Gallenwegen wird die Gallenflüssigkeit durch Sekretions- und Resorptionsvorgänge weiter modifiziert.

Mit speziellen histologischen Methoden, wie z. B. Versilberungstechniken oder Enzymhistochemie (z. B. ATPase), lassen sich die Gallenwege spezifisch darstellen.

Hepatozyten

Hepatozyten sind ca. 20–30 μm große polyedrische Zellen, die über 80% des Lebervolumens ausmachen. Sie bilden miteinander anastomosierende Balken aus einer Zelllage. Die direkt dem Periportalfeld anliegenden Hepatozyten werden zur sog. Grenzplatte zusammengefasst.

Hepatozyten sind metabolisch hoch aktiv und haben zwei Pole (↗ Abb. 5.77):

- Der **basolaterale, perisinusoidale Pol** ist zum Disse-Raum hin gerichtet (↗ unten) und besitzt Mikrovilli.
- Am **apikalen** (**peribiliären, kanalikulären**) **Pol** sezernieren die Hepatozyten die Bestandteile der Gallenflüssigkeit. Durch konkave Einbuchtungen entstehen hier ca. 1 μm große interzelluläre Spalten, mit denen die intrahepatischen Gallenwege als Canaliculi beginnen. Diese anastomosieren miteinander und bilden die Hering-Kanälchen (↗ oben).

Ein Schlussleistennetz (Desmosomen, Zonula adhaerens und occludens) trennt basolaterale und apikale Membrandomänen, hält einen osmotischen Gradienten im Canaliculi-Lumen aufrecht und verhindert den

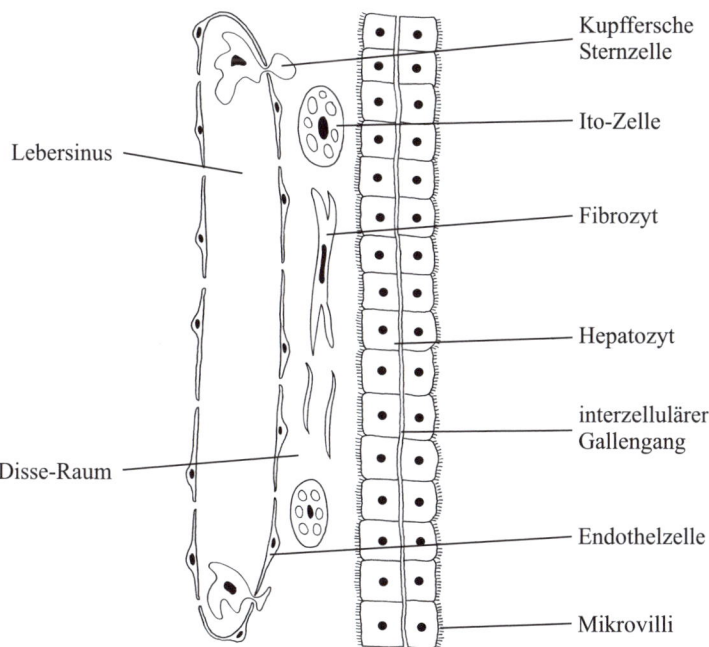

Abb. 5.77: Disse-Raum

Übertritt von Gallenflüssigkeit in das Blut. An interzellulären Oberflächen grenzen Hepatozyten direkt aneinander, ohne dass Sinusoide oder Canaliculi dazwischen liegen. Verbunden sind die Zellen dort durch Gap junctions.

> **Klinik!**
> Bei Störungen der Gallensekretion *(Cholestase)* kann sich das Schlussleistennetz teilweise öffnen und Gallenbestandteilen, z. B. Bilirubin, den Übertritt in den Disse-Raum und damit ins Blut erlauben. Ein Übertritt von Galle ins Blut führt zu Gelbsucht *(Ikterus)*.

Hepatozyten sind reichhaltig mit **Zellorganellen** ausgestattet. Dies ist auf elektronenmikroskopischen Präparaten gut zu erkennen. Gehalt an und Zusammensetzung der Organellen ist u. a. ernährungs- oder tageszeitabhängig. Im Einzelnen enthalten sie:

- oft *zwei, drei oder mehrere Zellkerne*. Mit steigendem Lebensalter erhöht sich der Anteil solcher polyploider Zellen. Auch polyploide, große Kerne mit mehreren Nukleoli kommen vor: Bei ihnen unterblieben Teilungen durch Störungen der Ana- und Metaphase bei erhaltener DNA-Synthese-Aktivität. Solche großen Kerne enthalten oft Kerneinschlüsse.
- zahlreiche *Mitochondrien* vom Crista-Typ (bedingen lichtmikroskopische Eosinophilie des Zytoplasmas)
- Peroxisomen
- gut entwickeltes *reR:* Synthese vieler Proteine, z. B. von Serumproteinen (Albumin, Globuline, Gerinnungsfaktoren u. a.). Proteine werden in Hepatozyten nicht gespeichert, sondern kontinuierlich abgegeben. Lichtmikroskopisch führt der reR-Reichtum zu einer schollige Basophilie des Zytoplasmas.
- freie Ribosomen
- *geR:* bildet ein weit verzweigtes Netzwerk; u. a. Synthese von Lipiden, Glukose, Gallensäuren, Konjugation von Bilirubin, Oxidation von Xenobiotika (Fremdstoffe, z. B. Pharmaka, dadurch „Entgiftung", Biotransformation)
- stark entwickelter *Golgi-Apparat*
- zahlreiche *Lysosomen*
- *Lipidtropfen:* enthalten Triglyzeride; vermehrte Fettablagerungen in Hepatozyten können verschiedene physiologische und pathologische Ursachen haben (z. B. vermehrter Lipoidantransport, überkalorische Ernährung, Schwangerschaft, Vergiftungen, Alkohol). Sie können reversibel sein.
- *Glykogenfelder:* Glykogen (Speicherform der Glukose), das ultrastrukturell in Form von elektronendichten Granula im Zytoplasma vorliegt. Die PAS-Reaktivität der Leberzellen beruht auf ihrem Glykogengehalt.
- *Zytoskelett:* Aktin-Myosin-Filamente, Mikrotubuli und Intermediärfilamente, die mit Desmosomen in Verbindung stehen. Das Zytoskelett ist besonders zum kanalikulären Pol hin gut entwickelt, um u. a. durch Kontraktionen den Gallefluss zu unterstützen.

> **Klinik!**
> Bei alkoholischer Leberschädigung und bestimmten Zirrhoseformen entstehen aus den Zytokeratin-Intermediärfilamenten klumpige hyaline, eosinophile Körperchen (Mallory-Körper).

In der gesunden Leber haben Hepatozyten nur eine geringe Mitoserate. Nach Zelluntergängen oder Resektionen von Lebergewebe ist die Mitosefähigkeit allerdings erhöht (regeneratorischer Impuls), was zu einer Neubildung von Leberparenchym (Prometheus-Effekt) führen kann. Dies kann durch die Einwirkung von Wachstumsfaktoren verstärkt werden.

Lebersinusoide

Die dünnwandigen Lebersinusoide werden von einem **gefensterten Endothel** ausgekleidet. Eine Basalmembran fehlt hier. Die siebartigen, transzellulären Fenestrierungen oder Poren sind ca. 100 nm breit und erlauben den Durchtritt von Plasma und aller nicht partikulären Blutbestandteile. Zwischen dem Endothel und den benachbarten Hepatozyten bleibt ein 0,5–2 µm breiter **perikapillärer oder perisinusoidaler Spaltraum** (**Disse-Raum**), in den Mikrovilli der Hepatozyten hineinreichen (↗ Abb. 5.77). Die Blutströmung ist hier sehr verlangsamt, sodass ein intensiver Stoffaustausch möglich wird. Sinusendothelzellen produzieren ihre eigenen gefäßerweiternden und verengenden Faktoren und können damit die Läppchendurchblutung kontrollieren. Zarte, diskontinuierliche Fasern des Gitterfasergerüsts des Leberstromas umhüllen und stützen die Sinusgefäße.

In der Wand der Sinusoide kommen besondere Zellpopulationen vor:

- **Kupffer-Sternzellen:** gehören als Abkömmlinge der Monozyten dem **MPS** an. Die mitotisch aktiven Zellen besitzen längliche Fortsätze, mit denen sie untereinander in Verbindung stehen oder die Strombahn der Sinusoide durchkreuzen. Sie dienen der Abwehr und sind zur **Phagozytose** fähig. Substanzen aus dem Blutstrom werden von ihnen aufgenommen und lysosomal verdaut. Lichtmikroskopisch sind sie schwer von Endothelzellen zu unterscheiden.

> **Praktikum!**
> Bei Versuchtieren können die Kupfer-Zellen durch Injektion von Tusche sichtbar gemacht werden, da die Tusche-Partikel von den Kupffer-Zellen phagozytiert werden. Im menschlichen Lebergewebe lassen sich die Zellen durch eine spezifische Eisenfärbung (Berliner-Blau-Färbung) darstellen, da sie nach Phagozytose von Erythrozyten mehr Eisen enthalten als die Hepatozyten.

- **Ito-Zellen** (Lipocytes perisinusoidales, Hepatic stellate cells, Fat storing cells): Perisinusoidal gelegene Zellen, die große Lipidvakuolen enthalten können. Sie speichern Vitamin A und können sich aufgrund bestimmter Reize (z. B. durch Zytokine) in myofibroblastenartige Zellen umwandeln.

> **Klinik!**
> Wahrscheinlich sind Ito-Zellen an der vermehrten Synthese bindegewebiger Komponenten (z. B. von Kollagen) im Rahmen einer **Leberzirrhose** beteiligt. Unter einer Leberzirrhose versteht man einen knotigen Umbau der Leber mit reaktiver Fibrosierung und daraus folgenden Durchblutungsstörungen und zahlreichen Funktionseinbußen als Endstadium entzündlicher, toxischer und nekrotisierender Lebererkrankungen.

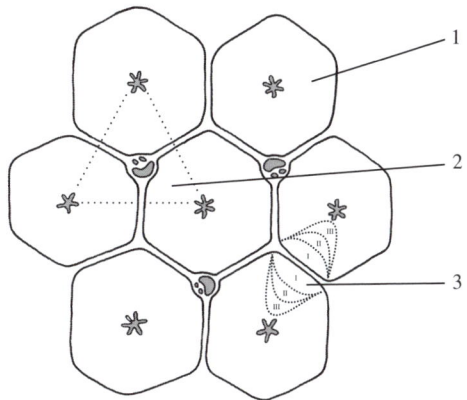

1 = klassisches Leberläppchen
2 = periportales Leberläppchen
3 = Leberazinus

Abb. 5.78: Läppchengliederung

Darstellungsweisen der Läppchengliederung

Das Lebergewebe lässt sich nach funktionellen Gesichtspunkten auf verschiedene Weisen darstellen (↗ Abb. 5.78):

- **Zentralvenenläppchen:** Diese Darstellungsweise geht vom klassischen Leberläppchen aus, wie es beim ersten Blick durch das Mikroskop ins Auge fällt. Im Zentrum die Zentralvene, peripher Abgrenzung durch Bindegewebe mit Glisson-Trias im Periportalfeld. Das Blut fließt aus der Peripherie ins Zentrum, die Galle aus dem Zentrum in die Peripherie.
- **Portalläppchen:** Hier steht der Drüsencharakter der Leber im Vordergrund. Das Zentrum bildet der interlobuläre Gallengang der Glisson-Trias, die Peripherie die Vena centralis. Die Galle fließt von peripher nach zentral. Die Grenzen der Portalläppchen definieren sich als Verbindungslinien zwischen den umgebenden Zentralvenen.
- **Leberazinus** (Rappaport-Azinus): Bei dieser Darstellungsweise steht die metabolische Regulation und Funktion der Leber im Vordergrund. Ein Azinus umschreibt das Versorgungsgebiet eines Periportalfelds und gliedert sich in 3 funktionelle Zonen. Die erste Zone (Zone 1) liegt direkt am Periportalfeld bzw. an den sich anschließenden gefäßführenden Bindegewebsstraßen und erhält entsprechend Nährstoffe und Sauerstoff direkt aus den Gefäßen. Die Durchblutung der nachfolgenden Zonen ist durch Zone 1 reguliert. Zone 2 und 3 erhalten z. T. bereits metabolisiertes und sauerstoffärmeres Blut. Die Auswirkung schädigender Einflüsse auf die Leber lassen sich in diesem System ableiten: Kommt es z. B. infolge eines Schocks zur verminderten Durchblutung der Leber und damit zu einem verminderten Angebot an Sauerstoff (Hypoxie), so werden zunächst die Leberzellen der Zone 3 geschädigt. Für sie reicht der Sauerstoff nicht mehr aus, weil sie zuletzt versorgt werden. Es resultiert eine läppchenzentrale (um die Zentralvene herum) Schädigung der Hepatozyten, die sich z. B. als Verfettung der Leberzellen manifestiert. Schädigende Substanzen (Noxen) aus dem Blut wirken hingegen zuerst auf die Zellen der Zone 1, weil sie diese zuerst erreichen. Da bestimmte Substanzen aber in für sie typischen Zonen metabolisiert werden (z. B. Al-

kohol in Zone 3) lässt jedoch kein generelles Schädigungsmuster für Noxen ableiten.

> **⌯ Praktikum!**
> Wichtige Erkennungszeichen Leber:
> - Läppchengliederung (Zellbalken aus Hepatozyten, Sinusoide, Zentralvene, evtl. Kupffer-Sternzellen)
> - bindegewebige Periportalfelder mit Glisson-Trias.

5.8.4 Gallenblase

Einführung

Die Gallenblase (Vesica fellea, Vesica biliaris) liegt der viszeralen Fläche der Leber an. Der *Ductus cysticus* verbindet sie mit dem *Ductus hepaticus communis*, der aus den Ductus hepaticus dexter und sinister entsteht. Durch Vereinigung des Ductus cysticus mit dem Ductus hepaticus communis entsteht der *Ductus choledochus*, der in das Duodenum mündet.

Aufgabe der Gallenblase ist die Eindickung und Speicherung der dünnflüssigen Galle aus der Leber und deren spätere Abgabe.

Histologischer Aufbau der Gallenblasenwand

Ein Schnitt durch die Wand der Gallenblase erfasst alle Wandschichten (↗ Abb. 5.79):

- **Tunica mucosa:** Die Schleimhaut zeigt auffällige Falten und taschenartige Buchten, die auf dem Schnitt als epithelausgekleidete Höhlungen, Hohlräume (*Luschka-Gänge* oder Tunnel) oder Ausstülpungen (Rokitansky-Aschoff-Sinus) erscheinen können. Die Schleimhautfalten verstreichen bei starker Füllung der Gallenblase.
  - Ein *einschichtiges hochprismatisches Epithel* überzieht die Schleimhaut. Dieses weist strukturell Zeichen starker Resorptionstätigkeit auf: apikal Mikrovilli, basal Membraneinfaltungen sowie ein Schlussleistennetz, das im Gallenblasenepithel besonders gut zu beobachten ist. Gelegentlich können Becherzellen in das Epithel eingestreut sein.
  - Unter dem Epithel findet man eine lockere, gefäßreiche *Lamina propria*. In der L. propria können kleine *muköse Drüsen* liegen, deren Sekret auf die Schleimhautoberfläche abgegeben wird, wo es eine Schutzfunktion vor der Bildung von Gallensteinen haben soll.
  - Lamina muscularis mucosae sowie Tunica submucosa fehlen.
- **Tunica muscularis:** Die glatte Muskulatur ist aus spiralig angeordneten Muskelbündeln aufgebaut, die sich gegenseitig durchflechten. Am Gallenblasenhals öffnet die Muskulatur durch Kontraktion eine Klappe, die von der Tunica mucosa gebildet wird: *Plica* oder *Valvula spiralis* (Heister-Klappe). Durch Kontraktion der Muskulatur und Öffnen der Klappe wird die Galle aus der Gallenblase ausgepresst.
- **Tunica serosa/Adventitia:** Dort, wo die Gallenblase mit der Leber verwachsen ist, wird sie von ei-

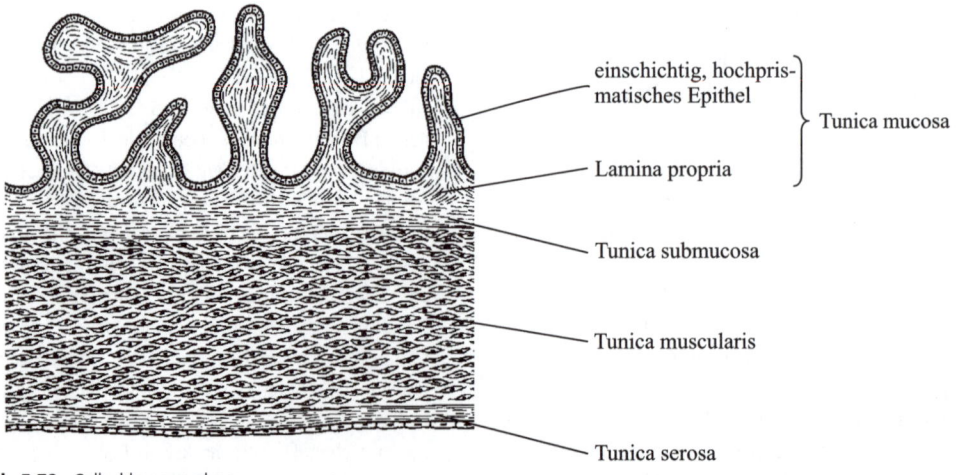

Abb. 5.79: Gallenblasenwandung

ner Adventitia umhüllt. Ansonsten besitzt sie einen Serosaüberzug. In der Adventitia bzw. dem subserösen Bindegewebe findet man neben Blutgefäßen zahlreiche Nerven (z. B. Schmerzfasern; schmerzhafte Kontraktionen bei Cholezystitis, ↗ unten) und Ganglien.

- Tubulo-alveoläre Schleimdrüsen findet man im Bereich des Gallenblasenhalses. Sie produzieren den muzinhaltigen Gallenblasenschleim.

Die Hauptfunktion der Gallenblase besteht in der Eindickung und Speicherung des Gallensaftes. Hierfür kann das Epithel aktiv Na$^+$ und Cl$^-$ in das Bindegewebe der Lamina propria transportieren und dadurch einen osmotischen Gradienten aufbauen. Auf diese Weise wird der gespeicherten Galle Flüssigkeit entzogen und sie dickt ein. Da die Gallenflüssigkeit insbesondere für die Fettverdauung wichtig ist, induziert fettreiche Nahrung im Dünndarm die Sekretion von **Cholezystokinin**. Durch diesen Botenstoff kontrahiert sich die Gallenblase und öffnet die Heister-Klappe. Die Galle entleert sich in das Duodenum.

> **Klinik!**
>
> Bei einer **Cholezystitis** handelt es sich um eine Gallenblasenentzündung (z. B. durch Steinverschluss des Ductus cysticus). Therapeutisch dürfen betroffene Patienten möglichst gar nichts, aber auf gar keinen Fall fette Nahrungsmittel zu sich nehmen. Es kommt sonst zu Kontraktionen der Gallenblase, die mit heftigen kolikartigen Schmerzen einhergehen (= Gallenkoliken). Chronische Cholezystitiden führen zu histologischen Veränderungen der Gallenblasenwand: Verdickung der Tunica muscularis, Bildung von Schleimhauttaschen u.a. (Porzellan-Gallenblase).

Extrahepatische Gallengänge

Die extrahepatischen Gallengänge (Ductus hepaticus, choledochus, cysticus) sind von einem hochprismatischen einschichtigen Epithel ausgekleidet. Die Lamina propria geht direkt in eine Adventitia über. Darin können glatte Muskelfasern und kleine, muköse Gangdrüsen liegen.

> **Praktikum!**
>
> Wichtige Erkennungszeichen Gallenblase:
> - auffällige Falten- und Buchtenbildung der Mukosa
> - einschichtiges hochprismatisches Epithel
> - fehlende Lamina muscularis mucosae und Tunica submucosa
> - einschichtige Tunica muscularis

5.8.5 Pankreas

Einführung

Die retroperitoneal gelegene Bauchspeicheldrüse (Pankreas) vereint exokrine und endokrine Drüsenanteile in einem Organ:

- Der **exokrine Anteil** stellt 98 % des Organgewichts und produziert ein seröses, bikarbonatreiches Verdauungssekret, das über den *Ductus pancreaticus* in das Duodenum abgegeben wird.
- Der **endokrine Anteil** liegt in Form inselartiger Zellgruppen (*Langerhans-Inseln*, Inselorgan) vor und produziert die Bauchspeicheldrüsen-Hormone, die besonders für die Regulation des Blutzuckerspiegels von Bedeutung sind.

Das Pankreas hat eine dünne Organkapsel, von der sich bindegewebige Septen in das Innere des Organs fortsetzen und es in **Läppchen** unterteilen (↗ Abb. 5.80 und 5.81).

Exokrines Pankreas

Das exokrine Pankreas stellt eine **zusammengesetzte seröse Drüse** dar (↗ Abb. 5.82):

- Die **Azini** bestehen aus eng zusammengelagerten, *pyramidenförmigen Drüsenzellen*, deren rundlicher Kern im basalen Drittel lokalisiert ist. Durch ihren Reichtum an Ribosomen und reR erscheinen die basalen Zellabschnitte stark basophil. Im apikalen Teil der Drüsenzellen kommen zahlreiche azidophile Sekretgranula vor, die Enzyme und Proenzyme enthalten (= Zymogengranula). Hierzu gehören u. a. Amylase, Lipase, Nuklease, Trypsinogen, Chymotrypsinogen und Elastase. Acetylcholin und Cholezystokinin binden an Rezeptoren der basalen Zellmembran und induzieren die Sekretion der Verdauungsenzyme. In der Lichtung der Azini findet man helle Zellen, sog. *zentroazinäre Zellen*, bei denen es sich um distale Zellen der Schaltstücke handelt, die in die Lumina vorgeschoben sind. Zusammen mit dem Epithel der Schaltstücke produzieren die zentroazinären Zellen einen seröses und bikarbonatreiches Sekret, das arm an Verdauungsenzymen ist. Es dient im Wesentlichen dem Schutz des Duodenums vor dem sauren Speisebrei aus dem Magen, der durch das Bikarbonat abgepuffert wird. Die zentroazinären Zellen und das Schaltstückepithel werden durch Sekretin und Acetylcholin zur

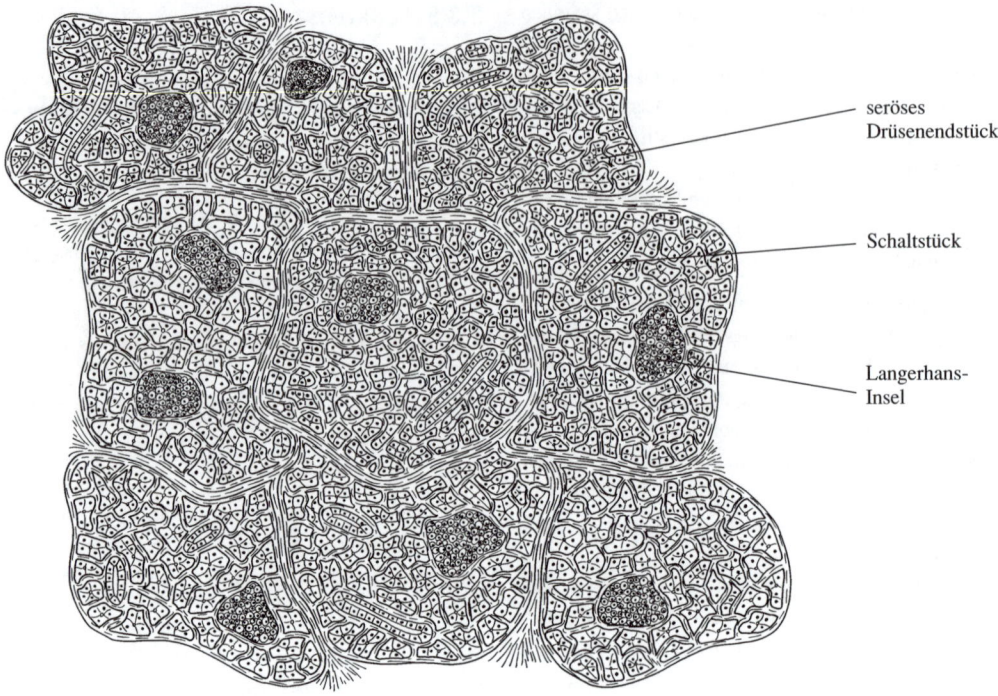

Abb. 5.80: Pankreas – Übersicht

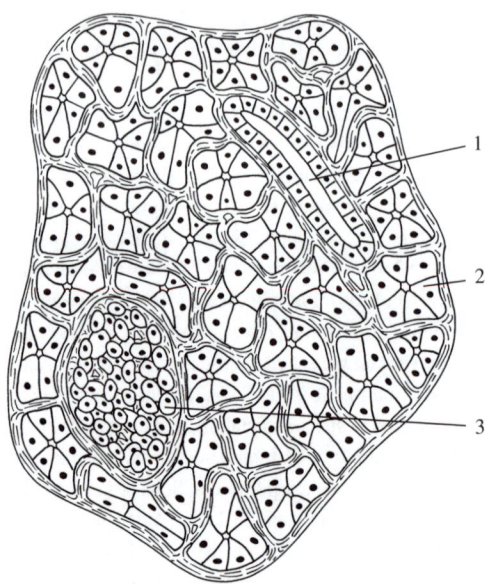

1 = Schaltstück
2 = seröses Endstück
3 = Langerhans-Insel

Abb. 5.81: Pankreas-Läppchen

Sekretion stimuliert. Insgesamt produziert der exokrine Anteil des Pankreas ca. 2 l Pankreassekret pro Tag.
- Die **Schaltstücke** führen von den Azini weg. Sie sind mit einem einschichtigen platten oder isoprismatischen Epithel ausgekleidet und münden direkt in die
- **intralobulären Ausführungsgänge**, die von einem isoprismatischen Epithel ausgekleidet sind. Diese münden wiederum in
- größere, **interlobuläre Gänge** mit hochprismatischem Epithel und gelegentlich kleinen mukösen Drüsen.

Praktikum!

Im mikroskopischen Präparat sieht man in den Lumina der Ausführungsgänge oft eingetrocknetes Sekret.

Die Blutgefäße laufen meistens getrennt von den Ausführungsgängen. Im Bindegewebe des exokrinen Pankreas finden sich zahlreiche Nervenfasern und verschiedene Nervenplexus.

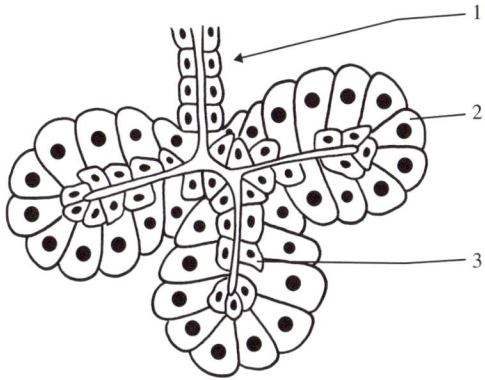

1 = Schaltstück
2 = seröse Drüsenzellen
3 = zentroazinäre Zellen

Abb. 5.82: Drüsenstück (Azinus) des exokrinen Pankreas

> **Klinik!**
> Die Mehrzahl der sehr bösartigen Pankreaskarzinome entwickelt sich aus dem Gangepithel.

Endokrines Pankreas

Der endokrine Teil des Pankreas wird aus ca. 1–2 Millionen einzelner **Langerhans-Inseln** gebildet, die in ihrer Gesamtheit als **Inselorgan** bezeichnet werden (↗ Abb. 5.83). Die meisten Inseln liegen im Schwanzbereich des Organs. Beim Menschen haben die Inseln Durchmesser zwischen 80 und 500 µm. Sie bestehen aus netzartig angeordneten, hellen und granulierten epithelialen Zellen, die in einem retikulären Bindegewebe liegen. Benachbarte Inselzellen sind durch Gap junctions miteinander verbunden. Eine dünne Kapsel grenzt sie vom Bindegewebe ab. Mit Hilfe immunhistochemischer Techniken lassen sich die einzelnen Hormone in den Zellen nachweisen und erlauben eine exakte Klassifizierung. Folgende wichtige Zellgruppen werden unterschieden:

- **B-Zellen** (β-Zellen): 60–80% aller Zellen einer Insel; sind gleichmäßig über die Insel verteilt und produzieren *Insulin*, das den Blutzuckerspiegel senkt. Insulin wird sezerniert, wenn der Blutzuckerspiegel steigt (z.B. nach dem Essen) und bewirkt, dass Glukose z.B. in der Leber in die Speicherform Glykogen umgewandelt wird.
- **A-Zellen** (α-Zellen): ca. 20%; liegen meist an der Inselperipherie und produzieren *Glukagon*, das den Blutzuckerspiegel anhebt. Glukagon wird sezerniert, wenn der Blutzuckerspiegel abfällt und wirkt in erster Linie auf Hepatozyten, die daraufhin aus Glykogen wieder Glukose herstellen. Des Weiteren produzieren die A-Zellen *Pankreostatin* (hemmt z.B. B-Zell-Aktivität).
- **D-Zellen** (δ-Zellen): ca. 5–8%; liegen randständig und produzieren *Somatostatin* (hemmt die Abgabe von Insulin und Glukagon und vermindert die Motilität im Gastrointestinaltrakt).
- **PP-Zellen:** ca. 1–2%; produzieren *pankreatisches Polypeptid* (PP, hemmt die Sekretion des exokrinen Pankreas).
- **G-Zellen:** produzieren Gastrin (steigert die HCl-Sekretion der Parietalzellen des Magens und die Darmmotorik).
- **EC-Zellen:** produzieren Serotonin, Motilin, Substanz P.

Elektronenmikroskopisch weisen die Granula der A- und B-Zellen Unterschiede auf: A-Zell-Granula haben einen dichten Inhalt mit einem schmalen Hof. In den Granula der B-Zellen findet man einen weniger elektronendichten Inhalt und eine zentrale, kristalloide Struktur (mit Zinkionen gespeichertes Insulin).

Zwischen den Inselzellen verlaufen weitlumige, gefensterte Kapillaren. Weiterhin kommen zahlreiche marklose Nervenfasern vor, die zum autonomen Nervensystem gehören.

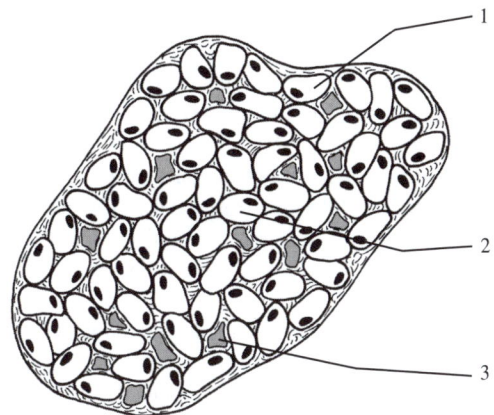

1 = A-Zelle (peripher)
2 = B-Zelle (zentral)
3 = Kapillare

Abb. 5.83: Langerhans-Insel

Inselzellen können auch einzeln inmitten exokrinen Gewebes vorkommen.

> **Klinik!**
>
> Beim Diabetes mellitus (Zuckerkrankheit) kommt es zu hyperglykämischen Stoffwechsellagen, die durch zwei Mechanismen bedingt sein können: Beim **Typ-I-Diabetes** (= juveniler Diabetes), der gewöhnlich bereits um das 20. Lebensjahr einsetzt, produzieren die β-Zellen kein Insulin mehr. Die Therapie besteht folglich in der Substitution von Insulin, das subkutan gespritzt werden muss. Der im höheren Alter (> 40. Lebensjahr) einsetzende **Typ-II-Diabetes** kommt durch eine zunehmende Insulin-Unempfindlichkeit der Insulin-Rezeptoren zustande. Therapeutisch wird versucht, die Insulinfreisetzung zu steigern (z. T. auch durch Substitution) oder die Rezeptor-Sensibilität zu erhöhen. In beiden Fällen führen die zu hohen Blutzuckerspiegel nach mehrjährigem Verlauf über vermehrte Glykosylierung von Proteinen und Enzymen zu Schädigungen von Gefäßen, Nerven, Augen, Haut und Nieren.

> **Praktikum!**
>
> Wichtige Erkennungszeichen Pankreas:
> - exokrine, seröse Drüse mit Läppchenstruktur und inselartig eingestreuten endokrinen Zellgruppen
> - exokriner Teil: Azini mit zentroazinären Zellen, nur Schaltstücke und Ausführungsgänge, keine Streifenstücke
> - endokriner Teil: gut kapillarisierte Langerhans-Inseln aus hellen endokrinen Zellen.

5.9 Harnorgane

5.9.1 Einführung

Die zentralen Organe der Harnbildung sind die **Nieren** (Renes). Mithilfe kompliziert aufgebauter Filter bilden sie ein Ultrafiltrat des Blutes, das als *Primärharn* bezeichnet wird. Der Primärharn gelangt in ein langes Röhrensystem (Tubulussystem), das den Hauptteil des Nierenparenchyms ausmacht und in dem große Teile des Primärharns wieder rückresorbiert werden. Hierdurch entsteht der *Endharn*, der in das Nierenbecken gelangt und über die **ableitenden Harnwege** ausgeschieden wird. Hierzu gehören: Ureter (Harnleiter), Vesica urinaria (Harnblase) und Urethra (Harnröhre).

5.9.2 Niere

Einführung

Die retroperitoneal gelegenen Nieren sind in das **Nierenfettlager** (Capsula adiposa) eingelagert und von einer **Organkapsel** (Capsula fibrosa) aus dichtem, kollagenem Bindegewebe überzogen. Umfasst die Entnahmestelle von Gewebestücken aus einer Niere den Rand des Organs, ist die Nierenkapsel auf histologischen Präparaten meist erhalten. In einer medialen Einsenkung (**Hilum renale,** Nierenpforte) treten Gefäße wie die A. renalis und Leitungsbahnen sowie der Ureter (Harnleiter) in das Organ ein bzw. aus ihm heraus. Schneidet man eine Niere sagittal (↗ Abb. 5.84), erkennt man eine tiefe Einbuchtung in das Organ als Fortsetzung des Hilums, den **Sinus renalis**. Er wird zum großen Teil vom **Nierenbecken** (**Pelvis renalis**) ausgekleidet, das sich in zahlreiche trichterförmige **Nierenkelche** (**Calices renales**) fortsetzt. Diese sammeln den Endharn aus den Endabschnitten des Tubulussystems.

Die **zentrale Aufgabe der Niere** ist die Ausscheidung von Stoffwechselendprodukten und die Regulation des Wasser-, Elektrolyt- und Säure-Basen-Haushalts. Durch Filtration des Blutes gelangen alle nichtzellulären Bestandteile bis zu einer bestimmten Größe in den sog. **Primärharn**. Pro Tag produzieren die Nieren 170 l Primärharn. Da mehr als 99 % der filtrierten Bestandteile im Tubulus wieder rückresorbiert werden, verlassen nur 1,5–2 l den Körper als **Endharn** (**Urin**). Welche Anteile in welchem Ausmaß rückresorbiert werden, hängt von der aktuellen Stoffwechsellage ab.

Weitere Funktionen der Niere liegen in der Produktion von Enzymen und Hormonen, die systemisch wirken.

Makroskopischer Aufbau

Bereits mit dem bloßen Auge erkennt man auf Schnitten durch die Niere eine Gliederung des Parenchyms in Mark und Rinde (↗ Abb. 5.84):

- Das **Mark** (**Medulla**) besteht beim Menschen aus ca. 6–12 *Markpyramiden* (Pyrames renales), die durch Säulen aus Rindengewebe (*Columnae renales,* Bertini-Säulen) voneinander getrennt sind. Die Pyramidenspitzen, die sog. *Nierenpapillen* (Papillae renales), ragen in das Nierenbecken, während die Basis der Markpyramiden in Richtung Nieren-

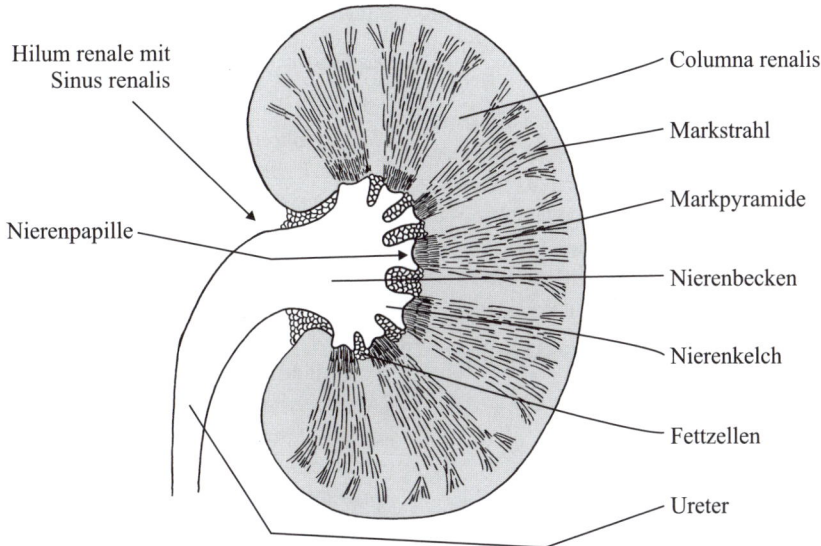

Abb. 5.84: Niere – Übersicht

oberfläche zeigt und durch die Rinde von der Kapsel getrennt ist. Von jeder Pyramidenbasis aus ziehen mehrere Hundert parallel verlaufende *Markstrahlen* in die Rinde. Die Nierenpapillen weisen bis zu 20 Öffnungen auf, *Foramina papillaria*, aus denen der Harn in das Nierenbecken tropft. In der Aufsicht erscheinen die Nierenpapillen dadurch durchlöchert (*Area cribrosa*).

- Die **Rinde** (**Kortex**) kann beim Betrachten mit schwacher Vergrößerung in eine Innenzone (*Zona interna, Pars radiata*), in die sich die Markstrahlen der Pyramiden hinein fortsetzen, und eine Außenzone (*Zona externa, Pars convoluta*) unterteilt werden. Auch die *Columnae renales* gehören zum Rindengewebe.

Praktikum!
Aufgrund der Größe der menschlichen Niere können auf histologischen Präparaten immer nur Organausschnitte gezeigt werden. Nieren von Säugetieren zeigen meist einen vom Menschen abweichenden Bau, z. B. deutlichere Lappengliederung oder Vorkommen von nur einer Pyramide (Maus).

Das Verständnis für den histologischen Aufbau und die Funktionen der Niere wird durch die Kenntnis ihrer Gefäßarchitektur erleichtert:

Die am Hilus eintretende **A. renalis** teilt sich zunächst in einen vorderen und hinteren Ast, von denen insgesamt 5 **Aa. segmentales** ihren Ursprung nehmen. Hieraus entspringen dann die **Aa. lobares**, die jeweils eine Markpyramide mit Blut versorgen und sich im Nierenparenchym folgendermaßen weiter aufteilen:

- **Aa. interlobares:** ziehen radiär zwischen Pyramiden und Columnae rindenwärts
- **Aa. arcuatae:** verlaufen bogenförmig an der Grenze zwischen Rinde und Mark und sind in histologischen Präparaten oft angeschnitten
- **Aa. interlobulares:** rechtwinklige Abgänge der Aa. arcuate, die in die Rinde ziehen
- **Arteriolen:** in ihrem Verlauf bilden sich Gefäßknäuel (= **Glomeruli**), die im Inneren von **Nierenkörperchen** (= Corpusculum renale) lokalisiert sind und aus denen das Ultrafiltrat des Bluts gewonnen wird. Hierbei zieht ein zuführendes Gefäß, Vas afferens, am sog. Gefäßpol in das Nierenkörperchen hinein und ein Vas efferens wieder hinaus (↗ unten).
- **Kapillargefäße:** begleiten die Tubuli (Nierenkanälchen) und bilden peritubuläre Kapillarnetze aus. Als lang gestreckte Vasa rectae verlaufen sie v. a. im Mark parallel zu den Tubuli und Sammelrohren. Entlang der Henle-Schleifen (↗ unten) sind schleifenförmige Gefäßarkaden ausgebildet, deren absteigender Schenkel noch zum arteriellen System, der aufsteigende aber bereits zum venösen Schenkel gehört.

- Diese **Venulae rectae** vereinigen sich zu größeren venösen Gefäßen, die in Analogie zu den Arterien benannt sind.

In der renalen Mikrozirkulation finden sich also **zwei hintereinander geschaltete Kapillarnetze**, in denen arterielles Blut fließt: das des Glomerulus (Primärharnbildung) und das anschließende peritubuläre Kapillarsystem (Blutversorgung der Niere). Erst dann erfolgt der Übergang in den venösen Gefäßschenkel. Der venöse Abfluss verläuft parallel zu den Arterien.

Mit den Blutgefäßen laufen Lymphgefäße und Nerven.

Klinik!

Die Bedeutung des Nierengefäßsystems ergibt sich auch aus der Pathologie: Generalisierte vaskuläre Erkrankungen (z. B. Hypertonie, Diabetes mellitus, Arteriosklerose) manifestieren sich auch renal (z. B. in Form einer chronischen Niereninsuffizienz).

Mikroskopischer Aufbau

Das Nierenparenchym besteht fast ausschließlich aus Nephronen und Sammelrohren, (↗ Abb. 5.85):

- Ein **Nephron** ist die kleinste Funktionseinheit der Niere. Es besteht aus einem **Nierenkörperchen** und dem zugehörigen **Tubulussystem** (proximaler, intermediärer und distaler Tubulus). Eine menschliche Niere besitzt bis zu 2 Millionen Nephrone.
- Mehrere Nephrone münden gemeinsam in ein **Sammelrohr**.

In der **Rinde** liegen v. a. die Nierenkörperchen und die gewundenen Anteile des proximalen und distalen Tubulus. Aufgrund des Vorkommens gewundener Anteile bezeichnet man die *Außenzone* der Rinde auch als *Rindenlabyrinth*. In der *Innenzone* der Rinde gehen die gewundenen Abschnitte in die gestreckten Anteile der Henle-Schleife über.

Im **Mark** liegen gestreckte Anteile des Tubulussystems (Henle-Schleife). Da die Übergänge zwischen

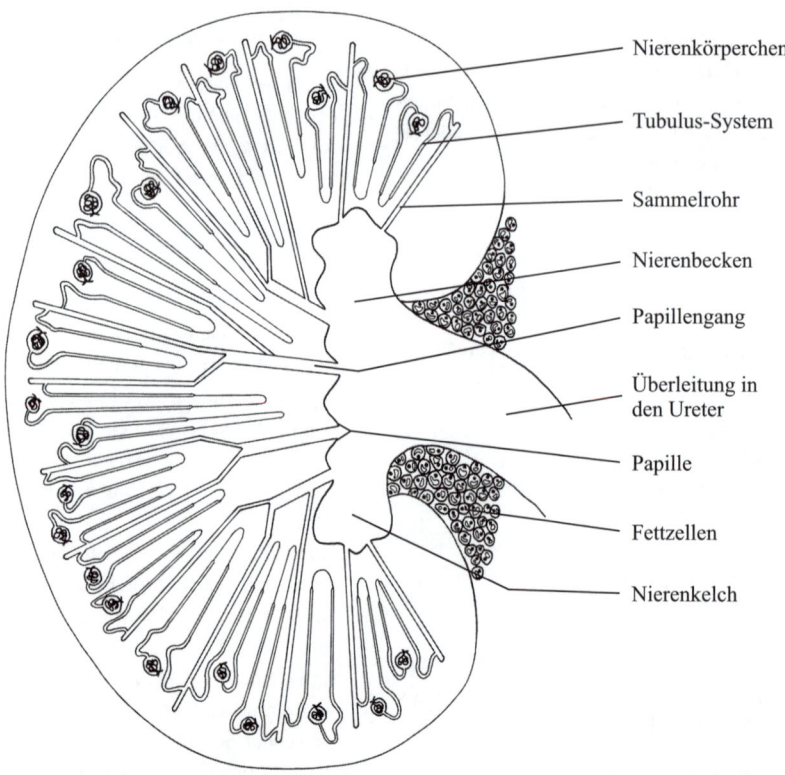

Abb. 5.85: Niere – Nephrone und Sammelrohrsystem

den einzelnen Abschnitten der Henle-Schleifen häufig auf ungefähr gleicher Höhe erfolgen, lässt sich auch das Mark in eine *Außenzone* und eine *Innenzone* unterteilen. Die Grenze zwischen beiden Zonen wird durch den Übergang der aufsteigenden Anteile der intermediären Tubuli in die geraden Anteile der distalen Tubuli definiert. An einer Linie, an der die gestreckten Anteile der proximalen Tubuli in die absteigenden Anteile der intermediären Tubuli übergehen, lässt sich die Außenzone in einen *Außen-* und *Innenstreifen* unterteilen.

In den **Markstrahlen** verlaufen die Sammelrohre sowie gestreckte Anteile der proximalen und distalen Tubuli.

Corpusculum renale

Ein **Corpusculum renale** (Nierenkörperchen, Glomerulus) ist ein ca. 0,2 mm großes, rundliches Gebilde, das bereits in der schwächsten Vergrößerung zu erkennen ist. Glomeruli liegen dicht unter der Nierenkapsel (subkapsulär), in der Rinde (kortikal) oder an der Grenze zum Mark (juxtamedullär). Am *Gefäßpol* des Glomerulus treten die Blutgefäße ein und aus (Vas afferens, Vas efferens), am *Harnpol* öffnet sich der Glomerulus in das Tubulussystem.

Ein Nierenkörperchen besteht aus einem **Kapillarknäuel**, das von den arteriolären, zuführenden Gefäßen der Aa. interlobulares gespeist wird und einer umhüllenden **Bowman-Kapsel**. Zwischen den Kapillaren im Zentrum des Knäuels sitzen **Mesangiumzellen**, die in eine von ihnen selbst produzierte extrazelluläre Matrix (**mesangiale Matrix**) eingebettet sind (↗ Abb. 5.86 und 5.87).

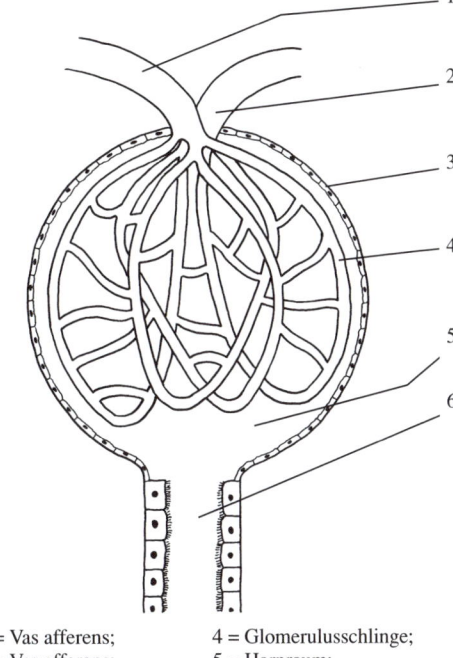

1 = Vas afferens;   4 = Glomerulusschlinge;
2 = Vas efferens;   5 = Harnraum;
3 = Bowman-Kapsel;   6 = Proximaler Tubulus

Abb. 5.86: Glomerulus

> **Praktikum!**
> Häufig wird der Begriff Glomerulus, der eigentlich nur das Gefäßknäuel im Inneren des Nierenkörperchens bezeichnet, mit dem Corpusculum renale synonym verwendet! Glomerulopathie ist ein Überbegriff für alle Erkrankungen mit pathologischen Veränderungen an den Glomeruli, Glomerulonephritis für entzündlich bedingte Glomerulusveränderungen.

Bowman-Kapsel

Die **Bowman-Kapsel** wird von einer dünnen, bindegewebigen Schale gebildet, die an der Innenseite von einem einschichtigen, platten Epithel, dem *parietalen Glomerulusepithel*, bedeckt ist. Am Gefäßpol geht das parietale in das *viszerale Glomerulusepithel* über, das die Kapillaren überzieht. Das viszerale Glomerulusepithel wird von sog. Podozyten (Füßchenzellen) gebildet. Zwischen beiden Epithelien verbleibt ein schmaler Spaltraum, der **Kapsel- oder Harnraum** (Bowman-Raum), der sich in die Lichtung des Tubulus am Harnpol fortsetzt. Er enthält das aus den Kapillaren abgepresste Glomerulusfiltrat (Primärharn, Ultrafiltrat).

> **Praktikum!**
> Durch artifizielle Schrumpfung des Kapillarknäuels erscheint der Kapselraum auf histologischen Präparaten oft erweitert.

Kapillarknäuel

Das **glomeruläre Kapillarknäuel** wird von einem eng gewundenen, aus ca. 30 Schlingen bestehenden, teilweise anastomosierenden Gefäßnetz gebildet (↗ Abb. 5.86). Ein Schnitt durch die Wand einer Glomeruluskapillare zeigt im elektronenmikroskopischen Bild eine charakteristische Dreischichtung, (↗ Abb. 5.87). Von innen (Lumen der Kapillare) nach außen (Kapselraum) erkennt man:

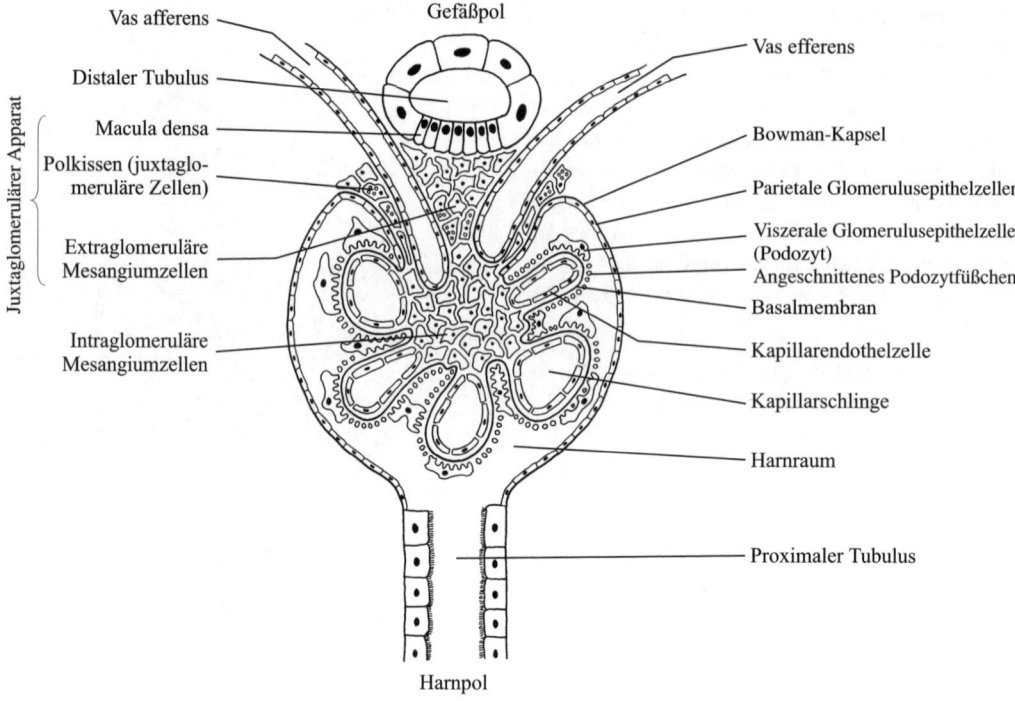

Abb. 5.87: Corpusculum renale

- **Kapillarendothel:** sehr dünnes, mit zahlreichen rundlichen *Poren* oder Fenstern versehenes Endothel. Die ca. 80–100 nm großen Poren besitzen **keine** Diaphragmen, sind aber von einer Glykokalix bedeckt. Die Zellkerne der Endothelzellen wölben sich in das Lumen der Kapillaren vor, was auch lichtmikroskopisch bei hoher Vergrößerung erkannt werden kann. Das Endothel hält die korpuskulären Elemente des Blutes zurück.
- **Glomeruläre Basalmembran (GBM):** ist 200–500 nm dick und dreischichtig: eine zentrale elektronendichte *Lamina densa* ist von einer hellen *Lamina rara externa* (zu den Podozyten hin) und *Lamina rara interna* (zum Endothel hin) begrenzt.
- Die GBM ist der eigentliche Filter bei der Harnentstehung. Ihre **Filtereigenschaften** werden durch ihre Bausteine bestimmt:
  - *Kollagen Typ IV* bildet in der Lamina densa ein stabilisierendes Filter-Grundgerüst, das nur Moleküle mit einem Molekulargewicht bis ca. 50.000–70.000 Dalton und einem Durchmesser unter 4,4 nm passieren lässt (**Abhängigkeit von der Molekülgröße**).
  - Polyanionische *Proteoglykane* (z.B. Heparansulfat) in den Laminae rarae verursachen eine negative Ladung der gesamten Membran, durch die negativ geladene Teilchen, z.B. Plasmaproteine, abgestoßen werden (**Abhängigkeit von der Ladung**).
  - Weitere Basalmembrankomponenten, wie die Glykoproteine Laminin oder Fibronektin beteiligen sich am Strukturaufbau der GBM und haben regulative Funktionen.
- **Viszerales Glomerulusepithel:** Die Podozyten des viszeralen Glomerulusepithels besitzen zehenartig verzweigte Fortsätze, die miteinander verzahnt sind. Damit umhüllen sie die Kapillaren bzw. die GBM. Zwischen den Fortsätzen bleiben Spalträume von ca. 25 nm (beim Lebenden wahrscheinlich nur 5 nm) frei, die *Filtrationsschlitze*. Sie werden von einer 6 nm dünnen *Schlitzmembran* überbrückt. Die Fortsätze der Podozyten enthalten Zytoskelettelemente (z.B. Actin), die Zellorganellen liegen perinukleär. Die Anwesenheit des Glykoproteins Podocalyxin an den Fußfortsätzen und Schlitzen bedingt eine negative Ladung der GBM-nahen Podozytenregion.

> **Klinik!**
>
> Störungen der Filtration bei zahlreichen Nierenerkrankungen können durch Verdickung der GBM (z. B. bei diabetisch bedingten Nierenerkrankungen, diabetische Glomerulopathie) oder durch Ablagerung von Immunkomplexen (Autoimmunerkrankungen mit Bildung von Antikörpern gegen Komponenten der GBM) ausgelöst werden. Eine im Rahmen von Glomerulopathien erhöhte Filterdurchlässigkeit führt zum Durchtritt von Eiweiß (Proteinurie) oder Blutzellen (Hämaturie).

Mesangiumzellen
Die zwischen den Kapillaren lokalisierten Mesangiumzellen haben kurze, zytoplasmatische Fortsätze und sind untereinander durch „Gap junctions" verbunden. Eine weitere Unterteilung trennt *extraglomeruläres Mesangium* im Bereich des Gefäßpols von *intraglomerulärem Mesangium* zwischen dem Kapillarknäuel ab. Mesangiumzellen sind in eine mesangiale Matrix eingebettet, die die Spalträume zwischen den Zellen sowie zu den Kapillaren hin ausfüllt. Das Zytoplasma der Mesangiumzellen enthällt myosinartige Zytoskelettelemente.

Herkunft und viele Funktionen der phagozytosefähigen Mesangiumzellen sind noch nicht eindeutig geklärt. Auf alle Fälle stützen sie die Kapillarschlingen mechanisch und reinigen die GBM von hängen gebliebenen Stoffen (Phagozytose). Sie sind für den Turnover der mesangialen Matrix und die Aufrechterhaltung der GBM verantwortlich. Wahrscheinlich unterstützen sie durch Kontraktionen den glomerulären Blutfluss.

> **Klinik!**
>
> Unter pathologischen Bedingungen können Mesangiumzellen zur Proliferation und vermehrten Bildung ihrer Matrix angeregt werden. Diese Vorgänge laufen bei den sog. **mesangialen Glomerulopathien** ab.

Tubulussystem
Der im Glomerulus abfiltrierte Primärharn fließt in ein hintereinander geschaltetes System aus Tubuli ab, in denen er zahlreichen quantitativen und qualitativen Veränderungen unterliegt. Tubuli sind von einem einschichtigen Epithel (**Tubulusepithel**) ausgekleidet, das einer Basalmembran aufsitzt.

> **Praktikum!**
>
> Auf histologischen Schnitten der Niere bilden Tubuli das Hauptcharakteristikum neben den Glomeruli. Aufgrund ihres unterschiedlichen Verlaufs können sie in allen Ebenen angeschnitten sein. Zur klaren Differenzierung der einzelnen Tubulusabschnitte eignen sich in erster Linie Querschnitte.

Das Tubulussystem findet sich in enger Nachbarschaft mit den Blutgefäßen, die peritubuläre Netzwerke ausbilden. Gemeinsames Merkmal des Tubulussystems ist die Auskleidung durch ein einschichtiges Epithel (mit einer Basalmembran). Unterschieden werden (↗ Abb. 5.88):

- **proximaler Tubulus** (Tubulus proximalis, Hauptstück) mit gewundenem und geradem Teil (Pars convoluta bzw. recta)
- **intermediärer Tubulus** (Tubulus intermedius, Tubulus attenuatus, Überleitungsstück) mit absteigendem und aufsteigendem Teil (Pars descendens bzw. ascendens)
- **distaler Tubulus** (Tubulus distalis, Mittelstück) mit geradem und gewundenem Teil (Pars recta bzw. convoluta)
- **Verbindungsstück** (Tubulus conjugens, Tubulus reuniens)
- **Sammelrohre** (Tubulus colligens): mehrere Nephrone münden in ein Sammelrohr.

Der intermediäre Tubulus sowie die geraden Anteile von proximalem und distalem Tubulus bilden die sog. **Henle-Schleife** (Ansa nephroni), die aus einem *ab- und aufsteigenden Schenkel* besteht. Die Spitze der Schleife zeigt in Richtung Papillenspitze. Bei *langen Schleifen* besteht der absteigende Teil aus der Pars recta des proximalen Tubulus und dem intermediären Tubulus, der aufsteigende aus intermediärem Tubulus und Pars recta des distalen Tubulus. Bei *kurzen Schleifen* bildet die Pars recta des distalen Tubulus den Endabschnitt des absteigenden und den gesamten aufsteigenden Schenkel. Die Länge der Henle-Schleife hängt von der Lage des zugehörigen Glomerulus ab:

- lange intermediäre Tubuli findet man bei Nephronen, deren Glomeruli juxtamedullär liegen (Tubuli führen bis in Spitzen der Pyramiden),
- mittellange gehören zu Glomeruli in den mittleren Rindenbereichen,
- kurze zu Glomeruli, die subkapsulär liegen.

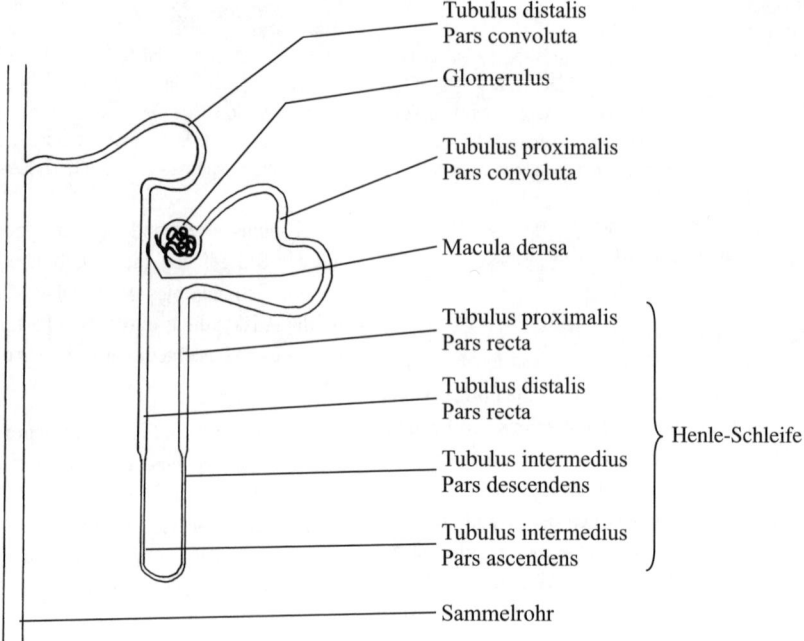

Abb. 5.88: Tubulussystem

Proximaler Tubulus

Der proximale Tubulus beginnt am Harnpol des Nierenkörperchens mit einem gewundenen Abschnitt (*Pars convoluta, Tubulus contortus proximalis*), der in der Rinde liegt. Anschnitte des gewundenen Teils finden sich gehäuft in der Nähe der Glomeruli (➔ Abb. 5.89). Der anschließende gerade Teil (*Pars recta*) verläuft im Mark.

Das **einschichtige isoprismatische Epithel** zeigt folgende Charakteristika:

- starke Verzahnung der Zellen untereinander → Zellgrenzen lichtmikroskopisch nicht deutlich zu erkennen
- gut ausgebildeter **Bürstensaum** → apikale Zellgrenzen erscheinen verwaschen
- basale Streifung, die durch elektronenmikroskopisch sichtbare basale Plasmalemmeinfaltungen (**basales Labyrinth**) entsteht; zwischen den Einfaltungen befinden sich Zytoplasmaausläufer, die mit Hemidesmosomen auf der Basalmembran verankert sind und die längsorientierte Mitochondrien enthalten
- eosinophiles Zytoplasma (durch Mitochondrienreichtum).

Neben dem reR kommen in den Zellen ein gut ausgebildeter Golgi-Apparat sowie viele Lysosomen, Pinozytosevesikel (Coated vesicles) und Phagosomen

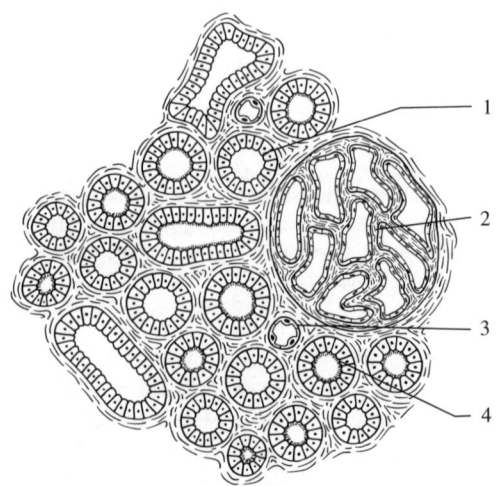

1 = distaler Tubulus (Pars convoluta)
2 = Glomerulus
3 = Blutgefäß
4 = proximaler Tubulus (Pars convoluta)

Abb. 5.89: Nierenrinde – Querschnitt

vor. Zusammenfassend bezeichnet man letztgenannte Strukturen auch als *vakuolären Apparat*. Apikal sind die Zellen durch Schlussleistenkomplexe (Zonulae occludentes [Tight junctions]) und Zonulae adhaerentes (Gürteldesmosomen) verbunden, die aber nur eine unvollständige Abdichtung bilden.

Die Zellstruktur des proximalen Tubulus weist bereits auf die **Funktion** dieses Abschnittes hin, die v. a. in der **Rückresorption** besteht: Bis zu 75% des Primärharns werden hier über einen transzellulären Flüssigkeitsstrom in die Gefäße zurückgeführt. Die Mikrovilli dienen der Vergrößerung der resorptiven Oberfläche, am basalen Labyrinth spielen sich aktive und passive Transportvorgänge ab. Des Weiteren können Stoffe wie z. B. Proteine durch Bürstensaumenzyme zerlegt, durch Pinozytose aufgenommen und lysosomal abgebaut werden. Neben Wasser werden v. a. Elektrolyte, Glukose, Aminosäuren und Harnstoff resorbiert. Die primär treibende Kraft nahezu aller solcher Resorptionsmechanismen ist eine basolateral gelegene Na^+-/K^+-ATPase. Diese baut kontinuierlich ein Diffusionsgefälle für Natrium auf, das anderen Ionen zusammen mit Na^+ einen Transport auch gegen ein Diffusionsgefälle ermöglicht.

Transzellulär können im proximalen Tubulus auch Stoffe in den Harn **sezerniert** werden. Dazu gehören z. B. Wasserstoffionen, Stoffwechselendprodukte (z. B. Harnsäure) oder Arzneimittel-Metaboliten.

Intermediärer Tubulus
Der intermediäre Tubulus ist ein Teil der im Nierenmark liegenden **Henle-Schleife**. Das **Epithel** des intermediären Tubulus ist platt und erinnert an Endothelien. Die Kerne springen knopfartig ins Lumen vor. Das helle Zytoplasma ist organellenarm, Mikrovilli sind nur spärlich ausgebildet, eine basale Streifung fehlt (➚ Abb. 5.90).

Praktikum!

Schwierig ist oft die Unterscheidung von intermediärem Tubulus und Kapillare:

Intermediärer Tubulus:	Kapillare:
keine Erythrozyten im Lumen	evtl. Erythrozyten im Lumen
starke Kernvorwölbung	mäßige Kernvorwölbung
Plattenepithel etwas höher	flaches Endothel
Lumen etwas weiter	Lumen weit

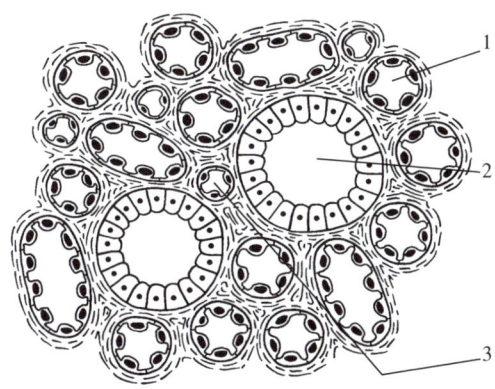

1 = intermediärer Tubulus
2 = Sammelrohr
3 = Blutgefäß

Abb. 5.90: Nierenmark, Innenzone – Querschnitt

Als Teil der Henle-Schleife ist der intermediäre Tubulus an der Harnkonzentrierung beteiligt. Der Austausch des Wassers erfolgt im Zusammenspiel mit dem **interstitiellen Bindegewebe** zwischen den Schleifen und mit den Blutgefäßen nach einem **Gegenstromprinzip**. Funktionell für die Harnkonzentrierung von großer Bedeutung ist der luminal und basolateral lokalisierte **Na^+-/K^+-/$2Cl^-$-Kotransporter**, der durch die basolaterale Na^+-/K^+-ATPase angetrieben wird und in der Nettobilanz der Rückresorption von NaCl dient.

Klinik!

Die sog. Schleifendiuretika wie z. B. Furosemid (= Lasix®) hemmen selektiv den Na^+-/K^+-/$2Cl^-$-Kotransporter und damit die NaCl-Rückresorption. Es resultiert eine vermehrte Ausscheidung von Wasser.

Distaler Tubulus
Wie der proximale Tubulus kann auch der distale in einen geraden (**Pars recta**) und einen gewundenen Abschnitt (**Pars convoluta, Tubulus contortus distalis**) unterteilt werden. Der gerade Abschnitt bildet einen Teil des aufsteigenden Schenkels der Henle-Schleife und liegt im Mark und den Markstrahlen, der gewundene Abschnitt liegt in der Nierenrinde nahe am Corpusculum renale des zugehörigen Nephrons (➚ Abb. 5.91).

Die Epithelzellen des distalen Tubulus sind niedriger und kleiner als die der proximalen Tubuli, sodass histologisch auf Querschnitten mehr Zellkerne zu beob-

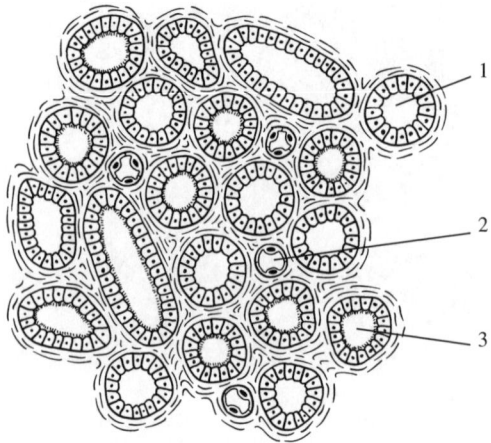 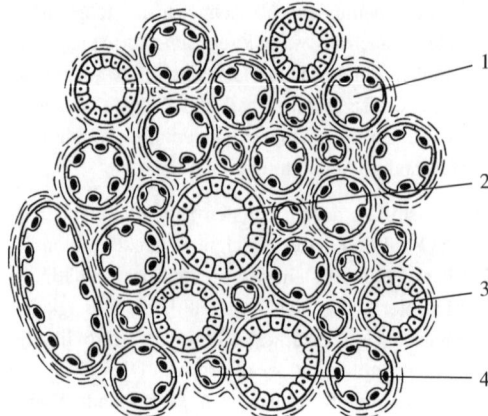

1 = distaler Tubulus (Pars recta)
2 = Blutgefäß
3 = proximaler Tubulus (Pars recta)

Abb. 5.91: Nierenmark, Außenzone, Außenstreifen – Querschnitt

1 = intermediärer Tubulus
2 = Sammelrohr
3 = distaler Tubulus (Pars recta)
4 = Blutgefäß

Abb. 5.92: Nierenmark, Außenzone, Innenstreifen – Querschnitt

achten sind. Die Nuklei liegen eher mittig, die Zellgrenzen sind deutlicher sichtbar, das Lumen ist weit. Mikrovilli fehlen fast völlig, basale Einfaltungen sind aber vorhanden. Durch geringeren Organellengehalt erscheint das Zytoplasma heller als beim proximalen Tubulus. Die Zellen sind durch Schlussleisten verbunden (↗ oben).

Im distalen Tubulus erfolgt eine Feineinstellung der Harnausscheidung. Rückresorbiert wird v. a. **Natrium** mithilfe aktiver Transporter. Sezerniert werden Kalium und Wasserstoffionen, aber auch Natrium und Chlorid. Auch in diesem Tubulusabschnitt kommt ein Na^+-/K^+-/$2Cl^-$-Kotransporter vor.

Der gewundene Abschnitt des distalen Tubulus besitzt engen Kontakt zum Gefäßpol des Glomerulus. Dort liegt eine Gruppe hochprismatischer Tubuluszellen, die man als **Macula densa** bezeichnet und die funktionell zum juxtaglomerulären Apparat gehören (↗ unten und Abb. 5.87).

Verbindungsstück
Hierbei handelt es sich um kurze Röhren mit isoprismatischem Epithelbesatz, die in die Sammelrohre einmünden.

Sammelrohr
Ein **Sammelrohr** (Tubulus colligens) nimmt verschiedene Verbindungsstücke auf, d. h. es münden mehrere Nephrone in ein Sammelrohr ein (↗ Abb. 5.92). Die Sammelrohre liegen parallel gebündelt in den Markstrahlen. Kleinere können sich zu größeren Sammelrohren vereinigen. Proximal der Einmündung an den Papillenspitzen bilden sich größere **Papillengänge** (Ductus papillares).

Das Epithel der Sammelrohre ist isoprismatisch, in den Papillengängen hochprismatisch. In den Sammelrohren werden Wasser und Natrium resorbiert.

Die Zellen sind unterschiedlich angefärbt:

- **Helle Epithelzellen** haben ein sehr blasses Zytoplasma. Große Sammelrohre und Ductus papillares bestehen ausschließlich aus hellen Zellen, die auch als Hauptzellen bezeichnet werden.
- **Dunklere**, organellenreichere **Schaltzellen** sind zwischen die hellen Zellen eingestreut. Sie besitzen Mikrovilli und basale Streifung und sezernieren aktiv Wasserstoffionen über eine K^+-/H^+-ATPase. Je nach Lokalisation der Pumpe (basolateral oder luminal) können die H^+-Ionen in das Sammelrohr oder ins Blut transportiert werden.

Die Zellgrenzen im Sammelrohrepithel sind gut auszumachen. Tight junctions sind kräftig ausgebildet.

> **Klinik!**
> Das antidiuretische Hormon (ADH) aus dem Hypophysenhinterlappen wirkt in erster Linie auf die Hauptzellen der Sammelrohre und ermöglicht über eine Erhöhung der Wasserpermeabilität eine Konzentrierung des Harns. Es wirkt also anti diuretisch. Alkohol hemmt die Freisetzung des Hormons, sodass weniger Wasser rückresorbiert und entsprechend mehr ausgeschieden wird. Beim Trinken alkoholischer Getränke muss man daher häufig Wasser lassen und ist am nächsten Morgen dehydriert. Die Folge: „Nachdurst".
> ADH-Mangel verhindert die Endharnkonzentration, sodass es zur Ausscheidung großer, verdünnter Harnmengen kommt (Diabetes insipidus).

Interstitium

Zwischen den Nephronen und Gefäßen ist **interstitielles Bindegewebe** lokalisiert, dessen Masse von Rinde zu Mark zunimmt. In der Rinde liegen Glomeruli, Gefäße und Tubuli dicht gedrängt, sodass nur wenig kollagenes Bindegewebe dazwischen Platz findet. In den Pyramiden ist das Interstitium breiter und enthält v. a. Proteoglykane und Glykoproteine. Dadurch kann in diesen Regionen viel Wasser gebunden werden.

Zu den interstitiellen Zellen gehören z. B. lipidhaltige fibroblastenähnliche Zellen, die an der Produktion der Komponenten der interstitiellen Matrix beteiligt sind und Prostaglandine bilden, die eine Rolle bei der Durchblutung spielen. Peritubulär gelegene Fibroblasten in der Rinde produzieren das Hormon **Erythropoetin** (**EPO**), das die Erythropoese im Knochenmark stimuliert.

> **Klinik!**
> Durch Schädigungen der Nieren, die mit einer verminderten Synthese von EPO einhergehen, resuliert eine sog. **renale Anämie**. EPO ist ein beliebtes Dopingmittel im Profisport.

Juxtaglomerulärer Apparat

Der juxtaglomeruläre Apparat ist an der **Regulation des Blutdrucks** und an der **Messung der Natriumkonzentration** des Harns beteiligt.

Zum juxtaglomerulären Appartat gehören (↗ Abb. 5.87):

- **Polkissen (juxtaglomeruläre Zellen):** aus glatten Muskelzellen entwickelte, epithelartige Zellen (myoepitheloide Zellen) in der Wand des Vas afferens. Die Zellen enthalten verschieden geformte Granula mit dem Hormon **Renin.**
- **Macula densa:** plattenartiger Verband aus modifizierten, hochprismatischen Zellen des distalen Tubulus, dort wo er direkt an den Gefäßpol herantritt. Die Zellen sind deutlich dunkler gefärbt als die anderen Tubulusepithelien. Sie fungieren als **Chemorezeptoren** und können die Na-Konzentration im distalen Tubulus messen.
- **Extraglomeruläre Mesangiumzellen** (Goormaghtigh-Zellen, Lacis-Zellen): modifizierte glatte Muskelzellen, die über lange Fortsätze mit den intraglomerulären Mesangiumzellen und den Endothelzellen des Vas afferens in Verbindung stehen. Ihre Funktion ist weitgehend unbekannt.

> **Praktikum!**
> Auf herkömmlichen histologischen Präparaten kann man nicht alle Anteile des juxtaglomerulären Apparates erkennen. Meist lässt sich aber die Macula densa identifizieren.

> **Klinik!**
> Vor allem durch eine verminderte NaCl-Konzentration im Harn sowie einen verminderten Blutdruck an den Vasa afferentes resultiert eine Ausschüttung von Renin durch die Polkissen-Zellen. Renin wandelt Angiontensinogen aus dem Blutplasma in Angiontensin-I (AT-I) um, das wiederum durch das Angiontensin-Converting-Enzyme (ACE) in Angiotensin-II (AT-II) gespalten wird. AT-II wirkt direkt auf Gefäße (Vaskonstriktion) und steigert den Blutdruck. Zahlreiche Pharmaka (ACE-Hemmer (z. B. Enalapril), AT-II-Antagonisten (z. B. Losartan)) senken über diesen Mechanismus den Blutdruck. Des Weiteren steigert AT-II die Sekretion von Aldosteron aus der Nebennierenrinde, das ebenfalls blutdrucksteigernd wirkt. Man bezeichnet das System zusammenfassend als RAAS (Renin-Angiontenin-Aldosteron-System).

Nierenkelche und Nierenbecken

Die **Nierenkelche (Calices renales)** und das **Nierenbecken (Pelvis renalis)** gehören funktionell schon zu den ableitenden Harnwegen, da in ihnen der Harn nur gesammelt und weitergeleitet wird. Sie bestehen aus einer Schleimhaut mit **Übergangsepithel**, einer Tela submucosa sowie einer Tunica muscularis und adventitia. Die Muskelschicht des Nierenbeckens ist gut ausgebildet und erzeugt peristaltische Wellen, die den Urin in den Ureter vorantreiben. Im **Sinus renalis** sind Blut- und Lymphgefäße sowie Nerven in ein Fettgewebe eingebettet, das teilweise aus braunem, multivakuolärem Fettgewebe besteht.

> **Praktikum!**
> Wichtige Erkennungszeichen Niere:
> - histologische Schnitte durch Nierengewebe meist so typisch, dass kaum diagnostische Schwierigkeiten bestehen
> - in der schwachen Vergrößerung: Rinde, Mark, Papillen, Nierenbecken etc.
> - in mittlerer und hoher Vergrößerung: Glomeruli, Tubuli
> - Unterscheidung einzelner Tubulusabschnitte, juxtaglomerulärer Apparat.

5.9.3 Ableitende Harnwege

Ureter

Der **Ureter** (**Harnleiter**) ist ein fibromuskulärer Schlauch, der das Nierenbecken mit der Harnblase verbindet. Er ist ca. 30–35 cm lang und hat einen Durchmesser von ca. 5 mm.

> **Praktikum!**
> Üblicherweise werden zur histologischen Beurteilung Querschnitte angefertigt.

Typischerweise erscheint der Querschnitt **sternförmig** (↗ Abb. 5.93), da der erschlaffte Ureter longitudinale Schleimhautfalten bildet. Folgende Schichten können unterschieden werden:

- **Tunica mucosa:** Unter dem *Übergangsepithel* liegt eine *Lamina propria* aus lockerem Bindegewebe, die elastische Fasern und Gefäßplexus enthält. Die Deckzellen des Übergangsepithels (↗ Kap. 4.2.2.) erscheinen zum Lumen des Ureters hin verdichtet (Crusta, ↗ Abb. 5.94).
- **Tela submucosa:** sehr dünn
- **Tunica muscularis:** breite Muskelschicht aus Bündeln glatter Muskulatur, die spiralförmig angeordnet sind. Auf dem Querschnitt entsteht der Eindruck einer Zweischichtung aus einem *inneren Stratum longitudinale* und einem *äußeren Stratum zirkulare*. Im distalen Drittel des Ureters liegt außen noch eine zusätzliche Muskelschicht (*Stratum longitudinale externum*), die sich in die Wand des Trigonum vesicae der Harnblase fortsetzt. Die Muskulatur kontrahiert sich in Form peristaltischer Wellen und transportiert den Urin tröpfchenweise in Richtung Harnblase.
- **Tunica adventitia:** dient dem Einbau des Ureters in das retroperitoneale Bindegewebe. Hier liegen Nervenfasern und Ganglien.

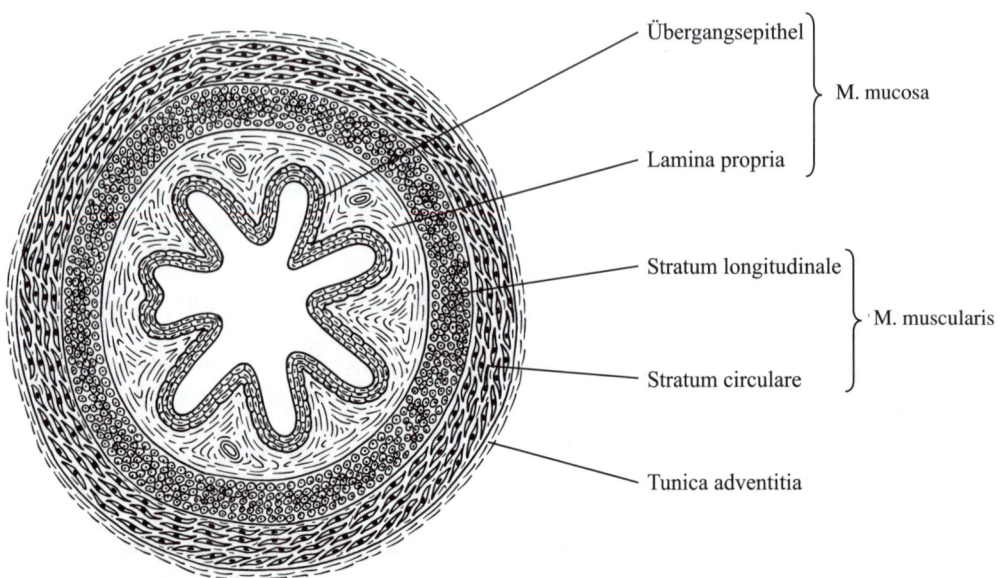

Abb. 5.93: Ureter – Querschnitt

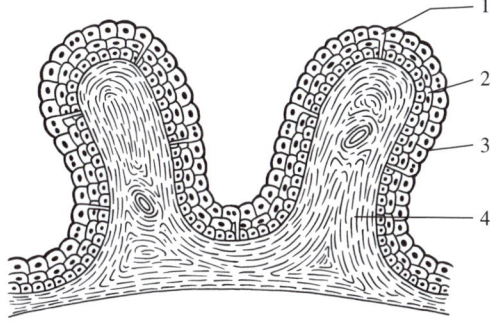

1 = Deckzellen
2 = Übergangsepithel
3 = Crusta (apikale Zellmembranverdichtung)
4 = Lamina propria

Abb. 5.94: Ureterschleimhaut

Praktikum!

Wichtige Erkennungszeichen Ureter:

- im Querschnitt sternförmiges Lumen
- Schleimhaut mit Übergangsepithel
- zwei- bis dreischichtig erscheinende Muskularis.

Harnblase

Form und Lage der Harnblase (**Vesica urinaria**) ändern sich je nach Füllungszustand. Physiologischerweise ist sie mit 350–400 ml Urin gefüllt. Histologische Schnitte durch die Harnblasenwand zeigen eine ähnliche Schichtung wie beim Ureter (↗ Abb. 5.95):

- **Tunica mucosa:** Die Schleimhaut ist im entleerten Zustand in Falten gelegt. Unter dem *Übergangsepithel* liegt eine dünne *L. propria,* aus lockerem, gut vaskularisiertem und nervenführendem Bindegewebe. Auch einige glatte Muskelfasern können vorkommen.
- **Tunica submucosa:** Sie ist dünn und fehlt im Bereich des Trigonum vesicae („Blasendreieck" zwischen Einmündungen der Ureteren und dem Abgang der Urethra). Im Bereich des Trigonums können kleine Drüsen vorkommen (Gll. trigonales).
- **Tunica muscularis:** kompliziert angeordnete Muskelschichten, die teils spiralig, teils netzförmig aufgebaut sind. Auf Schnitten ist eine undeutliche Dreischichtung auszumachen (innere Längs-, mittlere Ring-, äußere Längsmuskulatur). Im Bereich des Trigonum vesicae bildet die innerste Muskelschicht den M. sphincter internus (unwillkürlicher Verschlussmuskel). Der Tonus der Muskulatur passt sich dem Füllungszustand der Blase an.
- **Tunica adventitia:** dient dem Einbau der Harnblase in das Beckenbindegewebe, enthält Gefäße und Nervenplexus. Der Scheitel der Blase (Apex) ist von Peritoneum bedeckt.

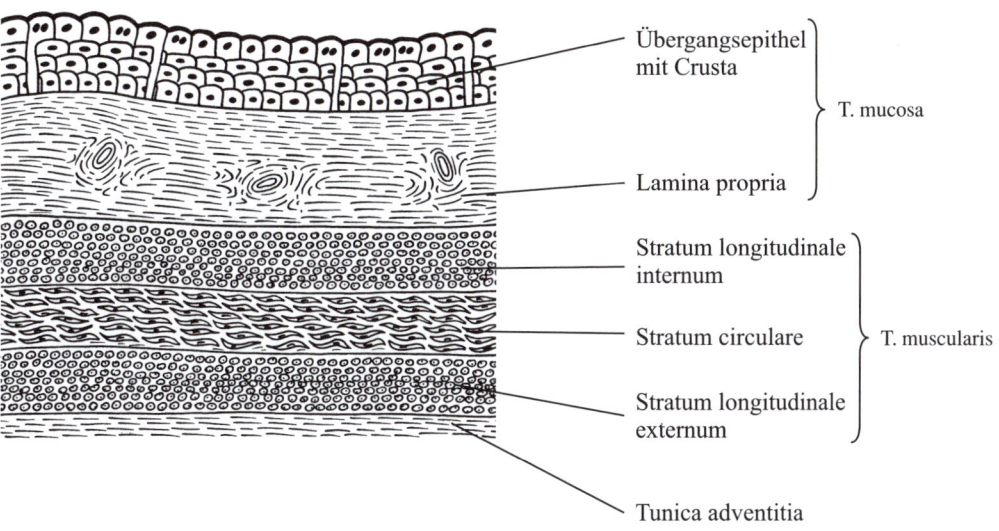

Abb. 5.95: Harnblasenwand

Harndrang entsteht durch erhöhte Wandspannung der Harnblase, der über Spannungsrezeptoren wahrgenommen wird. Bei der Entleerung der Harnblase wirken die glatte Muskulatur der Wand und die quergestreifte Muskulatur der proximalen Harnröhre (M. sphincter externus urethrae) zusammen. Die Entleerung wird parasympathisch gesteuert.

> **Praktikum!**
> Wichtige Erkennungszeichen Vesica urinaria:
> - Schleimhaut mit Übergangsepithel
> - Dreischichtung der Muskulatur.

Urethra

Weibliche und männliche **Urethra** (**Harnröhre**) unterscheiden sich v. a. durch ihre Länge und Lage, teilweise durch histologische Details.

Urethra feminina

Die **weibliche Harnröhre** ist bis zu 5 cm lang. Folgende Wandschichten können unterschieden werden:

- **Tunica mucosa:** Die Schleimhaut ist stark in Falten gelegt, sodass oft kaum mehr ein Lumen erkennbar bleibt. Harnblasennah trägt sie ein *Übergangsepithel*, nach distal findet man ein *mehrreihiges hochprismatisches Epithel*, an der Mündung in den Scheidenvorhof (Vestibulum vaginae) auch *mehrschichtiges Plattenepithel*. Gelegentlich sind drüsenartige Einstülpungen (*Lakunen*) angeschnitten, in denen schleimproduzierende Zellen liegen. In der L. propria finden sich viele elastische Fasern.
- **Tunica submucosa:** enthält lymphatisches Gewebe und venöse Plexus, die Teil eines schwammartigen *Corpus spongiosum* sind, das zum Verschluss der Harnröhre beiträgt. Kleine, schleimproduzierende *Gll. urethrales* (periurethrale Drüse, Skene-Drüsen) können im gesamten Verlauf vorkommen, finden sich aber meist distal.
- **Tunica muscularis:** glatte Muskelzellbündel bilden längs und zirkulär verlaufende Strukturen, dazwischen liegen elastische Fasern. Entsprechend der jeweiligen Schnitthöhe kann *Skelettmuskulatur* vorkommen, die zum muskulären Beckenboden gehört (M. sphincter externus urethrae oder M. transversus perinei profundus).
- **Tunica adventitia.**

Urethra masculina

Die **männliche Harnröhre** ist bis zu 25 cm lang und kann topografisch in verschiedene Abschnitte gegliedert werden:

- Pars prostatica: Durchtritt durch die Prostata
- Pars membranacea: Durchtritt durch den muskulären Beckenboden
- Pars spongiosa: im Corpus spongiosum des Penis (↗ Kap. 5.10.7).

Die männliche Harnröhre dient ab der Einmündung der Ductus ejaculatorii auch dem Samentransport (**Harnsamenröhre**). Der histologische Wandaufbau entspricht dem der weiblichen Harnröhre, jedoch differiert der Aufbau des Epithels in Abhängigkeit des angeschnittenen Abschnitts:

- **Pars prostatica:** Im proximalen Teil dieses Abschnitts findet sich ein *Übergangsepithel*, distal kann ein *mehrreihiges oder mehrschichtiges hochprismatisches Epithel* auftreten. In der Lamina propria können glatte Muskelzellen und elastische Fasern vorkommen.
- **Pars membranacea** (bulbäre Urethra): trägt ein *mehrschichtiges hochprismatisches Epithel*. In die Wand können quergestreifte Muskelfasern einstrahlen, die zu einem Muskel des Beckenbodens, dem M. transversus perinei profundus, gehören. In diesem Muskel liegen auch die Azini der Gll. bulbourethrales (↗ Kap. 5.10.6).
- **Pars spongiosa** (penile Urethra): Die Schleimhaut trägt größtenteils ein *mehrschichtiges hochprismatisches Epithel*. Gelegentlich sind Becherzellen eingestreut. Eine Erweiterung der Urethra in der Glans penis, die **Fossa navicularis**, ist von einem *mehrschichtigen, unverhornten Plattenepithel* überzogen. An der äußeren Harnröhrenöffnung (Ostium urethrae externum) geht das Epithel endgültig in das mehrschichtig unverhornte Plattenepithel der Glans penis über. An manchen Stellen sind Schleimhautbuchten, *Lacunae urethrales*, ausgebildet, in die kleine, meist muköse Schleimdrüsen, *Gll. urethrales* (Littré-Drüsen), einmünden. Die Azini der Urethraldrüsen liegen oft im Schwellkörpergewebe des Corpus spongiosum. In der L. propria verlaufen dünnwandige Venen, die keine Verbindung zu den kavernösen Bluträumen des Corpus spongiosum haben.

📋 Praktikum!

Histologische Querschnitte durch den Penis zeigen immer Anschnitte der Pars spongiosa der Urethra.

Wichtige Erkennungszeichen Urethra:

- sehr enges Lumen (v. a. weibliche Urethra)
- je nach Abschnitt unterschiedlicher Epithelüberzug (proximal immer Übergangsepithel)
- je nach Schnittebene typische periurethrale Strukturen (Prostata, Beckenbodenmuskeln, Penis etc.)

5.10 Männliche Geschlechtsorgane

5.10.1 Einführung

Zu den männlichen Geschlechtsorganen gehören:

- Hoden (Testis)
- Nebenhoden (Epididymis)
- Samenleiter (Ductus deferens)
- Bläschendrüse (Vesicula seminalis, Samenblase)
- Vorsteherdrüse (Prostata)
- Cowper-Drüse (Glandula bulbourethralis)
- männliches Glied (Penis)

Im **Hoden** werden Samenzellen und männliche Geschlechtshormone produziert. Die sich entwickelnden Samenzellen sammeln sich zunächst in den **Samenkanälchen** des Hodens und gelangen dann über ein Kanalnetz (**Hodennetz, Rete testis**) in den **Nebenhoden**, der hauptsächlich ihrer Speicherung dient. Von dort gelangen sie in den **Samenleiter** (Ductus deferens), der schließlich in die **Harnröhre** mündet (↗ Abb. 5.96).

Die Samenblasen, die Prostata (Vorsteherdrüse) und die Cowper-Drüsen werden zusammen als **akzessorische Geschlechtsdrüsen** bezeichnet. Alle Drüsen sezernieren kurz vor dem Samenerguss (Ejakulation) ihr Sekret, das zusammen mit den Samenzellen das Ejakulat bildet. Dieses wird über die Harnröhre ausgeworfen. Rund 75% der Samenflüssigkeit werden in den Samenblasen und 20% in der Prostata gebildet.

5.10.2 Hoden (Testis)

Einführung

Die paarig angelegten Hoden sind die Keimdrüsen (Gonaden) des Mannes. Sie sind eiförmig und liegen im Hodensack (**Skrotum**). Dem Hoden direkt aufliegend findet sich die **Tunica vaginalis testis**, die sich vom Peritoneum ableitet. Genau genommen handelt es sich hierbei um zwei Schichten:

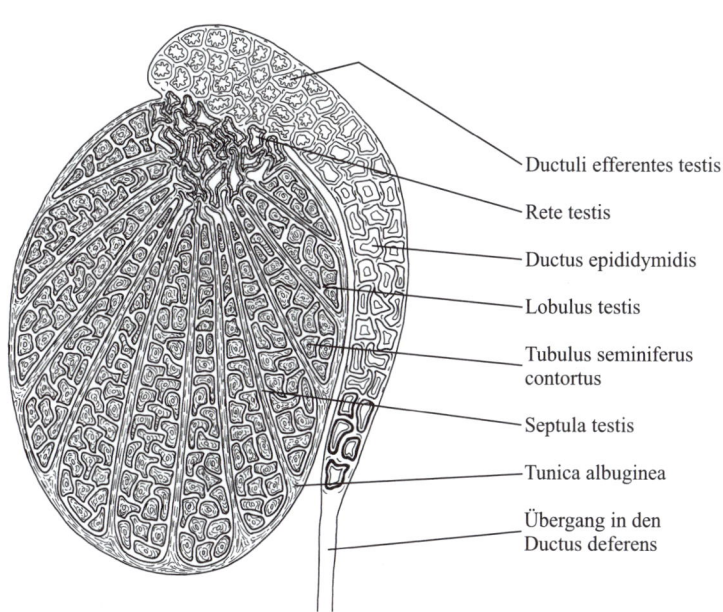

Abb. 5.96: Hoden und Nebenhoden – Übersicht

- innen die *Lamina visceralis* (Epiorchium, einschichtiges Serosaepithel) und
- außen die *Lamina parietalis* (Periorchium).

Im Bereich des Rete testis gehen die beiden Schichten ineinander über und lassen zwischen sich einen schmalen Raum (**Cavum serosum testis**) frei, der wenig seröse Flüssigkeit enthält. Es handelt sich hierbei um den Rest einer Peritonealausbuchtung, die durch die Wanderung des Hodens vom Ort seiner embryonalen Anlage in der Bauchhöhle in das Skrotum hinein entsteht (Descensus testis).

Skrotalhaut und Hodenhüllen

Die Haut des Skrotums zeigt Besonderheiten: Die nur mäßig verhornte Epidermis ist gut pigmentiert. In der Dermis und der fettarmen subkutanen Schicht ist **glatte Muskulatur** (**Tunica dartos**, Fleischhaut) eingebaut, die bei Kontraktion die Skrotalhaut runzelt. Weiterhin findet man Talgdrüsen und ekkrine Schweißdrüsen sowie Haarbälge.

> **Praktikum!**
>
> Ein Schnitt durch Hodenhaut und Hodenhüllen umfasst von außen nach innen folgende Schichten:
>
> - Skrotalhaut mit Tunica dartos
> - bindegewebiges Fasziengewebe
> - Lamina parietalis der Tunica vaginalis (Periorchium) mit innen liegender Mesothelzellschicht
> - Spaltraum des Cavum serosum testis
> - Mesothelzellschicht (Lamina viszeralis, Epiorchium) und
> - Tunica albuginea als Organkapsel (↗ unten).

Hoden

Bei schwacher Vergrößerung eines Hodenpräparates fällt zunächst die Gliederung in Hodenläppchen (**Lobuli testis**) auf (↗ Abb. 5.96). Jeder Hoden besteht aus rund 300 dieser pyramidenähnlich geformten Läppchen, deren Basis nach außen gerichtet ist. Jedes Läppchen enthält 1–4 Samenkanälchen, die 30–70 cm lang und dementsprechend stark aufgeknäuelt sind (**Tubuli seminiferi contorti**). Hodenläppchen und Samenkanälchen bilden das eigentliche Hodenparenchym.

> **Praktikum!**
>
> Im Mikroskop wirkt ein quer angeschnittenes Hodenpräparat aufgrund der angeschnittenen Kanälchen drüsenartig.

Zwischen der Tunica vaginalis testis (↗ oben) und dem Hodenparenchym liegt eine kräftige Organkapsel, die **Tunica albuginea**. Sie bedingt das makroskopisch weißliche Aussehen des Hodens und trägt zur typischen, prall-elastischen Konsistenz bei (Palpation der Hoden!). Mikroskopisch sind straffe kollagene Faserschichten und reichlich glatte Muskelzellen zu erkennen. Außen ist sie von der Mesothelzellschicht des Epiorchiums überzogen, nach innen, dem Parenchym zu, ist sie gut vaskularisiert. Von der Tunica albuginea aus ziehen Bindegewebssepten (**Septula testis**) in das Innere des Hodenparenchyms und unterteilen den Hoden in die einzelnen Läppchen. In den Septen dominiert lockeres retikuläres Bindegewebe mit kleinen Blutgefäßen, Lymphgefäßen und Nerven.

Am oberen Pol des Hodens ist die Tunica albuginea durch einen dichten Bindegewebszapfen unterbrochen (Mediastinum testis). Hier liegt das **Rete testis**, in das die Samenkanälchen einmünden. Dort, wo die Samenkanälchen zum Rete testis hin konvergieren, haben sie einen gestreckten Verlauf (**Tubuli seminiferi recti**).

Samenkanälchen (Tubuli seminiferi)

Die Samenkanälchen (↗ Abb. 5.97) sind von einem mehrschichtigen Epithel ausgekleidet, das als **Keimepithel** oder Epithelium spermatogenicum bezeichnet wird. Es enthält die samenbildenden Zellen sowie die Stützzellen (↗ unten) und sitzt der **Lamina limitans** auf, die einer dünnen Lamina propria aus Kollagenfasern, Fibroblasten, Myofibroblasten und einer Basalmembran entspricht. Die Myofibroblasten unterstützen mit ihren rhythmischen Kontraktionen den Transport der Samenzellen ins Lumen der Kanälchen.

Samenbildende Zellen

Die samenbildenden Zellen des Keimepithels entstehen im Verlauf der **Spermato(zyto)genese**:

- Die Urgeschlechtszellen (Gonozyten) teilen sich *mitotisch* zu **Spermatogonien vom Typ A**. Diese liegen im Keimepithel basal, also auf der Lamina limitans. Sie sind durch wabiges, helles Zytoplasma und einen abgerundeten großen Kern mit grobkörnigem Chromatin und peripheren Nukleoli charakterisiert. Sie teilen sich *mitotisch* zu
- **Spermatogonien vom Typ B**. Diese sind kleiner als ihre Vorläufer und weisen einen exzentrischen,

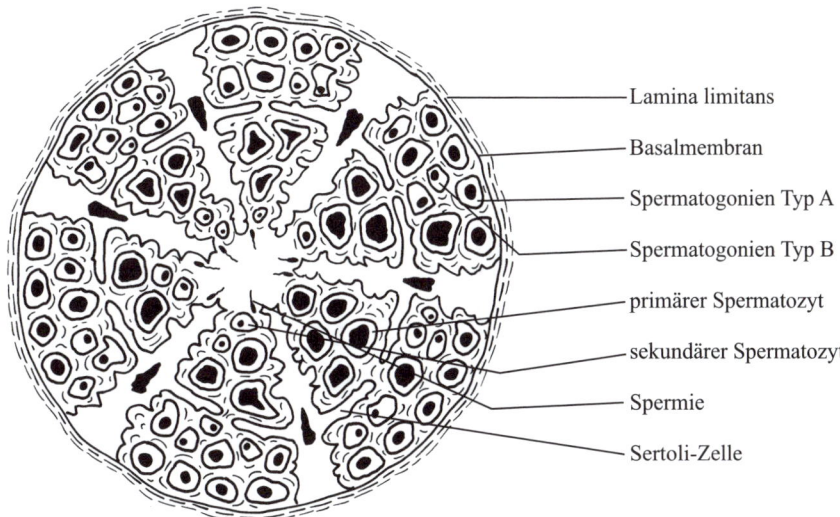

Abb. 5.97: Tubulus seminiferus

blassen Kern mit mehreren, zentral gelegenen Nukleoli auf. Als weiter entwickelte Zellen entfernen sie sich zunehmend von der Basalmembran und werden zu

- **primären Spermatozyten** (Spermatozyten I. Ordnung). Hierbei handelt es sich um den größten Zelltyp der Spermatozytogenes. Sie besetzen in mehreren Reihen die mittlere Zone des Keimepithels. Ihr Zytoplasma ist dunkler als das der Spermatogonien und leicht granuliert. Nach Replikation ihrer DNA (4n) treten sie in die erste meiotische Reifeteilung ein. Innerhalb des großen Nukleus sind je nach Phase feinkörnige (Leptotän, Zygotän) oder großschollige (Pachytän, Diplotän) Chromatinstrukturen zu erkennen. Primäre Spermatozyten werden nach der ersten meiotischen Teilung zu
- **sekundären Spermatozyten** (Spermatozyten II. Ordnung). Diese durchlaufen die 2. meiotische Reifeteilung, die nur wenig Zeit beansprucht, sodass sekundäre Spermatozyten in histologischen Präparaten selten zu erkennen sind. Es handelt sich um kleine Zellen mit dichtem Zellkern.
- Das Ergebnis der meiotischen Teilungen sind die **Spermatiden**, die nur noch einen haploiden Chromosomensatz (n) aufweisen.

Alle Zellen, die die Spermatogenese durchlaufen, sind durch Zellbrücken miteinander verbunden. Die Entwicklung verläuft synchron und in Wellen.

> **Klinik!**
>
> Die vom Keimepithel des Hodens ausgehenden bösartigen Tumoren (maligne testikuläre Keimzelltumoren) sind die häufigsten bösartigen Tumoren bei Männern im Alter zwischen 20 und 40 Jahren.

Die auf die Spermatogenese folgende Differenzierung der Zelle zum fertigen, begeißelten, ca. 65 µm langen Spermium (↗ Abb. 5.98) nennt man **Spermiogenese**. Dabei kommt es zu folgenden, in einzelnen Phasen ablaufenden Veränderungen:

- **Golgi-Phase:** aus dem Golgi-Apparat sich abschnürende Vesikel verschmelzen zu einem **akrosomalen Vesikel**, der sich vor den Zellkern an den späteren vorderen Pol des Spermiums legt. Die zwei Zentriolen wandern an den hinteren Pol, an dem die Schwanzentwicklung beginnen wird.
- **Kappenphase:** Abflachung des Zellkörpers, der zum Spermienkopf wird. Der akrosomale Vesikel formt sich vor dem Zellkern zum **Akrosom** (Kopfkappe, akrosomale Kappe). Das Akrosom enthält u. a. proteolytische Enzyme (Hyaluronidase, Akrosin) zum Durchbrechen der Zona pellucida der weiblichen Eizelle bei der Befruchtung. Aus einem Zentriol bildet sich langsam ein geißelartiger **Achsenfaden (Axonema)**.
- **Akrosomenphase:** Verkleinerung und Kondensation des Zellkerns. Hellere Bereiche, in denen das

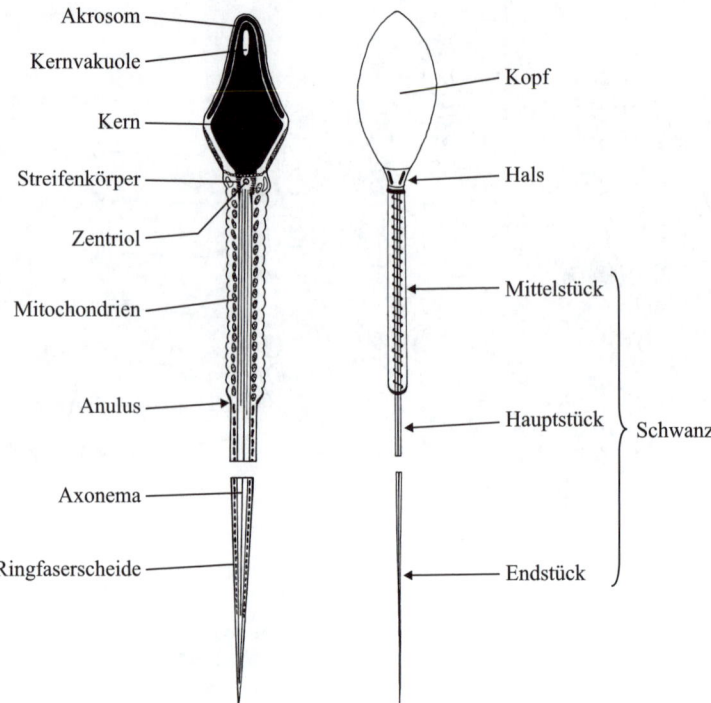

Abb. 5.98: Spermatozoon (links: elektronenmikroskopisch, rechts: lichtmikroskopisch)

Chromatin feiner verteilt liegt, werden als Kernvakuolen bezeichnet. Auswachsen des Axonemas. Mikrotubuli ordnen sich manschettenförmig längs des Zellkerns in Richtung Schwanz an. Ausbildung einer Abschnürung am Übergang von Kopf zu Schwanz (**Hals**). Um den Achsenfaden bilden sich Außenfibrillen (Fibrae densae externae), um diese ordnen sich spiralförmig **Mitochondrien** an, die die Energie für die Geißelbewegungen liefern. Ein elektronendichter Schlussring (**Anulus**) verhindert das Entgleiten der Mitochondrien in die distalen Schwanzteile.

- **Reifungsphase:** Überschüssiges Zytoplasma wird v. a. in der Nackenregion abgeschnürt und von den Sertoli-Zellen phagozytiert.

Das ausgebildete Spermatozoon (Spermium) löst sich von der Sertoli-Zelle, in deren Zytoplasma es mit dem Kopf bis dahin noch eingeschlossen war.

Ein ausgereiftes Spermium besteht aus

- **Kopf:** enthält den verdichteten Kern mit einer Vakuole (Kernvakuole), dem Akrosom und einem Zentriol.
- **Hals:** Verbindungsstück zwischen Kopf und Schwanz, enthält den Anfangsteil des Axonemas.
- **Schwanz:** ca. 55 µm lang; gliedert sich in *Mittelstück* (mit Axonema, Mitochondrien, längs verlaufenden Außenfibrillen, Abschluss durch Anulus), *Hauptstück* (mit Axonema und ringförmig verlaufenden Fibrillen [Ringfaserscheide]) und *Endstück* (mit einzelnen Mikrotubuli).

> **Merke!**
> Die Struktur des Axonemas entspricht dem üblichen Komplex aus zwei zentralen Mikrotubuli mit einem Außenring aus neun peripheren Doublets.

Von der ersten mitotischen Teilung der Spermatogonien bis zur abgeschlossenen Spermiogenese und dem Verlassen der Hodenkanälchen vergehen rund 85 Tage. Die Spermatozoen gelangen nun über das Rete testis in den Nebenhodengang, in dem die endgültige Ausreifung innerhalb von 25–40 Tagen erfolgt. Ihre endgültige Motilität erhalten die Spermien erst, wenn sie mit dem Sekret der akzessorischen Geschlechtsdrüsen kurz vor der Ejakulation zusammentreffen.

Stützzellen

Sertoli-Zellen dienen dem Keimepithel als Grundgerüst und übernehmen Barrierefunktionen. Man erkennt sie an ihrer pyramidenartigen Form und ihrem beim Menschen dreieckig erscheinenden Zellkern mit deutlichem Nukleolus (↗ Abb. 5.97). Im Zytoplasma der organellenreichen Zellen liegen organische Kristallnadeln (Charcot-Boettcher-Kristalle). Sertoli-Zellen sitzen mit ihrer breiten Basis der Lamina limitans auf und reichen mit ihren lamellenartigen Fortsätzen meist bis zum Lumen der Samenkanälchen. Sie umschließen alle samenbildenden Zellen und stehen untereinander durch Zellkontakte (Zonulae occludentes) in Verbindung.

Durch die Lage ihrer Zellkontakte unterteilen die Sertoli-Zellen das Keimepithel in eine **basale** und eine **adluminale Abteilung**. Basal liegen die Spermatogonien, adluminal alle späteren Entwicklungsstadien. Um in die adluminale Abteilung vorzudringen, müssen die sich entwickelnden Keimzellen die Zellkontakte der Sertoli-Zellen wie eine Art Schleuse durchbrechen, die sich anschließend wieder schließt. Die Zellkontakte bilden somit eine Barriere, die die sensiblen, in der Meiose befindlichen samenbildenden Zellen vor schädigenden oder mutagenen Einflüssen aus der Umgebung schützt. Gleichzeitig werden die Keimzellen auch vor dem Einfluss des Immunsystems bewahrt. Dieses würde die Zellen als fremd erkennen und angreifen, da sie erst während der Pubertät entstehen und zu diesem Zeitpunkt die Ausreifung des Immunsystems längst abgeschlossen ist. Man bezeichnet die Keimzellen daher auch als **sequestrierte Antigene** und die Sertoli-Zell-Barriere als **Blut-Hoden-Schranke**.

Die Sertoli-Zellen werden durch FSH (**f**ollikelstimulierendes **H**ormon) aus dem Hypophysenvorderlappen stimuliert. Als Folge produzieren sie u. a. Inhibin, das wiederum die FSH-Sekretion hemmt.

Klinik!
Männliche Sterilität kann durch Bildung von Antikörpern gegen die Spermien bei Störungen der Blut-Hoden-Schranke entstehen, z. B. bei Entzündungen (Orchitis) oder Trauma.

Weitere Aufgaben der Sertoli-Zellen bestehen im Transport von Nährstoffen für Keimzellen (Funktion als „Ammenzellen"), in der Phagozytose, der mechanischen Stabilisierung des Keimepithels, Hormonbildung, Sekretion von Flüssigkeit (Hodensekret) und der Vermittlung der Hormonwirkung an die Keimzellen (durch hormonbindende Proteine, z. B. androgenbindendes Protein = ABP). Im Alter kommt es zur Einlagerung großer Lipidtropfen in das apikale Zytoplasma der Sertoli-Zellen.

Der Hoden des Kindes enthält bis zur Pubertät Tubuli ohne oder mit schmalen Lumina (Keimstränge) mit Sertoli-Vorläuferzellen und wenig Spermatogonien. Beim erwachsenen Mann können sich die Sertoli-Zellen nicht mehr teilen. Die histologische Struktur des Hodens bleibt auch im höheren Lebensalter beim gesunden Mann unverändert. Die Aktivität des Keimepithels kann jedoch vermindert sein.

Leydig-Zwischenzellen

Die Leydig-Zwischenzellen liegen im lockeren Bindegewebe zwischen den Samenkanälchen (intertubulärer Raum, ↗ Abb. 5.99). Sie **bilden Testosteron** und sind entsprechend ihrer endokrinen Funktion meist um Kapillaren herum angeordnet. Charakteristisch sind runde oder vielgestaltige Formen, ein oft exzentrisch liegender Nukleus und ein eosinophiles Zytoplasma. Entsprechend ihrer hormonproduzierenden Funktion weisen sie ein ausgedehntes glattes ER und viele Mitochondrien vom Tubulus-Typ auf. Zusätzlich können zytoplasmatische Lipidvakuolen und aus Proteinen bestehende Kristalle (**Reinke-Kristalle**) vorkommen. Die Hormonproduktion der Leydig-Zellen ist durch LH (**L**uteinisierendes **H**ormon) aus dem Hypophysenvorderlappen stimulierbar, das beim Mann auch als ICSH (**I**nter**c**ell **S**timulating **H**ormon) bezeichnet wird. Leydig-Zellen sind schon vor der Geburt differenziert, sodass eine Testosteronproduktion schon in der 9. SSW (= Schwangerschaftswoche) nachweisbar ist. Sie erreicht in der 12. SSW ihr vorläufiges Maximum und ist unabdingbar für die männliche Geschlechtsdifferenzierung und die Ausbildung der sog. Wolff-Gänge. Später sinkt die Konzentration wieder. Ein weiterer, postnataler Anstieg leitet die Pubertät ein. Leydig-Zellen bilden auch Neuropeptide und Zytokine.

Eine Vermehrung des Zwischenzellgewebes (Leydig-Zell-Hyperplasie) ist im Hoden des älteren Mannes ein häufiger Befund.

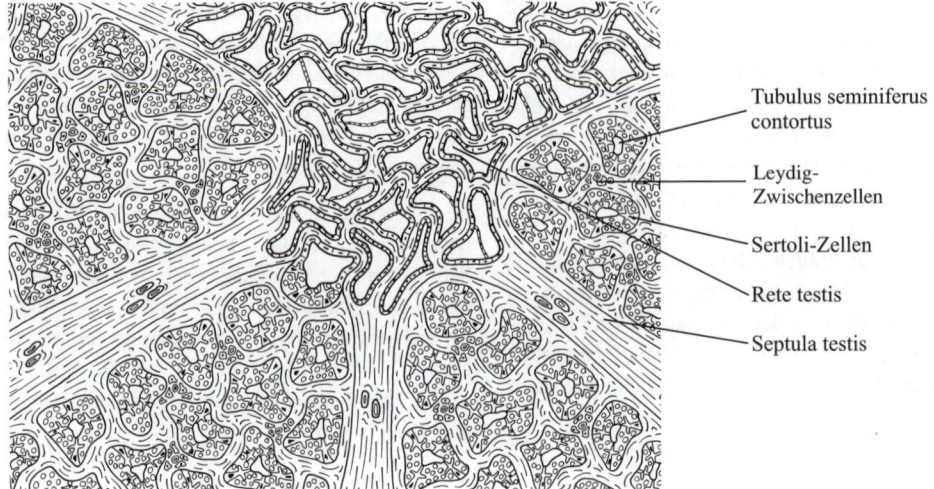

Abb. 5.99: Übergang Tubuli testis – Rete testis

Rete testis

Dieses labyrinthartige Hohlraumsystem im Mediastinum testis wird von einem einschichtigen isoprismatischen Epithel ausgekleidet, wobei auch Inseln mit hochprismatischen Zellen vorkommen. Nahezu alle Samenkanälchen beginnen und enden im Rete testis, sie bilden also Schleifen. Daneben kommen auch blind endende Abschnitte vor. Die Kanälchen können entweder direkt oder über einen kurzen, von isoprismatischem Epithel ausgekleideten Tubulus rectus in die Hohlräume einmünden (↗ Abb. 5.99).

> **Praktikum!**
>
> Wichtige Erkennungszeichen Hoden:
>
> - kapselartige Tunica albuginea aus straffem Bindegewebe
> - Läppchengliederung des Hodenparenchyms
> - bei höherer Vergrößerung Tubuli seminiferi mit mehrschichtigem Keimepithel, das aus verschiedenen Stadien der Spermatogenese und Sertoli-Zellen besteht
> - zwischen den Samenkanälchen Leydig-Zellen.

5.10.3 Nebenhoden (Epididymis)

Der Nebenhoden liegt dem Hoden kranial und seitlich an und kann in Kopf (**Caput**), Körper (**Corpus**) und Schwanz (**Cauda**) untergliedert werden. Er ist ca. 6–7 cm lang und enthält einen 5–6 m langen Gang (Nebenhodengang = **Ductus epididymidis**), der folglich stark verschlungen ist. Umhüllt ist er von einer dünnen Tunica albuginea. Mit dem Rete testis ist der Nebenhoden über 8–12 gewundene **Ductuli efferentes** (**testis**) verbunden. Nach distal geht der Nebenhodengang in den Ductus deferens über.

Ductuli efferentes

Die Ductuli efferentes liegen im Kopf des Nebenhodens und besitzen ein unterschiedlich hohes, mehrreihiges Epithel (↗ Abb. 5.100). Das abwechselnde Vorkommen von hochprismatischen Zellen mit Mikrovilli und isoprismatischen Zellen mit Kinozilien führt zu wellenförmigen Erhebungen des Epithels, wodurch die Querschnitte der Lumina ungleichmäßig erscheinen. Das Epithel liegt einer Basalmembran auf, der nach außen eine Lamina propria mit wenigen Lagen glatter Muskelzellen folgt.

Ductus epididymidis

Der eigentliche Nebenhodengang (Ductus epididymidis) ist durch ein hochprismatisches, zweireihiges Epithel charakterisiert, das einer Basalmembran aufsitzt (↗ Abb. 5.101). In diesem Epithel können Hauptzellen, Basalzellen und helle Zellen unterschieden werden, gelegentlich treten auch Lymphozyten auf:

- **Hauptzellen** sind hochprismatisch und tragen büschelförmige, ca. 80 µm lange *Stereozilien* (↗ Kap. 4.2.4). Sie sind resorptiv und sekretorisch tätig.

5.10 Männliche Geschlechtsorgane

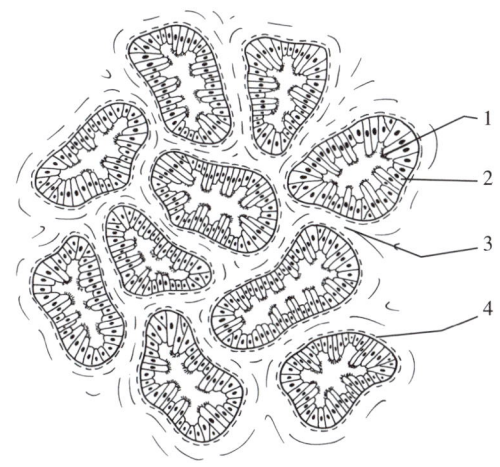

1 = Kinozilien
2 = zweireihiges Epithel
3 = Lamina propria
4 = lockeres Bindegewebe

Abb. 5.100: Ductuli efferentes

- Die kleineren **Basalzellen** liegen der Basalmembran an und erreichen das Lumen des Nebenhodenganges nicht.
- **Helle Zellen** enthalten zahlreiche Vakuolen.

Der Basalmembran schließt sich nach außen eine Lamina propria mit glatten Muskelzellen an. Die sympathisch innervierte Muskulatur führt beim Samenerguss (Ejakulation) kräftige, rhythmische Kontraktionen aus. Dazwischen laufen aber auch spontane peristaltische Kontraktionen ab, die dem Transport der noch unbeweglichen Spermien dienen. Nach distal wird das Epithel niedriger, die Muskulatur dagegen dicker. Im Bereich von Caput und Corpus nimmt die Lichtung des Ductus epididymidis immer weiter ab, bis sie am Übergang zur Cauda das Minimum erreicht und wieder größer wird.

Über die **Funktion des Ductus epididymidis** bestehen noch viele Unklarheiten. Folgende biologische Vorgänge sind bekannt:

- Sammlung und Speicherung von Samenzellen zwischen den einzelnen Ejakulationen (Lumen des Nebenhodenganges meist mit Spermien gefüllt!).
- Sekretion einer proteinreichen sauren Flüssigkeit (Samenflüssigkeit, Nahrungs- und „Reifungsstoffe" für Spermien).
- Resorption und Phagozytose.

> **Praktikum!**
>
> Wichtige Erkennungszeichen Nebenhoden:
>
> - Zweireihiges Epithel des Nebenhodenganges mit Stereozilien.
> - Häufig sind in Präparaten Ductuli efferentes angeschnitten (unterschiedlich hohes Epithel).
> - Vorkommen von Spermien im Lumen des Ductus epididymidis.

5.10.4 Samenleiter (Ductus deferens, Vas deferens)

Der Ductus deferens ist ein ca. 40 cm langer Gang, der den Nebenhodengang fortsetzt und in die Pars prostatica der Urethra mündet. Er verläuft im **Samenstrang** (**Funiculus spermaticus**), der den extraabdominal liegenden Hoden mit der Bauchhöhle verbindet.

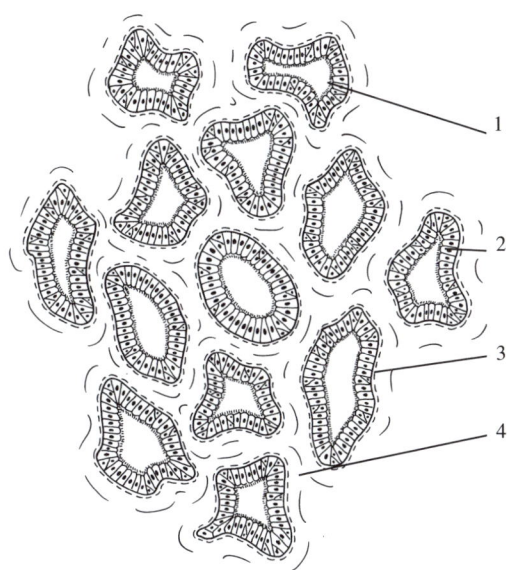

1 = Stereozilien
2 = zweireihiges Epithel
3 = Lamina propria
4 = lockeres Bindegewebe

Abb. 5.101: Ductus epididymidis

Praktikum!

Bei histologischen Präparaten handelt es sich meist um Querschnitte des Samenstranges. Hierbei sind neben dem Samenleiter auch alle anderen anatomischen Strukturen zu erkennen, die im Samenstrang verlaufen (↗ unten)!

Merke!

Samenleiter = Ductus deferens
Samenstrang = Funiculus spermaticus; enthält u. a. den Ductus deferens

Der Ductus deferens ist durch ein relativ enges, sternförmiges (Längsfalten!) Lumen und eine sehr dicke glatte Muskelschicht gekennzeichnet (↗ Abb. 5.102).

Klinik!

Die dicke Muskelschicht ermöglicht das Abtasten des Ductus deferens von außen.

Das **Epithel** ist zwei- bis mehrreihig und hochprismatisch. In proximalen Abschnitten findet man Stereozilienbesatz. Unter dem Epithel liegt eine schmale **Lamina propria** aus lockerem Bindegewebe und eine **Lamina muscularis** aus glatten Muskelzellen. Diese gliedert sich im Querschnitt in eine innere und äußere Längsschicht (*Stratum longitudinale internum* und *externum*) sowie eine dazwischen liegende mittlere Ringschicht (*Stratum circulare*). Dieser Eindruck entsteht durch sich durchflechtende, gegenläufige Muskelspiralen mit unterschiedlichen Steigungswinkeln. Bei einer Ejakulation kontrahiert und verkürzt sich diese Muskelschicht, sodass das Sperma in die Urethra ausgeworfen wird. Eine bindegewebige **Adventitia** enthält Gefäße und Nerven (Sympathikus!).

Kurz vor der Mündung des Samenleiters in die Harnröhre ist er zur **Ampulla ductus deferentis** erweitert. Die Schleimhaut trägt hier ein einschichtig-hochprismatisches Epithel. Zusammen mit den Ausführungsgängen der Samenblase konvergiert die Ampulle zum **Ductus ejaculatorius** (Spritzgang), der durch die Prostata hindurchführt und auf dem Colliculus seminalis (Samenhügel) der Urethra mündet. Der Ductus ejaculatorius trägt ein einschichtiges oder zweireihiges hochprismatisches Epithel, eine Muskelschicht fehlt fast vollständig.

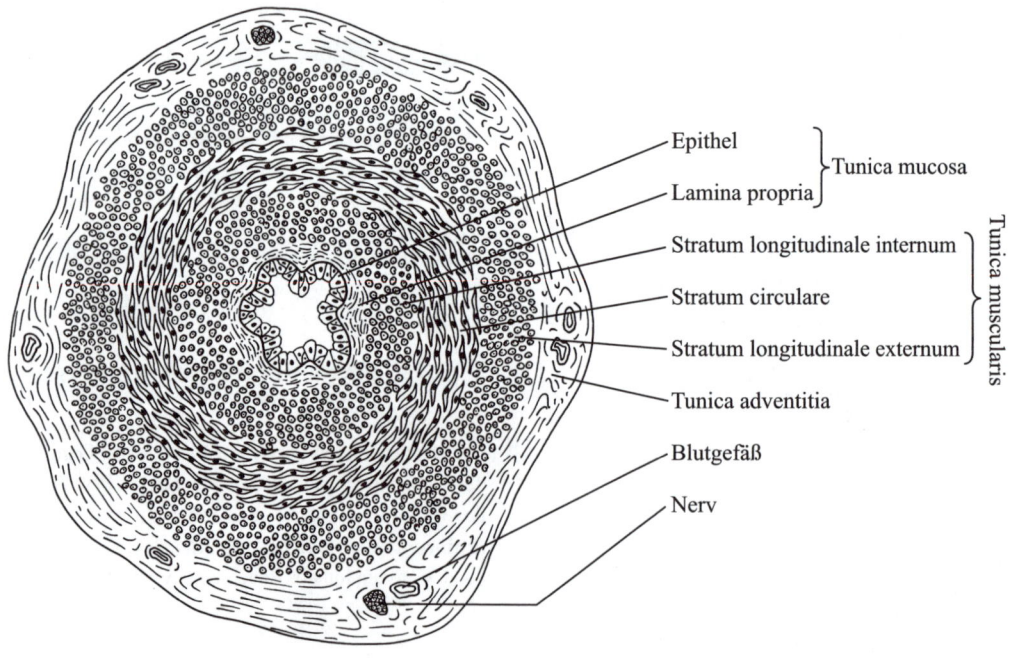

Abb. 5.102: Ductus deferens – Querschnitt

Praktikum!

Mögliche histologische Strukturen in Präparaten des Funiculus spermaticus:

- Ductus deferens
- Arterien (A. testicularis, A. ductus deferentis, A. cremasterica)
- Plexus pampiniformis (= Gesamtheit dickwandiger muskelstarker Venen mit subintimalen Polstern; spielen als Wärmeaustauscher eine Rolle bei der Temperaturregulation im Hoden)
- Nerven (R. genitalis des N. genitofemoralis, sympathischer Plexus testicularis um die A. testicularis)
- Lymphknoten, Lymphgefäße
- Quergestreifte Skelettmuskulatur: Anschnitte des M. cremaster („Schleudermuskel", der sich aus dem M. obliquus internus abdominis abspaltet und in die Wand des Scrotums hinein fortsetzt)
- Fascia spermatica interna (Ausstülpung der Fascia transversalis der Bauchwand).

Klinik!

Eine chirurgische Durchtrennung des Ductus deferens (Sterilisierungsmaßnahme) wird als Vasektomie bezeichnet.

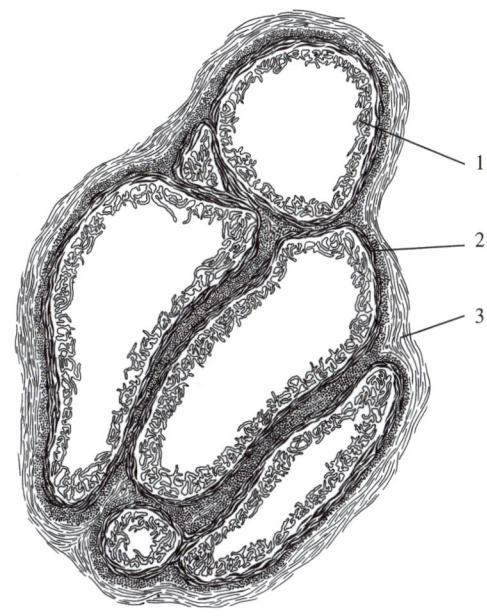

1 = Schleimhautfalten
2 = glatte Muskulatur
3 = lockeres Bindegewebe

Abb. 5.103: Bläschendrüse

5.10.5 Bläschendrüse (Vesicula seminalis, Glandula vesiculosa, Glandula seminalis, „Samenblase")

Jeder Mann besitzt zwei Bläschendrüsen, welche dorsal der Harnblase anliegen und von kranial mit ihren beiden Ausführungsgängen (**Ductus ejaculatorii**) in die Prostata einmünden. Entwicklungsgeschichtlich handelt es sich um drüsige Ausstülpungen des Ductus deferens.

Merke!

Der deutsche Ausdruck „Samenblase" ist für dieses Organ nicht korrekt, da es weder Samenzellen enthält noch produziert.

Eine Drüse besteht aus einem ca. 15 cm langen **Drüsenschlauch**, der aufgrund seiner starken Schlängelung im Präparat mehrfach angeschnitten ist (scheinbare Kammerung). Die angeschnittenen Lichtungen erscheinen unregelmäßig ausgebuchtet oder honigwabenartig (↗ Abb. 5.103). Kennzeichnend für die Bläschendrüse ist die auffällige Faltung der Schleimhaut, die mit einem iso- bis hochprismatischen, ein- oder zwei- bis mehrreihigen Epithel bedeckt ist (↗ Abb. 5.104). Die Wand der Drüse besteht aus lockerem Bindegewebe mit vielen glatten Muskelzellen. Sie ist sehr nerven- und gefäßreich und wird von einem kapselartigen Stroma umhüllt.

Unter Testosteroneinfluss sezernieren die Drüsenzellen ein zähes, alkalisches, fruktosehaltiges Sekret, das kurz vor und nach einer Ejakulation ausgestoßen wird. Eingetrocknetes Sekret kann im Präparat als amorphe eosinophile Masse in den Drüsenschläuchen beobachtet werden.

Klinik!

Bläschendrüsen älterer Männer können Zeichen von Atrophie aufweisen. Das Epithel kann dann an vielen Stellen zurückgebildet sein, die Lumina sind oft erweitert.

Praktikum!

Wichtige Erkennungszeichen Bläschendrüse/„Samenblase":

- auffällige, unregelmäßig verzweigte Schleimhautfalten mit scheinbarer Kammerung

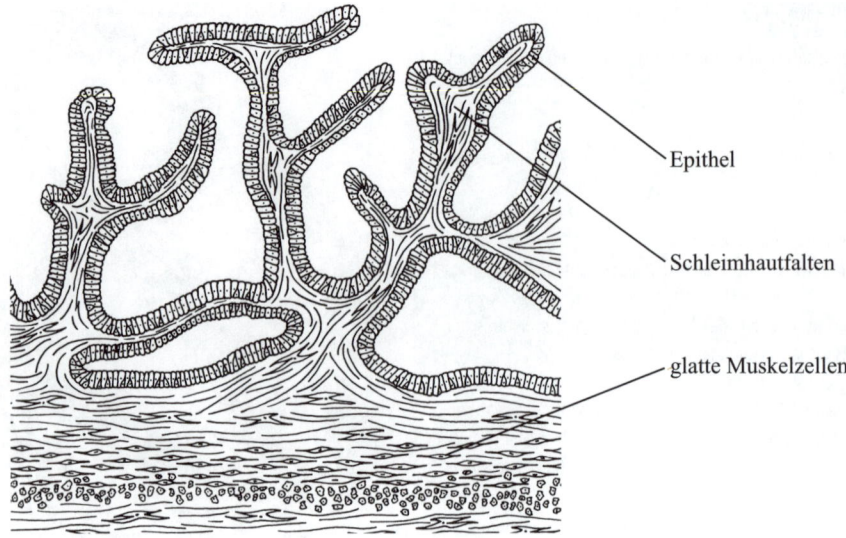

Abb. 5.104: Bläschendrüsen – Schleimhaut

- je nach Funktionszustand wechselndes, meist iso- bis hochprismatisches, ein- oder zweireihiges Epithel
- Reichtum an glatten Muskelzellen in der Wand
- im Lumen sind keine Spermien zu finden.

5.10.6 Vorsteherdrüse (Prostata)

Die etwa kastaniengroße und ca. 20 g schwere Prostata liegt am Blasenhals auf dem Diaphragma urogenitale. Sie umschließt den proximalen Teil der Urethra (**Pars prostatica**), in den sie mit ca. 20 kleinen Ausführungsgängen (**Ductuli prostatici**) mündet.

Die Prostata setzt sich aus **30–50 tubulo-alveolären Einzeldrüsen** zusammen, die durch eine derbe fibroelastische **Kapsel** zu einem kompakten Organ vereinigt sind. Die Kapsel besteht aus dichtem straffen Bindegewebe mit zahlreichen, sympathisch beeinflussten **glatten Muskelfasern**. Auch elastische Fasern kommen vor. Unter pathologisch-anatomischen und klinischen Aspekten wird die Prostata in verschiedene Zonen eingeteilt:

- **Periurethrale Mantelzone:** periurethrale Drüsen.
- **Innenzone** (zentrale Zone): Die Drüsen sind hier eher verzweigt, das Stroma ist sehr dicht. Diese Zonen sind meist der Ausgangspunkt der bei Männern über 40 Jahren sehr häufig auftretenden benignen (gutartigen) **Prostatahyperplasie** (BPH), die zu einer zunehmenden Einengung der Urethra führt.
- **Außenzone** (periphere Zone): Hier liegen die Drüsen in gestreckter Form vor, das Stroma ist locker. Die Außenzone ist meist Ausgangspunkt des häufigen **Prostatakarzinoms**.

Schnitte durch das Organ zeigen Kammern mit unregelmäßigen, aus bindegewebigen Straßen bestehenden Wänden, die durch teils verzweigte Falten bedingt sind. Die Kammerwände sind von einem **sezernierenden Epithel** überzogen, das je nach Funktionszustand und Hormoneinfluss (Testosteron) eine einschichtige Form mit niedrigen oder isoprismatischen Zellen (inaktiv) oder eine mehrreihige hochprismatische Form (aktiv) annehmen kann (↗ Abb. 5.105). Basal liegen kleine Basalzellen, aus denen sich unter Androgeneinfluss sekretorische Zellen differenzieren können. Das Zytoplasma des sekretorischen Epithels erscheint wabig-aufgelockert. Apikal erkennt man Sekretgranula. An den sekretorischen Zellen sind Androgenrezeptoren nachweisbar. Auch neuroendokrine Zellen kommen im Epithel der Prostata vor. Das dünnflüssige, schwach saure **Prostatasekret** macht ca. 20% der Samenflüssigkeit aus und wird während der Ejakulation abgegeben.

Nur bei einem adäquaten Testosteron-Level kann ein regelrechtes Prostataepithel aufrecht erhalten werden.

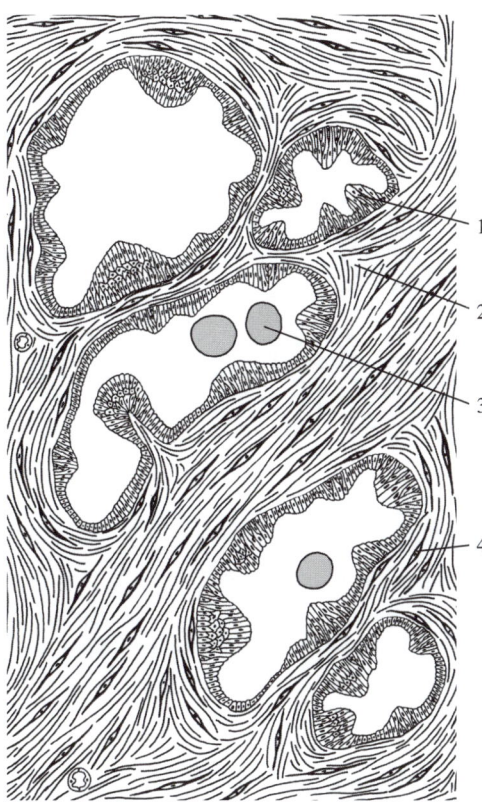

1 = Epithel
2 = dichtes Bindegewebe
3 = Prostatastein
4 = glatte Muskelzellen

Abb. 5.105: Prostata

In der Prostata des alternden Mannes kommt es aufgrund inadäquater Testosteronwirkung zur Reduktion der hochprismatischen, sekretorischen Zellen und im Extremfall zum Umbau in ein mehrschichtiges Plattenepithel.

Klinik!

Prostataspezifisches Antigen (PSA) ist eines der Sekretionsprodukte des Epithels und ist in freier oder gebundener Form im Blut nachweisbar. Es gilt als wichtiger Parameter in der Diagnostik des Prostatakarzinoms.

In den Drüsenlumina findet man histologisch oft eingetrocknetes Sekret als amorphe, eosinophile Ablagerungen. Mit steigendem Lebensalter kann gespeichertes und eingedicktes Sekret in Form sog. **Prosta-** tasteine (**Corpora amylacea**) abgelagert werden, die im Mikroskop als eosinophile, rundliche, lamellierte Gebilde erscheinen.

Praktikum!

Eine histologische Diagnose „Prostata" sollte nicht allein vom Vorhandensein von Prostatasteinen abgeleitet werden!

Wichtige Erkennungszeichen Prostata:
- drüsiges Organ mit Kapsel
- auffällige, unregelmäßige Faltung der Drüsenschläuche
- extrem uneinheitliches Epithel
- zahlreiche glatte Muskelzellen, die in Bindegewebsstraßen eingelagert sind
- evtl. Prostatasteine.

5.10.7 Cowper-Drüsen (Glandulae bulbourethrales)

Bei den Cowper-Drüsen (Gll. bulbourethrales) handelt es sich um erbsengroße, paarig angelegte tubuloalveoläre, muköse Drüsen mit unregelmäßig hohem Epithel. Sie liegen im M. perineus profundus und münden in die Urethra (Anfangsteil der Pars spongiosa), die sie mit ihrem Sekret vor der Ejakulation schlüpfrig machen.

5.10.8 Männliches Glied (Penis)

Der Penis enthält als wichtige anatomische Strukturen sog. Schwellkörper (Corpora cavernosa, Corpus spongiosum), die sich durch verstärkte Blutfüllung vergrößern können (**Erektion**). Der Aufbau des Penis kann üblicherweise auf histologischen Querschnittspräparaten gut studiert werden.

Schwellkörper

Der Penis besteht aus **drei Schwellgeweberöhren** (↗ Abb. 5.106):

- Die paarig angelegten **Corpora cavernosa** bestehen aus mit Endothel ausgekleideten Spalträumen (**Kavernen**), die durch Trabekel aus kollagenen und elastischen Fasern, Fibroblasten und glatten Muskelzellen voneinander getrennt sind (↗ Abb. 5.107). Sie sind von einer dicken fibrösen **Tunica albuginea** umschlossen und durch ein Septum penis voneinander getrennt. In jedem dieser beiden Schwellkörper verläuft in der Längsachse eine

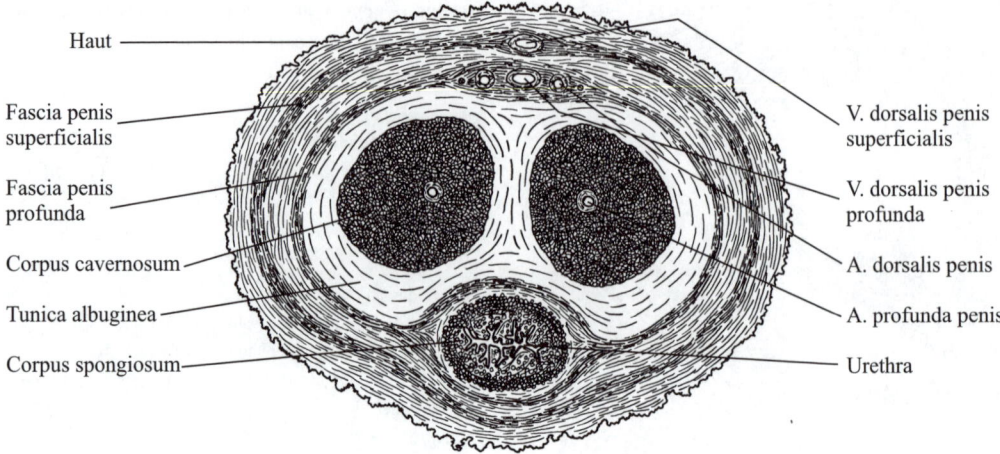

Abb. 5.106: Penis – Querschnitt

A. profunda penis, deren Äste die Kavernen bei der Erektion mit Blut füllen. Da diese Äste im erschlafften Zustand des Penis ein gewundenes Aussehen haben, werden sie als **Aa. helicinae** (Rankenarterien) bezeichnet. Sie weisen subendotheliale Verdickungen aus glatter Muskulatur, sog. Intimapolster auf. Auch venöse Gefäße des Penis können solche Polster aufweisen (Drosselvenen).

- Das unpaare **Corpus spongiosum**, das an der Unterseite des Penis liegt, ist ähnlich wie die Corpora cavernosa aufgebaut. Allerdings ist die Tunica albuginea dünner, Bindegewebe und glatte Muskulatur sind weniger stark entwickelt. Seine buchtenförmigen Kavernen entsprechen geknäuelten, venösen Gefäßen. Proximal bildet das Corpus spongiosum mit dem Bulbus penis einen Teil der Peniswurzel, nach distal läuft es in die kappenartige **Eichel (Glans penis)** aus. Durch das Corpus spongiosum verläuft die **Urethra** (↗ Kap. 5.9.3), die mit dem Ostium urethrae externum (äußere Harnröhrenöffnung, Meatus) auf der Glans mündet.

🖉 Praktikum!

Der Penis mancher Tiere (z. B. Affen) kann im Bereich der Corpora cavernosa einen Knochen (Os penis, Os priapi) enthalten (im histologischen Präparat meist kompaktes Knochengewebe)!

Die glatten Muskelzellen der Schwellkörper spielen die zentrale Rolle für den Erektionsvorgang: Stickoxid

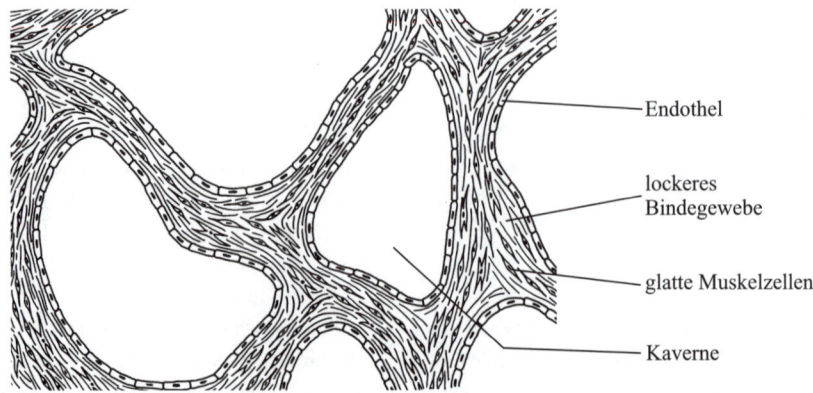

Abb. 5.107: Corpus cavernosum

(NO), das an ihren neuromuskulären Endplatten nach adrenerger Stimulation enzymatisch (NO-Synthetase) gebildet wurde, wird zur Überführung von ATP bzw. GTP zu cAMP bzw. cGMP durch Guanylatzyklase benötigt. Dies führt zur Relaxation der Schwellkörpermuskulatur und ermöglicht die Blutfülle. In diesen Mechanismus greifen erektionsfördernde Medikamente (z. B. Viagra®) ein.

Hüllen und Penishaut

Umhüllt sind die drei Schwellkörper von einer bindegewebigen **Fascia penis profunda**, die dorsal auch die A. dorsalis penis, die V. dorsalis penis profunda und Nerven umschließt (➚ Abb. 5.106). Eine oberflächlich gelegene Fascia penis superficialis liegt unter dem subkutanen Bindegewebe.

Die Haut des Penis ist dünn und verschieblich und weist kein subkutanes Fettgewebe auf. Sie hat außer im Gebiet der Peniswurzel keine Terminalhaare und ist meist stärker pigmentiert. Sie ist reichhaltig innerviert und enthält zahlreiche Rezeptoren (freie Nervenendigungen, Meissner-Körperchen, Vater-Pacini-Körperchen u. a.). Dorsal im lockeren subkutanen Bindegewebe liegt die beim Lebenden gut sichtbare V. dorsalis penis superficialis.

Die Glans wird von einer Hautduplikatur umfasst, der sog. **Vorhaut** (**Präputium**). Innen- und Außenfläche sind von einem mehrschichtigen verhornten Plattenepithel bedeckt. Im inneren Blatt finden sich kleine, freie Talgdrüsen (**Gll. praeputiales**), deren Sekret sich zusammen mit abgeschilferten Epithelien bei mangelnder Hygiene als weißliches **Smegma** (Vorhauttalg) ansammeln kann.

Samenflüssigkeit (Ejakulat)

Ein Ejakulat besitzt ein Volumen von ca. 2–6 ml und enthält ca. 20–80 Millionen reife und bewegliche (motile) Spermien pro ml. Die Fähigkeit zur Befruchtung erhalten die Spermien aber erst im weiblichen Genitaltrakt (Kapazitation, ➚ Kap. 5.11.3). Beim gesunden Mann bestehen bis zu 25 % der Samenzellen aus missgebildeten oder degenerierten Formen. Weitere korpuskuläre Bestandteile des Samens sind abgeschilferte Epithelien und Zelltrümmer aus den Samenwegen, Leukozyten sowie evtl. Konkremente aus der Prostata.

> **Praktikum!**
> Zur zytologischen Untersuchung des Ejakulats können Ausstrichpräparate angefertigt werden. Spermatropfen werden mit einer Verdünnungslösung ausgestrichen und fixiert. Zur Anfärbung eignet sich gut die Färbung nach Papanicolaou, die ansonsten in der gynäkologischen Zytodiagnostik (z. B. Vaginalabstriche) Verwendung findet.

> **Klinik!**
> Im Rahmen der klinischen Fertilitätsdiagnostik beim Mann wird durch Masturbation frisch gewonnenes Ejakulat ungefärbt mikroskopisch untersucht. Neben der Morphologie der Spermien werden auch ihre Dichte (pro ml) und ihre Motilität beurteilt. Zur Quantifizierung werden Zählkammern verwendet.

5.11 Weibliche Geschlechtsorgane

5.11.1 Einführung

Zu den weiblichen Geschlechtsorganen gehören (➚ Abb. 5.108):

- Eierstock (Ovar)
- Eileiter (Tuba uterina)
- Gebärmutter (Uterus)
- Scheide (Vagina)
- äußere Geschlechtsteile
- Plazenta (temporär angelegtes Organ während der Schwangerschaft).

5.11.2 Ovar

Einführung

Die paarigen Ovarien sind die Keimdrüsen (Gonaden) der Frau. In ihnen entwickelt sich die Eizelle. Außerdem bilden sie Hormone, die für den weiblichen Geschlechtszyklus wichtig sind.

Die Ovarien liegen, vom Ligamentum latum umgeben, fast ganz **intraperitoneal** und sind über verschiedene Bänder am Uterus und an der Beckenwand befestigt. Über das **Lig. supensorium ovarii** erreichen die Gefäße das Ovar und treten am extraperitoneal gelegenen **Hilus** in das Organ ein (**Mesovar**).

Das Ovar ist von einem einschichtigen, flachen bis isoprismatischen Mesothel mit Mikrovilli überzogen, dem

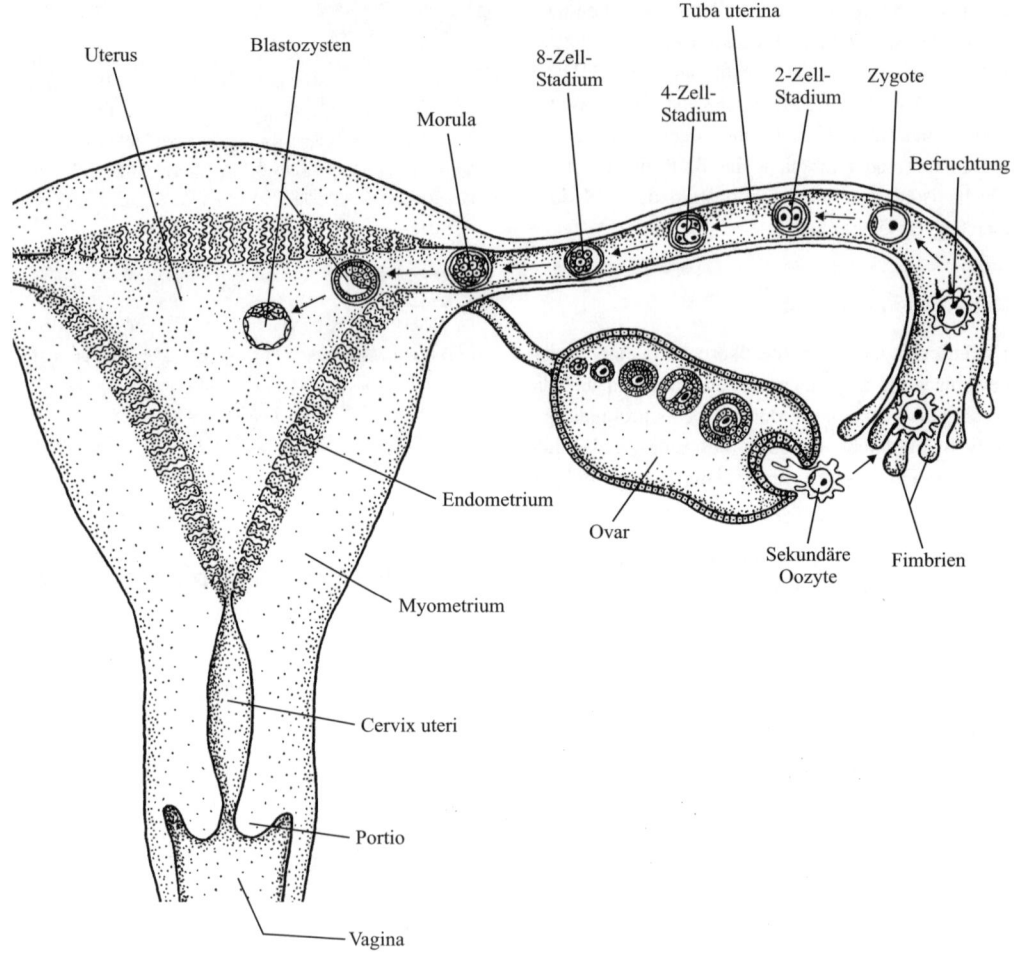

Abb. 5.108: Weibliche Geschlechtsorgane – Übersicht

sog. **Peritonealepithel** (↗ Abb. 5.109). Dieses wird als *Keimepithel* bezeichnet, da man früher irrtümlich die Mesothelzellen als Urgeschlechtszellen betrachtete. Das Peritonealepithel fehlt an der Ansatzstelle des Mesovars im Hilusbereich. Unter dem Peritonealepithel liegt eine **Tunica albuginea** aus straffem, dichtem kollagenfaserigen Bindegewebe, die das Ovar als Kapsel überzieht und seine weißliche Farbe bedingt. Innerhalb der Kapsel findet man Rinde und Mark:

- Die **Rinde (Cortex ovarii)** besteht aus einem sehr zellreichen, *spinozellulären Bindegewebe (Stroma ovarii)*, in dem die einzelnen Stadien der Follikelentwicklung liegen (↗ unten). Die fibroblastischen Stromazellen unterliegen ebenfalls zyklischen Veränderungen. Subpopulationen der Stromazellen sind zur Steroidhormonsynthese fähig. Während einer Schwangerschaft können sie Lipide einlagern.
- Das **Mark (Medulla)** besteht aus einem lockeren Stroma und enthält zahlreiche Gefäße und Nerven. Im Mark können kleine, mit isoprismatischem oder Flimmerepithel ausgekleidete Hohlräume angeschnitten sein (**Rete ovarii**), bei denen es sich um Reste des Wolff-Ganges handelt. Das Mark setzt sich in das Hilum fort. *Hilum-Zellen* sind zu kleinen Gruppen zusammengelagert und ähneln in ihrem Aussehen den Leydig-Zwischenzellen des Hodens. Die am Hilus eintretenden und zum Mark ziehenden Arterien werden aufgrund ihres Verlaufs als *Ranken- oder Spiralarterien* bezeichnet. In Präpa-

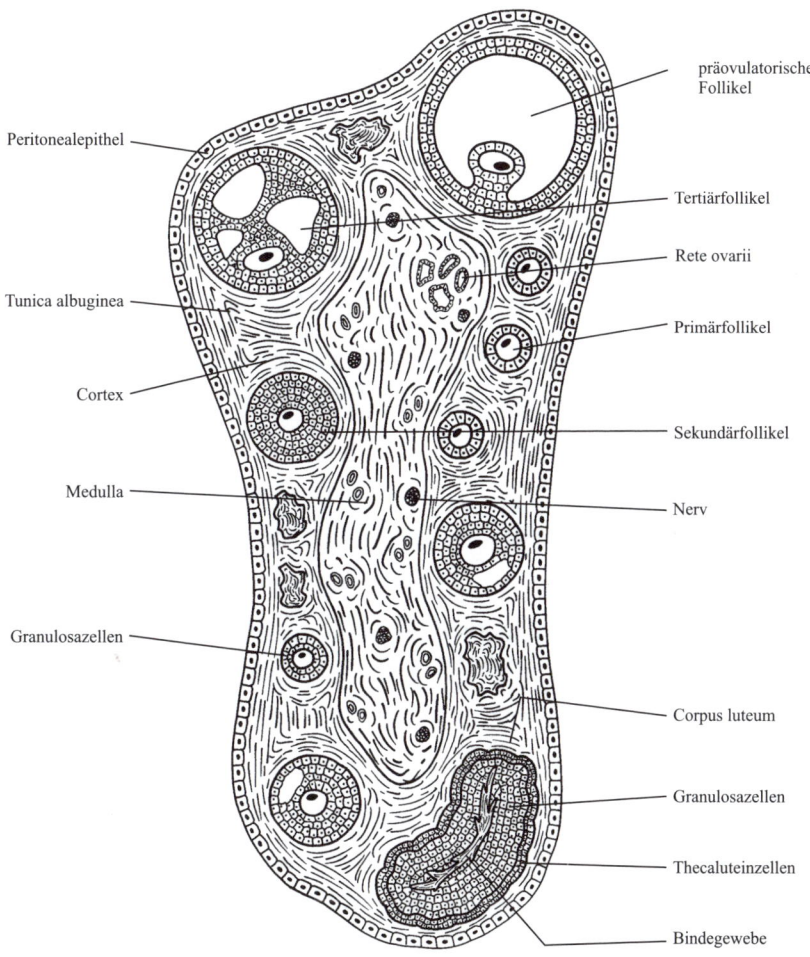

Abb. 5.109: Ovar – Übersicht

raten vom Menschen zeigen sie oft arteriosklerotische Veränderungen.

Oogenese

Im Gegensatz zur Spermiogenese ist die Vermehrungsphase der **Eizellen (Oozyten, Ovozyten)** bereits vor der Geburt beendet. Während der 5.–6. SSW wandern die **Urgeschlechtszellen (Gonozyten)** in die Anlage des Ovars ein.

- Durch *mitotische Teilungen* bilden sich bis zur 20. SSW ca. 6 Millionen **Oogonien (Ureier)**. Diese degenerieren bis auf einen Klon, aus dem die **primären Oozyten** hervorgehen, die sich pränatal vermehren. Während dieser Entwicklungsstadien sind die Geschlechtszellen von Keimsträngen umgeben. Dies sind strangförmige Epithelansammlungen, die vom embryonalen Oberflächenepithel des Ovars ausgehen.
- Die primären Oozyten teilen sich nun *meiotisch*. Noch während der Embryonalzeit durchlaufen sie die S-Phase der Meiose. Anschließend verharren sie in der Prophase der 1. Reifeteilung (im Diktyotän, meiotische Arretierung) bis kurz vor der jeweiligen **Ovulation (Eisprung)** im gebärfähigen Alter.
- Nach Vollendung der 1. Reifeteilung kurz vor dem Eisprung ist der diploide auf einen haploiden Chromosomensatz reduziert. Die entstandenen Zellen sind der sog. **sekundäre Oozyt** und das Polkörperchen. Während Letzteres zugrunde geht, beginnt

der sekundäre Oozyt noch im Follikel mit der 2. Reifeteilung. Diese wird wiederum in der Metaphase unterbrochen und erst bei der Befruchtung nach erfolgter Ovulation vollendet.

Stadien der Follikelentwicklung

Die **primären Oozyten** sind von einem Epithel umhüllt und werden als **Ovarialfollikel** bezeichnet. Das Follikelepithel ernährt den Ovarialfollikel und produziert entwicklungsspezifisch Hormone.

> **Merke!**
> Unter einem Follikel (Ovarialfollikel) versteht man eine Oozyte mit dem dazugehörigen Follikelepithel.

Bis zum Eisprung machen die Follikel eine charakteristische Entwicklung (**Follikulogenese**) durch:

- **Primordialfollikel** entwickeln sich aus primären Oozyten und liegen in großer Zahl in der Rinde. Das Follikelepithel ist einschichtig und flach. Die Oozyte ist schwach angefärbt und besitzt einen bläschenförmigen Kern mit deutlichem Nukleolus. Kernnah kann man eine verdichtete Zone (Balbiani-Komplex) beobachten, die Mitochondrien, Golgi-Apparat, Vesikel u. a. enthält (↗ Abb. 5.110).
- **Primärfollikel** (↗ Abb. 5.111): Das Follikelepithel erscheint einschichtig iso- bis hochprismatisch. Zwischen ihm und der Oozyte entwickelt sich ein Spaltraum, in den amorphes, extrazelluläres Material abgelagert wird. In Ovarien von Frauen über 35 Jahre sieht man Primärfollikel nur noch selten.
- **Sekundärfollikel** (↗ Abb. 5.112) enthalten eine durch vermehrte Proteinaufnahme und Lipidansammlungen vergrößerte Oozyte. Das Follikelepithel ist mehrschichtig. Es besteht aus bis zu fünf Schichten hochprismatischer Zellen, die durch Gap junctions miteinander verbunden sind. Lichtmikroskopisch erscheinen die Epithelzellen granuliert, weshalb sie als **Granulosazellen** bezeichnet werden. Sie synthetisieren Steroidhormone, v. a. Östrogene und Progesteron. An der Grenze zwischen Oozyte und Granulosazellschicht ist eine amorphe, basalmembranähnliche Struktur entstanden, die **Zona pellucida** (Glashaut). Sie besteht aus Basalmembrankomponenten, die von Oozyte und Epithelzellen gebildet werden, und kann spezifisch mit der PAS-Färbung dargestellt werden. Fortsätze der Granulosazellen perforieren die Zona pellucida und geben Substanzen an die Oozyte ab. Die fibroblastischen Stromazellen an der Peripherie des Follikels haben sich zirkulär angeordnet und sind vergrößert. Sie bilden die **Theca folliculi** (Thekaorgan), die sich später in eine innere und äußere Schicht teilt. Theca und Granulosazellschicht sind durch eine Basalmembran voneinander getrennt.
- Der **Tertiärfollikel** (Bläschenfollikel) (↗ Abb. 5.113) ist ca. 1 cm groß. Das Follikelepithel besteht aus 6–12 Schichten flacher, sternförmiger Zellen. Die weiten Interzellularspalten verschmelzen stellenweise zu spalt- und bläschenförmigen Hohlräumen (**Follikelhöhlen**) und füllen sich mit einer

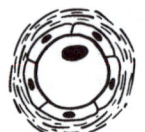

Abb. 5.110: Primordialfollikel

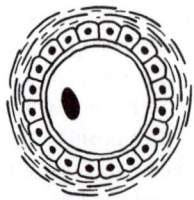

Abb. 5.111: Primärfollikel

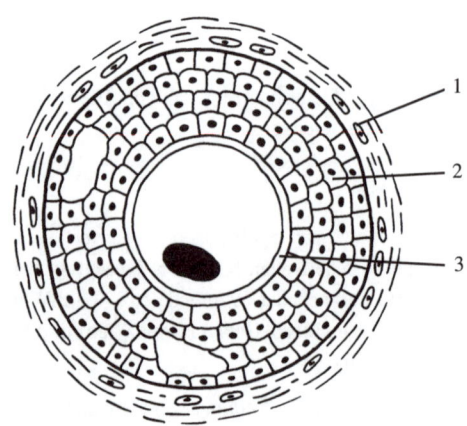

1 = Theca folliculi
2 = Granulosazelle
3 = Zona pellucida

Abb. 5.112: Sekundärfollikel

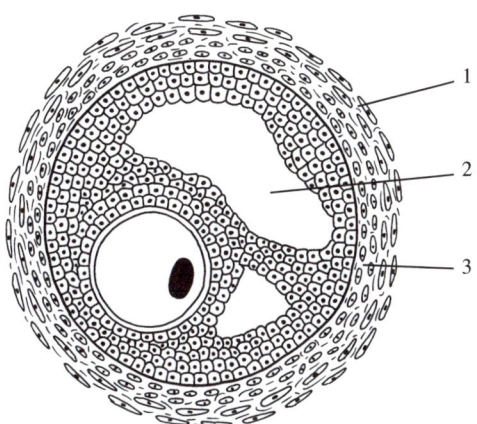

1 = Theca externa
2 = Follikelhöhle
3 = Theca interna

Abb. 5.113: Tertiärfollikel

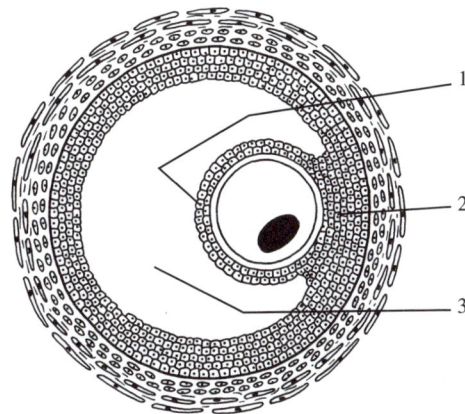

1 = Corona radiata
2 = Comulus oophorus
3 = Antrum folliculi

Abb. 5.114: Graaf-Follikel

Flüssigkeit, dem hyaluronsäurereichen **Liquor folliculi**, der ein Produkt der Granulosazellen ist. In unmittelbarer Nachbarschaft der Oozyte sind die Follikelzellen noch hochprismatisch. Die Theca folliculi weist eine deutliche Zweischichtung auf:

– Die innere **Theca interna** besteht aus spindelförmigen und epithelialen Zellen mit deutlichen Zeichen der Produktion von Steroidhormonen (viel geR, tubuläre Mitochondrien etc.). Hier werden u. a. *Östrogene* synthetisiert, die z. B. auf die Schleimhaut des Uterus wirken. Zur schnellen endokrinen Hormonabgabe ist die Schicht gut vaskularisiert.

– Die **Theca externa** besteht aus spindelförmigen Stromazellen, die glatten Muskelzellen ähneln. Zwischen ihnen liegen retikuläre Fasern und Blutgefäße.

- **Graaf-Follikel** (↗ Abb. 5.114): Das Endstadium der Follikelreifung ist der reife, präovulatorische oder Graaf-Follikel, der etwas größer als 1 cm ist und oft die äußere Ovaroberfläche vorbuckelt. Im Innern hat sich eine zusammenhängende Follikelhöhle (**Antrum folliculi**) gebildet, die mit Liquor folliculi gefüllt ist. Die Oozyte sitzt in einer hügelartigen Vorwölbung aus Follikelepithelzellen (Eihügel, **Cumulus oophorus**). Follikelepithelzellen sind außerdem strahlenkranzförmig um die Oozyte angeordnet (**Corona radiata**). Am Ende lockert sich die Verbindung zur randständigen Auskleidung der Höhle, sodass die Oozyte mit Corona frei im Liquor schwimmt. Der Follikel ist weiterhin von der zweischichtigen Theca umgeben. Der Graaf-Follikel hat eine Größe von ca. 15–25 mm.
- Während des Stadiums des Graaf-Follikels wird die erste Reifeteilung der Meiose vollendet und das erste Polkörperchen abgestoßen. Die Oozyte tritt nun in die zweite meiotische Teilung ein, in der sie als Ovum befruchtungsfähig wird.

Theoretisch kann man die einzelnen Follikelstadien gleichzeitig im Ovar der geschlechtsreifen Frau antreffen, obwohl die Endstadien nur von sehr wenigen Follikeln erreicht werden.

> **✎ Praktikum!**
>
> Bei Tieren mit Mehrlingsgeburten und anderen Geschlechtszyklen als beim Menschen sind tatsächlich alle Stadien zu beobachten, sodass in vielen histologischen Kursen Ovarien solcher Tiere gezeigt werden.

Ovulation

Die Ovulation (Eisprung) wird in der Mitte des Menstruationszyklus (ca. 14. Tag) durch die Hormone LH und FSH sowie den Abfall des Östrogenspiegels ausgelöst. Es kommt zu einer oberflächlichen **Ischämie** des Ovars (Farbänderung der Oberfläche: **Stigma**), die zu einer Diskontinuität des Oberflächenepithels führt. Durch enzymatische Auflösung reißt die Follikelwand. Das noch von der Corona radiata umschlossene Ovum wird mit etwas Liquor und Blut vom Ovar abgestoßen und von den Fimbrien der Tuba uterina aufgefangen. Im Infundibulum der Tuba uterina (↗ Kap. 5.11.3) muss innerhalb von ca. 24 h eine Befruchtung erfolgen, ansonsten geht das Ei zugrunde und wird aufgelöst. Pro Zyklus wird im Normalfall ein Ovum abgestoßen. Bei der Abstoßung mehrerer Ovi kann es nach einer Befruchtung zu einer Mehrlingsschwangerschaft kommen.

Corpus luteum

Nach der Ovulation bildet sich aus Follikelepithel und Thekaorgan eine temporäre endokrine Drüse, der **Gelbkörper (Corpus luteum):** Gleich nach der Ovulation kommt es zu Einblutungen in die Follikelhöhle (**Corpus haemorrhagicum, Corpus rubrum**), zur Einsprossung neuer Gefäße und schließlich zur raschen bindegewebigen Organisation der Follikelhöhle, die etwa 10 Tage nach der Ovulation abgeschlossen ist. Um das Corpus rubrum herum können Makrophagen und Granulozyten auftreten. Aus den Follikelepithelzellen entwickeln sich die **Granulosaluteinzellen**, große, azidophile Zellen mit Lipidtropfen im Zytoplasma. Sie sezernieren *Progesteron*, ein Hormon, das u. a. am Uterus wirkt und am Ovar selbst zur Hemmung der Follikelbildung führt. Lipochrome der Granulosaluteinzellen führen zur Gelbfärbung des Corpus luteum. Die außen gelegenen **Thekaluteinzellen** haben sich v. a. aus der Theca interna entwickelt. Die Zellen sind kleiner und dunkler als die Granulosaluteinzellen und produzieren v. a. *Östrogene*. Zur Aufrechterhaltung des Corpus luteum ist die kontinuierliche Sekretion des luteinisierenden Hormons (LH) aus der Hypophyse nötig.

> **Praktikum!**
> Vor allem bei Tieren kann der Gelbkörper so groß werden, dass er histologisch große Teile des Ovars ausfüllt.

Das weitere Schicksal des Gelbkörpers kann folgendermaßen aussehen:

- Beim Ausbleiben einer Schwangerschaft nimmt die Aktivität von LH, sekundär also auch die Hormonsekretion des Corpus luteum kontiuierlich ab und erlischt schließlich. Die Menstruation setzt ein und der Gelbkörper degeneriert nach ca. 14 Tagen (**Regression**). Er wird zystisch (**Corpus luteum cysticum**/menstruationis) und vernarbt schließlich bindegewebig (**Corpus albicans**, ↗ unten).

- Beim Eintreten einer Schwangerschaft entwickelt sich das Corpus luteum zum bis zu 2 cm großen Schwangerschaftsgelbkörper (**Corpus luteum graviditatis**), der ca. 6 Monate im Ovar bestehen bleiben kann. Er sezerniert nach wie vor Progesteron, das antiovulatorisch wirkt, sowie andere Schwangerschaftshormone. Er selbst wird durch das Plazenta-Hormon Choriongonadotropin (HCG) erhalten und später zu einem Corpus albicans (↗ unten) umgewandelt.

Follikelatresie

Follikel können während allen Entwicklungsstadien untergehen. Vor allem während der Hormonumstellung (z. B. Pubertät, Schwangerschaft) kommt es häufig zu Follikelatresien. Granulosazellen gehen durch Apoptose (↗ Kap. 3.9.2) zugrunde. Während Primär- und Sekundärfollikel restlos abgebaut werden können, kommt es bei allen späteren Entwicklungsstadien sowie beim Untergang von Gelbkörpern zu Narbenbildung. Die aus straffem kollagenfaserigen Bindegewebe bestehenden Narben erscheinen mit dem bloßen Auge weißlich und werden deshalb als **Corpora albicantia** bezeichnet. In menschlichen Ovarien sind Corpora albicantia häufig anzutreffen.

> **Praktikum!**
> Wichtige Erkennungszeichen Ovar:
> - grobe Gliederung Mark – Rinde (mit Tunica albuginea)
> - Überzug aus „Keimepithel"
> - typische Stadien der Follikelentwicklung
> - Gelbkörper
> - atretische Follikel.

5.11.3 Tuba uterina

Einführung

Die Tuba uterina (Eileiter, Salpinx) ist ein ca. 10–20 cm langes, bewegliches, schlauchförmiges, muskuläres Hohlorgan (↗ Abb. 5.108). Mit dem *Ostium abdominale* (Bauchhöhlenöffnung) ist sie der Peritonealhöhle bzw. dem Ovar zugewandt, mit dem *Ostium uterinum tubae* mündet sie in den Uterus. Von lateral nach medial unterscheidet man folgende Abschnitte:

- **Infundibulum tubae uterinae:** trichterförmig, mündet mit dem Ostium abdominale. Besitzt fransenartige Fortsätze (Fimbrien), die sich vor der

Ovulation an die Stelle des erwarteten Eisprungs anlegen. Auf histologischen Präparaten des Ovars können periphere Fimbrien angeschnitten sein.
- **Ampulla tubae uterinae:** längster Abschnitt, weites Lumen.
- **Isthmus tubae uterinae:** verengte Stelle kurz vor dem Uterus.
- **Pars uterina tubae uterinae:** innerhalb der Uteruswand verlaufender Abschnitt, mündet mit Ostium in die Höhlung des Uterus.

Histologie

Der histologische Aufbau der einzelnen Abschnitte ist prinzipiell gleich, aber es gibt regionale Unterschiede. Im Idealfall liegt ein Querschnittspräparat der Tube vor. In der schwächsten Vergrößerung erkennt man ein enges Lumen, das durch bäumchenartig verzweigte Falten (**Plicae tubarinae**) verlegt ist. Bei höherer Vergrößerung ergibt sich folgende Schichtung (↗ Abb. 5.115 und 5.116):

- **Tunica mucosa:** Die Schleimhaut ist aus labyrinthartigen, verzweigten Plicae aufgebaut, deren Höhe uteruswärts abnimmt. Ihr **Epithel** ist einschichtig, meist hochprismatisch und besteht aus folgenden Zellen:
  - *Flimmerzellen* sind kinozilientragende Zellen, deren Schlag zum großen Teil in Richtung Uterus erfolgt. Der Zilienschlag fördert den Eitransport Richtung Uterus; die Spermien müssen dagegen gegen den Strom in der Tube anschwimmen.
  - *Sezernierende Zellen* sitzen einzeln oder in Gruppen zwischen den zilientragenden Epithelien. Sie ähneln Becherzellen und sind basal schlank, apikal meist durch Schleimmassen erweitert. Sie besitzen kurze, plumpe Mikrovilli und produzieren ein neutrales bis saures Sekret, das wichtige Substanzen für die Reifung der Eizelle sowie v. a. der Spermien (Kapazitation) enthält und die Befruchtungsvorgänge fördert (z. B. Glukose, Elektrolyte, Aminosäuren). Die Zellen sind v. a. nach der Ovulation aktiv.
  - *Stiftchenzellen* haben ein helles Zytoplasma. Sie sind wahrscheinlich „erschöpfte" sezernierende Zellen, die ihr Sekret vollständig ausgestoßen haben. Gelegentlich tauchen intraepitheliale Lymphozyten auf.
- Die **Lamina propria mucosae** besteht aus lockerem Bindegewebe und enthält Gefäße sowie freie Zellen. Im Falle einer Tubargravidität kann sie sich zu einer Art Dezidua (↗ Kap. 5.11.7) umwandeln.
- **Tunica muscularis:** Die glatte Muskulatur der Tube, die in Form von gegenläufigen Spiralsystemen angeordnet ist, nimmt zum Isthmus hin zu und erscheint dreischichtig (innen längs, in der Mitte

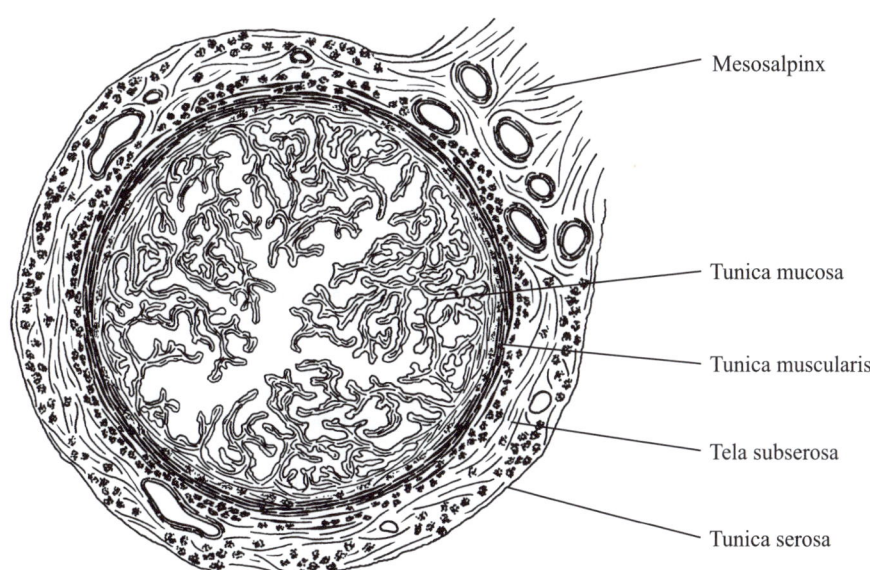

Abb. 5.115: Tuba uterina – Querschnitt

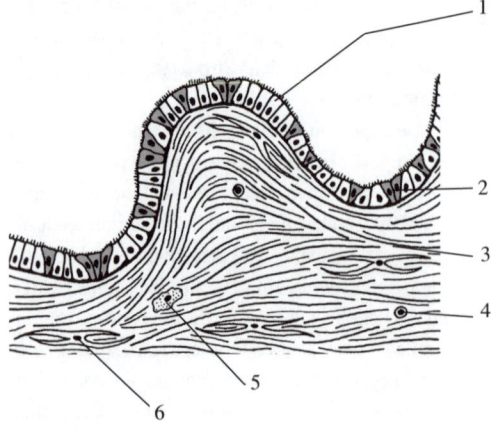

1 = Flimmerzellen
2 = sezernierende Zellen
3 = Lamina propria
4 = Lymphozyt
5 = Histiozyt
6 = Fibrozyt

Abb. 5.116: Tuba uterina – Schleimhaut

> **Praktikum!**
> Wichtige Erkennungszeichen Tube:
> - auffälliges Schleimhautfalten-Labyrinth
> - einschichtiges Epithel aus Flimmerzellen und sezernierenden Zellen
> - Muskelschicht.

5.11.4 Uterus

Einführung

Der Uterus (Gebärmutter) ist ein birnenförmiges, abgeflachtes Hohlorgan, das im Lig. latum uteri, einer Bauchfellduplikatur, liegt (↗ Abb. 5.108). Makroskopisch werden **Corpus uteri** mit Fundus, **Isthmus uteri** mit dem sog. inneren Muttermund, **Cervix uteri** sowie eine **Portio vaginalis uteri** unterschieden. Letztere stülpt sich in den kranialen Teil der Vagina vor. Das Lumen des Uterus (**Cavitas uteri**) misst normalerweise 3–5 mm. Im Bereich der Zervix wird es als *Canalis cervicalis* bezeichnet, der sich an der Portio in den *äußeren Muttermund (Ostium uteri)* öffnet.

Histologie

Der Uterus besitzt einen typischen Schichtenbau, der auf Schnitten durch die Wand gut zu erkennen ist. Von außen nach innen unterscheidet man:

- **Perimetrium** (entspricht einer Adventitia bzw. der Serosa)
- **Myometrium** (Muskelschicht des Uterus)
- **Endometrium** (Schleimhaut).

Der Zervix- und Portiobereich weisen Besonderheiten auf, die weiter unten beschrieben werden.

Perimetrium

Zum **Perimetrium** gehört dort, wo ein Bauchfellüberzug angeschnitten ist, eine Tunica serosa mit Peritonealepithel und einer dünnen, bindegewebigen subserösen Schicht, die oft ohne deutliche Grenze in das Myometrium übergeht. Ansonsten bildet sie eine Art Adventitia.

Myometrium

Das Myometrium stellt die dickste Schicht in der Uteruswand dar. Sie kann bis zu 2 cm breit sein. Grob kann man das Myometrium in drei Schichten einteilen:

ringförmig, außen längs). Funktionell unterscheidet man eine innere, tubeneigene (autochthone) Muskulatur, die peristaltische Wellen hervorruft, von einer äußeren subperitonealen, peri- und intervaskulären Muskulatur, die für die Lageveränderungen der Tube in Bezug auf ihre Nachbarorgane verantwortlich ist.

- **Tunica subserosa** und **Tunica serosa:** Eine subseröse, gefäßreiche Bindegewebsschicht und ein Mesothel schließen die Tube nach außen ab.

> **Klinik!**
> Nach Entzündungen *(Salpingitis)* können die Falten der Mukosa verkleben und das eh schon enge Lumen verschließen. Dies kann ein Aufsteigen der Spermien (Sterilität) oder ein Weiterwandern des befruchteten Eis verhindern. Die Frucht kann sich in die Tubenschleimhaut einnisten *(Eileiterschwangerschaft, Tubargravidität).*

Auch die Tuba uterina unterliegt zyklischen Veränderungen. Zur Zyklusmitte werden die Epithelzellen höher, die Sekretion verstärkt sich. Periovulatorisch füllt sich die Muskulatur mit Blut, wird fest und führt Kontraktionen durch. Insgesamt werden in der Zyklusmitte optimale Voraussetzungen für eine Befruchtung geschaffen, die meist im ampullären Abschnitt des Eileiters erfolgt.

- Eine **äußere** und eine **innere muskelreiche Schicht**, in der die Fasern meist longitudinal verlaufen. Die Muskelzellen sind lang und verlaufen in Spiraltouren. In ihrer Gesamtheit bilden sie eine Art Maschenwerk.
- Dazwischen liegt eine etwas lockerer gebaute **Bindegewebsschicht**, die sehr gefäßreich ist (**Str. vasculosum**). Das Bindegewebe weist kräftige kollagene Fasern (v.a. Kollagene Typ I und III) sowie elastische Fasern auf. Die typischen Bindegewebszellen sind *Myofibroblasten*. Sie sind in der ersten Zyklushälfte sekretorisch (Kollagenbiosynthese!), in der zweiten Hälfte kontraktil tätig.
- Die Arterien verlaufen spiralig oder korkenzieherartig (Spiralarterien), sodass sie sich Kontraktionen bzw. Dehnungen des Myometriums anpassen können. Außerdem kommen venöse Plexus, Lymphgefäße und Nervenfasern vor.

Starke **Kontraktionen** des Myometriums laufen während der Menstruation (Ausstoßung der Schleimhaut) oder beim Orgasmus ab. Zu Beginn einer Schwangerschaft lockert sich das Myometrium auf und entfaltet sich dann unter Östrogeneinfluss. Vor allem kommt es zu einer Hypertrophie der Muskelfasern. Nach der Menopause kommt es zur Atrophie des fibromuskulären Gewebes.

> **Klinik!**
> **Leiomyome** sind häufig auftretende, gutartige knotenförmige Geschwülste der glatten Muskulatur des Myometriums.

Endometrium

Schichten des Endometriums
Das Endometrium ist die Schleimhautschicht der Gebärmutter und besteht aus einem Epithelüberzug mit einer darunter liegenden Lamina propria:

- Das **Epithel** ist einschichtig und hochprismatisch. Die Zellen tragen Mikrovilli (Bürstensaum) und stellenweise auch Kinozilien. Sie können sekretorisch aktiv sein. Das Epithel stülpt sich zu tubulären **Uterusdrüsen (Gll. uterinae)** ein, deren Struktur zyklusabhängig wechseln kann (↗ unten). Die Drüsen können bis in das Stratum basale hinabreichen.
- Die **Lamina propria mucosae** gliedert sich in ein Str. functionale und ein Str. basale:
  - Das **Str. functionale** (Functionalis) unterliegt zyklischen Veränderungen und wird bei der Menstruation abgestoßen (↗ unten). Es besteht aus einem zellreichen und faserarmen, mesenchymartigen Bindegewebe mit einem hohen Proteoglykan-Anteil. Man kann eine apikale, dichtere Schicht (*Str. compactum*) von einer lockeren, basalen Schicht (*Str. spongiosum*) unterscheiden. Im Str. functionale verlaufen zahlreiche spiralige Arterien (*Spiralarterien*) sowie Lymphgefäße und Nerven. Neben fibroblastischen Zellen kommen Makrophagen und Lymphozyten vor.
  - Das **Str. basale** (Basalis) bleibt immer mit der Wand verhaftet und bildet eine Grenzschicht zum Myometrium. Die ca. 1 mm dicke Schicht besteht aus einem eher straffen Bindegewebe. In ihm liegen sog. Basalarterien, aus denen die Spiralarterien entspringen, die ins Str. functionale ziehen.

Zyklusveränderungen des Endometriums
Die Schleimhaut unterliegt starken zyklischen Veränderungen, sodass histologisch eine Zuordnung zu bestimmten Zyklusphasen möglich ist (↗ Tab. 5.2 Ovulatorischer Zyklus).

- **Proliferationsphase** (5.–14. Zyklustag): Die erste Hälfte des Zyklus wird durch **Östrogen** beeinflusst (*östrogene Phase*). In dieser Phase regeneriert sich die während der Regelblutung abgestoßene Schleimhaut. Histologisches Charakteristikum ist die Proliferation des Oberflächenepithels und der Drüsen bzw. des Str. functionale (↗ Abb. 5.117). Als Zeichen der Zellvermehrung sind viele *Mitosen* zu erkennen. Die Drüsen beginnen, in die Tiefe zu wachsen, und können dabei ein zwei- bis mehrreihiges, hochprismatisches Epithel aufweisen. Von basal sprossen neue Blutgefäße ein.
- **Sekretionsphase** (15.–24. Zyklustag): Nach der Ovulation in der Zyklusmitte, die durch einen charakteristischen kurzen Anstieg der Hypophysenhormone LH und FSH verursacht wird, ist das bestimmende Hormon dieser Zyklusphase das vom Corpus luteum gebildete **Progesteron.** Deswegen wird diese Phase auch als Lutealphase bezeichnet. Die Schleimhaut verdickt sich und kann eine Höhe von bis zu 8 mm erreichen. Typische histologische Veränderungen sind (↗ Abb. 5.118):
  - *Vergrößerung der Gll. uterinae:* gezackte Ausbuchtungen der Drüsenwände („*Sägezahnform*"), basal korkenzieherartige Schlängelung.

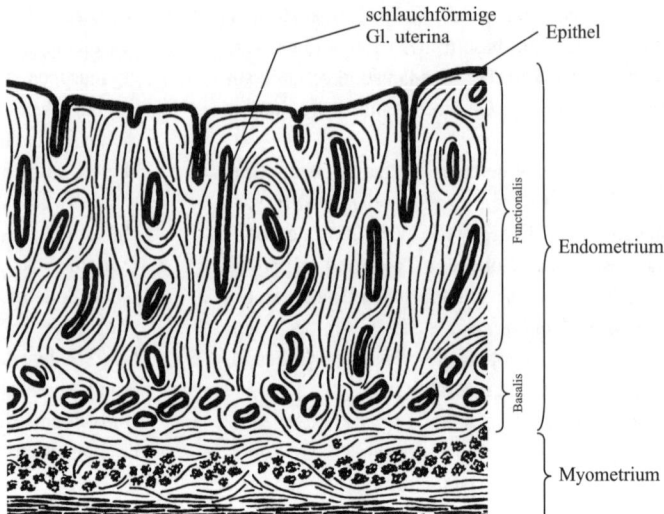

Abb. 5.117: Endometrium – Proliferationsphase

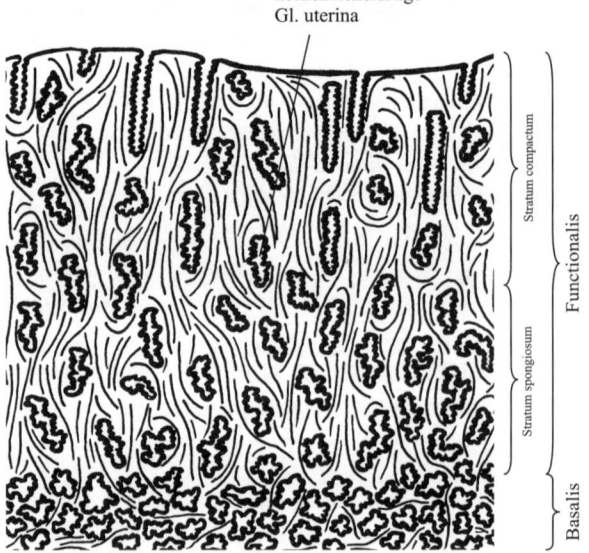

Abb. 5.118: Endometrium – Sekretionsphase

Starke Sekretabsonderung (auf histologischen Präparaten eingetrocknetes Sekret im Lumen).
- *Drüsenepithelveränderungen:* basal Einlagerung eines glykogenreichen Sekretes (retronukleäre Vakuole) mit Verdrängung des Kerns nach apikal; in der späten Sekretionsphase verschwinden die Vakuolen wieder.
- *Struktur des Stratum functionale:* deutliche Ausbildung eines subepithelialen *Stratum compactum*, in dem die Drüsenhälse liegen, und eines basalen, lockeren *Stratum spongiosum*.
- *Bindegewebe:* V. a. im Stratum spongiosum treten große, rundliche Zellen auf, die Glykogen und Fett speichern (*Pseudodeziduazellen*); beginnende Wassereinlagerung (interzelluläres **Ödem**).
• **Ischämische Phase** (ab dem 25. Zyklustag): Ist es zu keiner Nidation gekommen, bildet sich das Endometrium zurück. Dies ist v. a. auf die Rückbildung des Corpus luteum und den daraus folgenden Mangel an Progesteron zurückzuführen. Durch Verengung der Gefäßwände und Kontraktionen im

Tabelle 5.2: Ovulatorischer Zyklus			
Zyklusphase	Zyklustag	Hormon	Vorgänge
Desquamationsphase	1.–4. Tag	Progesteron ↓	Hormonentzugsblutung (Menstruation)
Proliferationsphase (Follikelphase)	5.–14. Tag	Östrogen	Schleimhautregeneration mit vielen Mitosen, Follikelreifung
Ovulation		LH/FSH	Eisprung
Sekretionsphase (Lutealphase)	15.–28. Tag	Progesteron	Vergrößerung der Schleimhautdrüsen („Sägeblattform")
Ischämische Phase	intermittierend ab 25. Tag	Progesteron ↓	Rückbildung des Endometriums

Myometrium entsteht im Endometrium ein Sauerstoffmangel *(Ischämie)* und es beginnt zu schrumpfen. Häufig sind *Kernpyknosen* zu beobachten.
- **Desquamationsphase** (1.–4. Zyklustag): Erweiterungen und Einrisse der Gefäße führen zu Schleimhautblutungen. Das Str. functionale wird enzymatisch abgebaut, Epithel- und Stromareste und bis zu 50 ml Blut (Menstruationsblutung) werden durch Kontraktionen des Myometriums abgestoßen. Ausgelöst wird die Menstruationsblutung vor allem durch den Abfall des Progesterons (Hormonentzugsblutung). Zurück bleibt als **Wundfläche** das Str. basale mit einigen Drüsenstümpfen, aus denen sich die Schleimhaut regenerieren kann.

Praktikum!
Wichtige Erkennungszeichen Uterus:
- Wandschichten (Peri-, Myo-, Endometrium)
- Breites Myometrium aus glatter Muskulatur und Bindegewebe
- Endometrium mit Epithelüberzug und Str. functionale und basale sowie Gll. uterinae
- Zyklische Veränderungen der Histologie des Endometriums.

Zervix
Das **Endometrium der Zervix** wird während der Menstruation nicht abgestoßen. Es zeigt blattartige Schleimhautfalten *(Plicae palmatae)*, die von einem einschichtigen, hochprismatischen Flimmerepithel überzogen sind. Tiefe, teilweise verzweigte Epitheleinfaltungen bilden **Zervixdrüsen** (*Gll. cervicales uteri*, ↗ Abb. 5.119), die einen mukösen, alkalischen Schleim absondern und sich während der Schwangerschaft stark vermehren. Der Schleim bildet am äußeren Muttermund einen Pfropf. Seine Viskosität ist zyklusabhängig: Eine hohe Viskosität verhindert ein Eindringen von Mikroorganismen. In der Zyklusmitte, also während der Ovulation, nimmt die Viskosität ab und begünstigt das Eindringen von Spermien in den Uterus. Die Gll. cervicales können durch Verlegung der Drüsenlumina verstopfen und zu *Retentionszysten* umgewandelt werden. Diese werden auch als *Ovula Nabothi* bezeichnet, da man sie früher irrtümlich für Eier (Ovula) hielt.

Das unter der Schleimhaut liegende **Stroma der Zervix** besteht aus einem festen fibromuskulären, proteoglykanhaltigen Bindegewebe. Zum Zeitpunkt der Geburt ändern sich Zusammensetzung und Konsistenz: Das Stroma wird „weich", was die Erweiterung der Zervix (Dilatation, von 1 auf 10 cm) und damit das Austreten des Kindes erleichtert. Ursächlich spielen Veränderungen in der extrazellulären Matrix des Stromas eine Rolle (größere Wasserbindung durch Hyaluronsäure, Auseinanderweichen der kollagenen Fasern, Umbau der kollagenen Faserstruktur).

Praktikum!
Längs- oder Querschnitte der Zervix täuschen die Existenz von glandulären Strukturen vor. Tatsächlich handelt es sich um die stark verzweigten Gll. cervicales, die oft nur dünne Öffnungen an der Oberfläche besitzen.

Klinik!
Zervixschleim kann im Rahmen der gynäkologischen Untersuchung entnommen und auf Objektträger ausgestrichen werden. Nach Trocknung ergeben sich je nach Zyklusphase bestimmte Muster (periovulatorisch z. B. „Farnkrautphänomen").

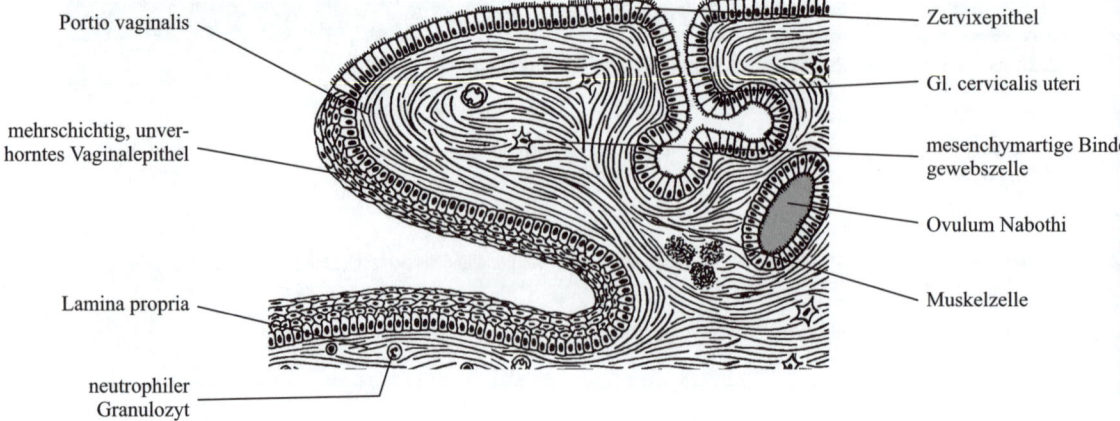

Abb. 5.119: Epithelübergang von Zervix zu Vagina

Portio

Die in das Gewölbe der Vagina hineinreichende Portio vaginalis uteri öffnet sich mit dem äußeren Muttermund zur Vagina hin. Am Muttermund liegt die Grenzzone zwischen dem einschichtigen, hochprismatischen Epithel der Zervixschleimhaut und dem mehrschichtig unverhornten Plattenepithel der Vagina (↗ Abb. 5.119). Die Höhe dieser Grenze ist zyklischen Veränderungen unterworfen (**Umwandlungs-, Transformationszone**): Unter Östrogeneinfluss verschiebt sich das Zervixepithel nach außen auf die Portio *(Ektopie)*, bei Östrogenmangel wandert das Vaginalepithel in den Zervixkanal hinein. Diese Fluktuationen stellen ein Risiko für Fehlsteuerungen dar, unter denen es zu Zellatypien, Dysplasien oder Verhornungen (Leukoplakien) kommen kann, Vorstufen einer möglichen malignen Entartung.

> **Klinik!**
>
> Das **Zervixkarzinom** (Gebärmutterhalskrebs) gehört zu den häufigsten Tumorarten der Frau, auch schon in jüngeren Lebensaltern. Es handelt sich meist um Plattenepithelkarzinome. In der Pathogenese spielen verschiedene Faktoren eine Rolle (genetisch, Dysplasien der Umwandlungszone, Viren, Sexualverhalten etc.). Frühformen des Zervixkarzinoms können als Carcinoma in situ oder als zervikale intraepitheliale Neoplasie längere Zeit bestehen. Zytologisch auswertbare Zervixabstriche stellen ein diagnostisches Standardverfahren in der Gynäkologie dar. Diese werden nach der Methode von **Papanicolaou** angefärbt, mit der sich die Zellarten von Portio und Vagina gut unterscheiden lassen. Zur weiteren histologischen Diagnose bei Verdachtsfällen werden an der Zervix häufig Biopsien entnommen (Probeexzision, kegelförmige Gewebestücke = Konisation).

5.11.5 Vagina

Einführung

Die Vagina ist ein ca. 8–12 cm langer, dehnbarer, dorsoventral abgeflachter Schlauch (↗ Abb. 5.108). Kranial beginnt sie am Uterus mit dem Scheidengewölbe (Fornix vaginae), das die Portio umfasst und mündet kaudal in den Scheidenvorhof (Vestibulum vaginae). Das Vestibulum ist bei Frauen, die noch keinen Geschlechtsverkehr hatten, durch das unvollständige **Hymen** (Jungfernhäutchen (↗ unten) abgeschlossen.

Die **Wand der Vagina** ist nur ca. 3 mm dick und bei jüngeren Frauen mit Querfalten *(Rugae vaginales)* versehen. Histologisch werden *drei Wandschichten* unterschieden: Tunica mucosa, muscularis und adventitia.

Tunica mucosa

Die Vagina ist von einem **mehrschichtigen, unverhornten Plattenepithel** ausgekleidet (↗ Abb. 5.120):

- **Str. superficiale:** eosinophile Zellen mit oft pyknotischen Kernen; ca. 40–60 µm im Durchmesser. Sie bilden zwar Keratohyalingranula, verhornen aber nicht.
- **Intermediärzellen:** basophil, polygonale Zellform; etwa gleiche Größe wie Superfizialzellen.
- **Str. basale, Str. parabasale:** basophile, proliferierende Zellen, die für den Nachschub an Epithelien sorgen. Durchmesser von ca. 12–25 µm, unter Östrogeneinfluss wird in den Epithelzellen *Glykogen*

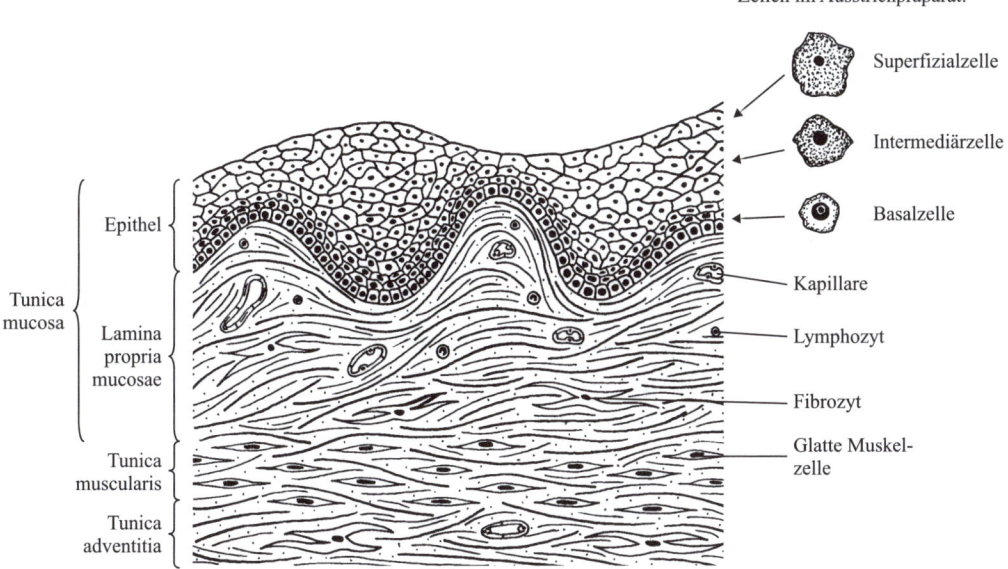

Abb. 5.120: Vagina & Zytologie

gebildet und gespeichert. Das Glykogen aus abgeschilferten Zellen wird von Bakterien (Lactobacillus vaginalis) zu **Milchsäure** abgebaut, sodass in der Vagina ein niedriger pH-Wert von etwa 4 vorherrscht. Dies verhindert eine Ansiedlung pathogener Keime. Das Epithel unterliegt zyklischen hormonellen Veränderungen, wobei sich Epithelhöhe, vorherrschende Zelltypen und ihr Mengenverhältnis zueinander ändern können.

> **Klinik!**
> Vom Vaginalepithel können Abstriche entnommen und Ausstrichpräparate hergestellt werden. Sie werden wie Zervixabstriche nach Papanicolaou angefärbt. Die Untersuchung der Epithelien erlaubt Rückschlüsse auf den aktuellen Status der Geschlechtshormone sowie auf pathologische Prozesse an Vagina und Nachbarorganen (Vaginalzytologie).

In der Kindheit und nach der Menopause ist das Epithel dünn und atrophisch. Das Vaginalepithel Neugeborener ist jedoch durch den Östrogeneinfluss der Mutter gut ausgebildet. In der Schwangerschaft besitzt es die größte Dicke und zeigt eine deutliche Verhornung (Geburtskanal!). Im Alter treten lymphozytäre Infiltrate auf. Es existieren keine Drüsen in der Vaginalschleimhaut.

Die bindegewebige **Lamina propria**, die zu Papillen aufgeworfen ist, enthält viele elastische Fasern, Lymphozyten, Makrophagen und Ansammlungen venöser Plexus, die eine Art Schwellgewebe bilden. Ein seröses, milchiges **Vaginalsekret**, das durch das Epithel sickert, befeuchtet die Scheidenwand (Lubrifikation) und wird bei sexueller Erregung vermehrt abgesondert. Es entsteht durch Exsudation aus den Gefäßen der Propria. Auch Zervixsekret dient der Feuchthaltung der Schleimhaut.

Tunica muscularis

Sie besteht aus glatter Muskulatur, die spiralig durchflochten und mit viel Bindegewebe durchsetzt ist.

Tunica adventitia

Die bindegewebige Adventitia baut die Vagina in den Subperitonealraum ein. Zwischen den Schichten liegen Blutgefäße, Lymphgefäße sowie einige Nervenfasern und Ganglien.

Die gesamte Vaginalwand ist reich an elastischen Fasern (Dehnbarkeit!).

> **Praktikum!**
>
> Wichtige Erkennungszeichen Vagina:
>
> - Mukosa mit mehrschichtig unverhorntem Plattenepithel
> - Fehlen von Drüsen in der Wand.

5.11.6 Äußere Geschlechtsorgane (Vulva)

Die äußeren Geschlechtsorgane sind meist mit mehrschichtig unverhorntem Plattenepithel überzogen, das v. a. im Alter zur Verhornung und Atrophie tendiert.

Vestibulum vaginae (Scheidenvorhof)

Mehrschichtiges, unverhorntes Plattenepithel. In der Lamina propria finden sich Talgdrüsen, die einen Schutzfilm gegen Urin bilden. In der Tiefe liegen **Bulbus vestibuli**, von quergestreifter Muskulatur (M. bulbospongiosus) bedeckte Schwellkörper aus venösen Plexus.

Labia majora (große Schamlippen)

Mit *Fettpolstern* unterlagerte Hautwülste. Mehrschichtiges, meist verhorntes Plattenepithel, meist behaart, z. T. pigmentiert. In der fettreichen Subkutanschicht finden sich Talg- und Schweißdrüsen sowie apokrine Drüsen. Vorkommen glatter Muskelzellen in der Dermis. Fetteinlagerungen und die Entwicklung der apokrinen und Talgdrüsen beginnen erst ab der Pubertät.

Labia minora (Nymphen, kleine Schamlippen)

Gerunzelte *Hautduplikaturen*; mehrschichtiges, unverhortes Plattenepithel, das teilweise verhornt. In der Lamina propria kommen viele Talgdrüsen, aber keine Schweißdrüsen und Haare vor; keine Fettzellen; elastische Fasern, zahlreiche Nervenfasern und sensible Nervenendigungen; z. T. an den Außenseiten pigmentiert.

Hymen

Das Hymen (Jungfernhäutchen) bildet, wenn noch erhalten, als dünne unvollständige Membran die Grenze zwischen inneren und äußeren Geschlechtsorganen. An der Außenseite ist es von einem dünnen mehrschichtigen, verhornten Plattenepithel überzogen, innen von Vaginalepithel.

Klitoris

Histologisch vergleichbar mit dem Penis, vergrößert sich bei sexueller Erregung: Zwei erektile **Corpora cavernosa** enden in einer rudimentären **Glans** mit **Präputium**. Mehrschichtiges, unverhorntes Plattenepithel; zahlreiche Nerven und sensible Nervenendigungen, keine Haare.

Drüsen im Bereich der Vulva

- **Gll. vestibulares majores (Bartholin-Drüsen):** tubuloalveoläre, erbsengroße, paarige Einzeldrüsen im Bereich des Scheidenvorhofs. Endstücke mit einschichtig bis mehrschichtig hochprismatischem Epithel ausgekleidet; mit Ausführungsgängen. Der Schleim aus diesen Drüsen befeuchtet das Vestibulum.
- **Gll. vestibulares minores:** Hirsekorngroße tubulöse Drüsen, liegen um Klitoris und Urethralöffnung.
- **Paraurethraldrüsen** (Skene-Drüsen): liegen um den distalen Abschnitt der Urethra herum, mit Ausführungsgängen.

5.11.7 Plazenta

Einführung

Die scheibenförmige, ca. 500 g schwere **Plazenta (Mutterkuchen)** ist ein während der Schwangerschaft temporär im Uterus angelegtes Organ und dient der Ernährung, dem Stoffaustausch und dem immunologischen Schutz des heranwachsenden Kindes sowie der Bildung wichtiger Schwangerschaftshormone (temporäre endokrine Drüse). Sie wird aus embryonalen und mütterlichen Zellen gebildet. Nach der Entbindung muss die Plazenta als sog. **Nachgeburt** von der mütterlichen Uteruswand abgelöst werden.

Die kindliche Seite der Plazenta ist glatt und von einem Epithel überzogen (Amnionepithel). Von ihr entspringt die Nabelschnur. Die mütterliche Seite ist aufgeraut, septiert und mit der Uteruswand verwachsen.

Entwicklung des Eies und Implantation

Die in der Tuba uterina befruchtete Oozyte macht während ihrer Wanderung in Richtung Uterus mehrere Furchungsteilungen durch (↗ Abb. 5.108 und Abb. 5.121). Ab dem 4. Tag wird sie als **Blastozyste** bezeichnet. Zel-

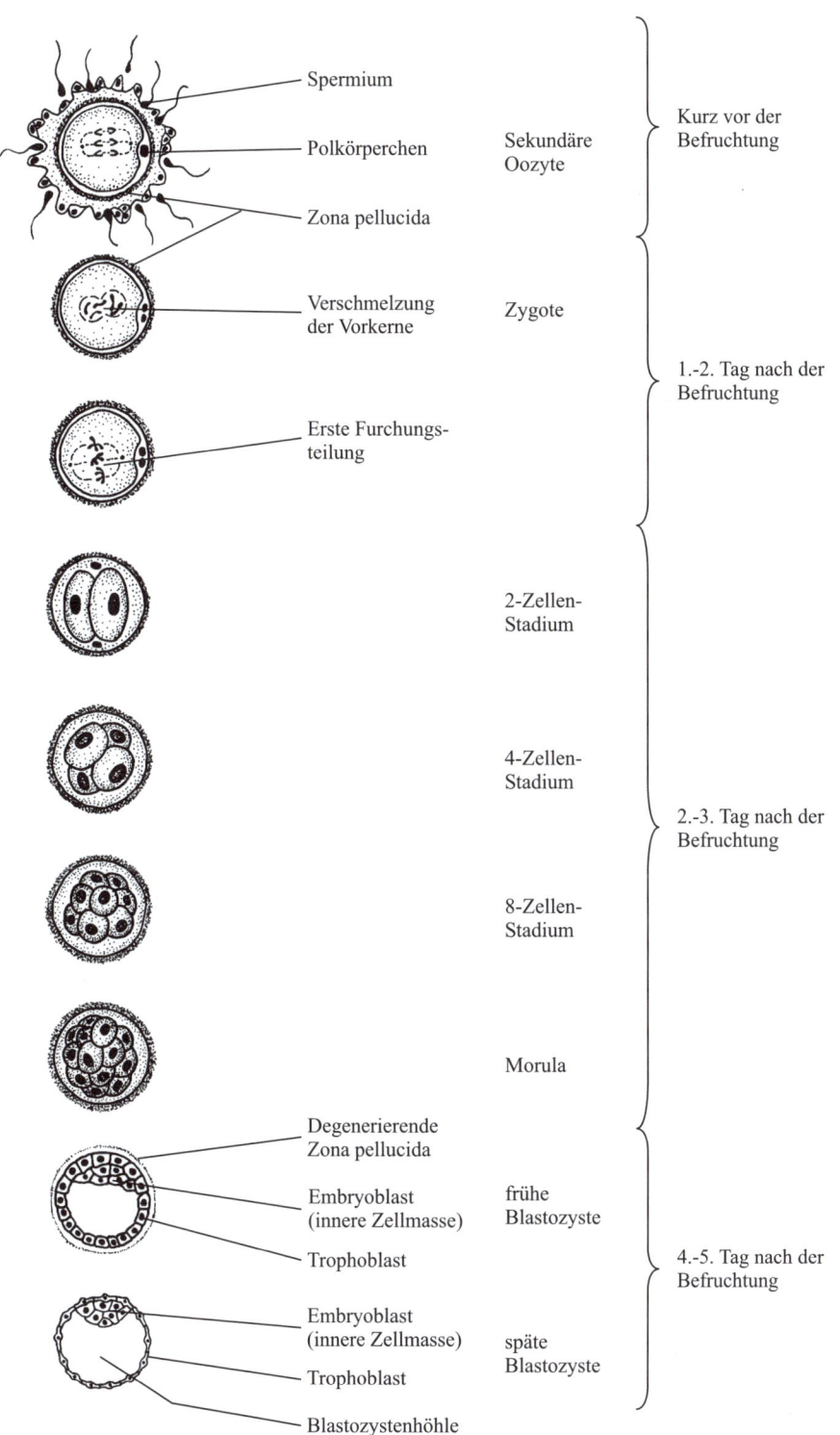

Abb. 5.121: Frühe Keimentwicklung

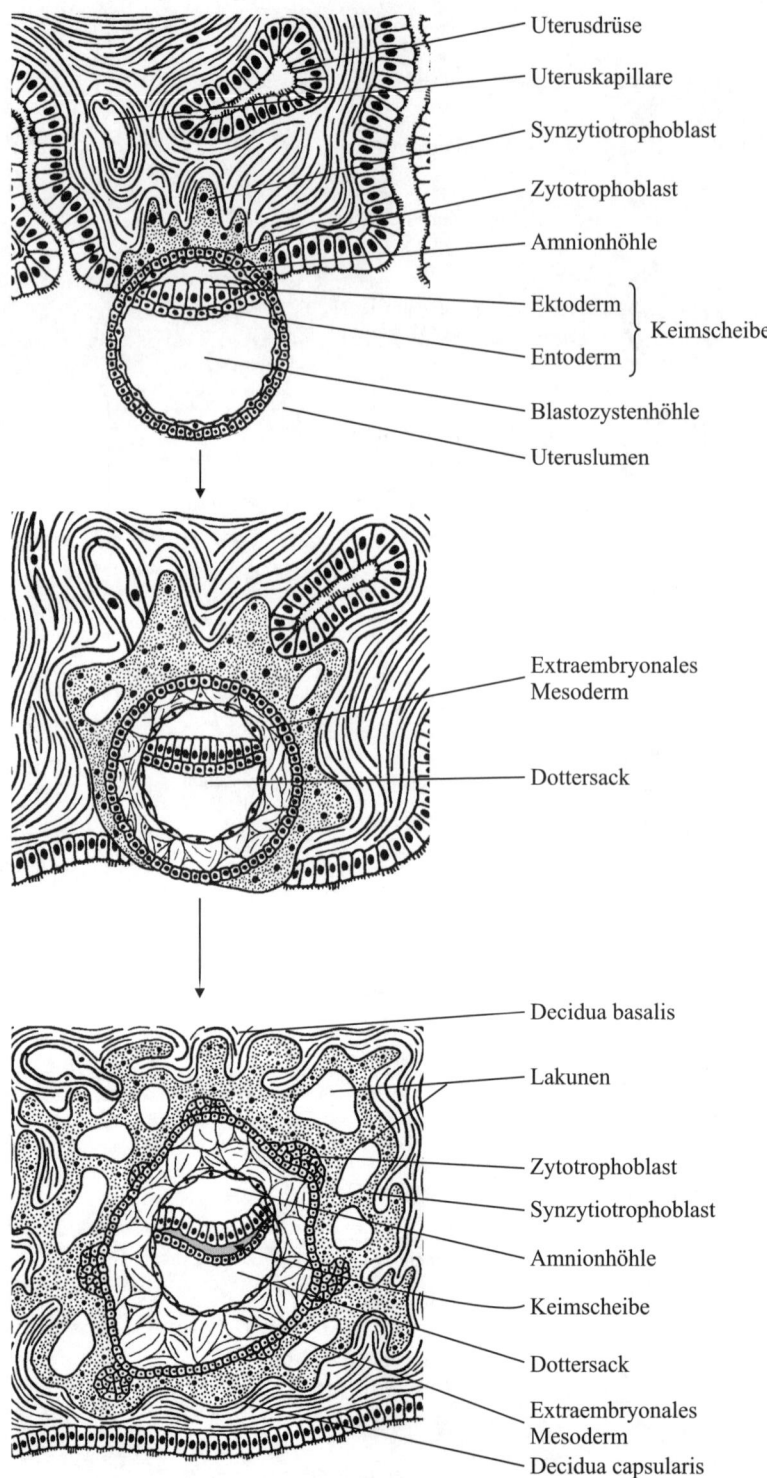

Abb. 5.122: Implantation des Keims

len im Inneren der Blastozyste differenzieren sich zum **Embryoblasten**, aus dem sich der Embryo entwickelt. Zellen, die außen die Zona pellucida begrenzen, werden zu **Trophoblastzellen**, aus denen sich später die kindlichen Teile der Plazenta entwickeln.

Während der Einnistung (Implantation, Nidation) in die Uterusschleimhaut bildet sich eine innere epitheliale Trophoblastschicht (**Zytotrophoblast**) und eine äußere Schicht aus verschmolzenen, synzytialen Trophoblastzellen (**Synzytiotrophoblast**, ↗ Abb. 5.122).

Nach Berühren der Uterusschleimhaut sezerniert der Synzytiotrophoblast proteolytische Enzyme, die zuerst die Epithelschicht und anschließend das Stroma des Endometriums an dieser Stelle auflösen, sodass sich der Keim vollständig in der Schleimhaut einnisten kann (↗ Abb. 5.122). Die aufgelösten Stromabestandteile ernähren den Keim *(histiotrophe Ernährung)*. Als Reaktion auf die Implantation differenzieren sich Stromazellen des Endometriums zu **Deziduazellen,** die sich durch Glykogen- und Fetteinlagerungen vergrößern. Am Ort der Einnistung entsteht dadurch die plattenförmige **Decidua basalis** (Basalplatte).

Durch Einschmelzungen des Synzytiotrophoblasten entstehen rings um den Keim Spalträume, die als **Lakunen** bezeichnet werden und von Trabekeln des Synzytiotrophoblasten begrenzt werden. Durch Arrosion der Gefäße des Endometriums kommt es zu Einblutungen in die Lakunen. Von diesem Zeitpunkt an beginnt die *hämatotrophe Ernährung*, d.h. die Ernährung des Keims durch mütterliches Blut.

Im weiteren Verlauf der Entwicklung vereinigen sich die Lakunen zum **intervillösen Raum** (↗ Abb. 5.123). Der Trophoblast entwickelt sich zum Chorion mit Zotten, die sich um den Keim zu verzweigten **Zottenbäumen** (ab ca. 2. Monat) differenzieren. Der fetale Teil der Plazenta besteht dann aus Chorionplatte mit den Zottenbäumen, die von der Endplatte entspringen. Die Zotten ragen in den intervillösen Raum hinein oder sind mit der mütterlichen Decidua basalis verwachsen.

> **Klinik!**
> Der Trophoblast und die sich entwickelnde Plazenta nehmen schon ab dem 8. Tag nach der Befruchtung die Produktion des Schwangerschaftshormons hCG (humanes Choriongonadotropin) auf. Auf dem Nachweis dieses Hormons beruhen viele Schwangerschaftstests.

Histologie

Im Idealfall stellen histologische Präparate der Plazenta Schnitte durch das gesamte Organ dar und beinhalten kindliche und mütterliche Anteile. Zur groben Orientierung können dienen:

- kindliche Seite mit plattenförmiger Chorionplatte, bedeckt von Amnionepithel
- mütterliche Seite mit Anschnitten der Dezidua und evtl. sogar Anteilen der Uteruswand (Myometrium)
- dazwischen in unterschiedlicher Schnittebene getroffene Zotten.

Die Plazenta zeigt je nach Entwicklungsstadium strukturelle Besonderheiten. Gängig ist eine grobe Einteilung in frühe und späte (ca. ab dem 4. Schwangerschaftsmonat) Plazenta.

Chorion

Die Chorionplatte wird von einer breiten mesenchymal-bindegewebigen Schicht gebildet, von der die Zottenbäume in Richtung Decidua basalis vorwachsen (↗ Abb. 5.123). In der Chorionplatte inseriert die **Nabelschnur**, deren Gefäße sich im Bindegewebe der Platte verzweigen und in das Stroma der Zotten hineinziehen.

> **Praktikum!**
> Bedingt durch die histologische Aufarbeitung liegt die Chorionplatte in Präparaten oft als wellenförmige oder gefaltete Struktur vor.

Zur kindlichen Seite hin ist die Chorionplatte mit einem einschichtigen, iso- bis hochprismatischen Epithel bedeckt, dem **Amnionepithel**. Das Amnionepithel kleidet die blasenförmige, mit Fruchtwasser gefüllte **Amnionhöhle** aus (Fruchtblase), in der das Kind schwimmt, und beteiligt sich an der Bildung des Fruchtwassers. Amnion und aufliegende dünne Teile des Chorions bilden zusammen die sog. **Eihäute**. Auf der dem Amnion gegenüber liegenden Seite ist die Chorionplatte von Zytotrophoblast und Synzytiotrophoblast (↗ unten) überzogen.

Von der Chorionplatte hängen **Zotten (Villi)** an ca. 200 **Zottenbäumen (Cotyledones)** in den Blutraum der Plazenta hinein. Eine ca. 1–2 mm breite *Stammzotte (Truncus)* verzweigt sich in Rami, Ramuli, Intermediärzotten und schließlich ca. 50 µm breite *Endzotten*. Die Zotten können untereinander durch Fibrinoid

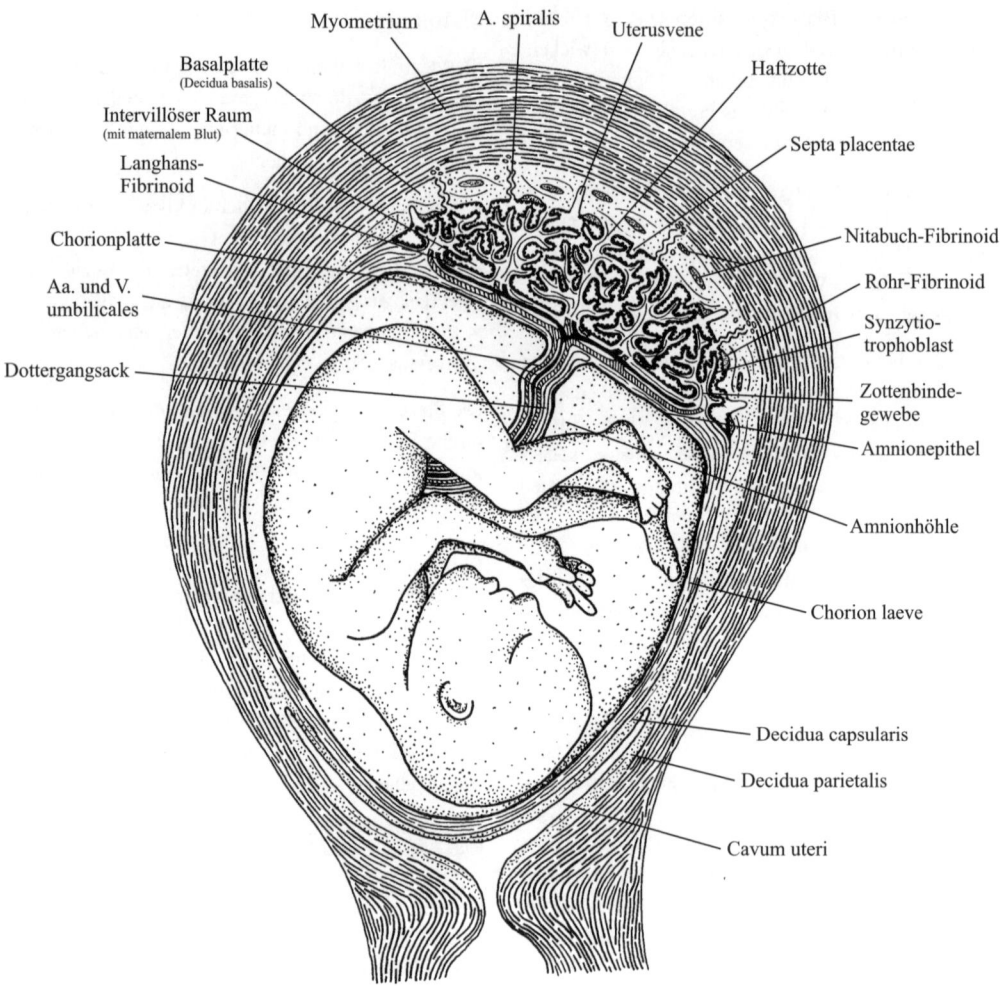

Abb. 5.123: Uterus, Plazenta, Schwangerschaft – Übersicht

(↗ unten) oder durch *Haftzotten* mit der Decidua basalis verbunden sein. Insgesamt bilden die Zotten eine Oberfläche von ca. 12 m².

Die **Feinstruktur einer Zotte** erschließt sich am besten auf Querschnitten. Von außen nach innen sind angeschnitten (↗ Abb. 5.124):

- Epithelialer Überzug (**Chorionepithel**) aus:
  - **Synzytiotrophoblast:** Außen gelegene Zellschicht aus verschmolzenen Trophoblastzellen in Form eines Schlauches ohne Zellgrenzen. Manche Regionen des Synzytiotrophoblasten sind kernhaltig, andere nicht. In kernhaltigen Gebieten findet man gelegentlich knotenförmige *Proliferationsknospen*, die in den intervillösen Raum hineinragen. Diese können sich auch ablösen und in den mütterlichen Kreislauf verschleppt werden. In der frühen Plazenta trägt der Synzytiotrophoblast einen Bürstensaum aus langen Mikrovilli, was auf seine resorptive Funktion hinweist. Der Synzytiotrophoblast ist nicht vermehrungsfähig und regeneriert sich aus dem Zytotrophoblasten. Beide liegen direkt aneinander und sind durch keine Basalmembran voneinander getrennt. Der Synzytiotrophoblast sezerniert hCG (humanes Choriongonadotropin, Aufrechterhaltung des Schwangerschaftsgelbkörpers) und hCS (hu-

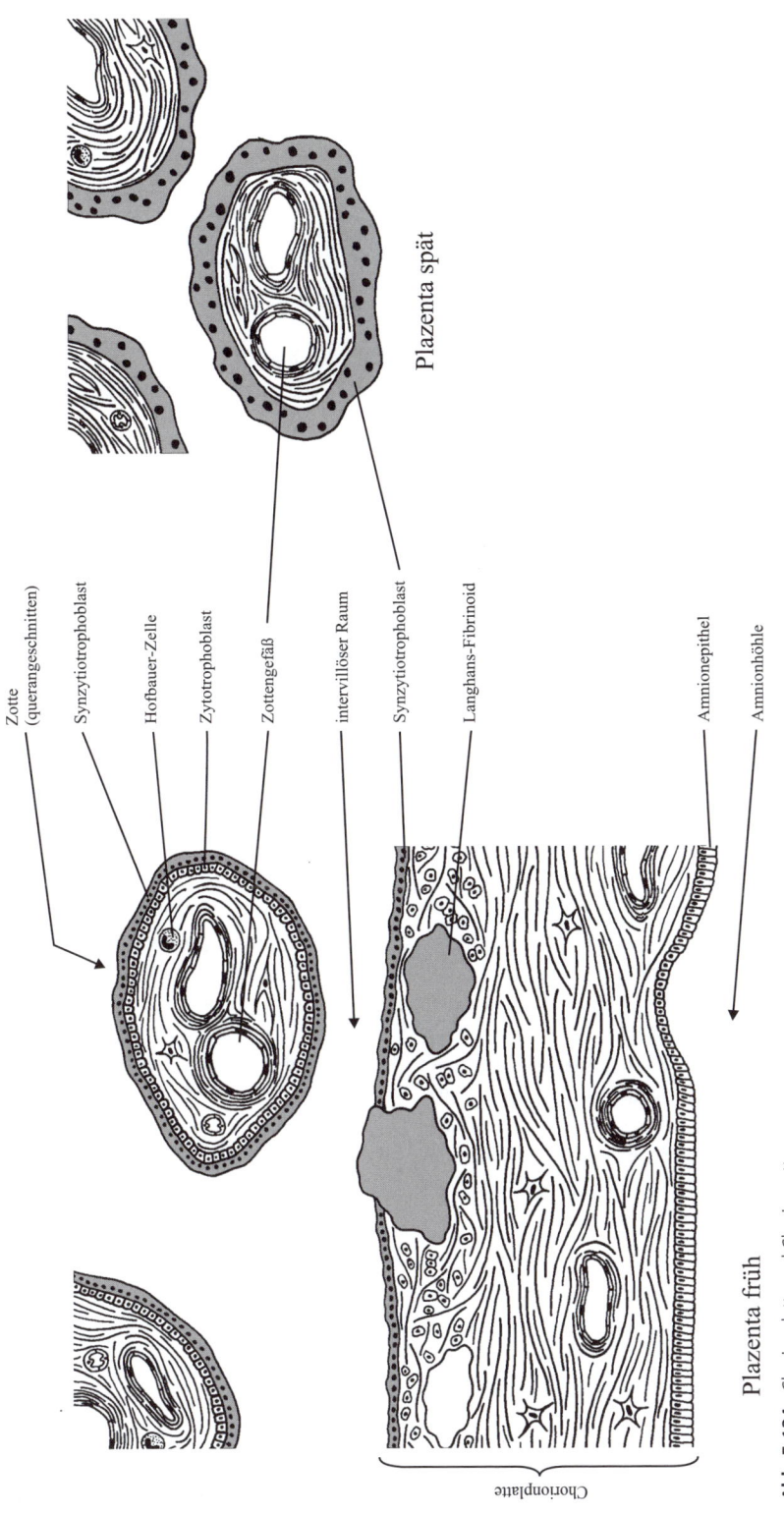

Abb. 5.124: Chorionplatte und Chorionzotten

manes Somatomammotropin, Stimulation der Milchbildung).
- **Zytotrophoblast**: Unter dem Synzytiotrophoblasten liegende Schicht aus isoprismatischen Einzelzellen (Langhans-Zellen). Ab dem 4. Monat verschwindet der Zytotrophoblast allmählich, sodass die Zotte nur noch vom Synzytiotrophoblasten umhüllt wird. Der Verlust des Zytotrophoblasten verkleinert die Diffusionsstrecke zwischen intervillösem und fetalem Blutkompartiment.
- Bindegewebiges Zentrum (**Zottenstroma**, mesenchymal):
  - Lockeres, kollagenfaseriges Bindegewebe mit Fibroblasten etc.
  - **Sinusoidale Kapillaren:** fetale Gefäße, die nahe am Epithel liegen und mit steigendem Alter der Plazenta an die Peripherie rücken. In der späten Plazenta grenzt das Kapillarendothel direkt an die Synzytiotrophoblastschicht. Die Zottengefäße enthalten kindliche Blutzellen (z. B. Zellen der Erythropoese)!
  - **Hofbauer-Zellen:** rundliche, granulierte und vakuolisierte Makrophagen. Sie gehören wahrscheinlich zum MPS und dienen der Immunabwehr.

Zwischen den Zotten befindet sich der **intervillöse Raum**, der mit mütterlichem Blut (z. B. Erythrozyten der Mutter) angefüllt ist.

Plazentaschranke und endokrine Funktion
Die Plazentaschranke kann mit einer semipermeablen Membran verglichen werden, an der Transportvorgänge in beide Richtungen (**diaplazentarer Transfer**) möglich sind. Stoffe können mithilfe unterschiedlicher Mechanismen (einfache Diffusion, aktiver Transport, Pinozytose etc.) transportiert werden. Wichtigster Stoff für die Ernährung des Kindes ist Glukose, für die besondere Transportsysteme existieren.

Die eigentliche Plazentaschranke liegt zwischen intervillösem Raum und Zottengefäßen und besteht aus der Kapillarwand (Endothel, Basalmembran) und der Zytotrophoblast- und Synzytiotrophoblastschicht bzw. später nur noch dem Synzytiotrophoblasten (und einer darunter liegenden Basalmembran).

Obwohl der mütterliche und der kindliche Blutkreislauf grundsätzlich durch die Plazentaschranke voneinander getrennt sind, ist der Nachweis fetaler Blutzellen im mütterlichen Blut aufgrund kleiner Defekte der Zottenkapillaren möglich.

> **Klinik!**
> Kenntnisse über das Verhalten der Plazentaschranke sind in der ärztlichen Praxis von großer Wichtigkeit, da Medikamente und ihre Metaboliten die Plazentaschranke passieren können. Medikamentengabe in der Schwangerschaft kann zur Schädigung des Kindes führen (z. B. Fehlbildungen).

Decidua basalis
Die Decidua basalis (Basalplatte) (↗ Abb. 5.123) wird sowohl aus kindlichen als auch aus mütterlichen Anteilen gebildet. Die **Deziduazellen** sind groß und rundlich und haben durch Einlagerung von Lipiden ein helles, oft vakuolisiertes Zytoplasma. Die Kerne sind rund und liegen zentral. Daneben findet man auch **vielkernige Riesenzellen** (trophoblastische Riesenzellen).

Bei histologischen Präparaten der Decidua basalis können auch Anteile des Myometriums sowie Gefäße angeschnitten sein. Dazu gehören **Spiralarterien**, aus denen der intervillöse Raum gespeist wird. Aus ihnen wird mütterliches Blut unter hohem Druck zwischen die Zotten gepresst. Sie sind Teil des utero-plazentaren Kreislaufs, der starken hormonellen und vegetativen Einflüssen unterliegt. Der Abfluss aus dem intervillösen Raum erfolgt über venöse Gefäße der Decidua (Randsinus).

Plazentasepten (Septa placentae) sind deziduale Trabekel, die in den intervillösen Raum aufsteigen und unvollständige Trennwände ausbilden. An vielen Stellen vermischen sich kindliche (z. B. Zytotrophoblastzellen) und mütterliche Gewebe (z. B. Deziduazellen) und es entstehen sog. **Durchdringungszonen**.

Fibrinoid
Als **Fibrinoid** werden extrazelluläre, amorphe eosinophile Niederschläge bezeichnet, die an verschiedenen Stellen der Plazenta auftreten. Ihre Zusammensetzung ist komplex. Sie enthalten Sekrete, filamentöse Fibrinstrukturen, Immunglobuline, Degenerationsprodukte u. a. Fibrin findet sich oft an Stellen, an denen es zu degenerativen Veränderungen innerhalb der Plazenta gekommen war. Neben einer mechanischen Funktion (Stützung) ist eine immunologische Bedeutung des Fibrinoids sehr wahrscheinlich. Die wichtigsten Fibrinoide sind:

- **Langhans-Fibrinoid:** im Bereich des Zytotrophoblasten unter der Chorionplatte
- **Nitabuch-Fibrinoid** (Fibrinoidstreifen): als Degenerationsprodukt in Durchdringungszonen der Decidua basalis
- **Rohr-Fibrinoid:** in subsynzytiotrophoblastischen Arealen der Basalplatte.

Wichtige histologische Unterschiede zwischen früher und später Plazenta ↗ Abb. 5.123, Abb. 5.124 und Tab. 5.3.

Nabelschnur

Histologische Präparate der Nabelschnur stellen meist Querschnitte dar. Man erkennt:

- äußere, häutchenartige Umhüllung aus einschichtigem flachem bis isoprismatischem Amnionepithel
- Stroma aus mesenchymalem Bindegewebe (Wharton-Sulze) mit Fibroblasten und amorpher Grundsubstanz (proteoglykanhaltig), keine Gefäße
- Anschnitte von zwei Arterien (Aa. umbilicales) und einer Vene (V. umbilicalis); die Gefäße liegen exzentrisch
- evtl. Anschnitte von Resten des Ductus omphaloentericus (Dottersackgang, Verbindung zwischen Darm und Dottersack während der frühen Entwicklung) und des Allantoisgangs (nach dem 5. Monat als Epithelstrang).

Entstehung von Zwillingen

Wenn zwei Eizellen durch zwei verschiedene Spermien befruchtet werden, können beide entstehenden Blastozysten implantieren, sodass **zweieiige Zwillinge** entstehen (↗ Abb. 5.125). Sie besitzen immer zwei Amnionhöhlen und zwei Chorionsäcke. Eihäute und Plazenta können jedoch miteinander verschmelzen. Genetisch sind sie so ähnlich wie zwei normale Geschwister, können also auch ein unterschiedliches Geschlecht besitzen.

Bei **eineiigen Zwillingen** kommt es zu einer Teilung des Embryoblasten in der Blastozyste gegen Ende der ersten Woche nach der Befruchtung. Da sie also aus einem einzigen befruchteten Ei entstehen, sind sie genetisch identisch und haben das gleiche Geschlecht. Sie besitzen stets zwei Amnionhöhlen, jedoch nur einen gemeinsamen Chorionsack.

5.11.8 Brustdrüse

Die paarigen Brustdrüsen (**Gll. mammariae, Mammae**) sind umgewandelte apokrine Schweiß- bzw. Duftdrüsen. Sie entwickeln sich aus Epithelknospen, die sich während der vorgeburtlichen Entwicklung entlang der sog. *Milchleisten* bilden.

Die Brustdrüsenanlagen sind bei der Geburt bei beiden Geschlechtern gleich. Man findet bereits alle Abschnitte der späteren, entwickelten Drüse. Nur bei der Frau kommt es im Verlauf der Pubertät unter dem Einfluss der weiblichen Sexualhormone zur vollen Ausbildung der Drüse.

> **Klinik!**
> Unter dem Einfluss der mütterlichen Hormone können Neugeborene Milch sezernieren (**Hexenmilch**).

Weibliche Brustdrüse

Reife, ruhende Mamma

Bei der geschlechtsreifen Frau, die noch keine Geburt bzw. Schwangerschaft durchgemacht hat (Nullipara), nennt man die Brustdrüse ruhend (↗ Abb. 5.126).

Das **Drüsenparenchym** zeigt *Läppchengliederung* und besteht aus ca. 15–20 tubulo-alveolären Einzel-

Tabelle 5.3: Histologische Unterschiede zwischen früher und später Plazenta		
	frühe Plazenta	späte Plazenta
Zottenbaum	wenig verästelt; kurze, plumpe Zotten	stark verästelt; schlanke Zotten, Haftzotten
Zottenepithel	zweischichtig	einschichtig (Synzytium!), synzytiale Knospen
Zottenkapillaren	mehr zentral gelegen	randständig direkt unter dem Synzytium
Fibrinoid	wenig	zahlreich
Basalplatte		ausgebildete Plazentasepten, Riesenzellen

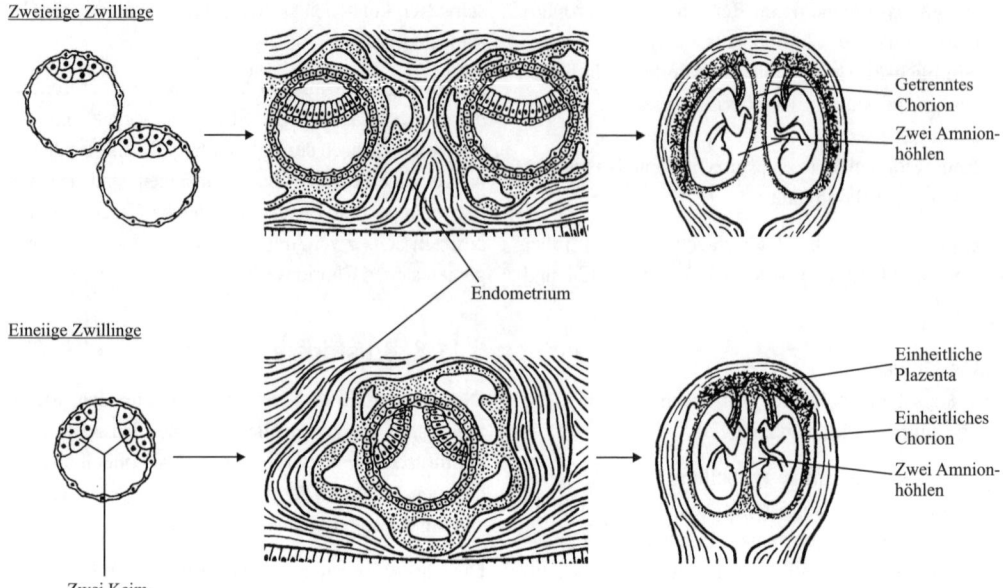

Abb. 5.125: Zwillingsentstehung

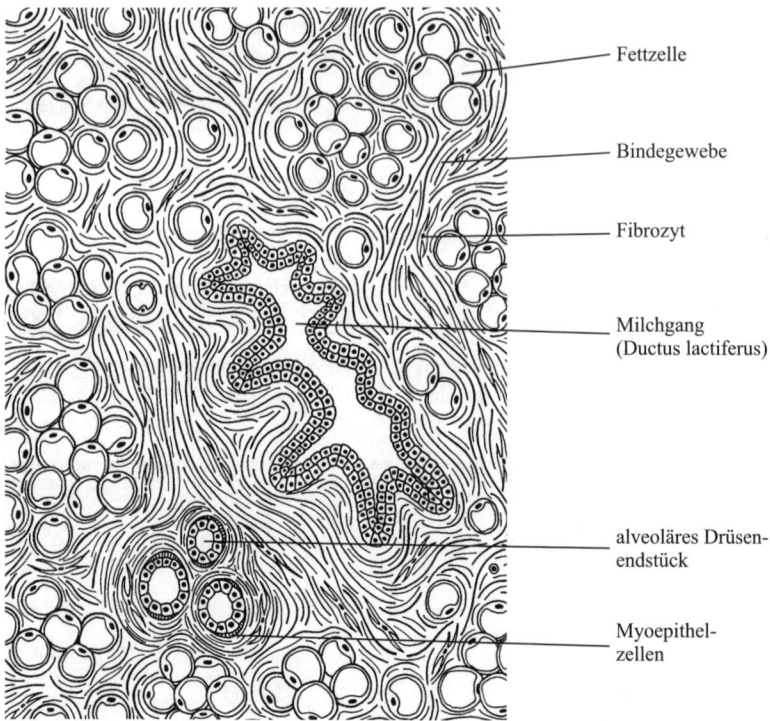

Abb. 5.126: Mamma (ruhend)

drüsen. Die verzweigten intra- und extralobulären Ausführungsgänge oder *Milchgänge (Ductus lactiferi)* besitzen ein ein- bis zweischichtiges isoprismatisches Epithel und münden unter der Brustwarze (Papilla mammae) in die sog. *Milchsäckchen (Sinus lactiferi)*. Die Sinus lactiferi sind von einem einschichtigen hochprismatischen Epithel ausgekleidet. Von dort führen mit einem mehrschichtigen Plattenepithel ausgekleidete Gänge, die *Ductus papillares*, an die Oberfläche der Brustwarze. Die Azini sind in der ruhenden Mamma wenig entwickelt, die Milchgänge oft nicht kanalisiert. Verdickungen an den Endstücken bestehen aus Drüsenzellen, die sich im Bedarfsfall vermehren *(ruhende Proliferationsknospen)*. Die Epithelzellen der Drüsen besitzen Rezeptoren für Östrogen und Progesteron (immunhistochemischer Nachweis).

Klinik!
Nachweise von Hormonrezeptoren auf Tumorzellen der Mamma zeigen eine bestehende Empfindlichkeit für Hormone an, was therapeutisch ausgenutzt werden kann (z. B. Anti-Östrogen-Therapie).

Ein **Stroma aus Binde- und Fettgewebe** bedingt die Größe, Form und Konsistenz der Brustdrüse. Um die Azini ist das Bindegewebe feinfaserig, zellarm und enthält Fettgewebsanteile, um die Milchgänge ist es eher zell- und gefäßreich. Das Bindegewebe in der weiteren Umgebung ist grobfaseriger und straffer. Entlang der Milchgänge finden sich auch kontraktile Myoepithelzellen. Die gesamte Mamma ist gut vaskularisiert und enthält zahlreiche Lymphgefäße.

Klinik!
Die Lymphgefäße sind Voraussetzung für die schnelle Metastasierung bei Mammakarzinom.

Auch das Gewebe der Brustdrüse unterliegt zyklusabhängigen Veränderungen: In der zweiten Zyklushälfte kommt es zu einer vermehrten Wassereinlagerung in die Matrix des Stromas sowie zu gesteigerten Mitoseraten im Drüsenepithel.

Mamma während der Schwangerschaft
Mit Beginn der Schwangerschaft beginnt die **epitheliale Differenzierung** des Drüsengewebes. Die alveolären Endstücke entwickeln und vergrößern sich und werden von Myoepithelien umgeben. Innen sind sie von einem einschichtigen, isoprismatischen Epithel ausgekleidet und enthalten schon Fetttröpfchen. Die Milchgänge wachsen in die Länge und bilden Verzweigungen.

Die Schwangerschaftsveränderungen an der Mamma sowie die Produktion der Muttermilch sind auf die Wirkung des HVL-Hormons **Prolaktin** zurückzuführen. Bereits vor der Geburt kann tröpfchenweise ein Sekret abgegeben werden (**Kolostrum**, Vormilch), das Fett und Zellen (v. a. Makrophagen) enthält.

Mamma lactans
In der laktierenden (milchgebenden) Mamma sind die Drüsenendstücke sehr gut entwickelt. Sie bestehen aus meist hochprismatischen Drüsenzellen, die große, supranukleäre **Fettvakuolen** enthalten (↗ Abb. 5.127). Die Vakuolen fließen apikal zusammen und werden mit einer umgebenden Zytoplasmaschicht abgeschnürt *(apokrine Sekretion)*. Daher stammt der Fettanteil der Muttermilch. Die Proteinanteile (Milcheiweiße wie Kasein, Laktalbumin u. a.) werden von den gleichen Zellen durch *merokrine Sekretion* abgegeben. Außerdem werden Wasser, Vitamine, Hormone, Immunglo-

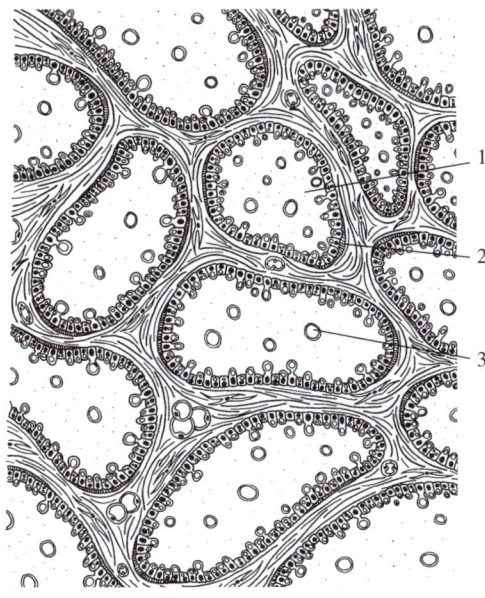

1 = alveoläre Drüsenendstücke
2 = Myoepithelzellen
3 = Fettvakuolen

Abb. 5.127: Mamma lactans

buline u. a. sezerniert. Das Hypophysenhormon **Oxytocin** bewirkt eine Kontraktion der Myoepithelzellen der mammären Drüsenausführungsgänge und verbessert somit die Milchsekretion. Als Stimulans der Oxytocinsekretion fungiert der Saugreiz an der Mamille. Abgeflachte Azinuszellen gelten als „erschöpfte" Zellen nach starker Sekretion. Die Milch wird in den Sinus lactiferi angeschoppt.

> **Praktikum!**
> Sowohl in den Azini als auch im Ausführungsgangsystem sieht man histologisch eingetrocknetes Milchsekret.

Das innerlobuläre Bindegewebe ist gegenüber der ruhenden Drüse reduziert und weist viele Zellen der Immunabwehr auf. Beim Abstillen wird die gestaute Milch von Makrophagen aufgenommen und lysosomal abgebaut. Deswegen beobachtet man in dieser Phase eine massive Zunahme der Lysosomen in den mammotropen Zellen.

Nach Schwangerschaften kommt es zu keiner vollständigen Rückbildung des Drüsengewebes. Dies findet u. U. erst nach dem Klimakterium („Wechseljahre") statt und kann mit einer Atrophie aller Gewebsanteile der Brust verbunden sein.

> **Klinik!**
> Bei sog. **Mastopathien** finden sich degenerative und proliferative Umbauprozesse mit Knotenbildungen und zystischen Erweiterungen des Ausführungsgangsystems. Das **Mammakarzinom** ist der häufigste bösartige Tumor der Frau. Meist geht es aus dem Epithel der Milchgänge hervor (duktales Mamma-Ca), seltener aus den Drüsenendstücken (lobuläres Karzinom). Die Proliferation der Tumorzellen kann durch Sexualhormone beeinflusst werden (immunhistochemischer Nachweis von Östrogen-Rezeptoren in der histopathologischen Mamma-Ca-Diagnostik).

Männliche Brustdrüse

Der Mann besitzt **rudimentär** angelegte Brustdrüsen. Histologisch findet man keine Azini, sondern nur einige wenige verzweigte Milchgänge, eingebettet in ein dichtes Bindegewebsstroma. Die Brustwarze (↗ unten) ist ähnlich gebaut wie bei der Frau.

> **Klinik!**
> Vergrößerungen der Brustdrüsen des erwachsenen Mannes (**Gynäkomastie**) sind fast immer auf Fetteinlagerung zurückzuführen (bei Adipositas), seltener auf echte Drüsenvergrößerung durch Östrogeneinwirkung (z. B. Pubertät, Hormonbehandlungen).

Brustwarze

Die Brustwarze (**Papilla mammae**) wird von einem Warzenhof (**Areola mammae**) umgeben, der Schweiß- und Talgdrüsen, evtl. kleine Haare und Gll. areolares (Montgomery-Drüsen), kleine apokrine Drüsen zur Befeuchtung der Brustwarze, aufweist. Durch die in der Tiefe liegenden Drüsen ist der Warzenhof höckerig aufgeworfen. Auf der Papille münden die Ductus papillares. In der Tiefe liegen glatte Muskelfaserbündel, die sich nach Reizung kontrahieren und die Brustwarze aufrichten können. Außerdem gibt es Talgdrüsen und zahlreiche freie Nervenendigungen. Vor allem bei Frauen, die schwanger waren, ist die Haut des Warzenhofes pigmentiert.

> **Praktikum!**
> Wichtige Erkennungszeichen Brustdrüse:
> - **ruhende Drüse:** Läppchendrüse mit leicht verdickten Azini, Milchgänge, derbfaseriges Stroma mit Fettgewebe, evtl. Anschnitte von Sinus lactiferi und Brustwarze
> - **laktierende Drüse:** eng aneinander liegende Azini, verschieden hohe Drüsenepithelien mit Fetttröpfchen, reduziertes Bindegewebe.

5.12 Haut und Hautanhangsgebilde

5.12.1 Einführung

Die **Haut (Kutis, Integumentum commune, Hautorgan)** dient als schützende Bedeckung aller äußeren Oberflächen des menschlichen Körpers. Sie spielt eine wesentliche Rolle bei der Regulation des Temperatur-, Elektrolyt- und Wasserhaushalts. Außerdem kommt ihr eine immunologische Funktion und eine Funktion als Sinnesorgan zu. Die Haut gliedert sich in (↗ Abb. 5.128):

- Eigentliche Haut (**Kutis**) mit:
  - Oberhaut (**Epidermis**), und
  - Lederhaut (**Dermis**, Korium),

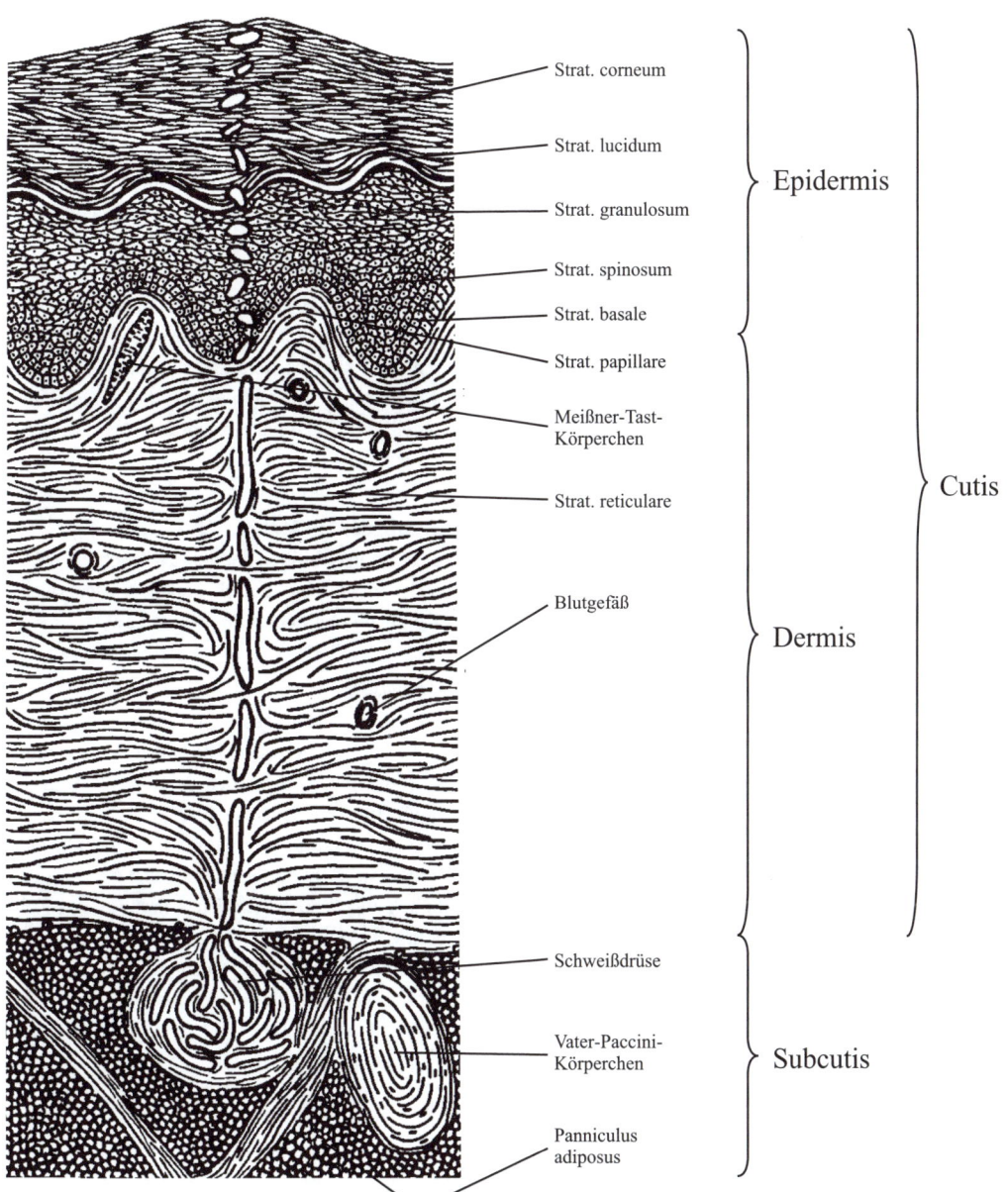

Abb. 5.128: Schichten der Haut

- Unterhaut (**Subkutis**, Tela subcutanea).

Die Epidermis ist ektodermaler, die Dermis mesodermaler Herkunft.

Beim Menschen kommen zwei unterschiedliche Hauttypen vor, die mit dem bloßen Auge zu erkennen sind:

- **Leistenhaut**: Die Epidermis wölbt sich leistenförmig vor. Vorkommen: Palmarfläche von Hand und Fingern, Plantarfläche von Fuß und Zehen. Leistenhaut ist unbehaart. Form und Anordnung der Leisten sind genetisch festgelegt und für jedes Individuum spezifisch (Fingerabdrücke!).

- **Felderhaut:** bedeckt den restlichen Körper und zeigt rhombische Felder (Areae cutis), die durch grabenförmige Vertiefungen voneinander getrennt sind. Felderhaut ist behaart.

Die Ausbildung der Felder und Leisten wird durch die in der Tiefe liegenden Papillen der Dermis mitbedingt (↗ unten).

Praktikum!
Regional ist die Haut unterschiedlich dick. Sehr dicke Haut (bis zu 5 mm) findet man an Finger- und Zehenbeeren, an Hohlhand und Fußsohle, an Gesäß und Rücken. Dünne Hautstellen (unter 1 mm) gibt es an Augenlid, Bauch, Brustwarzen, den Beugeseiten der Extremitäten, an Penis und Labia minora sowie teilweise im Gesicht.

Hautanhangsgebilde sind Differenzierungsprodukte der Haut, v.a. der Epidermis, wie z.B. Haare, Nägel, Drüsen.

5.12.2 Haut

Epidermis und Keratinozyten

Die Epidermis ist ein *mehrschichtiges, verhorntes (keratinisiertes) Plattenepithel*, das regional unterschiedlich dick ist (0,04–1,5 mm). Die Epithelzellen der Haut werden als **Keratinozyten** bezeichnet. Zwischen ihnen finden sich zusätzlich noch Zellen, die anderen Zelltypen zugeordnet werden (↗ unten). Da die Epidermis nicht vaskularisiert ist, wird sie per Diffusion aus der darunter liegenden Dermis ernährt.

Die Keratinozyten durchlaufen postmitotisch verschiedene Differenzierungsschritte, während sie von tieferen in höhere Epidermis-Schichten wandern. Sie haben eine Lebensdauer von ca. 30 Tagen und werden schließlich als Hornschuppen abgestoßen (Keratinisierung). Sie produzieren die Hornsubstanz, die v.a. aus Keratin besteht. Als **Keratin** wird das Material des **Keratohyalins** (↗ unten) und der **Tonofibrillen** (Bündel aus Keratinfilamenten) bezeichnet. Chemisch handelt es sich um ein zysteinreiches Skleroprotein. In der Epidermis sind ca. 30 verschiedene Keratine bekannt. Untereinander sind die Keratinozyten durch Desmosomen verankert, die intrazellulär mit den Tonofibrillen verbunden sind. Dadurch entsteht ein insgesamt sehr belastungsfähiger Zellverbund.

Schichtung der Epidermis
Auf geeigneten Schnitten durch die menschliche Haut erkennt man von basal nach apikal typischerweise **fünf Epidermis-Schichten** (↗ Abb. 5.129).

Stratum basale
Das Str. basale besteht aus kubisch bis hochprismatischen, hellen Epithelzellen (**Basalzellen**) mit rundlichen Zellkernen und basalen Ausläufern (**Wurzelfüßchen**). Im sehr teilungsaktiven Stratum basale werden neue Keratinozyten gebildet, die dann, je älter sie werden, in Richtung Hautoberfläche wandern und schließlich abgeschilfert werden. Um die stetige Zellerneuerung („Mauserung") zu gewährleisten, verlaufen die Teilungen nach dem Prinzip der **differenziellen Zellteilung**, d.h. eine der beiden Tochterzellen diffe-

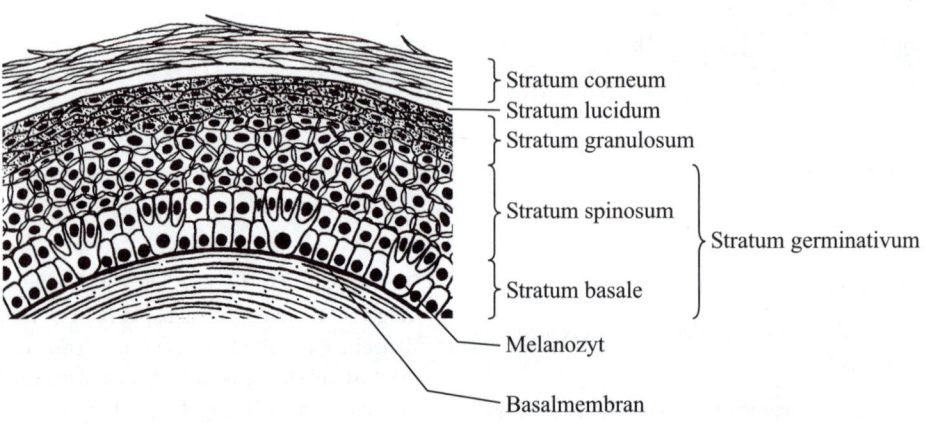

Abb. 5.129: Schichten der Epidermis

renziert sich zu einem nicht mehr teilungsfähigen Keratinozyten und rückt in die nächst höhere Hautschicht auf, während die andere Tochterzelle als undifferenzierte Stammzelle in der Basalschicht verbleibt und sich weiter teilt. Die Vorgänge in der Basalzellschicht werden von zahlreichen Faktoren gesteuert (Zytokine, Wachstumsfaktoren (z. B. Epidermal Growth Factor (EGF) u. a.) und unterliegen zahlreichen weiteren Einflüssen (Tageszeit, Hormone, Vitamine u. a.).

Die Basalzellen sitzen einer **Basalmembran** auf, die sie vom darunter liegenden dermalen Bindegewebe trennt (dermo-epidermale Junktion). Die Wurzelfüßchen sind über Hemidesmosomen mit der Basalmembran verbunden. Auf elektronenmikroskopischen Bildern wird die Dreischichtigkeit der Basalmembran deutlich: epidermal Lamina lucida, in der Mitte Lamina densa, dermal Lamina fibroreticularis. Verankerungsproteine verbinden die Hemidesmosomen der epidermalen Basalzellen und die dermalen Kollagenfasern jeweils mit der Lamina lucida.

> **Klinik!**
> Basaliome sind Hauttumoren, die aus dem Str. basale hervorgehen.

Stratum spinosum

Die flachen Zellen des Str. spinosum sind über Zytoplasmaausläufer mit Desmosomen verbunden. Da sie durch die histologische Aufarbeitung etwas schrumpfen, entsteht der Eindruck von Zellen mit stachelförmigen Fortsätzen (**Stachelzellen**). Im Zytoplasma der Zellen finden sich zahlreiche Tonofibrillen, die in die Desmosomen einstrahlen. Da so auf die Schicht einwirkende Kräfte gut verteilt werden können, ist das Str. spinosum die mechanisch widerstandsfähigste Epidermisschicht. Eine Zunahme von Ribosomen und reR erklärt die basophile Färbung des Str. spinosum.

Str. spinosum und Str. basale werden auch als **Str. germinativum (Keimschicht)** zusammengefasst, da auch im Str. spinosum noch Mitosen vorkommen können.

> **Klinik!**
> Spinaliome sind Hauttumoren, die aus dem Str. spinosum hervorgehen.

Stratum granulosum

In den abgeflachten **Körnerzellen** des Str. granulosum (**Körnerzellschicht**) treten verschiedene Granula auf:

- Die membranlosen **Keratohyalingranula** enthalten sog. Keratohyalin. Sie liegen in enger Nachbarschaft zu dicht gepackten Tonofibrillen.
- Die von einer Membran umhüllten **Keratinosomen** (*Lamellenkörperchen*, Odland-Körperchen) enthalten ein Gemisch aus Phospholipiden, sauren Hydrolasen und Fettstoffen. Diese Substanzen werden per Exozytose in den Extrazellularraum abgegeben, den sie nach und nach als amorphe Masse ausfüllen. Weitere im Str. granulosum gebildete Proteine, wie z. B. Filaggrin, sind später Bestandteil der Hornmatrix.

Stratum lucidum

An Stellen mit dickem Str. corneum (z. B. Fußsohle, Handinnenfläche) färbt sich die Grenzschicht zum Stratum granulosum stärker an und tritt als helles, eosinophiles Stratum lucidum in Erscheinung.

Stratum corneum

In der obersten Schicht der Epidermis, dem Str. corneum (**Hornschicht**) sterben die Keratinozyten im Sinne einer Apoptose ab, nachdem Organellen und Zellkern lysosomal aufgelöst wurden. Übrig bleiben Hornschuppen aus dem Proteingemisch Keratohyalin, dem Zytoskelett und einer verdickten Zellmembran. Zwischen diesen noch durch Desmosomen verbundenen Hornschuppen findet sich eine lamelläre, lipidreiche und hydrophobe Substanz aus Keratinosomen (↗ unten), die hier auch als interzelluläre Kittsubstanz fungiert. Sie gehört zum **Säureschutzmantel** der Haut (pH 5,7) und verhindern ein Eindringen von Wasser in die tieferen Epidermisschichten (Permeabilitätsbarriere).

Nach Zerfall dieser Substanz fallen die Hornschuppen ab *(Desquamation)*. Das Str. corneum ist regional unterschiedlich dick. Besonders starke Verhornung zeigen Handinnenflächen und Fußsohlen.

> **Klinik!**
> Enthält die oberflächliche Schicht des Str. corneum noch Zellkerne, wird dies als Parakeratose bezeichnet und gilt als Zeichen einer Reifungsstörung der Keratinozyten bei verschiedenen Hauterkrankungen.

Genetische Defekte in der Synthese von epidermalen Proteinen oder die Bildung von Autoantikörpern gegen diese (z.B. Filaggrin, desmosomale Proteine, Komponenten der epidermalen Basalmembran) sind Ursachen vieler Verhornungsstörungen und blasenbildender Hautkrankheiten.

Weitere Zellen der Epidermis

Melanozyten

Melanozyten entstammen der Neuralleiste und sind in die Epidermis eingewandert. Sie liegen im Str. basale. Mit ihren langen, unregelmäßigen Fortsätzen verzweigen sie sich zwischen den Zellen des Str. basale und spinosum (Str. germinativum) und treiben teilweise Invaginationen in deren Zellleiber hinein (↗ Abb. 5.129).

Melanozyten bilden das dunkle Pigment **Melanin** und sind lichtmikroskopisch als helle, rundliche Zellelemente mit chromatindichtem Kern zu identifizieren. Sie sind reich an Ribosomen, reR, Golgi-Apparat, Mitochondrien und supranukleär gelegenen **Melaningranula**. Bei Letzteren unterscheidet man *Prämelanosomen*, die Melanin-Vorstufen enthalten und reife Melaningranula (*Melanosomen*) mit Durchmessern bis ca. 0,7 μm, die elektronendichtes Pigment enthalten. Die Granula wandern in die Zellfortsätze und werden von dort in die Keratinozyten im Str. basale und evtl. den darüber liegenden Schichten inokuliert (zytokrine Sekretion). In den Keratinozyten werden die Melaningranula an Lysosomen gebunden (↗ Abb. 5.130).

Die **Pigmentierung** der Epidermis ist regional unterschiedlich. Entscheidend für den Pigmentierungsgrad ist die Masse des gebildeten Melanins, nicht die Zahl der Melanozyten, die konstant bleibt. Die Melaninbildung wird von verschiedenen Faktoren reguliert. Ein wichtiger Faktor ist die **UV-Strahlung** des Sonnenlichts. Ein endokriner Einfluss wird u.a. durch die Hormone ACTH und MSH ausgeübt.

🔬 Praktikum!

Melanozyten stellen sich lichtmikroskopisch als helle Zellen dar und nicht dunkel, wie ihr Name implizieren würde! Mit immunhistochemischen Methoden (z.B. Nachweis des Proteins S-100) lassen sie sich eindeutig identifizieren. Folgende Hautregionen sind physiologischerweise meistens dunkler pigmentiert: Axilla, Brustwarze mit Warzenhof, äußere Geschlechtsorgane und Analregion. Während einer Schwangerschaft können z.B. die Linea alba oder die Umgebung des Nabels sich stärker pigmentieren.

🩺 Klinik!

Das **Melanom** („schwarzer Hautkrebs") ist ein bösartiger Tumor, der aus Melanozyten hervorgeht. In der Pathogenese spielen genetische Faktoren und UV-Strahlung eine Rolle. Umschriebene, gutartige Pigmentierungen der Haut sind beim Menschen häufig und erscheinen in unterschiedlicher Form (Naevi = „Leberflecken", Alterspigmentflecken etc.).

Langerhans-Zellen

Die **Langerhans-Zellen** sind dendritische Zellen, gehören zum mononukleären Phagozytensystem (MPS) und befinden sich im Stratum spinosum. Sie besitzen, ähnlich wie die Melanozyten, lange Zytoplasmafortsätze. In ihrem hellen Zellleib haben sie charakteristische, stäbchenförmige Einschlüsse (**Birbeck-Granula**). Die Zellkerne sind länglich und besitzen unregelmäßige Einbuchtungen. Die in die Haut eingewanderten immunkompetenten Zellen stammen ursprünglich aus dem Knochenmark. Trotz ihrer Differenzierung sind sie noch teilungsfähig. Ihre Aufgabe ist die Phagozytose mit anschließender **Antigenpräsentation**, durch die T-Helferzellen aktiviert werden.

🩺 Klinik!

Bei der allergischen Kontaktdermatitis sind sie für Aufnahme, Prozessierung und Präsentation der entsprechenden Antigene verantwortlich.

🔬 Praktikum!

Auf herkömmlichen histologischen Präparaten sind die Langerhans-Zellen schlecht zu erkennen. Ein sicherer Nachweis gelingt mit immunhistochemischen Methoden (z.B. Nachweis von CD1).

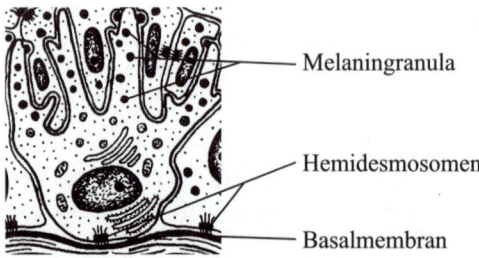

Abb. 5.130: Melanozyt

Merkel-Zellen
Merkel-Zellen werden weiter unten ausführlich dargestellt.

Dermis

Die bis zu 3 mm dicke Dermis besteht aus einem eher locker gebauten, kollagenfaserigen Bindegewebe, das zahlreiche elastische Fasern und viel Grundsubstanz enthält. Sie ist reichlich vaskularisiert und mit Nerven versorgt. Neben zahlreichen Fibroblasten liegen in der Dermis Mastzellen (↗ Kap. 4.4.2) und immunkompetente Zellen.

Aufgrund ihrer Struktur kann die Dermis Wasser binden und bestimmt so den Gewebsdruck der Haut (Haut-Turgor). Freie Bindegewebszellen und Lymphozyten spielen eine Rolle bei immunologischen Vorgängen in dieser Hautschicht (Skin associated lymphatic tissue = *SALT*).

Die Dermis besteht aus zwei Schichten: Stratum papillare und Stratum reticulare (↗ Abb. 5.128).

Stratum papillare
Die obere Schicht der Dermis bilden **Papillen** (Papillarkörper): zapfenartige Erhebungen, die die Dermis mit der Epidermis verzahnen *(dermoepithelialer Verbund)*. Die Papillenschicht ist dabei mit Kollagenfasern, Mikrofibrillen und *Verankerungsfibrillen* aus Kollagen Typ VII an der epidermalen Basalmembran (↗ oben) befestigt. Auf der dermalen Seite verbinden weiterhin Mikrofibrillen die elastischen Fasern mit der Basalmembran.

Kapillarschlingen ziehen in den Papillen bis knapp unter die Basalmembran der Epidermis (subpapillärer dermaler Plexus). Außerdem befinden sich hier viele Nerven- und Sinnesrezeptoren. **Blasen** bilden sich in der Haut durch Flüssigkeitseinlagerung zwischen Epidermis und Papillarkörper (subepidermale Blase).

Praktikum!
Das Str. papillare ist meist blasser angefärbt als das Str. reticulare.

Stratum reticulare
Das breitere Str. reticulare besteht aus einem straffen kollagenen Bindegewebe (Kollagen Typ I), das mechanisch stark belastbar ist. Ein dichtes Netzwerk aus elastischen Fasern sorgt für die Elastizität und Geschmeidigkeit der Haut.

An der Grenze zur Subkutis befindet sich ein **Arterien- und Venenplexus**, aus dem Gefäße in die Dermis aufsteigen und an der Grenze zwischen Stratum reticulare und Stratum papillare den subpapillären Plexus bilden. Von dort aus gehen Gefäße in die Bindegewebspapillen des Stratum papillare. Die Kapillardichte ist dabei eng mit der Hautfarbe korreliert: Das Lippenrot entsteht z. B. durch den Kapillarreichtum in den Papillen, die durch die sehr dünne Epidermis hindurchscheinen. Das Gefäßsystem der Dermis dient u. a. auch der Temperaturregulation. In einigen Hautarealen (z. B. Fingerspitzen) gibt es Verbindungen zwischen Arterien und Venen (arterio-venöse Anastomosen, **Glomuskörperchen**). Lymphgefäße in der Dermis sind schwer zu erkennen.

Im Str. reticulare findet man verschiedene Sinneszeptoren und Hautanhangsgebilde, wie z. B. Drüsen.

Klinik!
Alterungsvorgänge der Haut betreffen v. a. das Bindegewebe der Dermis. Vor allem vermindern sich Zahl und Qualität der elastischen Fasern, was zu Faltenbildung führt. Durch Abnahme der Proteoglykane kann die Haut im Alter weniger Flüssigkeit binden.

Subkutis

Die Subkutis besteht aus lockerem Bindegewebe und Fettgewebe (**Panniculus adiposus**). Sie verbindet die Haut verschieblich mit ihrer Unterlage, wie z. B. Muskeln, Knochen etc. Außerdem dient sie als Isolator und Druckpolster.

Beim subkutanen weißen Fettgewebe handelt es sich entweder um **Baufett** (z. B. Fußsohle) oder um **Depotfett** (z. B. Bauchhaut). Die Verteilung des subkutanen Depotfetts ist alters-, geschlechts- und ernährungsabhängig.

Praktikum!
In einigen Hautarealen treten **glatte Muskelzellen** in der Subkutis auf (z. B. Tunica dartos des Skrotums, Brustwarze, Labia maiora). Findet man **Skelettmuskulatur** direkt unter der Subkutis, kann das Hautpräparat von folgenden Körperstellen stammen: Kopfhaut oder Stirnhaut (M. frontalis etc.), Augenlid (M. orbicularis oculi), Gesicht (mimische Muskulatur), Lippe (M. orbicularis oris), Hals (Platysma, ↗ unten).

📝 Praktikum!

Eine gut entwickelte, fettreiche Subkutis findet sich an Bauch, Gesäß, Fußsohle, weiblicher Brust und am Mons pubis. Fast völlig fettfrei ist die Subkutis an Augenlid, Nase, Lippe, Penis und Skrotum, Labia minora sowie an der Ohrmuschel (aber nicht Ohrläppchen).

🩺 Klinik!

Hämatome (Blutergüsse) sind Blutansammlungen in der Dermis und Subkutis nach Verletzungen von Blutgefäßen der Haut.

📝 Praktikum!

Wichtige Erkennungszeichen Haut:

- dreischichtung Epidermis – Dermis – Subkutis
- Epidermis: mehrschichtig verhorntes Plattenepithel (aber nur oberste Zellschichten platt!).
- bindegewebige Dermis mit Str. papillare und reticularis
- subkutanes Fettgewebe
- Hautanhangsgebilde.

Besondere Hautpräparate:

- Haut auf beiden Präparateseiten: Finger-, Zehenbeere, äußeres Ohr, Nasenflügel, Labia maiora
- hyaliner Knorpel unter der Haut: Nasenflügel, -spitze
- elastischer Knorpel unter der Haut: Ohrmuschel (aber nicht Ohrläppchen)
- Sehne unter der Haut: Kopfhaut (Galea), Oberlid (Sehne des M. levator palpebrae sup.)
- quergestreifte Muskulatur unter der Haut: Kopfhaut oder Stirnhaut (M. frontalis etc.), Augenlid (M. orbicularis oculi), Gesicht (mimische Muskulatur), Lippe (M. orbicularis oris), Hals (Platysma, ↗ oben).

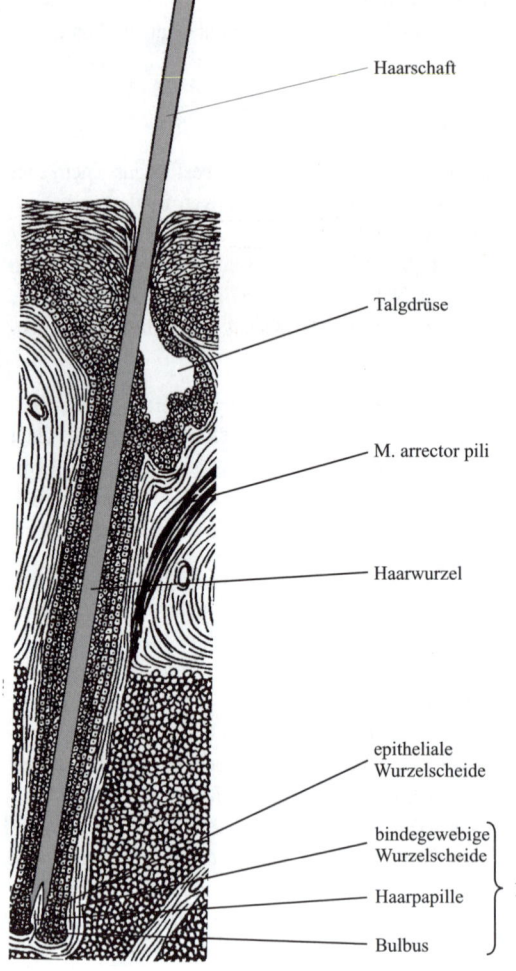

1 = Haarfollikel

Abb. 5.131: Haar – Übersicht

5.12.3 Hautanhangsgebilde

Haare

Haare (Pili) sind keratinhaltige, verhornte Fäden, die die Hautoberfläche überragen. Sie entstehen aus der Epidermis. Zur Welt kommt man mit den ab dem 4. Fetalmonat gebildeten **Lanugohaaren** (Flaumhaare), die ab dem 6. Monat nach der Geburt durch **Vellushaare** (Wollhaare) und schließlich durch **Terminalhaare** ersetzt werden. Bei Terminalhaaren unterscheidet man *Langhaare* (Kopf-, Bart-, Schamhaare etc.) von *Kurz- oder Borstenhaaren* (Wimpern, Augenbrauen, Haare am Naseneingang, am äußeren Gehörgang etc.).

Die Haare stecken schräg in Einstülpungen der Epidermis, den sog. Haartrichtern, die bis in die Subkutis reichen können (↗ Abb. 5.131). Man unterscheidet:

- den **Haarschaft** (Scapus pili), der den von außen sichtbaren Haaranteil darstellt, und
- die **Haarwurzel** (Radix pili), die unter der Hautoberfläche liegt.

Haarschaft

Dicke Haare besitzen innen ein Mark (**Medulla**) und außen eine Rinde (**Kortex**), die wiederum von einer häutchenartigen **Cuticula pili** bedeckt ist (↗ Abb. 5.132). In der Medulla finden sich locker angeordnete

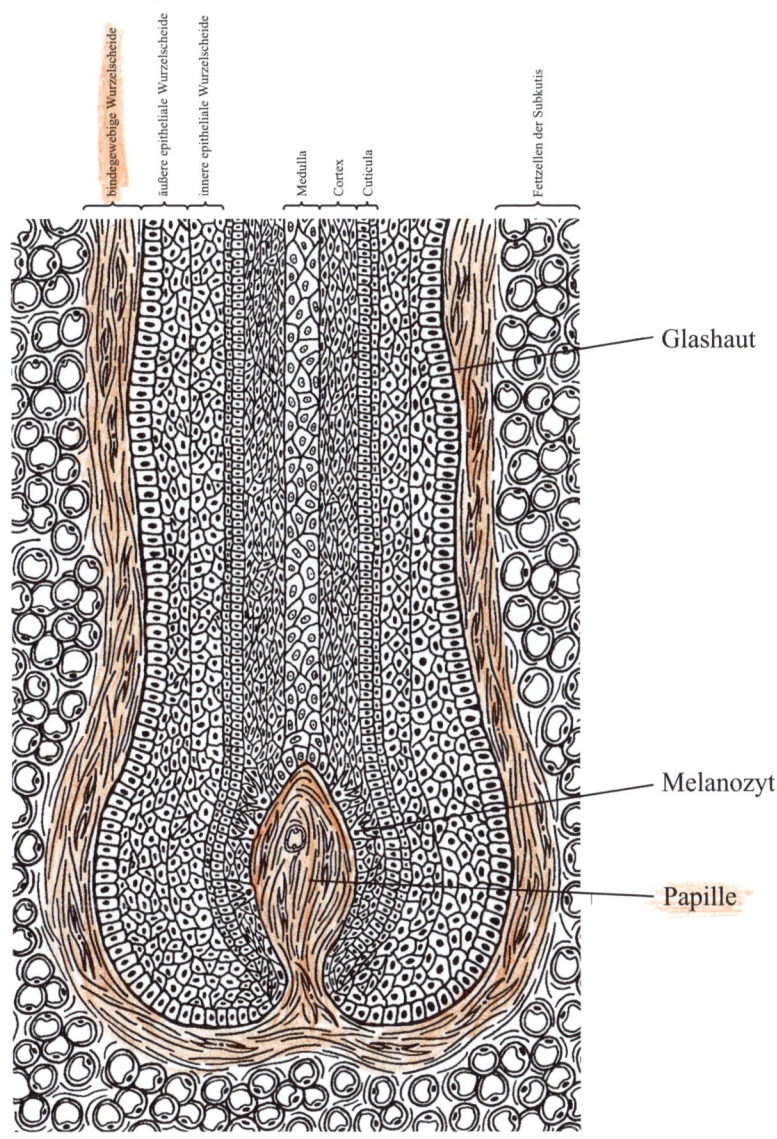

Abb. 5.132: Haarwurzel

isoprismatische, verhornende Medullazellen, zwischen denen luftgefüllte Hohlräume ausgespart bleiben. Die Rinde des Haarschafts wird aus länglichen, verhornten Kortexzellen gebildet. Alle Zellen des Haarschafts sind kernlos und spindelförmig.

🖉 Praktikum!

Einzelheiten der Haarstruktur sind auf herkömmlichen histologischen Schnitten kaum zu erkennen. Für Haaruntersuchungen eignet sich besonders die Rasterelektronenmikroskopie. Die Oberflächenstrukturen der Haare (Cuticula) sind speziesspezifisch.

Haarwurzel

Die Haarwurzel wird von einer Wurzelscheide umschlossen, die aus einem epithelialen und einem bindegewebigen Anteil besteht (↗ Abb. 5.131, Abb. 5.132):

- Die dem Haar zugewandte **epitheliale Wurzelscheide** bildet am unteren Ende der Wurzel die verdickte Haarzwiebel (**Bulbus**). Sie besteht aus mehreren Schichten:
  - Die **innere epitheliale Wurzelscheide** endet in Höhe der Einmündung der Talgdrüse (Infundibulum) und besteht von innen nach außen aus der *Cuticula vaginalis* = Scheidencuticula aus verhornten, mit der Cuticula pili verzahnten Zellen, der *Huxley-Schicht* und der *Henle-Schicht*.
  - Die **äußere epitheliale Wurzelscheide** ist ein- bis mehrschichtig, nicht verhornt und stellt in die Tiefe gewachsene Epidermiszellen des Str. germinativum dar.
- In den Bulbus senkt sich von unten her die **Haarpapille** ein, ein stark kapillarisiertes und mit Nerven versorgtes Bindegewebe, das die Ernährung und nervöse Versorgung des Wurzelbereiches übernimmt. Die Durchblutung der Papille ist für die Vitalität und Regeneration des Haares von großer Bedeutung.
- Die **bindegewebige Wurzelscheide** entsteht aus der Dermis und umschließt den Wurzelbereich als **Haarbalg**. Von der epithelialen Wurzelscheide ist sie durch eine dicke Basalmembran (**Glashaut**) getrennt.

Bulbus, Papille und dermaler Haarbalg werden auch als **Haarfollikel** (Folliculus pili) zusammengefasst.

Haarbildung

Die Neubildung ausgegangener Haare erfolgt aus dem Follikel heraus. Das Zellmaterial liefern die der Papille aufgelagerten Bulbuszellen (**Haarmatrix**), die als undifferenzierte, proliferierende Epithelzellen eine Art Stratum basale bilden:

- Apikal und zentral differenzieren sich große, vakuolisierte Zellen, die die *Medulla* bilden.
- Lateral finden sich spindelförmige Zellen, die die *Rinde* bilden. Zwischen ihnen sind Melanozyten eingestreut, die Melanosomen in die Haarzellen übertragen.
- Peripher liegen isoprismatische Zellen, die zu abgeflachten Hornschuppen umgewandelt werden und dachziegelartig die *Cuticula pili* bilden. Die Verhornung (Keratinisierung) erfolgt an der Haarwurzel abrupt. Die haarspezifischen Keratine (Trichokeratine) werden in Granula abgelagert *(Tricho(kerato)hyalingranula)*.

> **Praktikum!**
> Ein Querschnitt oberhalb des Bulbus zeigt nur die beiden Wurzelscheiden um das Haar, oberhalb des Infundibulums nur die äußere Wurzelscheide.

> **Klinik!**
> Die Steuerung der Haarbildung unterliegt genetischen und hormonellen Einflüssen. Androgene wirken z. B. stimulierend auf die Körper- und Barthaare beim Mann, beeinflussen aber auch (neben anderen Faktoren) die Rückbildung von Haarfollikeln im Rahmen der männlichen Glatzenbildung.

Talgdrüsen und Haarbalgmuskeln

Mit fast jedem Haar sind eine Talgdrüse und ein vegetativ innervierter Haarbalgmuskel (**M. arrector pili**) vergesellschaftet. Kleine Faserbündel aus myoepithelialen Zellen ziehen an die bindegewebige Wurzelscheide des Haares und können es aufrichten. Gleichzeitig wird die Haut etwas eingezogen, es entsteht eine „Gänsehaut". Die zwischen Muskel und Wurzel liegende Talgdrüse wird bei der Kontraktion ausgedrückt.

Keine Haarbalgmuskeln haben z. B. Augenwimpern, Augenbrauen, Haare im Nasenvorhof und äußeren Gehörgang.

Haarwechsel

Haare haben nur eine begrenzte Lebensdauer und müssen zyklisch nachgebildet werden. Ruheperioden (**Telogen**) folgen Wachstumsperioden (**Anagen**). Die Verteilung der Perioden ist je nach Körperregion unterschiedlich. Durch Rückbildung der Matrix, Zurückziehen des Bulbus und Atrophie der Papille stirbt das Haar ab (**Katagen**). Das neu gebildete Haar schiebt das abgestorbene Haar (**Kolbenhaar:** mit verdicktem, ausgefranstem unteren Ende) nach außen. Neubildung und Wachstum von Haaren werden durch komplexe Vorgänge kontrolliert. Eine große Rolle spielen Hormone (Thyroxin, Östrogene, Androgene).

Nagel

Ein **Nagel** (Unguis) besteht aus einer gewölbten Hornplatte, die auf einem **Nagelbett** (**Hyponychium**) an den Akren (Finger, Zehen) liegt. Das Nagelbett ist von einem mehrschichtigen, dünnen Epithel aus Str. basale und spinosum überzogen. Die darunter liegende Dermis ist sehr gut vaskularisiert, sodass die Farbe des

Nagels Rückschlüsse auf Kreislaufsituation, Veränderungen des Blutes etc. zulässt.

Die Nagelwurzel steckt proximal in der **Nageltasche**, in deren Tiefe die **Nagelmatrix** liegt. Von hier aus erfolgt das Wachstum der Nagelplatte. Die distale Grenze der Matrix entspricht bei der Aufsicht auf den Nagel einem weißen, halbmondförmigen Bezirk, der **Lunula**.

> **Klinik!**
> Die Matrix darf bei Nagelentfernungen nicht verletzt werden, um eine Neubildung des Nagels zu garantieren.

Seitlich ist der Nagel in den **Nagelfalz** eingelassen, der vom **Nagelwall** überragt wird. Als **Eponychium** bezeichnet man das Nagelhäutchen, ein verhorntes Epithel, das vom proximalen Nagelwall her vorwächst. Nägel sind Schutzeinrichtungen an den Akren und bilden Druckwiderlager.

Sinnesrezeptoren der Haut

Die Nervenendigungen in der Haut sind eigentlich Nervenanfänge, da sie dendritische Fortsätze der Spinal- und Kopfganglienzellen und damit afferente Fasern sind. Neben **freien Nervenendigungen** gibt es verschiedene Klassen von **Rezeptoren**, die unterschiedliche Empfindungsqualitäten aufnehmen. Sie bilden Endkörperchen, die histologisch fassbar sind:

- **Merkel-Tastkörperchen:** liegen in der Epidermis; die Zellen der Körperchen (Merkel-Zellen) sind **Mechanorezeptoren** für den Tastsinn. Die flachen, hellen, granulierten Zellen kommen einzeln vor oder bilden kleine, kapsellose Körperchen (Tastscheiben). Sie liegen im Str. basale oder spinosum und besitzen fingerförmige Ausläufer, die sich zwischen die benachbarten Epidermiszellen schieben. Auffällig sind die großen Zellkerne. Sehr häufig kommen sie in der Epidermis von Handinnenfläche und Fußsohle sowie in Haarscheiden vor. Von basal treten freie Nervenendigungen synaptisch an sie heran (↗ Abb. 5.133).
- **Meißner-Tastkörperchen:** liegen im Str. papillare. Es handelt sich um längliche, zum großen Teil umkapselte Körperchen, die aus modifizierten Schwann-Zellen aufgebaut sind. Die Zellkerne der Schwann-Zellen liegen an der Peripherie. Im Inne-

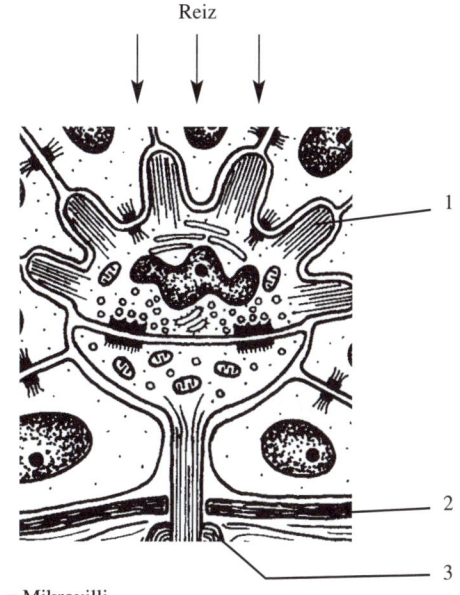

1 = Mikrovilli
2 = Basalmembran
3 = Axon

Abb. 5.133: Merkel-Zelle

ren der Meißner-Tastkörperchen liegen plattenförmige Zellen, zwischen denen marklose Verzweigungen spiralförmiger dendritischer Axone liegen. Die kollagene Bindegewebskapsel der Meißner-Tastkörperchen strahlt in die epidermale Basalmembran ein. Sie zählen ebenfalls zu den **Mechanorezeptoren** (↗ Abb. 5.134).

> **Praktikum!**
> Lichtmikroskopisch sind an den Meißner-Körperchen meist nur die flachen Schwann-Zellen und nicht die Axone zu erkennen.

- **Vater-Pacini-Körperchen:** kommen im Str. reticulare der Dermis und der Subkutis vor, können aber auch in inneren Organen, Muskeln, dem Peritoneum und vielen anderen Stellen gefunden werden. Die Körperchen sind groß, haben Durchmesser von ca. 2–4 mm und sind bindegewebig umkapselt. Die Außenzone besteht aus dem sog. Außenkolben (Bulbus externus), ca. 50–70 fibroblastischen Zellen, die lamellen- oder zwiebelschalenartig angeordnet sind. Sie stellen die Fortsetzung des Perineuriums der Nervenfaser dar. Der sog. Innenkolben (Bulbus internus) wird aus Schwann-Zellen gebildet, die lamellenartig angeordnet sind. Sie sind von

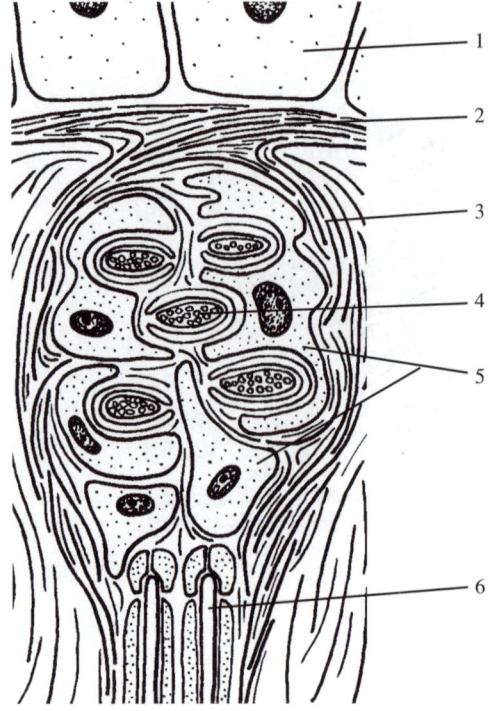

1 = Epidermiszelle
2 = Basalmembran
3 = Bindegewebskapsel
4 = Markscheidenfreies Axon
5 = Schwann-Zellen
6 = Axon

Abb. 5.134: Meißner-Tastkörperchen

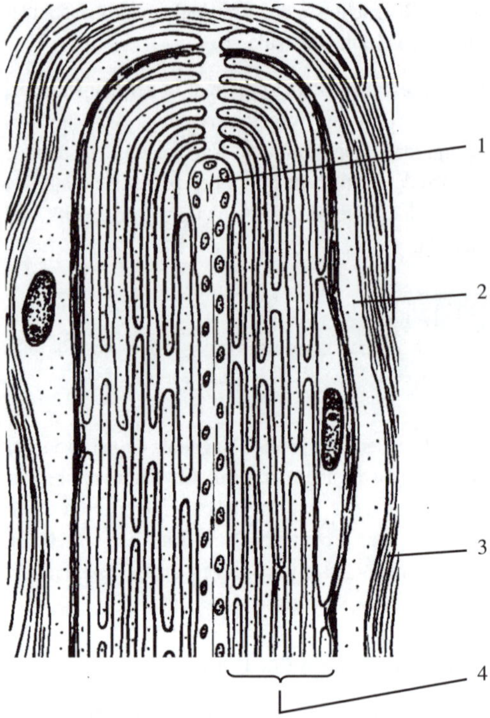

1 = Nervenfaser
2 = Bulbus externus
3 = Bindegewebskapsel
4 = Bulbus internus

Abb. 5.135: Vater-Pacini-Körperchen

Basalmembranen überzogen. Zwischen den beiden Kolben liegt ein schmaler Spalt, in dem Blutgefäße, Makrophagen und Fibroblasten vorkommen können. Zentral folgt auf den Innenkolben dann das afferente Axon. Vater-Pacini-Körperchen sind Mechanorezeptoren, die Vibrationen wahrnehmen (↗ Abb. 5.135).

- **Krause-Endkolben:** haben Ähnlichkeit mit Vater-Pacini-Körperchen, sind aber kleiner. Der Außenkolben besteht nur aus wenigen Lamellen. Man findet sie v. a. im Str. papillare. Auch sie fungieren als Mechanorezeptoren.
- **Ruffini-(End-)Körperchen:** liegen im Str. reticulare und in der Subkutis, kommen aber auch in Gelenkkapseln, Gefäßwänden oder Ligamenten vor. Es handelt sich bei ihnen um längliche Bindegewebskapseln mit einer Länge von ca. 1–2 mm, die Rezeptorzellen enthalten und in die von unten Nervenfasern und Kollagenfasern eintreten. Die afferenten Axone sind markhaltig. Die Nervenfasern verlieren jedoch ihre Markscheide beim Eintritt in die Bindegewebskapsel und bleiben lediglich von Schwann-Zellen ummantelt. Die Nervenfaserenden sind schließlich „nackt" und kolbenartig aufgetrieben. Ruffini-Körperchen fungieren als Dehnungsrezeptoren (↗ Abb. 5.136).
- **Genitalkörperchen:** länglich-ovale Körperchen aus gewickelten marklosen Nervenfasern, von modifizierten Schwann-Zellen umhüllt, liegen unter der Epidermis der äußeren Geschlechtsorgane.

Praktikum!

Meißner-Tastkörperchen und Vater-Pacini-Körperchen sind in histologischen Übersichtspräparaten der Haut gut zu erkennen (↗ Abb 5.128 und ↗ Tab. 5.4).

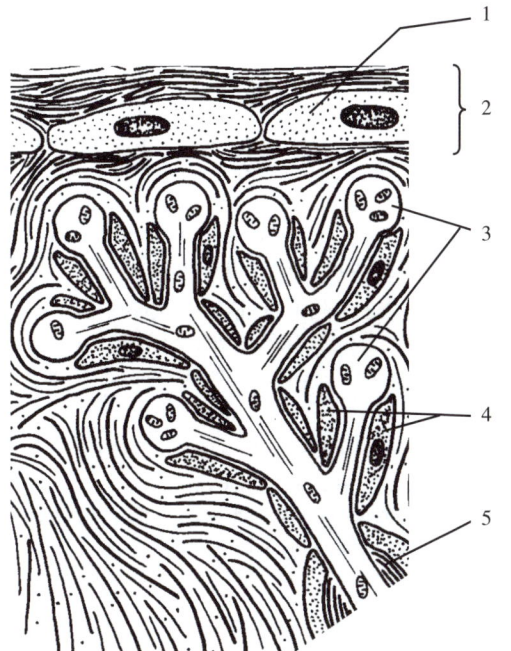

1 = Rezeptorzelle
2 = Perineurale Kapsel
3 = Nervenfaserenden
4 = Schwann-Zellen
5 = Markscheiden

Abb. 5.136: Ruffini-Körperchen

Freie Nervenendigungen kommen überall in der Dermis vor und vermitteln Schmerz- und Wärmeempfindung. Freie Nervenendigungen, die bis in die untersten Schichten der Epidermis vordringen, vermitteln wahrscheinlich Schmerz- und Kälteempfindung. An den Haarfollikeln liegen Komplexe aus Merkel-Tastkörperchen und freien Nervenendigungen.

Hautdrüsen

Die Haut enthält verschiedene Arten von Drüsen, deren Acini in der Dermis und in der Subkutis liegen (↗ Abb. 5.137, ↗ Abb. 5.138 und ↗ Abb. 5.139):

- **Talgdrüsen** (Glandulae sebaceae)
- **Schweißdrüsen** (Glandulae sudoriferae merocrinae)
- **Duftdrüsen** (Glandulae sudoriferae apokrinae).

Die **Brustdrüse** (Glandula mammaria) ist eine modifizierte Hautdrüse. Alle Hautdrüsen entstehen aus zapfenartigen Strängen, die von der Epidermis in die Tiefe wachsen (↗ Kap. 5.11.8).

Talgdrüsen

Talgdrüsen sind aus vielen, alveolären Einzeldrüsen zusammengesetzt, die in einen Ausführungsgang münden (↗ Abb. 5.137). Ihre Endstücke liegen in der Dermis, ihre Ausführungsgänge erreichen die Hautoberfläche in der Tiefe der Haartrichter (Infundibulum). Talgdrüsen sind meist mit **Haaren** vergesell-

Tabelle 5.4: Hautschichten und charakteristische Zelltypen

Hautschicht	Zelltypen	Funktion
Epidermis: Str. corneum Str. lucidum Str. granulosum Str. spinosum Str. basale	Keratinozyten Langerhans-Zellen Merkel-Zellen Melanozyten	 Antigenpräsentation Mechanorezeptoren (Druck) Pigmentbildung
Dermis/Korium: Str. papillare Str. reticulare	Bindegewebezellen Makrophagen, Lymphozyten Mastzellen Meißner-Körperchen Ruffini-Körperchen	 Immunabwehr allerg. Reaktionen Berührungsrezeptoren Dehnungsrezeptoren
Subkutis:	Binde- und Fettgewebe Vater-Pacini-Körperchen	 Vibrationsrezeptoren

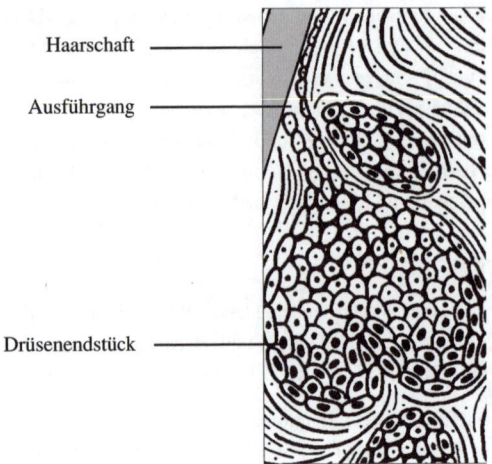

Abb. 5.137: Talgdrüse

- Haarschaft
- Ausführgang
- Drüsenendstück

schaftet, kommen jedoch auch als **freie Talgdrüsen** an Schleimhaut-Haut-Übergängen vor, wie z. B. an Lippen, Brustwarzen, Glans penis, oder Augenlidern (Meibom-Drüsen). Die Leistenhaut ist frei von Talgdrüsen.

Histologisch erkennt man in den Endstücken der Drüsen basal ein flaches, proliferierendes Epithel, aus dem sich die Drüse regeneriert. Im Zentrum der Endstücke liegen runde Zellen mit pyknotischen Kernen und talghaltigen Fettvakuolen. Diese Zellen können platzen und mit dem Talg abgestoßen werden *(holokrine Sekretion)*. Die Ausführungsgänge werden von einem Epithel ausgekleidet, das das Str. germinativum der Epidermis fortsetzt.

Talg (Sebum) besteht aus Fettsäuren, Cholesterin, Triazylglyzeriden und anderen Fettsäureestern und macht die Haut geschmeidig und wasserabweisend. Kontraktionen der Mm. arrectores pili unterstützen die Auspressung des Talgs. Einen stimulierenden Effekt auf die Sekretion üben z. B. Androgene aus. Östrogene wirken hingegen hemmend.

> **Klinik!**
>
> Bei der **Acne vulgaris** handelt es sich um Hyperplasien von Talgdrüsen in drüsenreichen Hautarealen mit Verschluss der Ausführungsgänge. Die dadurch entstehenden **Komedonen** (**Mitesser**) können sich leicht entzünden. **Furunkel** sind akute Entzündungen von Talgdrüsen und Haarfollikeln (Perifollikulitis).

Schweißdrüsen

Die merokrinen, kleinen Schweißdrüsen (Abb. 5.138) kommen in der Haut ubiquitär vor und fehlen nur an wenigen Körperstellen (z. B. Lippenrot, Glans penis). Ihre knäuelförmigen Azini (**Knäueldrüsen**) liegen an der Grenze zwischen Dermis und Subkutis (Abb 5.128). Ihre Ausführungsgänge münden auf den Erhebungen der Felder- und Leistenhaut, wo sie u. U. mit dem bloßen Auge erkennbar sind.

Die **Azini** sind von Myoepithelien umgeben und bestehen aus hochprismatischen Drüsenzellen. Färberisch lassen sich helle von dunklen Drüsenzellen unterscheiden:

- Die **hellen Zellen** sind glykogen- und mitochondrienreich und enthalten Sekretkanälchen. Sie sind für die Produktion des Schweißes und seiner Komponenten verantwortlich.
- Die **dunklen Zellen** bilden ein muköses Sekret.

Die **Ausführungsgänge** (Ductus sudoriferi) sind von einem zweischichtigen, isoprismatischen Epithel ausgekleidet, das in der Epidermis fehlt. Im Gegensatz zur Dermis verlaufen die Gänge hier außerdem korkenzieherartig gewunden.

Schweiß hat einen pH von ca. 4,5 und ist ein elektrolythaltiges Ultrafiltrat des Blutes, das durch die Natriumreabsorption in den Drüsenzellen hypoton ist. Schweiß besteht im Wesentlichen aus Wasser, Na-

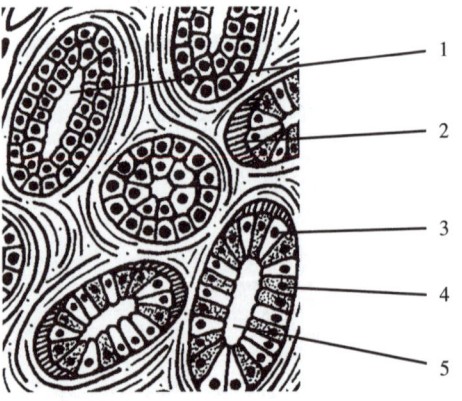

1 = Ausführungsgänge
2 = Myoepithelzellen
3 = Helle Zelle
4 = Dunkle Zelle
5 = Endstücke

Abb. 5.138: Schweißdrüse

triumchlorid, Harnstoff, Ammoniak und Harnsäure. Er spielt eine Rolle bei der Thermoregulation (Kühlung der Haut) und ist an der Ausbildung des sauren Milieus des Säureschutzmantels beteiligt. Schweißdrüsen werden cholinerg sympathisch innerviert.

Duftdrüsen *apokrin - mit Ausscheidung des apikalen Teils der Drüse*

Duftdrüsen sind eigentlich größere Schweißdrüsen mit **apokriner Sekretion** (Gll. sudoriferae apocrinae). Man findet sie an den behaarten Stellen der äußeren Geschlechtsorgane, in der Axilla, am Anus, im Nasenvorhof, bei der Frau auch an Bauch und Leistenbeuge (➚ Abb. 5.139). Bei der Frau sind Duftdrüsen stärker entwickelt als beim Mann.

Die alveolären Endstücke liegen meist in der Subkutis, haben eine weite Lichtung und bestehen aus einheitlichen isoprismatischen Drüsenepithelien. Um die Endstücke liegen Myoepithelzellen. Die Ausführungsgänge münden in die Haartrichter der mit den Drüsen assoziierten Haare.

Die Duftdrüsen beginnen in der Pubertät mit der Sekretion ihres viskösen, leicht milchigen und alkalischen Sekrets. Sie werden adrenerg innerviert. Emotionale und sensible Reize haben einen Einfluss auf die Drüsentätigkeit. Bei der Frau unterliegt die Sekretionstätigkeit außerdem zyklischen Veränderungen.

Aufgrund ihrer Lokalisation werden einige Sonderformen unterschieden:

- **Gll. ciliares** (Moll-Drüsen): an den Wimperhaaren
- **Gll. ceruminosae**: geknäuelte Drüsen im äußeren Gehörgang, bilden Anteile des Cerumen (Ohrschmalz) (➚ Kap. 5.13.3).

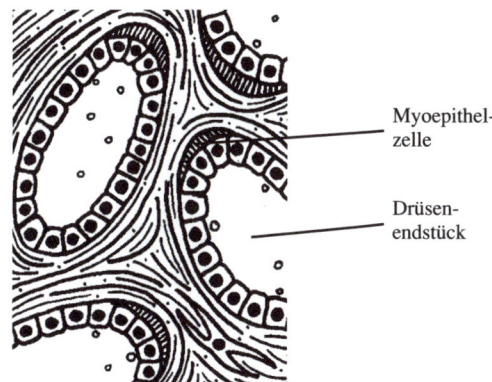

Abb. 5.139: Duftdrüse

Klinik!

Schweißdrüsenabszesse gehen eigentlich von Duftdrüsen aus (z. B. in der Axilla).

Die paarigen Brustdrüsen (Mammae) sind umgewandelte Hautdrüsen. Sie werden im Kapitel „Weibliche Geschlechtsorgane" behandelt (➚ Kap. 5.11.8).

Praktikum!

Besondere Hautregionen:

- **Fußsohle**: sehr dicke Epidermis, stark verhornt, keine Haare, zahlreiche Schweißdrüsen, subkutan gekammerter Fettkörper
- **Fingerbeere**: dicke Epidermis, gut ausgebildeter Papillarkörper, keine Haare, viele Schweißdrüsen, zahlreiche Rezeptoren (z. B. Meißner, Vater-Pacini)
- **Axilla oder Leiste**: dünne Epidermis, zahlreiche Haare, zahlreiche Schweiß- und Duftdrüsen
- **Kopfschwarte**: dicht gepackte Haare mit bis in die Subkutis reichenden Follikeln, Talgdrüsen, in der Tiefe Sehnen- oder Skelettmuskelgewebe.

5.13 Sinnesorgane

5.13.1 Einführung

Sinnesorgane nehmen physikalische oder chemische Reize aus der Umwelt oder aus dem Körperinneren auf und leiten sie als Informationen an das ZNS weiter. Als Rezeptoren dienen spezielle Zellen oder Zellgruppen:

- **Primäre Rezeptoren** sind umgewandelte neuronale Zellen mit eigenen Axonen (z. B. Zellen der Riechschleimhaut) oder Nervenendigungen, die frei oder mit speziellen Endkörperchen im Gewebe liegen (z. B. Hautrezeptoren).
- **Sekundäre Rezeptoren** sind spezialisierte Sinneszellen, die mit Axonen in Kontakt stehen.

Folgende **Rezeptorklassen** werden unterschieden:

- **Oberflächensensibilitätsrezeptoren**: Berührung, Druck, Vibration, Temperatur, Schmerz.
- **Eingeweidesensibilitätsrezeptoren.**
- **Tiefensensibilitätsrezeptoren**: Muskelspindeln, Sehnenorgane.
- **Chemorezeptoren**: Geschmack, Geruch, Glomusorgane.

- **Fotorezeptoren:** im Auge.
- **Audiorezeptoren, Gleichgewichtsrezeptoren:** im Ohr.

Die großen Sinnesorgane, wie z.B. Auge und Ohr, stellen komplex zusammengesetzte Organe dar, an deren Aufbau nicht nur Sinnesrezeptoren, sondern auch Epithelien und Bindegewebe beteiligt sind.

5.13.2 Auge

Einführung

Das Auge (Oculus) liegt als rundlich-ovaler Augapfel (Bulbus oculi) in der Augenhöhle (Orbita). Die **Orbita** enthält v. a. Fettgewebe sowie die den Bulbus bewegende Muskulatur, Gefäße und Nerven. Das Auge kann nach verschiedenen Kriterien eingeteilt werden:

- Nach der *Lage* können **vordere und hintere Bulbusabschnitte** unterschieden werden.
- Nach der *Funktion* kann man den **optischen Apparat** (z.B. Hornhaut, Linse, Glaskörper) von den **Schichten des Augapfels** (z.B. Netzhaut) und den **Hilfseinrichtungen des Auges** (z.B. Tränenapparat) unterscheiden.

Folgende, konzentrisch angeordnete Schichten des Auges werden von außen nach innen unterschieden (↗ Abb. 5.140):

- **äußere Augenhaut (Tunica fibrosa bulbi):**
  - Lederhaut (Sklera = das „Weiße" im Auge)
  - Hornhaut (Kornea)
- **mittlere Augenhaut (Tunica vasculosa bulbi, Uvea):**
  - Aderhaut (Choroidea)
  - Ziliarkörper, Strahlenkörper (Corpus ciliare)
  - Regenbogenhaut (Iris)
- **innere Augenhaut, Netzhaut (Tunica interna bulbi, Retina):**
  - Pars optica = lichtempfindlicher Teil der Retina
  - Pars caeca = lichtunempfindlicher, „blinder" Teil der Retina, überzieht Ziliarkörper und Iris.

Ein Großteil des Augeninnenraums wird vom Glaskörper ausgefüllt, der zum optischen Apparat gehört. Zwischen Glaskörper, Iris und Linse befindet sich die hintere Augenkammer (Camera posterior), zwischen Iris, Linse und Kornea die vordere Augenkammer (Camera anterior). Beide Augenkammern enthalten Kammerwasser (Humor aquosus).

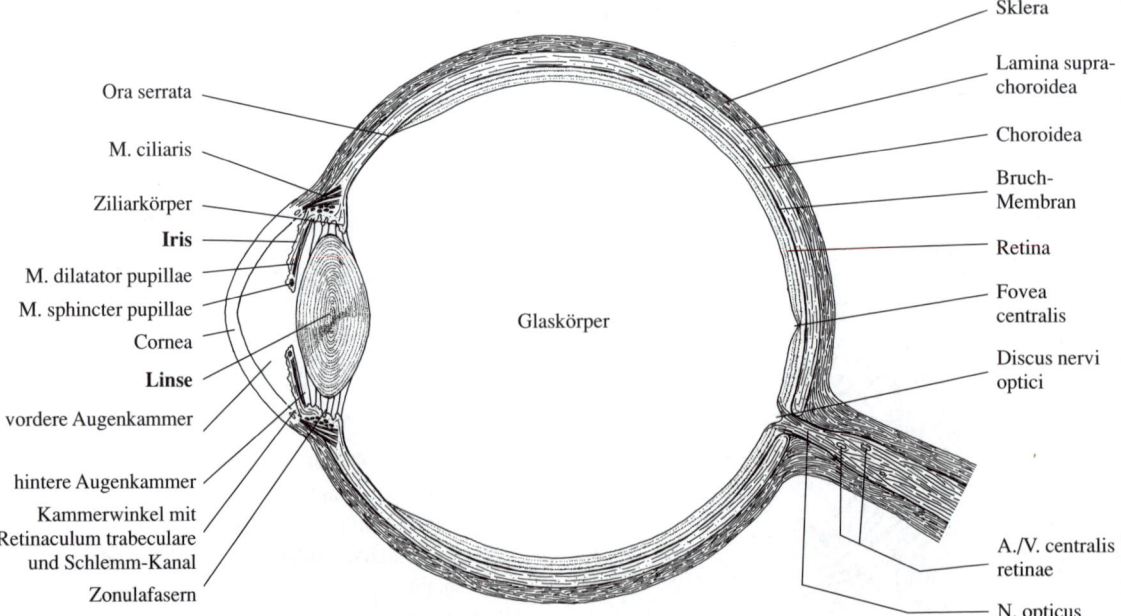

Abb. 5.140: Auge – Übersicht (Längsschnitt)

📝 Praktikum!

Auf Transversalschnitten durch das Auge lassen sich alle Abschnitte und Schichten identifizieren. Schnitte durch ein ganzes Auge haben auf dem Objektträger nur dann Platz, wenn sie von kleineren Tieren stammen.

Äußere Augenhaut

Die äußere Augenhaut (Tunica fibrosa bulbi) wird von der Sklera (Lederhaut) gebildet, die vorn in die uhrglasförmige Kornea (Hornhaut) übergeht.

Sklera

Die gefäßhaltige, ca. 0,5 mm breite Sklera besteht aus straffem, kollagenen Bindegewebe mit wenig Grundsubstanz und einigen Fibroblasten. Am Limbus corneae geht sie vorne in die Kornea über. Außen ist die Sklera von einer weiteren bindegewebigen Kapsel umgeben, der **Vagina bulbi (Tenon-Kapsel)**, die den Augapfel zum Orbitagewebe hin abgrenzt.

Die Grenze zur Choroidea (Aderhaut) wird von einer lockeren, bindegewebigen Verschiebeschicht, der **Lamina suprachoroidea** gebildet. Neben Fibroblasten enthält sie auch Melanozyten.

Die Sklera stabilisiert den Augapfel, reguliert sein Wachstum und ist für den Durchmesser des Auges verantwortlich.

Kornea

Die ca. 0,7 mm dicke, uhrglasförmige Kornea gehört zum optischen Apparat des Auges. Sie besteht hauptsächlich aus Bindegewebe (Kornealstroma, Substantia propria), das an beiden Seiten von Epithel überzogen ist (Kornealepithelien). Von vorne nach hinten unterscheidet man folgende Schichten (↗ Abb. 5.141):

- **Vorderes Kornealepithel (Epithelium anterius):** mehrschichtiges, unverhorntes Plattenepithel mit hoher Regenerationsfähigkeit. Die oberflächlichen Zellen haben Mikrovilli und sind von einem schützenden und ernährenden Tränenfilm bedeckt.
- **Bowman-Membran (Lamina limitans anterior):** ca. 9 μm dicke, extrazelluläre, basalmembranartige Schicht unter dem vorderen Epithel. Stabilisiert die Kornea.
- **Substantia propria (Stroma):** bindegewebige, mittlere, bis 0,5 mm dicke Zone der Kornea. Sie besteht aus parallel verlaufenden Kollagenfaserbündeln (Kollagen Typ I) und besitzt einen hohen Proteoglykan-Anteil, sodass sie viel Wasser binden kann. Die Anordnung der Kollagenfasern und der Wassergehalt des Stromas sind für die Lichtdurchlässigkeit verantwortlich. Im Stroma liegen fibrozytenartige Zellen mit flügelartigen Fortsätzen (Keratozyten). Gefäße kommen nicht vor, die Ernährung erfolgt mittels Osmose über die Tränenflüssigkeit und das Kammerwasser.
- **Descemet-Membran (Lamina limitans posterior):** ca 10 μm dicke Basalmembran; Unterlage für das hintere Kornealepithel.
- **Hinteres Kornealepithel:** einschichtiges Plattenepithel, das einem Endothel entspricht.

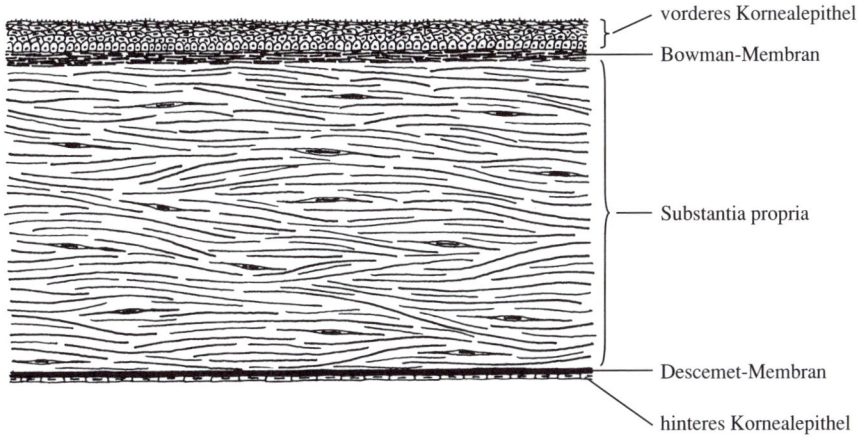

Abb. 5.141: Kornea – Aufbau

> **Merke!**
> In der Kornea finden sich keine verhornten Strukturen, wie der deutsche Name vermuten lässt!

> **Klinik!**
> Schädigungen des vorderen Epithels können zu Geschwürbildungen führen (Ulcus corneae). Sind tiefere Schichten verletzt (Bowman-Membran), können Narben entstehen. Schädigungen des Endothels führen zu Flüssigkeitseinstrom in das Stroma (Ödembildung mit Hornhauttrübung).

Mittlere Augenhaut

Zur mittleren Augenhaut zählen Choroidea, Ziliarkörper und Iris.

Choroidea

Die Choroidea (Aderhaut) liegt zwischen der Sklera und der Retina (Netzhaut). Sie besteht im Wesentlichen aus Gefäßen, locker angeordneten Kollagenfasern, elastischen Fasern, Fibroblasten und Melanozyten.

Von außen nach innen kann man die Choroidea in drei Schichten einteilen:

- **Lamina vasculosa:** kapillarreich
- **Lamina choroidocapillaris:** kapillarreich, ernährt die Retina
- **Bruch-Membran:** ca. 4 µm dicke extrazelluläre Membran aus Kollagen und elastischen Fasern.

Ziliarkörper

Der Ziliarkörper (Corpus ciliare) setzt die Choroidea fort und reicht von der Ora serrata (↗ unten) bis zur Iris.

> **Praktikum!**
> Der Ziliarkörper ist ein ringförmiges Gebilde, das auf Transversalschnitten durch das Auge zweimal angeschnitten ist.

Man unterscheidet zwei Anteile:

- die **Pars plana** (Orbiculus ciliaris), die dem Glaskörper anliegt und
- die **Pars plicata** (Corona ciliaris), die die laterale Begrenzung der hinteren Augenkammer bildet.

Die Pars plicata besitzt ca. 75 Ziliarfortsätze (Processus ciliares), zwischen denen sich kleine Einfaltungen (Plicae circulares) befinden. An diesen Fortsätzen sind die Zonulafasern (Fibrae zonulares) befestigt, an denen die Linse aufgehängt ist (↗ Abb. 5.142).

> **Merke!**
> Die Zonulafasern sind nicht mit den Linsenfasern zu verwechseln!

Das ungewöhnlich aufgebaute **Epithel des Ziliarkörpers** ist ein Teil der inneren Augenhaut und gehört zum lichtunempfindlichen Teil der Retina (Pars caeca). Es ist zweischichtig und hochprismatisch, wobei sich die beiden Zellschichten mit ihrer apikalen Seite berühren. Die dem Stroma zugewandte Epithel-

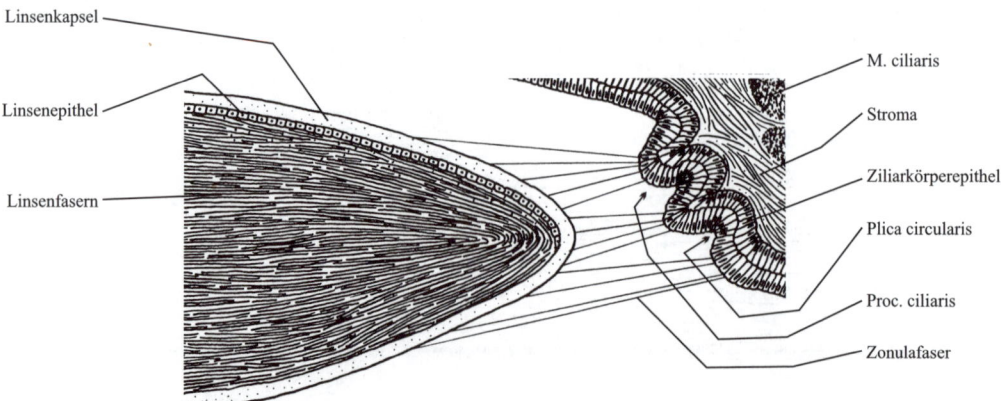

Abb. 5.142: Aufhängung der Linse

schicht ist reich an Pigmentzellen und wird deswegen als Pigmentepithel der Retina bezeichnet. Die oberste Schicht ist unpigmentiert und entspricht der Sinneszellenschicht der Retina. Die wichtigste Aufgabe des Ziliarkörperepithels ist die Produktion des Kammerwassers (Humor aquosus).

Das **Stroma** besteht aus einem gefäßreichen Bindegewebe mit Melanozyten. Man findet hier viele vegetative Nervenfasern, die entweder aus dem Ganglion ciliare (parasympathisch) oder aus dem Ganglion cervicale superius (sympathisch) stammen.

Im Ziliarkörper liegt der **M. ciliaris**, der aus glatten, zirkulär und längs verlaufenden Muskelfasern besteht. Er entspringt am Limbus corneae und strahlt an verschiedenen Stellen in den Corpus ciliare und in die Bruch-Membran ein. Innerviert wird er von parasympathischen Fasern des N. oculomotorius. Wenn sich der M. ciliaris kontrahiert, entspannen sich die Zonulafasern, sodass sich die Augenlinse der Kugelform annähert. Dies ist für die Nahakkommodation wichtig.

> **Klinik!**
> Bei Gabe von Parasympathikolytika (z. B. Atropin) wird der M. ciliaris gelähmt und eine Nahakkommodation unmöglich.

Iris

Die Iris (Regenbogenhaut) liegt vor dem Ziliarkörper und den Zonulafasern und bedeckt teilweise die Vorderfläche der Linse. Es handelt sich um eine Scheibe mit zentraler Öffnung (Pupille), die auf Transversalschnitten des Auges zweimal quer getroffen wird.

Aufbau von vorn nach hinten:

- **Vordere Irisfläche:** unebene, von mesothelartigen Zellen bedeckte Fläche. Darunter liegen Fibroblasten und Melanozyten. Die Melanozyten halten Streulicht fern und sind für die Augenfarbe verantwortlich.
- **Irisstroma:** gefäßreiches, lockeres Bindegewebe mit Fibroblasten und Melanozyten. Im Irisstroma verlaufen der M. dilatator pupillae und der M. sphincter pupillae.
- **Hintere Irisfläche:** glatte Oberfläche, die das gleiche Epithel wie der Ziliarkörper besitzt. Die oberflächliche Epithelschicht gehört zur Pars caeca der Retina und ist stark pigmentiert. Die innere Epithelschicht entsendet zytoplasmatische Fortsätze in das Stroma der Iris.

Wichtig für die Einstellung der Pupillenweite sind:

- Der ringförmig um die Öffnung angeordnete **M. sphincter pupillae**. Dieser ist parasympathisch innerviert und verengt die Pupille (Miosis).
- Der radiär verlaufende **M. dilatator pupillae**. Dieser ist sympathisch innerviert und erweitert die Pupille (Mydriasis).

> **Klinik!**
> Therapeutisch kann man eine Pupillenerweiterung sowohl durch Parasympathikolytika als auch durch Sympathomimetika (Stimulierung des Sympathikus) erreichen.

Innere Augenhaut (Retina)

Einführung

Der lichtunempfindliche Teil der Retina (Pars caeca) überzieht Iris und Ziliarkörper und geht an der Ora serrata in den lichtempfindlichen Teil (Pars optica) über.

Die Retina besteht aus zwei Schichten:

- außen liegt ein einschichtiges **Pigmentepithel**
- innen ein mehrschichtiges **Stratum nervosum** (neurale Retina).

> **Praktikum!**
> Pigmentepithel und neurale Retina sind auf histologischen Präparaten artifiziell oft durch einen Spalt voneinander getrennt.

Pigmentepithel

Das **Pigmentepithel** (Str. pigmentosum) ist einschichtig und isoprismatisch. Es ruht basal auf der Bruch-Membran und steht apikal mit den Fotorezeptoren in Verbindung.

Die **Pigmentzellen** sind apikal durch „Tight junctions" verbunden, sodass ein intrazellulärer Transport nicht möglich ist. Ihre apikalen Protrusionen reichen zwischen die Spitzen der Fotorezeptoren hinein. Sie besitzen ein basales Labyrinth. Im Zytoplasma findet man neben einem gut entwickelten geR und vielen Phagolysosomen zahlreiche Melaningranula, die dem Epithel auf histologischen Schnitten eine bräunlich-schwärzliche Farbe geben.

📝 Praktikum!

Weiße Labormäuse sind meist Albinos, die kein Melaninpigment in ihren Pigmentepithelien aufweisen. Histologische Präparate der Retinae dieser Tiere zeigen demnach kein pigmentiertes Pigmentepithel. Die Zellen sind dann in der H. E.-Färbung eosinophil angefärbt.

Aufgaben des Pigmentepithels sind u. a.:

- Vermittlung des transzellulären Stoffaustauschs zwischen Choroidea und Retina
- Phagozytose abgestoßener Außengliedpartikel der Sinneszellen
- Absorption von Streulicht
- Einflüsse auf Sehschärfe und Auflösung.

Stratum nervosum

Die neurale Retina lässt bereits in schwacher Vergrößerung klar voneinander abgrenzbare Zellschichten mit dazwischen liegenden Nervenfaserschichten erkennen. Die Neurone der Retina sind miteinander verschaltet. Da die lichtaufnehmenden Rezeptoren außen und die weiterleitenden Strukturen innen liegen, muss das Licht zuerst verschiedene Neuronenschichten durchdringen, um auf die lichtempfindlichen Zellen zu treffen (inverse Orientierung der Retina).

Die Schichten sind von außen nach innen (↗ Abb. 5.143):

- Str. neuroepitheliale: Schicht der Fotorezeptoren (Stäbchen und Zapfen)
- Str. nucleare externum: äußere Körnerschicht
- Str. limitans externum
- Str. plexiforme externum (äußere plexiforme Schicht)
- Str. nucleare internum (innere Körnerschicht)
- Str. plexiforme internum (innere plexiforme Schicht)
- Str. ganglionare (Ganglienzellschicht)
- Str. neurofibrorum (Nervenfaserschicht)
- Str. limitans internum.

Stratum neuroepitheliale, Stratum nucleare externum und Stratum limitans externum

Die Sinneszellen der Retina sind dünne, lange **Stäbchen** und längliche, apikal verschmälerte **Zapfen**. Zapfen findet man hauptsächlich im zentralen Teil der Retina (Fovea centralis). Die Stäbchenzellen sind v. a. für das Schwarz-Weiß-Sehen, die Zapfenzellen für das Farbsehen zuständig. Beide Zellarten sind ähnlich gegliedert. Wir unterscheiden folgende Teile:

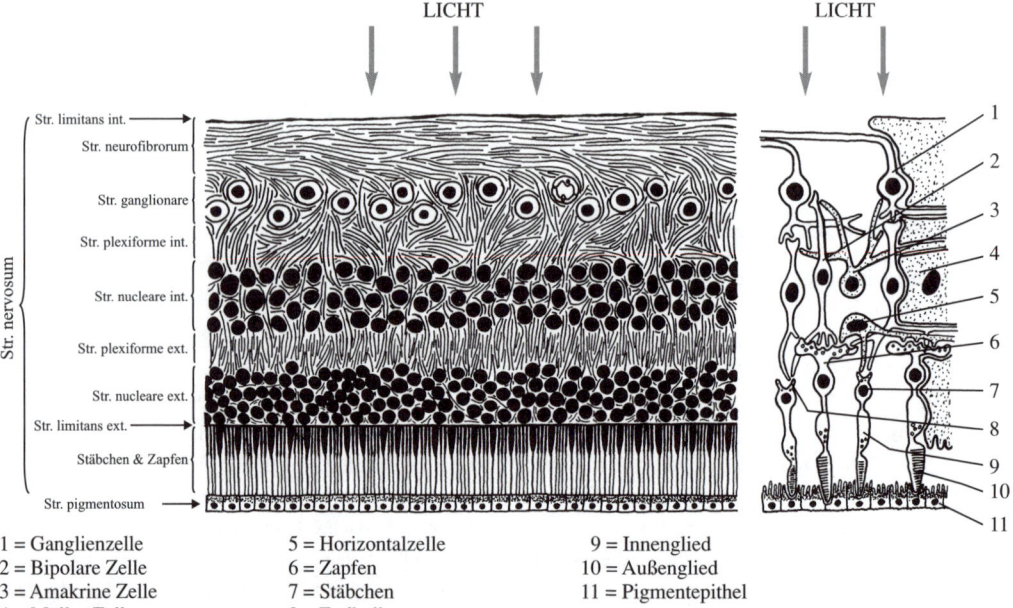

1 = Ganglienzelle
2 = Bipolare Zelle
3 = Amakrine Zelle
4 = Müller-Zelle
5 = Horizontalzelle
6 = Zapfen
7 = Stäbchen
8 = Endkolben
9 = Innenglied
10 = Außenglied
11 = Pigmentepithel

Abb. 5.143: Schichten der Retina

- **Außenglied:** lichtempfindlicher Teil der Fotorezeptoren. Das Außenglied enthält bei den Stäbchenzellen gestapelte, abgeflachte Bläschen, die rollenförmig übereinander liegen. Bei den Zapfenzellen sind es bläschenförmige Invaginationen der Zellmembran. Die Membranen der Fotorezeptoren enthalten Sehpigmente: Rhodopsin (Sehpurpur) in den Stäbchen, Iodopsin in den Zapfen.
- **Innenglied:** dient der Energiegewinnung für den Sehvorgang und enthält deswegen Mitochondrien, Glykogen und reR. Im Bereich des Innengliedes liegt auch der Nukleus.
- **Endkolben:** bildet im Anschluss an ein Innenglied Synapsen mit bipolaren und amakrinen Zellen, durch die das elektrische Signal weitergeleitet wird.

Das **Stratum neuroepitheliale** enthält die Fortsätze der Sinneszellen, das **Stratum nucleare externum** die kernhaltigen Innenglieder. Die Kerne erscheinen bei schwacher Vergrößerung körnerartig.

Das **Stratum limitans externum** ist eine feine Linie, die durch Verbindungen zwischen den Sinneszellen und den Müller-Zellen (↗ unten) entsteht.

Stratum plexiforme externum, Stratum nucleare internum und Stratum plexiforme internum
In diesen drei Schichten befinden sich die Perikarya und Fortsätze folgender Zellen:

- **Bipolare Zellen:** Sie besitzen nur einen Dendriten und ein Axon, mit denen sie die Verbindung der Rezeptorzellen mit den Ganglienzellen herstellen. Bestimmte Bipolarzellen stehen mit den Stäbchen, andere mit den Zapfen in Verbindung.
- **Horizontalzellen:** Sie sind Interneurone und für die horizontale Vernetzung verschiedener Sinneszellen zuständig. Sie bilden jedoch auch Synapsen mit bipolaren Zellen.
- **Amakrine Zellen:** Charakteristisch für die amakrinen Zellen ist ihr fehlendes Axon. Mit ihren Dendriten gehen sie Verbindungen mit bipolaren Zellen und Ganglienzellen ein. Funktionell sind sie ebenfalls als Interneurone aufzufassen.

Im **Stratum plexiforme externum** liegen die Fortsätze der bipolaren Zellen und der Horizontalzellen. Das **Stratum nucleare internum** enthält die Perikaryen mit den Kernen aller Zellarten. Im **Stratum plexiforme internum** befinden sich die Fortsätze und synaptischen Verbindungen der bipolaren Zellen, der amakrinen Zellen und der Ganglienzellen des Stratum ganglionare.

Stratum ganglionare
In dieser Schicht befinden sich die Perikaryen der multipolaren Ganglienzellen der Retina. Es können sehr große Y-Zellen von mittelgroßen X-Zellen unterschieden werden. Beide bilden im Stratum plexiforme internum Synapsen zu den bipolaren Zellen und den amakrinen Zellen. Ihre Axone ziehen gebündelt im N. opticus zum Gehirn.

Stratum neurofibrorum und Stratum limitans internum
Im **Stratum neurofibrorum** verlaufen die gebündelten, marklosen Axone der multipolaren Ganglienzellen. Durch Verbindungen von Fortsätzen der Müller-Zellen (↗ unten) und deren Basalmembran entsteht das linienförmige **Stratum limitans internum**.

Gliazellen und Blutgefäße der Retina
Gliazellen der Retina werden als **Müller-Zellen** bezeichnet. Sie sind pyramidenförmig, durchziehen die Retina fast in voller vertikaler Länge und umscheiden die Neuriten der Nervenzellen. Basal bilden ihre Fortsätze das Stratum limitans internum, apikal das Stratum limitans externum. Zwischen den Außengliedern der Rezeptorzellen besitzen sie Mikrovilli. Die Kerne der Müller-Zellen liegen im Stratum nucleare internum. Ihre Funktion entspricht der von Astrozyten im Gehirn (Stoffwechsel, Stoffaustausch, Stützung etc.). Neben Müller-Zellen gibt es in der Retina auch zytoplasmatische Astrozyten (im Stratum ganglionare).

Die Retina besitzt nur eine **Gefäßversorgung** aus der A. centralis retinae. Kapillaren bilden ein Netzwerk innerhalb der Retina. Ihre Endothelzellen sind durch Tight junctions eng verbunden und bilden eine Barriere zur neuralen Retina (Blut-Retina-Schranke).

> **Klinik!**
> Die oberflächliche Lage der Gefäße ermöglicht eine Beobachtung mithilfe des Augenspiegels. Bei Diabetes mellitus verdicken sich die Basalmembranen der Retinagefäße. Es kann zu Blutungen, Ischämien, aber auch Gefäßproliferationen kommen (**diabetische Retinopathie**).

Topografische Unterschiede im Bau der Retina

An einigen Stellen der Netzhaut gibt es Abweichungen von der beschriebenen Schichtengliederung:

- **Discus nervi optici (blinder Fleck):** An dieser Stelle verlässt der N. opticus mit seinen Axonen das Auge durch alle Retinaschichten hindurch. Da somit die Fotorezeptoren gänzlich fehlen, besteht an dieser Stelle kein Sehvermögen.
- **Macula lutea (gelber Fleck)** mit **Fovea centralis:** Hier ist die Netzhaut eingesenkt, da alle Zellen, die normalerweise die Rezeptorzellen überkreuzen, zur Seite gedrängt sind, sodass das Licht direkt auf die Photorezeptoren fällt. Die Fovea centralis ist die Stelle des schärfsten Sehens. Hier findet man keine Stäbchen, sondern nur Zapfen. Die Zapfen sind im Gegensatz zu den anderen Stellen der Retina nur mit einer bipolaren Zelle und diese wiederum nur mit einer Ganglienzelle verschaltet. Somit entstehen sehr kleine rezeptive Felder, die eine extrem hohe Auflösung ermöglichen.

N. opticus

Bei entsprechender Schnittführung durch ein Auge kann man den Austritt des N. opticus (Sehnerv) bzw. seinen anfänglichen Verlauf beobachten. Am Discus n. optici verlässt er die Retina und durchbohrt an der Lamina cribrosa sclerae die Sklera. Ab hier findet sich eine aus Oligodendrozyten gebildete Markscheide. Als vorgeschobener Hirnteil ist der N. opticus im Verlauf durch die Orbita von Fortsätzen der Meningen umhüllt. Die Dura mater setzt sich in die Sklera fort. Im Zentrum des Nerven liegen die A. und V. centralis retinae.

Optischer Apparat

Der optische Apparat des Auges besteht aus der Kornea mit der Tränenflüssigkeit, der Linse, dem Glaskörper sowie den Augenkammern mit dem Kammerwasser.

Linse

Die Linse ist bikonvex, durchsichtig und liegt zwischen Iris und Glaskörper. Sie lässt sich in drei Bestandteile gliedern (↗ Abb. 5.142):

- **Linsenkapsel (Capsula lentis):** die ganze Linse umhüllende, zwischen 5 und 20 μm dicke, lichtdurchlässige Kapsel aus Kollagenfasern, Proteoglykanen und Glykoproteinen.
- **Subkapsuläres Epithel (Epithelium lentis):** sog. vorderes Linsenepithel aus einschichtig isoprismatischem Epithel. Sein Zytoplasma ist hell und organellenarm. Während der Linsenentwicklung und postnatal bis etwa zum 30. Lebensjahr entstehen im Bereich des sog. Linsenäquators aus den Epithelzellen die Linsenfasern.
- **Linsenfasern (Fibrae lentis):** Hauptbestandteile der Linse, modifizierte Zellen mit hexagonal-prismatischer Form. Fast alle Fasern haben ihren Zellkern verloren und sind arm an Organellen. Die Fasern verlaufen lamellenförmig und treffen zu sog. Linsensternen zusammen. Die Fasern im Inneren der Linse (Linsenkern) sind am ältesten. Die unterschiedlichen Schichten der Linse haben verschiedene Krümmungsradien und somit Brechungsindizes.
- **Zonulafasern (Fibrae zonulares):** verlaufen radiär von der Linsenkapsel zu den Ziliarfortsätzen und halten die Linse in ihrer Lage. Bei Naheinstellung kontrahiert sich die Muskulatur des Ziliarkörpers, die elastische Spannung der Zonulafasern lässt nach, die Linse wird mehr gedehnt und wölbt sich stärker vor. Durch die Zunahme des Linsendurchmessers wird die Brechkraft erhöht.

> **Praktikum!**
> In histologischen Präparaten ist das Innere von Augenlinsen oft schlecht erhalten. Es entstehen Artefakte, weil z. B. Fixierungsflüssigkeit kaum durch die dicke Linsenkapsel in das Innere eindringt.

> **Klinik!**
> Bei einer Linsentrübung **(Katarakt, grauer Star)** kommt es zu einer intra- und extrazellulären Degeneration der Fasern mit Vakuolenbildung, steigendem Wassergehalt und späterem Zerfall von Fasern.

Glaskörper

Der Glaskörper (Corpus vitreum) füllt den großen Raum zwischen der Hinterfläche der Linse und der Retina aus. Er besitzt eine halbflüssige, gelartige Konsistenz und besteht zu 99 % aus Wasser. Außerdem kommen Hyaluronsäure und Kollagene (Kollagen Typ II und Typ XI) vor, die von am Rand des Glaskörpers liegenden Hyalozyten gebildet werden. Als Rest der embryonalen A. hyaloidea kann eine zentrale Verdichtung im Glaskörper vorkommen.

> **Praktikum!**
> Auf histologischen Präparaten ist der Glaskörper oft nicht nachweisbar, da er bei der Präparation oft zerstört wird.

Augenkammern

Die Augenkammern liegen in den vorderen Augenabschnitten und sind mit Kammerwasser gefüllt. Man unterscheidet:

- **Vordere Augenkammer:** Sie liegt vor der Linse und der Iris und ist nach vorne durch die Hinterfläche der Kornea begrenzt.
- **Hintere Augenkammer:** Sie liegt zwischen Glaskörper, Rückfäche der Iris und Linse. Über die Pupille steht sie mit der vorderen Kammer in Verbindung.

Das **Kammerwasser** (Humor aquosus, ca. 0,2–0,4 ml) wird vom Ziliarepithel produziert und zirkuliert durch die Kammern. Im Angulus iridocornealis gelangt es in das trabekuläre Maschenwerk des **Retinaculum trabeculare** mit den dazwischen liegenden Fontana-Räumen. Hier wird es von Venen aufgenommen, die sich zu einem Kanal vereinigen (Schlemm-Kanal, Sinus venosus sclerae). Durch das Kammerwasser wird ein Augeninnendruck von ca. 15 Torr aufrechterhalten.

> **Klinik!**
> Erhöhter Widerstand im Abflusssystem führt zu einer Erhöhung des intraokulären Druckes, was mit verschiedenen Krankheitssymptomen (Gesichtsfeldausfälle) einhergehen kann **(Glaukom, „grüner Star")**. Unbehandelt führt die Erkrankung zur Erblindung.

Hilfseinrichtungen des Auges

Konjunktiva

Die Konjunktiva (Bindehaut) ist eine durchsichtige Schleimhaut, die von der inneren Oberfläche des Augenlides ausgeht, über eine Umschlagfalte den vorderen Anteil des Augapfels überzieht und schließlich ins Kornealepithel übergeht. Sie besteht aus einem mehrschichtigen, unverhornten Plattenepithel, das von einer lockeren Lamina propria unterlagert ist.

Augenlider

Die Lider (Palpebrae) schützen das Auge. Sagittalschnitte durch ein Lid zeigen folgende Gewebebestandteile:

- Im Inneren liegt der plattenförmige **Tarsus** aus kollagenem und elastischem Bindegewebe, der dem Lid eine innere Stütze verleiht.
- Ein **M. tarsalis inferior und superior** (im Unter- bzw. Oberlid) strahlen in den Tarsus ein. Es handelt sich um glatte Muskelfaserbündel, die sympathisch innerviert werden.
- Der ringförmig verlaufende, quergestreifte **M. orbicularis oculi** für den Lidschluss liegt auf Sagittalschnitten vor dem Tarsus und ist quer angeschnitten.
- Die äußere Haut der Lider ist von einem mehrschichtig verhornten Plattenepithel bedeckt und besitzt eine breite, sehr locker gebaute, bindegewebige L. propria ohne Fettzellen. An den Kanten entspringen **Wimpern**.
- Zum Augapfel hin ist das Lid von einem mehrschichtig hochprismatischen **Konjunktivalepithel** mit Becherzellen überzogen.

Im Bereich der Augenlider finden sich mehrere Drüsenarten:

- **Meibom-Drüsen**: Talgdrüsen ohne Verbindung zu Haaren. Die Drüsenkörper liegen meist innerhalb des Tarsus, Ausführungsgänge münden nahe der hinteren Kante des Lids. Meibom-Drüsen produzieren eine talgähnliche Substanz, die an der Oberfläche des Tränenfilms eine ölige Schicht bildet (Schutz vor Austrocknung).
- **Zeis-Drüsen**: kleine Talgdrüsen an den Haarbälgen der Wimpern.
- **Moll-Drüsen**: unverzweigte, apokrine, schweißdrüsenähnliche Drüsen. Die Ausführungsgänge münden am Lidrand oder in den Bälgen der Wimpern.
- **Krause-Drüsen**: kleine akzessorische Tränendrüsen.

> **Klinik!**
> Das **Chalazion** (Hagelkorn) ist eine entzündliche Schwellung der Meibom-Drüsen bei Verlegung von Ausführungsgängen (schmerzlos, chronisch). Das **Hordeolum internum** (Gerstenkorn) ist eine entzündliche Schwellung der Moll- oder Zeis-Drüsen an der Lidinnenseite (schmerzhaft, akut).

Tränenapparat

Der Tränenapparat besteht aus der die Tränenflüssigkeit sezernierenden Tränendrüse und den ableitenden Tränenwegen.

Tränendrüse

Die Tränendrüse (Gl. lacrimalis) liegt im oberen lateralen Teil der Orbita. Die exokrine, tubulo-alveoläre Drüse ist durch die Aponeurose des M. levator palpebrae superioris in zwei Anteile gegliedert.

Die **Azini** sind weit und bestehen aus serösen, schwach angefärbten Drüsenzellen (↗ Abb. 5.144). Sie sind von **Myoepithelien** umhüllt. Schalt- und Streifenstücke fehlen, sodass die Azini direkt in die intralobulären Ausführungsgänge münden. Mehrere Ausführungsgänge münden in den Fornix conjunctivae, eine Konjunktivalausstülpung zwischen Lidhinterrand und Bulbus.

Die Tränenflüssigkeit befeuchtet Augapfel und Konjunktiva und besitzt antibakterielle Wirkungen.

Ableitende Tränenwege

Die ableitenden Tränenwege bestehen aus folgenden Abschnitten:

- **Zwei Tränenkanälchen (Canaliculi lacrimales):** beginnen am medialen Lidrand mit Öffnungen, die als Tränenpünktchen bezeichnet werden. Die Canaliculi werden von mehrschichtig unverhorntem Plattenepithel ausgekleidet.
- **Tränensack (Saccus lacrimalis):** sackartige Erweiterung nach Vereinigung der beiden Tränenkanälchen. Der Tränensack liegt in einer Aussparung des Os lacrimale (Fossa lacrimalis) und wird von einem zweireihigen, hochprismatischen Epithel ausgekleidet.
- **Ductus nasolacrimalis:** gangartige Fortsetzung aus dem Saccus, der in den unteren Nasengang (Meatus nasi inferior) mündet. Der Ductus ist mit einem zweireihigen, hochprismatischen Epithel mit Becherzellen ausgekleidet.

Praktikum!

Wichtige Erkennungszeichen Auge:
Histologische Präparate ganzer Augen oder von Teilabschnitten sind auf dem Objektträger bereits mit dem bloßen Auge oder mithilfe einer schwachen Vergrößerung an den charakteristischen (makroskopischen) Strukturen und ihrer Topografie zu erkennen.

Wichtige Augenstrukturen:

- **Kornea:** hinteres und vorderes Epithel auf dicken Membranen, dazwischen bindegewebiges Stroma
- **Ziliarkörper:** typische Fortsätze mit Einfaltungen, charakteristisches zweischichtiges hochprismatisches Epithel auf Stroma mit glatten Muskelfasern
- **Iris:** Vorderfläche ohne Epithel, lockeres Stroma mit glatten Muskelzellen
- **Linse:** rundliches Gebilde mit Kapsel, Linsenfasern, Linsenepithel
- **hintere Augenabschnitte:** Retina mit typisch geschichtetem Neuroepithel und Pigmentepithel, gefäßreiche Choroidea, straff-bindegewebige Sklera

5.13.3 Ohr

Einführung

Das Ohr besteht makroskopisch aus folgenden Anteilen:

- **Äußeres Ohr:** mit Ohrmuschel und äußerem Gehörgang; fängt den Schall auf.

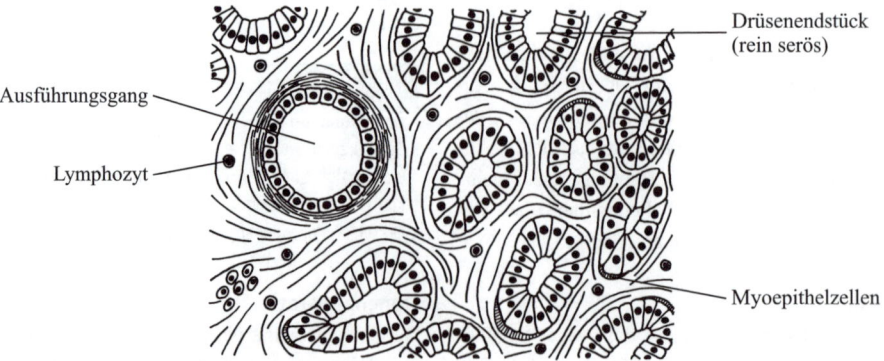

Abb. 5.144: Tränendrüse

- **Mittelohr:** im Os temporale; überträgt die Schallenergie vom Trommelfell über die Gehörknöchelchen auf das Innenohr.
- **Innenohr:** im Os temporale; beinhaltet das Hörorgan mit der Cochlea (Schnecke) sowie das Gleichgewichtsorgan (Vestibularapparat).

Äußeres Ohr

Das äußere Ohr wird gegliedert in:

- **Ohrmuschel (Auricula):** Skelett aus elastischem Knorpel mit Perichondrium. Die Ohrmuschel ist von Haut überzogen, in der Schweiß- und Talgdrüsen mit Haaren *(Lanugohaare)* liegen. Außen ist die Haut sehr fest mit dem Knorpel verbunden. Die Ohrläppchen besitzen eine fettreiche Subkutis.
- **Äußerer Gehörgang (Meatus acusticus externus):** führt von der Ohrmuschel zum Trommelfell. Das äußere Drittel wird von elastischem Knorpel umhüllt, die inneren zwei Drittel von Knochen (Os temporale). Der äußere Gehörgang enthält Haare und ist mit mehrschichtig verhorntem Plattenepithel ausgekleidet. In der L. propria befinden sich Talgdrüsen, modifizierte Schweißdrüsen sowie Ohrschmalzdrüsen. Die gewundenen, tubulären Ohrschmalzdrüsen *(Gll. ceruminosae)* sezernieren apokrin eine gelblich-bräunliche Fettsubstanz, die sich schützend auf das Epithel legt. Aus dem Sekret der Gll. ceruminosae und der Talgdrüsen sowie abgeschilferten Zellen entsteht der Ohrschmalz *(Cerumen)*.
- **Trommelfell (Membrana tympani):** quer stehende, ovale Membran als Grenze zum Mittelohr. Eine derbe, kollagenfaserige und elastische Bindegewebsplatte (Str. fibrosum) ist außen von einem dünnen, wenig verhornten, mehrschichtigen Plattenepithel (Str. cutaneum), innen von einschichtigem, isoprismatischem Epithel mit Bürstensaum (Str. mucosum) überzogen. Das Trommelfell wird in Quadranten eingeteilt: Im vorderen und hinteren oberen Quadranten ist es dünner *(Pars flaccida,* Shrapnell-Membran) als an anderen Stellen *(Pars densa)*. Das Trommelfell überträgt die Schallenergie auf die Gehörknöchelchen.

Mittelohr

Das Mittelohr (Auris media) gliedert sich in:

- **Paukenhöhle (Cavitas tympanica):** enthält die Ohrknöchelchen und Muskeln. Die Schleimhaut, die auch die Gehörknöchelchen überzieht, ist von einem einschichtigen, hochprismatischen Flimmerepithel mit Becherzellen überzogen. Das Epithel ruht auf einer schmalen L. propria, die zum Periost des Knochens gehört (Mukoperiost mit mukoziliärem Transport).

> **Klinik!**
> Bei **Mittelohrentzündung** (Otitis media) vermehren sich die schleimbildenden Becherzellen.

- **Tuba auditiva (Ohrtrompete):** verbindet die Paukenhöhle mit dem Epipharynx und dient dem Druckausgleich. Sie ist vom gleichen Epithel ausgekleidet wie die Paukenhöhle. In der Wand finden sich je nach Topografie Knorpel (Tubenknorpel) oder knöcherne Anteile. An der pharyngealen Tubenöffnung (Ostium pharyngeum) finden sich Ansammlungen von Lymphfollikeln (Tonsilla tubaria, Tubentonsille) (↗ Kap. 5.4.2).

Innenohr

Einführung

Die Organe des Innenohrs (Organon vestibulocochleare) liegen in der Felsenbeinpyramide (Pars petrosa ossis pyramidalis), die aus kompaktem Lamellenknochen besteht. Gehör- und Gleichgewichtsorgan liegen in knöchernen Aussparungen der Felsenbeinpyramide, dem *knöchernen Labyrinth*. Dieses enthält membranöse Säckchen und Kanäle, die als *häutiges Labyrinth* bezeichnet werden (↗ Abb. 5.145):

- Zum **knöchernen Labyrinth** gehört das *Vestibulum*, in das die *Cochlea* (Schnecke) auf der vorderen und die *Canales semicirculares* (Bogengänge) auf der hinteren Seite einmünden.
- Zum **häutigen Labyrinth** gehören *Sacculus* und *Utriculus*. Ein Ductus saccularis aus dem Sacculus und ein Ductus utricularis aus dem Utriculus vereinigen sich zum *Ductus utriculosaccularis*. Dieser setzt sich in den *Ductus endolymphaticus* fort, der in einem knöchernen Kanal, dem *Aquaeductus vestibuli*, zur Rückseite der Felsenpyramide verläuft. Er endet mit einer Erweiterung, dem Saccus endolymphaticus, blind im Epiduralraum.
- Die *Ductus semicirculares* sind die häutigen Bogengänge in den Canales semicirculares und entspringen vom Utriculus mit einer Erweiterung, der Ampulle. Der in der Cochlea verlaufende Ductus

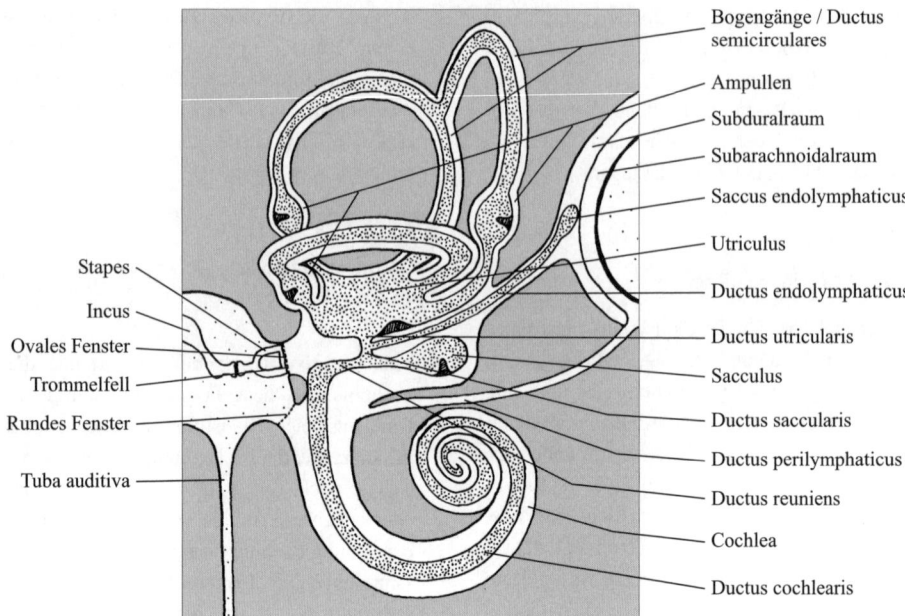

Abb. 5.145: Vestibulocochlearorgan

cochlearis ist über den Ductus reuniens an seinem Anfangsteil mit dem Sacculus verbunden. Die Hohlräume des häutigen Labyrinths sind mit **Endolymphe** gefüllt.

Zwischen knöchernem und häutigem Labyrinth befindet sich ein Spaltraum, der perilymphatische Spalt. Er ist eine Fortsetzung des Subarachnoidalraums und enthält **Perilymphe**, die die gleiche Zusammensetzung wie der Liquor cerebrospinalis hat.

Cochlea

Die Cochlea ist ein ca. 35 mm langer Knochenkanal, der sich spiralig um die in der Mittelachse liegende Schneckenspindel (**Modiolus**) windet. Die Spitze der Schnecke wird als **Cupula** bezeichnet. Vom seitlichen Rand des Modiolus ragt die knöcherne *Lamina spiralis ossea* nach außen. Sie folgt den Windungen der Schnecke.

Durch Einbau des Ductus cochlearis als häutiges Labyrinth entstehen drei Räume (↗ Abb. 5.146):

- **Scala vestibuli (Vorhoftreppe):** perilymphatischer Raum, der von einem einschichtigen Plattenepithel ausgekleidet ist. An der Schneckenspitze steht er über ein Loch (Helicotrema) mit der Scala tympani in Verbindung. Durch die dünne, bindegewebige Membrana vestibuli (Reissner-Membran) ist die Scala vestibuli nach unten vom Ductus cochlearis abgegrenzt.
- **Ductus cochlearis:** liegt in der Mitte und enthält Endolymphe. An der Schneckenbasis steht er über den Ductus reuniens mit dem Sacculus in Verbindung, an der Spitze endet er blind. Der Ductus cochlearis beherbergt den Rezeptor für den Hörvorgang, das **Corti-Organ** (Organum spirale). Auf Querschnitten durch den Gang erkennt man folgenden Aufbau:
  - **Boden des Ductus cochlearis:** besteht aus der *Lamina basilaris* (Basilarmembran), einer bindegewebigen Membran, die medial an der Lamina spiralis ossea entspringt und bis zur lateralen Wand des knöchernen Labyrinths zieht. Sie trägt das Corti-Organ. Die Unterseite der Basilarmembran ist vom einschichtig platten Epithel der Scala tympani überzogen.
  - **Dach des Ductus cochlearis:** wird von der *Membrana vestibuli* (Reissner-Membran) gebildet. Ihre Oberseite ist vom einschichtig platten Epithel der Scala vestibuli überzogen.

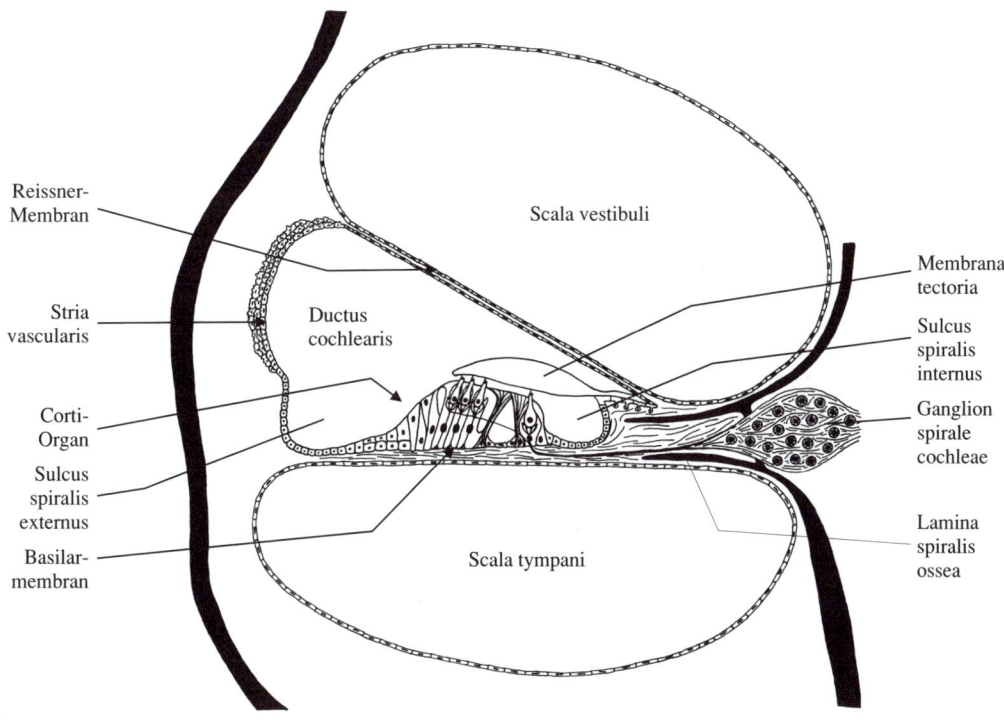

Abb. 5.146: Cochlea

– **Laterale Wand:** Auf der lateralen Wand des knöchernen Labyrinths liegt ein mehrschichtiges prismatisches Epithel, die *Stria vascularis*. In diesem Epithel verlaufen Blutgefäße! Es sezerniert Endolymphe und ist für die Ionenzusammensetzung dieser Flüssigkeit zuständig. Am Übergang zur Basilarmembran bildet sich eine epithelüberzogene Nische, der **Sulcus spiralis externus**.
• **Scala tympani (Paukentreppe):** unter dem Ductus cochlearis liegender, perilymphatischer Raum, der von einschichtigem Plattenepithel ausgekleidet ist. Die Scala tympani endet proximal am runden Fenster und ist dort durch die *Membrana tympani secundaria* verschlossen.

Corti-Organ
Das Corti-Organ liegt bei schwacher Vergrößerung als zellulärer Haufen auf der Basilarmembran des Ductus cochlearis. Da es dem Verlauf der Basilarmembran folgt, hat es eine spiralige Form (Organum spirale).

> **Praktikum!**
> Die einwandfreie histologische Darstellung des Corti-Organs ist schwierig. Meist ist es, bedingt durch Präparation und Fixierung, schlecht erhalten und artifiziell verändert.

Das Corti-Organ besteht aus

• **Stütz- und Sinneszellen**, zwischen denen **drei Tunnel** (Cuniculi) ausgespart bleiben, und der
• **Membrana tectoria**, die aus einem gallertigen Bindegewebe besteht und auf dem Organ liegt.

Die Tunnel des Corti-Organs enthalten Corti-Lymphe, die in ihrer Zusammensetzung in etwa der Perilymphe entspricht.

Stützzellen und Tunnel
Von medial (modioluswärts) nach lateral werden folgende Zellarten und Tunnel unterschieden (↗ Abb. 5.147):

• **Innere Grenzzellen:** Sie begrenzen das Corti-Organ. Medial liegen die Epithelzellen des Sulcus spiralis internus (↗ unten).

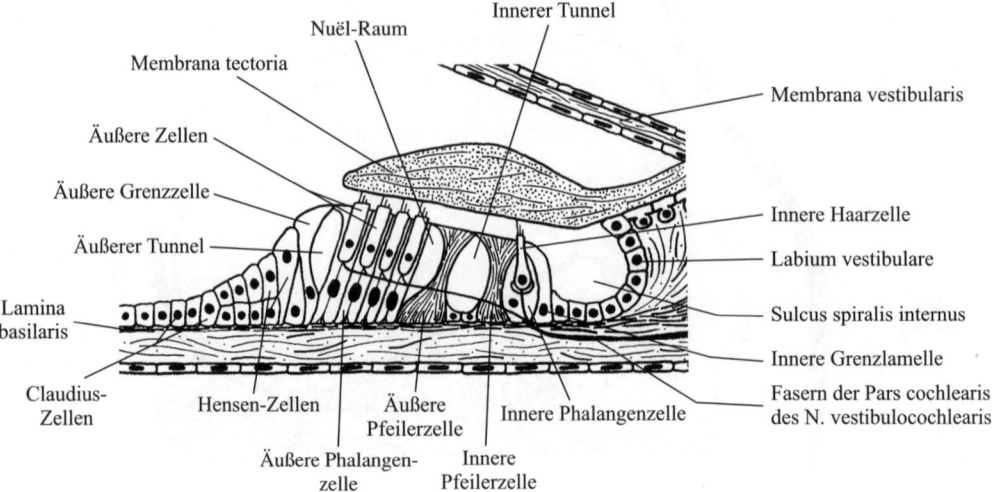

Abb. 5.147: Corti-Organ

- **Innere Phalangealzellen** bilden Kelche, in die die *inneren Haarzellen* eingelassen sind.
- **Innere und äußere Pfeilerzellen:** Schlanke Zellen mit gut entwickeltem Zytoskelett, die sich apikal aneinander lehnen. Sie bilden zwischen sich den **inneren Tunnel** (Cuniculus internus, Corti-Kanal).
- **Äußere Phalangealzellen:** Sie liegen in mehreren Reihen nebeneinander und tragen apikal die *äußeren Haarzellen*. Sie besitzen ebenfalls ein gut entwickeltes Zytoskelett. Zwischen der inneren Reihe dieser Zellen und den äußeren Pfeilerzellen bildet sich der **mittlere Tunnel** (Cuniculus medialis, Nuël-Raum).
- **Äußere Grenzzellen (Hensen-Zellen):** Sie bilden die laterale Grenze des Organs. Zwischen ihnen und den äußeren Phalangealzellen entsteht der **äußere Tunnel** (Cuniculus externus).
- **Äußere Stützzellen (Claudius-Zellen):** Sind isoprismatische Zellen, die den Boden des Sulcus spiralis externus bilden.

Sinneszellen
Die Sinneszellen liegen in apikalen Verbreiterungen der Stützzellen und haben keine Verbindung zur Basilarmembran:

- Die **inneren Haarzellen** werden von den inneren Phalangealzellen getragen und verjüngen sich nach apikal.
- Die **äußeren Haarzellen** werden von den äußeren Phalangealzellen getragen. Sie sind schmal, hochprismatisch und haben kontraktile Eigenschaften.

Jede Sinneszelle trägt ca. 100 Stereozilien, die durch Aktinfilamente in einem Terminal web (Kutikularplatte) verankert sind.

Innerviert werden die Sinneszellen durch afferente Neuriten großer Bipolarzellen (innere Haarzellen) oder kleinere bi- oder pseudounipolare Zellen (äußere Haarzellen). Jede Haarzelle wird von mehreren Neuriten erreicht. Die Nervenfasern durchbrechen die Membrana tectoria und konvergieren im Ganglion spirale cochlea, das in einer Aushöhlung des knöchernen Modiolus liegt. Die Axone vereinigen sich zur Radix cochlearis des N. vestibulocochlearis.

Membrana tectoria
Das Corti-Organ wird von der plattenförmigen Membrana tectoria bedeckt, die unmittelbar den langen Stereozilien der Haarzellen aufliegt. Sie entspringt medial aus einer bindegewebigen Schicht, dem **Limbus laminae spiralis**, der auf der Lamina spiralis ossea liegt. Der Limbus bildet am Ursprung einen lippenartigen Fortsatz, das Labium limbi vestibulare. Das Labium ist lateral mit einem einschichtigen Epithel überzogen. Unter der Lippe entsteht ein Hohlraum, der **Sulcus spiralis internus**.

Die **Membrana tectoria** ist ca. 100–200 μm dick. Sie besteht aus einem gallertigen Bindegewebe, das Filamente enthält. Die Substanz der Membrana tectoria wird wahrscheinlich von Zellen im Bereich des Labium limbi vestibulare gebildet.

Hörvorgang

Der ankommende Schall wird zunächst vom Trommelfell über die Gehörknöchelchen im Mittelohr auf das ovale Fenster übertragen. Durch die Schwingungen des ovalen Fensters werden in der Perilymphe der Scala vestibuli Druckwellen erzeugt, die sich auf die Basilarmembran übertragen. Der Bewegung der Basilarmembran folgt auch das Corti-Organ, jedoch nicht die Membrana tectoria, wodurch die Stereozilien der Haarzellen abknicken. Wenn die Stereozilien in Richtung des Lig. spirale abknicken, werden die Haarzellen erregt (Erhöhung der Aktionspotenzialfrequenz).

Verschiedene Tonfrequenzen sind wahrnehmbar, weil die Basilarmembran zum Helicotrema hin an Steifigkeit abnimmt und somit die Amplitudenmaxima für verschiedene Frequenzen an verschiedenen Stellen der Schnecke liegen. Hohe Töne werden eher im Anfangsbereich der Schnecke, tiefe Töne eher in der Nähe des Helicotremas wahrgenommen.

Die Wanderwellen laufen schließlich weiter durch die Scala tympani, bis am runden Fenster ein Druckausgleich stattfindet.

> **🔍 Praktikum!**
>
> Wichtige Erkennungszeichen Cochlea:
>
> - Kapsel aus kompaktem Knochengewebe
> - bei exakter Schnittführung in Längsrichtung durch Modiolus typische „Schneckenform" mit Anschnitt dreier Hohlräume
> - im Modiolus oft Hohlraum mit Ganglion spirale
> - Identifikation des Ductus cochlearis:
>   - Boden medial (zum Modiolus hin) mit knöcherner Lamina spiralis, nach lateral Basilarmembran mit Corti-Organ und aufgelagerter Membrana tectoria
>   - Seitenwand mit Stria vascularis
>   - Dach mit Membrana vestibuli (darüber: Scala vestibuli)

Gleichgewichtsorgan

Einführung

Die Rezeptorzellen des Gleichgewichtsorgans liegen in den Wänden der häutigen Bogengänge, des Sacculus und Utriculus. Erregungen des Gleichgewichtsorgans führen zu einer Wahrnehmung von Bewegungen und der Stellung des Körpers im Raum.

Man unterscheidet folgende Zellgebiete:

- **Maculae staticae:** Sie liegen im Sacculus und Utriculus und nehmen Linearbeschleunigungen wahr.
- **Cristae ampullares:** Sie liegen in den Ampullen der Bogengänge und nehmen Winkelbeschleunigungen wahr.

Maculae staticae

Die Maculae staticae in **Utriculus** und **Sacculus** sind trotz leicht unterschiedlicher Form gleichartig aufgebaut (↗ Abb. 5.148).

Sie stehen fast senkrecht zueinander. An Zellarten unterscheidet man Stütz- und Sinneszellen:

- **Stützzellen:** hochprismatische Zellen, die zwischen den Sinneszellen liegen. Sie tragen Mikrovilli und enthalten viele Sekretgranula.
- **Sinneszellen (Haarzellen):** sind auf Mechanorezeption spezialisierte Epithelzellen und tragen am Rand ein *Kinozilium*, im Zentrum bis zu 80 *Stereozilien* unterschiedlicher Länge. Die Stereozilien weisen Aktinfilamente auf, die in ein Terminal web (Kutikularplatte) einstrahlen. Sinneszellen vom *Typ I* verjüngen sich nach apikal, *Typ-II*-Zellen sind länglich-hochprismatisch. Die Verteilung beider Zelltypen innerhalb der Maculae ist ungleichmäßig. Innerviert werden die Sinneszellen durch verzweigte afferente Fasern des N. vestibularis. Die

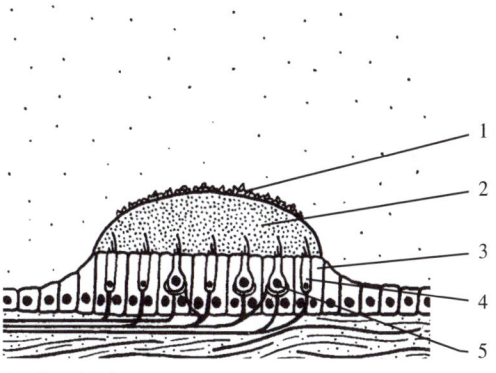

1 = Statokonien
2 = Otolithenmembran
3 = Stützzelle
4 = Sinneszelle Typ I
5 = Sinneszelle Typ II

Abb. 5.148: Macula statica

Faserenden bilden kelchförmige Erweiterungen um die Sinneszellen mit Synapsen (Synaptic ribbons). Axone hemmender Fasern können sich den Kelchen von außen anlegen.

Den Maculae liegt die **Otolithenmembran** auf, eine gelatinöse, glykoproteinreiche Deckschicht mit eingelagerten Kalziumkarbonat-Kristallen (Otolithen, Otokonien), die eine größere Dichte als die Endolymphe hat. In die Membran ragen die Härchen der Sinneszellen hinein. Bei einer Linearbeschleunigung, d. h. einer Bewegung in gerader Richtung (Bsp.: Erdbeschleunigung, Beschleunigung beim Anfahren), knicken die Härchen aufgrund der Trägheit der Otolithenmembran ab. Falls die Härchen in Richtung des Kinoziliums abknicken, kommt es zu einer Steigerung der Aktionspotenzialfrequenz.

> **Praktikum!**
>
> Auf histologischen Schnitten sind nur bei gutem Erhaltungszustand Einzelheiten des Macula-Aufbaus zu sehen. In der Otolithenmembran kann man aber meist die büschelförmigen Stereozilien und die Otolithen als eosinophile, rundliche Partikel erkennen.

Cristae ampullares

Die Cristae ampullares (↗ Abb. 5.149) sind kammartige Vorwölbungen in der Wand der Bogengänge, die quer zur Längsachse der Gänge liegen. Von ihrem grundsätzlichen Aufbau her gleichen sie den Maculae staticae. Die Fortsätze ihrer Sinneszellen reichen jedoch in die sog. **Cupula** hinein, eine konisch geformte Glykoproteinansammlung ohne Otolithen. Da sich in den Bogengängen Endolymphe befindet, kommt es bei einer Drehbewegung zu einem Flüssigkeitsstrom, der die Cupula und als Folge davon auch die Fortsätze der Sinneszellen verbiegt. Durch das gleiche spezifische Gewicht von Endolymphe und Cupula können Linearbeschleunigungen nicht wahrgenommen werden.

5.13.4 Glomusorgane

Glomusorgane gehören zu den **Paraganglien**, d. h. Zellanhäufungen, die nahe sympathischer Ganglien im Thorax- und Abdominalbereich liegen. Wie das Nebennierenmark gehören Paraganglien zu den chromaffinen Organen und enthalten Noradrenalin und Dopamin.

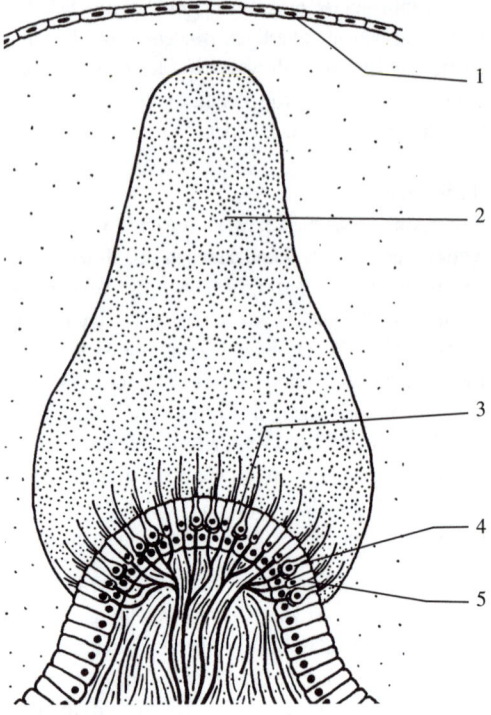

1 = Wand der Ampulle
2 = Cupula
3 = Stützzelle
4 = Sinneszelle Typ 1
5 = Sinneszelle Typ 2

Abb. 5.149: Crista ampullaris

Man unterscheidet:

- **Glomus caroticum** (Karotiskörperchen): beidseits an der Karotisgabel
- **Glomus aorticum** (Aortenkörperchen): am Aortenbogen.

Glomusorgane sind von einer dünnen bindegewebigen Kapsel umhüllt. Sie enthalten haufenförmig angeordnete, dunkel gefärbte, granulahaltige Sinneszellen (Rezeptorzellen Typ I), die in lockeres Bindegewebe eingebettet sind. Dazwischen liegen helle Stützzellen und sinusoide Kapillaren.

Marklose afferente Nervenfasern (N. glossopharyngeus im Glomus caroticum, N. vagus im Glomus aorticum) bilden mit den Sinneszellen Synapsen.

Die Sinneszellen werden durch die **Verminderung des Sauerstoffgehaltes** im Blut erregt.

5.14 Nervensystem

5.14.1 Einführung

Das Nervensystem gliedert sich *anatomisch* in das

- **zentrale Nervensystem** (ZNS: Gehirn und Rückenmark) und das
- **periphere Nervensystem** (PNS: Nervenfasern, Nervenzellen und Ganglien außerhalb des ZNS).

Das ZNS wird von mehreren Häuten umgeben (Hirn- bzw. Rückenmarkshäute, **Meningen**).

Funktionell unterscheidet man ein

- **somatisches (animales) Nervensystem**, das das Zusammenspiel des Organismus mit seiner Umwelt kontrolliert, und ein
- **vegetatives (autonomes) Nervensystem**, das u. a. die Tätigkeit der inneren Organe reguliert.

Nervenzellen (Neurone) bilden über Synapsen funktionelle Ketten, die die Erregung weiterleiten.

Praktikum!

Zur histologischen Untersuchung des Nervensystems setzt man neben den herkömmlichen Übersichtsfärbungen spezielle Färbeverfahren ein, wie z. B.:

- **Nissl-Färbungen:** Darstellung v. a. der Perikaryen
- **Versilberungsmethoden** (z. B. nach Golgi): Darstellung der Feinstruktur der gesamten Nervenzelle einschließlich ihrer Fortsätze
- **Markscheidenfärbungen:** Darstellung markhaltiger Nervenfasern im Verlauf
- Spezielle Methoden, z. B. **Histo- und Immunhistochemie, in-situ-Hybridisierung**.

5.14.2 Zentrales Nervensystem (ZNS)

Graue und weiße Substanz

Makro- und mikroskopisch lässt sich das ZNS in eine graue (Rinde oder Kerngebiete) und eine weiße Substanz gliedern.

- Die **graue Substanz** (**Substantia grisea**) ist *nervenzellreich* und enthält v. a. die **Perikaryen** von Nervenzellen. Zwischen den Perikaryen liegt ein Gewirr aus Nervenzellfortsätzen, der Nervenfaserfilz (**Neuropil**).
- Die **weiße Substanz** (**Substantia alba**) ist *nerven-*

faserreich. Die Fasern entspringen aus unterschiedlichen Arealen im ZNS. In Bündeln zusammengefasste Fasern bilden Faserbahnen (**Fasciculi, Tractus**). Im Gehirn wird die weiße Substanz auch als Marklager bezeichnet.

Graue und weiße Substanz sind regional unterschiedlich verteilt. Die graue Substanz bildet in Groß- und Kleinhirn die Hirnrinde (Kortex), im Rückenmark liegt sie zentral. In manchen Arealen sind beide Substanzen vermischt bzw. kaum voneinander zu trennen (z. B. Stammhirn). Innerhalb der weißen Substanz finden sich Ansammlungen von Perikaryen, die dort umschriebene graue Areale bilden: sog. Kerne oder Kerngebiete (**Nuclei**). Natürlich finden sich in beiden Gewebsanteilen Blutgefäße, Gliazellen (Stützzellen) und teilweise eine extrazelluläre Matrix.

Die extrazelluläre Matrix des ZNS ist noch wenig erforscht und enthält z. T. spezifische Proteoglykane.

Klinik!

Extrazelluläre Ablagerungen abnormer Matrix in Form von Amyloid (hyalines Material aus Glykoproteinen und Mikrofibrillen), z. B. AS-Amyloid als Plaque, mit nachfolgender degenerativer Schädigung des Zytoskeletts in Neuronen und Gliazellen, führt zur Rindenatrophie und dem klinischen Bild des **M. Alzheimer** (senile Demenz).

Gehirn

Das Gehirn (Enzephalon) gliedert sich in:

- verlängertes Mark (Medulla oblongata)
- Nachhirn (Metenzephalon) mit Pons und Kleinhirn
- Mittelhirn (Mesenzephalon)
- Zwischenhirn (Dienzephalon)
- Endhirn (Telenzephalon).

Medulla oblongata, Metenzephalon und Mesenzephalon bilden zusammen den Hirnstamm.

Endhirn (Telenzephalon)

Überblick

Das Endhirn oder der **Hirnmantel** (**Pallium**) lässt sich entwicklungsgeschichtlich in drei Abschnitte gliedern: Paleopallium, Archipallium und Neopallium. Der jüngste dieser Abschnitte, das **Neopallium**, überwucherte die anderen beiden und ist beim Menschen am besten entwickelt. Makroskopisch bildet das Neopallium **Gyri** (Windungen) und **Sulci** (Furchen).

Die graue Substanz des Neopalliums ummantelt als ca. 3 mm dicke Rinde (**Cortex cerebri, Großhirnrinde**) das Gehirn und wird als *Neokortex* bezeichnet. Sie macht ca. $^{11}/_{12}$ der Hirnrinde aus und ist sechsschichtig. Die Rinde der überwucherten zwei älteren, also makroskopisch tiefer gelegenen Endhirnanteile (z. B. Hippocampus) nennt man *Allokortex*. Der Allokortex besteht aus 3 Schichten.

Der Neokortex entwickelt sich isogenetisch (gleichartig) zum *Isokortex*, dessen histologischer Bau jedoch variiert (unterschiedliche Zytoarchitektonik). Diese architektonisch unterschiedlichen Bezirke können als **Rindenfelder (Areae)** abgegrenzt werden und entsprechen z. T. funktionellen Arealen, die bestimmte Aufgaben steuern (z. B. Gyrus praecentralis als motorische Region etc.).

Rindengebiete repräsentieren meist Anfang oder Ende bestimmter Faserbahnen (Tractus).

Graue Substanz

Die **Großhirnrinde** besteht i. d. R. aus *sechs Zellschichten*, die sich je nach Area in Ausprägung und Struktur unterscheiden. Von außen nach innen finden sich folgende Schichten (↗ Abb. 5.150):

- **Lamina molecularis** (Lamina I, Molekularschicht) mit wenigen, kleinen Neuronen (Cajal-Zellen, Schalt- und Verbindungsneurone). Ihre Fasern verlaufen parallel zur Hirnoberfläche (Tangentialfasern) und gehören meist zu den Assoziationsfasern, die verschiedene Areale innerhalb einer Hirnhälfte verbinden.
- **Lamina granularis externa** (Lamina II, äußere

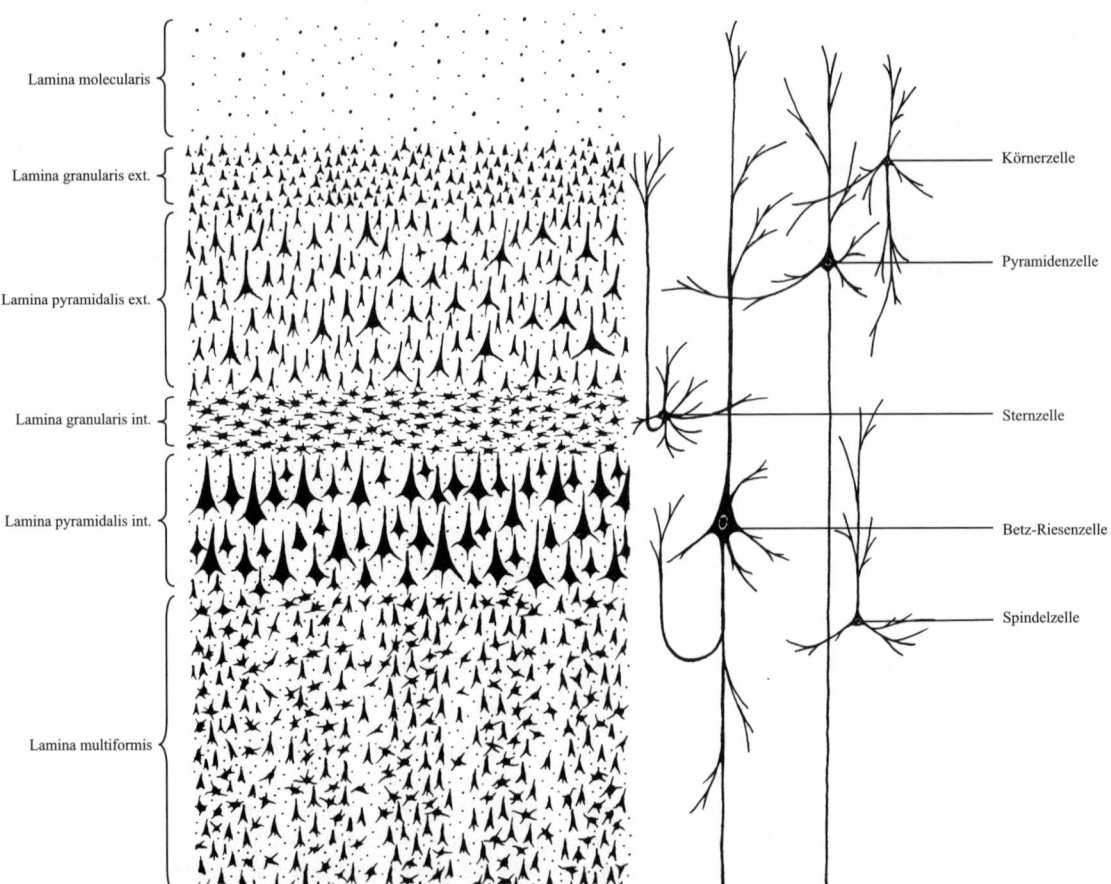

Abb. 5.150: Schichten der Großhirnrinde

Körnerschicht) mit dicht gelagerten, kleinen Stern- und Körnerzellen (Schaltneurone). Ihre Fasern verlaufen radiär und zählen ebenfalls zu den Assoziationsfasern.
- **Lamina pyramidalis externa** (Lamina III, äußere Pyramidenschicht) mit kleinen, pyramidenförmigen Neuronen (Pyramidenzellen), deren Spitze zur Hirnoberfläche zeigt. An der Spitze sitzt ein Spitzendendrit, basal finden sich Basaldendriten. Auch das Axon geht basal ab und zieht in die weiße Substanz.
- **Lamina granularis interna** (Lamina IV, innere Körnerschicht) mit kleinen, dicht gelagerten Stern- und Körnerzellen (Schaltneurone). Die Faserbündel verlaufen fast horizontal und werden als *äußerer Baillarge-Streifen*, bzw. in der Sehrinde (Area striata) als heller *Gennari-Streifen* bezeichnet. Sie ist die Endstation zahlreicher, spezifischer Projektionsfasern, die Afferenzen aus der Körperperipherie über den Thalamus der Großhirnrinde zuleiten. Dadurch erklärt sich auch, warum die Lamina granularis interna in einigen Kerngebieten, wie dem somatosensiblen Gyrus postcentralis, sehr stark ausgebildet ist und in anderen Kerngebieten, wie dem somatomotorischen Gyrus praecentralis, fast vollständig fehlt.
- **Lamina pyramidalis interna** (Lamina V, innere Pyramidenschicht, Lamina ganglionaris) mit typischen großen Pyramidenzellen, den *Betz-Riesenzellen* (bis 100 μm Perikaryenlänge). Die Axone der im Gyrus praecentralis liegenden Pyramidenzellen bilden die sog. **Pyramidenbahn** (Tractus cortico-spinalis), über die alle Willkürbewegungen peripherer Muskeln gesteuert werden. Die Pyramidenzellen bilden die meisten Projektionsneurone der Großhirnrinde. Die horizontal bis tangential verlaufenden Fasern dieser Schicht werden als *innerer Baillarge-Streifen* bezeichnet.
- **Lamina multiformis** (Lamina VI, Spindelzellschicht) mit kleinen, vielgestaltigen oder spindelförmigen Perikaryen.

Praktikum!
Die Grenzen zwischen den einzelnen Schichten sind in histologischen Präparaten nicht immer exakt festzulegen. Zur schnellen Orientierung eignen sich die großen, gut sichtbaren Betz-Pyramidenzellen (Lamina V). Ganz außen haften Präparaten der Großhirnrinde meist noch Reste der Meningen an. Zur Differenzierung der Gliazellen ↗ Kap. 4.9.3.

Eine lichtmikroskopisch kaum auszumachende **Membrana limitans** aus Astrozytenfüßchen grenzt die Rinde als Gliafasergrenzschicht zur Innersten der Hirnhäute, der Pia mater, ab.

Die Verschaltungen innerhalb des Kortex und mit anderen Hirnregionen sind komplex. Afferente Fasern enden in der Rinde meist an den Schaltneuronen (z. B. Körner- und Sternzellen), efferente Fasern bilden Faserbahnen und ziehen „abwärts" (z. B. Fasern der Pyramidenzellen, ↗ oben).

Weiße Substanz
Die weiße Substanz des Endhirns besteht **funktionell** aus drei Fasertypen:

- **Projektionsfasern:** ziehen vom Kortex in nichtkortikale Kerngebiete.
- **Kommissurfasern:** ziehen vom Kortex über die Kommissurenbahnen in die andere Hirnhälfte.
- **Assoziationsfasern:** ziehen vom Kortex in andere Kortexanteile der gleichen Hirnhälfte.

Klinik!
Die **Multiple Sklerose** ist eine schubweise oder chronisch progredient verlaufende Hirnerkrankung, bei der die Fasern der weißen Substanz ihre Markscheide verlieren. In die Entmarkungsherde wachsen später Astrozyten ein, die einen dichten Gliafaserfilz bilden **(gliöse/tuberöse Sklerose)**.

Praktikum!
Wichtige Erkennungszeichen Endhirn:
- graue – weiße Substanz
- typische Schichtengliederung der grauen Substanz: sechs Laminae.

Kleinhirn (Cerebellum)

Überblick
Das Kleinhirn befindet sich dorsal des IV. Ventrikels und besteht aus zwei Hemisphären, die durch den sog. Wurm (Vermis) miteinander verbunden sind. Über je drei Kleinhirnstiele sind die beiden Hemisphären mit dem Hirnstamm verbunden.

Bereits mit bloßem Auge ist eine Gliederung in eine ca. 1 mm breite **Rinde** (Cortex cerebelli, graue Substanz) und **Mark** (Medulla cerebelli, weiße Substanz) zu erkennen. Die makroskopisch sichtbare, baumartige Auffältelung (Foliae) von Rinde und Mark mit dazwischen liegenden Sulci wird als **Arbor vitae** (Lebensbaum) bezeichnet. In der Tiefe der weißen Substanz liegen die Kleinhirnkerne.

Das Kleinhirn ist ein wichtiges Kontrollorgan für Motorik und Gleichgewicht.

Graue Substanz
Bereits bei schwacher Vergrößerung erkennt man die typische Dreischichtung der Rinde. Von außen nach innen sind zu unterscheiden (↗ Abb. 5.151, Abb. 5.152):

- **Stratum moleculare** (Molekularschicht): Diese zellarme Schicht besteht aus vielen marklosen Fasern. Oberflächlich liegen **Sternzellen** mit verzweigten Dendriten, in der Tiefe **Korbzellen** mit langen Axonen.
- **Stratum gangliosum** (Stratum neuronorum piriformium, Purkinjezellschicht): Hier liegen, in einer Lage aufgereiht, große charakteristische Zellen, die **Purkinje-Zellen**. Die Perikaryen können bis zu 50 μm groß werden und besitzen runde Zellkerne mit deutlichem Nukleolus. Am Perikaryon entspringen zwei Dendritenäste, die sich bäumchenartig in der Molekularschicht verzweigen („Spalierbäumchen"). An der dem Dendritenabgang gegenüber liegenden Seite entspringt das Axon. Das Axon zieht ins Kleinhirnmark und ist die einzige Efferenz aus dem Kleinhirn. Afferente Fasern aus der Olive „klettern" an den Dendriten der Purkinje-Zellen empor (Kletterfasern) und gehen zahlreiche synaptische Verbindungen mit ihnen ein. Die Perikaryen der Purkinje-Zellen werden korbartig von Fortsätzen der in der Molekularschicht liegenden Korbzellen umfasst *(Korbfasern)*. Die Korbzellen üben genau wie die Sternzellen eine hemmende Wirkung auf die Purkinje-Zellen aus.
- **Stratum granulosum** (Körnerzellschicht): Die Körnerzellschicht wird von einem dichten Zellrasen aus kleinen, dunklen Perikaryen gebildet, den *Körnerzellen*. Zwischen ihnen liegen vereinzelt größere *Golgi-Zellen*. Körnerzellen haben kurze Dendriten, die sich in der Körnerzellschicht verzweigen. In das Stratum moleculare hinein schicken sie lange Axone *(Parallelfasern)*. Die Dendriten der Körnerzellen verbinden sich mit den ins Kleinhirn führenden afferenten Fasern (Moosfasern). Diese synapsenreichen und perikaryenarmen Bezirke stellen sich im Präparat hell dar *(Glomerula cerebellaria)*.

> **Merke!**
> Purkinje-Zellen sind inhibitorische, GABAerge Neurone. Sie dürfen nicht mit Purkinje-Fasern (Reizleitungssystem im Herzen) verwechselt werden!

Weiße Substanz
Die weiße Substanz des Kleinhirnmarks enthält verschiedene Fasersysteme (↗ Abb. 5.152):

- *Afferenzen*: Kletterfasern, Moosfasern.
- *Efferenzen*: Purkinje-Zellfasern, die in den Kerngebieten des Kleinhirns enden (graue Substanz).

Im Kleinhirn sind besondere Populationen von Gliazellen (Stützzellen) beschrieben worden, z.B. die Bergmann-Gliazellen und die Fañana-Glia.

> **Klinik!**
> **Medulloblastome** sind bösartige Kleinhirntumore im Kindesalter, die sich aus noch undifferenzierten Nervenzellen entwickeln.

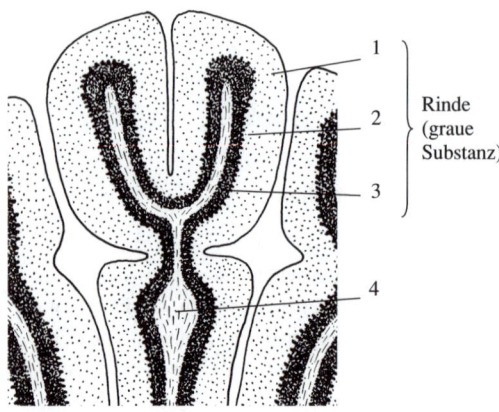

1 = Stratum moleculare
2 = Stratum gangliosum
3 = Stratum granulosum
4 = Mark (weiße Substanz)

Abb. 5.151: Schichten der Kleinhirnrinde

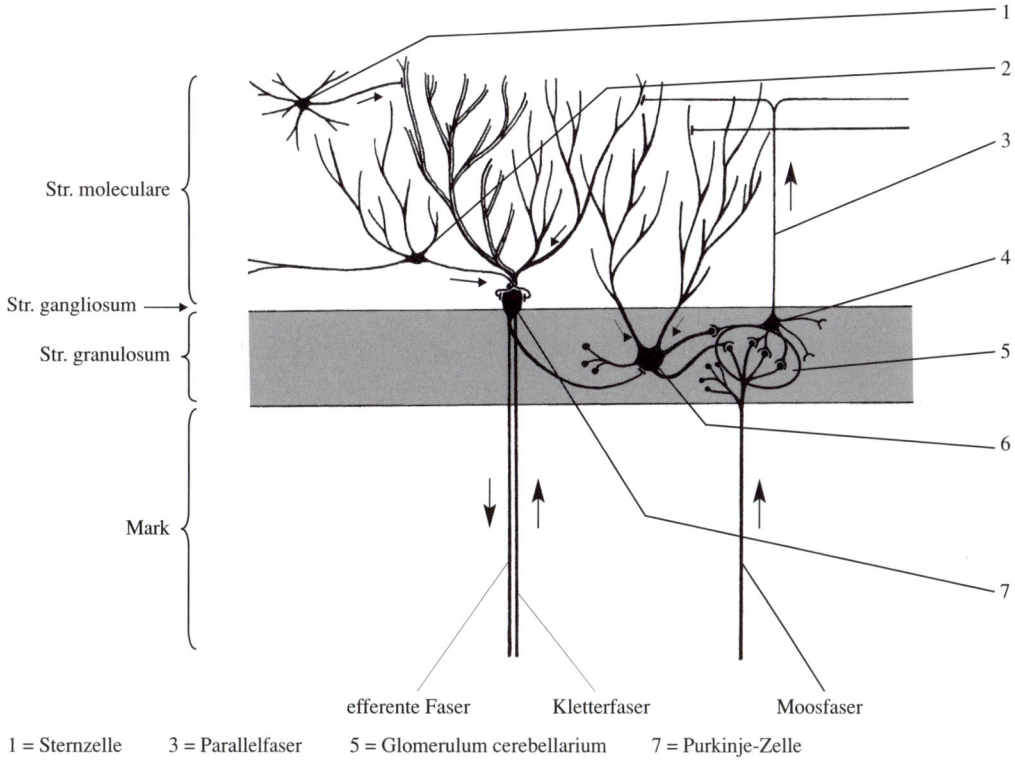

1 = Sternzelle 3 = Parallelfaser 5 = Glomerulum cerebellarium 7 = Purkinje-Zelle
2 = Korbzelle 4 = Körnerzelle 6 = Golgi-Zelle

Abb. 5.152: Kleinhirn – Verschaltung der Neurone (schematisch)

Praktikum!

Wichtige Erkennungszeichen Kleinhirn:

- mit bloßem Auge und bei schwacher Vergrößerung: Arbor vitae
- graue – weiße Substanz
- typische Schichtengliederung der grauen Substanz.

Histologische Schnitte aus dem Hirnstammbereich

Schnitte aus speziellen Hirnstammregionen können meist schon an spezifischen, makroskopisch oder lupenmikroskopisch erkennbaren Strukturen erkannt werden (z. B. Olivenkerne, Pyramiden, Pedunculi, Pons, Ventrikel-Lumen).

Substantia nigra

Präparate der **Substantia nigra** können leicht an großen, multipolaren Neuronen erkannt werden, die im Zytoplasma Melaninpigment enthalten (**Neuromelanin**). Sie enthalten **Dopamin**, das als inhibitorischer Neurotransmitter u. a. Neurone des Corpus striatum hemmt. Dihydroxyphenylalanin (DOPA) ist eine Vorstufe von Dopamin und Melanin. Neuromelanin repräsentiert wahrscheinlich ein Restprodukt aus dem normalen Zellstoffwechsel.

Klinik!

Eine Degeneration der Neurone der Substantia nigra führt zum **Morbus Parkinson**. L-Dopa, ein Dopaminvorläufer, kann als Medikament bei dieser Erkrankung eingesetzt werden, da es die Blut-Hirn-Schranke passiert.

Ventrikelsystem

Überblick

Zusammenhängende Hohlräume im Gehirn bilden das sog. **Ventrikelsystem** (Hirnventrikel I bis IV). Es ist mit einer Flüssigkeit gefüllt, dem **Liquor cerebrospinalis**. Bildungsort des Liquors sind die Plexus choroidei (Adergeflechte), die sich im III. und IV. Ventrikel sowie teilweise in den Seitenventrikeln finden.

Das Ventrikelsystem steht mit dem Interzellularraum des ZNS in Verbindung und bildet so den sog. **inneren Liquorraum**. Durch Öffnungen im IV. Ventrikel steht der innere Liquorraum mit dem **äußeren Liquorraum** in Verbindung.

Plexus choroidei
Die Plexus choroidei (Adergeflechte) sind Auffaltungen der Ventrikelwand. Die bäumchenartig verzweigten **Zotten** enthalten einen bindegewebigen Kern, der von einem Epithel überzogen ist:

- Das **Bindegewebe** ist locker und enthält viele dünnwandige, anastomosierende Gefäße mit fenestriertem Endothel, freie Zellen sowie zahlreiche Nervenfasern (Schmerzempfindlichkeit der Plexus).
- Das **Plexusepithel** ist ein einschichtiges, iso- bis hochprismatisches Epithel mit Bürstensaum. Die Epithelzellen enthalten Vakuolen, Granula, ein basales Labyrinth und viel Glykogen. Sie sind durch Tight junctions miteinander verbunden. Die Epithelzellen pumpen den Liquor cerebrospinalis in das Lumen der Ventrikel. Außerdem können sie Liquor resorbieren.

Der **Liquor cerebrospinalis** ist ein Ultrafiltrat des Blutes. Er ist klar, enthält viel Eiweiß, viele Elektrolyte und kaum Zellen. Liquor wird ständig gebildet, zirkuliert durch die Liquorräume und wird an verschiedenen Stellen resorbiert (Arachnoidea, Venen, Nervenhüllen u.a.). Als Interzellularflüssigkeit beteiligt er sich am Stoffwechsel des ZNS und bildet einen mechanischen Schutz für Gehirn und Rückenmark („Wasserkissen").

> **Praktikum!**
> Wichtige Erkennungszeichen Plexus choroidei:
> - Zottenstruktur
> - Zotte mit bindegewebigem Kern und Epithelüberzug
> - typisches einschichtiges iso- bis hochprismatisches Plexusepithel.

Ventrikelwand
An Stellen, an denen kein Plexus ausgebildet ist, wird die Wand der Ventrikel von **Ependymzellen** ausgekleidet. Ependymzellen ermöglichen einen Flüssigkeitsaustausch zwischen Liquorraum und Interzellularräumen des Gehirns. Sie können büschelartige Kinozilien aufweisen, die den Liquor in Bewegung halten.

Am Boden des III. Ventrikels liegen besondere Zellen, die **Tanizyten**. Diese schlanken, hochprismatischen Zellen haben lange Fortsätze, mit denen sie an Blutgefäße oder sogar bis an die Gehirnoberfläche reichen.

Einzelne Regionen der Ventrikelwand (Ependym und darunter liegendes subependymales Gewebe) weisen lokale Unterschiede auf, sodass funktionell unterschiedliche Regionen entstehen, die man zu den **zirkumventrikulären Organen** zusammenfasst. Zu ihnen gehören auch die Area postrema (Brechzentrum) und das Subfornikalorgan im Dach des III. Ventrikels. Hier bestehen keine Schranken zwischen Blut-, Liquor- und Interzellularraum (neurohämale Zonen). Charakteristischerweise ist in diesen Organen die Blut-Hirn-Schranke unterbrochen und durch fenestrierte Kapillaren ersetzt, sodass ein erleichterter Stoffaustausch ermöglicht wird.

Meningen

Gehirn und Rückenmark werden von drei bindegewebigen Häuten umgeben. Von außen nach innen unterscheidet man:

- Dura mater (harte Hirnhaut = Pachymeninx)
- weiche Hirnhaut (Leptomeninx) bestehend aus:
  - Arachnoidea (Spinngewebshaut) und
  - Pia mater.

Meningen und Ventrikelsystem bilden funktionell eine Einheit: Sie grenzen das ZNS vom übrigen Körper ab, sodass ein spezifisches Milieu im ZNS entstehen und aufrechterhalten werden kann.

Dura mater
Die Dura mater wird von einem straff-elastischen Bindegewebe gebildet und ist mit dem inneren Periost der Schädelknochen verwachsen. Die Blätter weichen nur auseinander, um venöse Blutleiter (Sinus venosi) zu bilden. Diese Sinus sind mit Endothel ausgekleidet. Eine Media fehlt, sodass die Wand starr ist. Die Dura übernimmt wichtige mechanische Funktionen zur Fixierung des Gehirns im Schädelinneren.

Im Wirbelkanal weicht die Dura vom Knochen ab, sodass ein Epiduralraum entsteht, der venöse Geflechte, lockeres Binde- und viel Fettgewebe enthält.

Arachnoidea

Die Arachnoidea liegt der Dura mater direkt an. Von der Pia mater ist sie durch den sog. *Subarachnoidalraum* getrennt. Dieser ist mit Liquor gefüllt und gehört zum äußeren Liquorraum.

Zur Dura hin ist die Arachnoidea von **Neurothel**, einem mehrreihigen Epithel aus platten Zellen (**Meningealzellen**) überzogen. Die Meningealzellen sind durch „Tight junction" miteinander verbunden, wodurch eine Schranke entsteht. Diese bildet eine Barriere zu den außen liegenden Blutgefäßen und verhindert außerdem, dass Liquor aus dem Subarachnoidalraum austritt *(Blut-Liquor-Schranke)*.

Arachnoidalzotten (Granulationes arachnoidales, Pacchioni-Granulationen) unterschiedlicher Größe und Ausprägung stülpen sich v.a. entlang des Sinus sagittalis superior in Richtung Schädelknochen vor und können bis in Sinus oder die Diploe reichen. Sie sind von einem mehrschichtigen Epithel überzogen, das oberflächlich von einer Art Endothel bedeckt ist. Wahrscheinlich dienen sie der Liquorresorption.

Der Subarachnoidalraum wird durch trabekelartige Fortsätze (**„Spinngewebsfasern"**) der Arachnoidea durchzogen.

Pia mater

Die Pia mater liegt dem ZNS-Gewebe direkt auf und folgt allen Unebenheiten. Sie besteht aus mehreren Lagen flacher **Meningealzellen**.

Innerhalb der Pia verlaufen und verzweigen sich Blutgefäße. Beim Eintritt der Blutgefäße ins Gehirn bildet die Pia oft trichterförmige Erweiterungen (**Piatrichter**). Nach ihrem Eintritt werden die Blutgefäße noch bis zur Aufzweigung in Kapillaren von Pia mater begleitet. Erweiterungen der Piaschicht an eindringenden Blutgefäßen bilden perivaskuläre Spalträume, die **Virchow-Robin-Räume**.

> **Klinik!**
>
> **Meningeome** sind i.d.R. gutartige Tumoren der Meningen (aus Arachnoidalzellen), die aber durch zunehmende Raumforderung Symptome verursachen.

Rückenmark

Überblick

Das ca. 45 cm lange Rückenmark (Medulla spinalis) befindet sich im Wirbelkanal und ist von den Meningen umgeben. Es gliedert sich in 31 Rückenmarkssegmente, die durch die Abgänge der Spinalnerven charakterisiert sind.

> **Praktikum!**
>
> In histologischen Kursen liegen meist Querschnitte durch das Rückenmark vor. Oft sind noch Anteile der Meningen mit Blutgefäßen erhalten. Liegt der Schnitt auf Höhe der Spinalnervenabgänge, können einzelne Spinalnervenwurzeln (Radices mit Fila radicularia) angeschnitten sein.

In der schwachen Vergrößerung erkennt man (↗ Abb. 5.153):

- **Graue Substanz** (Substantia grisea) im Inneren, die die Form eines H oder Schmetterlings hat.
- **Weiße Substanz** (Substantia alba) außen, die quer getroffene, auf- und absteigende Bahnen (Tractus) repräsentiert.
- Evtl. im Zentrum das Lumen eines Kanals (**Zentralkanal, Canalis centralis**).

Zur Orientierung können Vertiefungen und Einbuchtungen dienen:

- Ventral eine tiefe **Fissura mediana anterior** (**ventralis**), die fast bis in die Mitte des Rückenmarks reicht.
- Dorsal ein seichterer **Sulcus medianus posterior** (**dorsalis**).

Querschnitte durch das Rückenmark zeigen nur ein zweidimensionales Bild des Aufbaus. In Wirklichkeit handelt es sich z.B. bei der grauen Substanz um säulenartige Kerngebiete (**Columnae**), die das Rückenmark durchziehen.

Graue Substanz

Die graue Substanz besitzt im Querschnitt eine typische Form (H-Form, Schmetterlingsfigur) mit verschiedenen Anteilen (↗ Abb. 5.153):

- **Vorderhorn** (Cornu anterior, ventrale; Columna ventralis).
- **Hinterhorn** (Cornu posterior, dorsale; Columna dorsalis). Die dunkler gefärbte Region am Kopfteil des Hinterhorns bezeichnet man als *Substantia gelatinosa*.

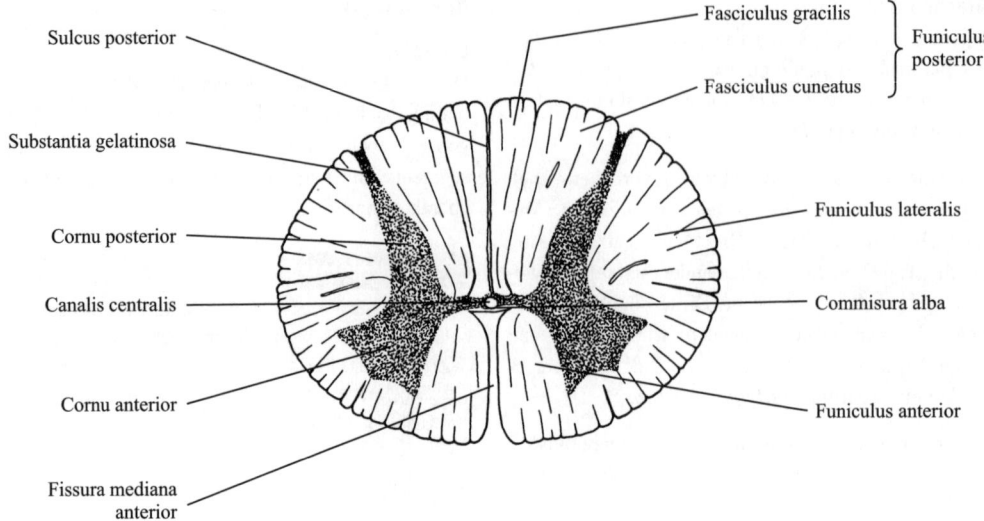

Abb. 5.153: Rückenmark – Übersicht

- **Seitenhorn** (Cornu laterale, Columna lateralis): ist im Thorakalbereich gut ausgebildet, wo die Nervenzellen des sympathischen Nervensystems liegen.
- **Substantia intermedia centralis:** zentrale graue Substanz um den Zentralkanal herum.

Die Konfiguration des Querschnittsbildes der grauen Substanz ist in den verschiedenen Etagen des Rückenmarks unterschiedlich und lässt eine Diagnose der Höhe zu:

- **Zervikalmark:** große, ausladende Vorderhörner („Zuflüsse" aus dem Plexus brachialis, Intumescentia cervicalis), schlanke Hinterhörnern (↗ Abb. 5.154)
- **Thorakalmark:** kleine Vorderhörner, Auftreten von Seitenhörnern (↗ Abb. 5.155)
- **Lumbalmark:** größte Ausdehnung der grauen Substanz, große, plumpe Vorderhörner („Zuflüsse" aus dem Plexus lumbosacralis, Intumescentia lumbalis), plumpe Hinterhörner (↗ Abb. 5.156).

Die graue Substanz wird in der speziellen Neurohistologie in neun verschiedene Schichten (**Laminae**) gegliedert, die mit römischen Zahlen nummeriert werden (I bis IX). Die Neurone der grauen Substanz sind in Kerngebieten organisiert. Bei höherer Vergrößerung lassen sich folgende Zellen identifizieren:

- **Wurzelzellen:** bis zu 80 µm große, somatomotorische, efferente, multipolare Neurone (α-**Motoneurone**). Ihre Perikaryen sind schon in schwachen Vergrößerungen leicht zu identifizieren. Die gro-

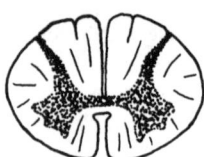

Abb. 5.154: Zervikales Rückenmark

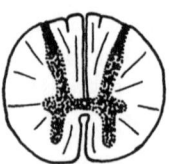

Abb. 5.155: Thorakales Rückenmark

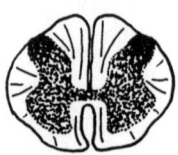

Abb. 5.156: Lumbales Rückenmark

ßen, runden Zellkerne haben einen deutlichen Nukleolus. Ihre Axone ziehen über die Vorderhörner und Fila radicularia zu bestimmten Muskelgruppen, wo sie mit motorischen Endplatten enden. Kleine motorische Wurzelzellen (γ-**Motoneurone**) versorgen die intrafusalen Fasern der Muskelspindeln.
- **Vegetative Wurzelzellen:** multipolare Nervenzellen, deren Axone in vegetativen Ganglien enden. Wurzelzellen des Sympathikus liegen in den Seitenhörnern des Thorakalmarks, Wurzelzellen des Parasympathikus zwischen Hinter- und Vorderhorn im Lumbalmark (Segmente S2 bis S4). Sie haben visceromotorische und sekretorische Aufgaben.
- **Binnenzellen:** Interneurone, deren Fortsätze Zellen des gleichen oder benachbarter Segmente verbinden (z. B. Renshaw-Zellen, die rekurrent die α-Motoneurone hemmen). Die Interneurone gehören zum sog. Eigenapparat des Rückenmarks.
- **Strangzellen:** liegen im mittleren Teil der zentralen Anteile der grauen Substanz (Zona intermedia) oder im Hinterhorn.

Zwischen den Perikaryen der spezifischen Neurone liegt ein Neuropil aus Nervenzell- und Gliafortsätzen. Die Glia besteht vor allem aus Astrozyten und Oligodendrozyten.

Der **Zentralkanal** ist ein Relikt des ehemaligen Hohlraums des Neuralrohrs und steht kranial mit dem Ventrikelsystems des Gehirns in Verbindung. Er kann in unterschiedlicher Weise bereits verschlossen (obliteriert) sein. Bei erhaltenem Kanal sieht man ein quergeschnittenes, rundes oder ovales Lumen, das von einem einschichtigen, isoprismatischen **Ependym** ausgekleidet ist. Der Zentralkanal enthält Liquor.

Weiße Substanz

Die peripher im Rückenmark gelegene weiße Substanz besteht aus marklosen und markhaltigen Nervenfasern und Gliazellen. Die verschiedenen Stränge (Funiculi) und Bahnen (Fasciculi, Tractus) sind auf Querschnitten natürlich quergetroffen.

Man unterscheidet topografisch folgende Anteile (↗ Abb. 5.153):

- **Vorderstrang** (Funiculus anterior, ventralis)
- **Hinterstrang** (Funiculus posterior, dorsalis mit Fasciculus cuneatus [Burdach] und gracilis [Goll])
- **Seitenstrang** (Funiculus lateralis).

Vorder- und Seitenstrang werden auch als Vorderseitenstrang zusammengefasst. Rechter und linker Vorderstrang sind durch die **Commissura alba** miteinander verbunden, die in der Mitte ventral der grauen Substanz liegt.

> **Praktikum!**
>
> Wichtige Erkennungszeichen Rückenmark:
>
> - typische Querschnittsbilder: graue Substanz als H- oder Schmetterlingsfigur
> - evtl. Zentralkanal.

Blutgefäße

Blutgefäße dringen an vielen Stellen in unterschiedlichen Kalibern in die Gehirn- und Rückenmarkssubstanz ein. Im Inneren des ZNS verzweigen sie sich zu Kapillaren. Die Wände der Kapillaren bilden eine Schranke zwischen dem Blut- und Hirnmilieu (**Blut-Hirn-Schranke**). Die Schranke besteht im Einzelnen aus:

- Endothel der Kapillaren (nicht-fenestriert, durch Tight junctions verbunden)
- Basalmembran des Endothels
- Astrozytenfüßchen, die der Basalmembran außen anliegen (Membrana perivascularis gliae).

Die Blut-Hirn-Schranke bildet eine **Permeabilitätsbarriere**. Transportvorgänge können durch Diffusion (z. B. Gase, fettlösliche Moleküle), aktiven Transport (z. B. Ionen) oder spezifische Carriersysteme (z. B. Glukose, Aminosäuren) vonstatten gehen.

Die Blut-Hirn-Schranke ist von großer Bedeutung beim Übertritt exogener Stoffe in das Gehirngewebe (toxische Substanzen, Medikamente, Narkosemittel etc.).

> **Klinik!**
>
> Durchblutungsstörungen im Bereich der arteriellen Hirngefäße können zu anämischen **Hirninfarkten** mit Nekrosen von Hirnregionen führen (klinisch: Apoplexie = Schlaganfall).

5.14.3 Peripheres Nervensystem (PNS)

Peripherer Nerv

Histologischer Aufbau

Ein Nerv (Nervus) besteht aus **Nervenfaserbündeln**, die durch Bindegewebe zusammengehalten werden. Die weißliche Farbe der Nerven beruht auf den markscheidenhaltigen Fasern.

Nerven sind hierarchisch aufgebaut. Einen größeren Nerv kann man von außen nach innen folgendermaßen gliedern (↗ Abb. 5.157, Abb. 5.158):

- Das umhüllende **Epineurium** bündelt verschiedene Nervenfaserbündel. Es besteht aus einem kollagenfaserigen Bindegewebe mit elastischen Anteilen (Zurückziehen der Nervenenden nach Durchschneidung!). Meist ist das Epineurium noch von **Paraneurium** umhüllt, einem lockeren Bindegewebe, das Fettzellen, Gefäße und kleinere Nerven enthält.
- Das **Perineurium** umhüllt einzelne Nervenfaserbündel (**Faszikel**) und besteht neben bindegewebigen Anteilen aus etwa 5–6 Lagen flacher epithelartiger Zellen (**Perineuralzellen, Neurothel**). Die Perineuralzellen bilden wahrscheinlich eine selektive Barriere um das Faserbündel (Blut-Nerven-Schranke).
- Das **Endoneurium** bildet ein lockeres, kollagenfaseriges, retikuläres Bindegewebe innerhalb der Faserbündel zwischen den einzelnen Nervenfasern. Es ist proteoglykanreich und enthält Fibroblasten.
- Bei stärkerer Vergrößerung sind Querschnitte der einzelnen **Achsenzylinder** (= Axon = Neurit) mit ihrer Hülle (**Neurolemm**) aus **Schwann-Zellen** zu erkennen.

> **Praktikum!**
>
> Bei herkömmlichen Färbemethoden sind die Markscheiden teilweise oder ganz herausgelöst, sodass die Achsenzylinder „nackt" erscheinen. An vielen Stellen sind Zellkerne der Schwann-Zellen angeschnitten. Nervenpräparate, v. a. vom Menschen, zeigen häufig Schrumpfungsartefakte.

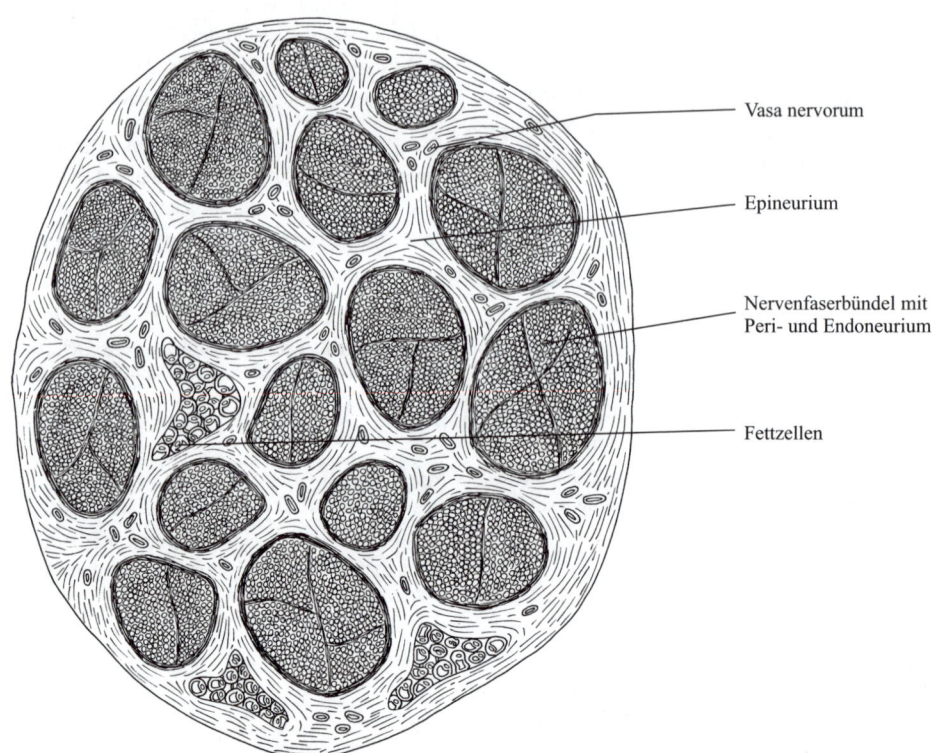

Abb. 5.157: Peripherer Nerv – Querschnitt

5.14 Nervensystem

Ganglien

Überblick

Ganglien sind **Ansammlungen von Perikaryen** im Verlauf von Nerven außerhalb des ZNS, die makroskopisch zu Verdickungen von Nerven und Nervenwurzeln führen. Durch Ausbildung einer **bindegewebigen Kapsel** grenzen sie sich von der Umgebung ab. Topografisch und funktionell unterscheidet man Ganglien im Verlauf von Spinal- und Hirnnerven (**kraniospinale Ganglien**) und Ganglien entlang vegetativer Nerven (**vegetative, autonome Ganglien**).

> **Klinik!**
> Ganglien im chirurgischen Sinne sind pseudozystische Hohlraumbildungen aus Gelenken oder Sehnenscheiden, die z. B. als subkutane Knoten in Erscheinung treten.

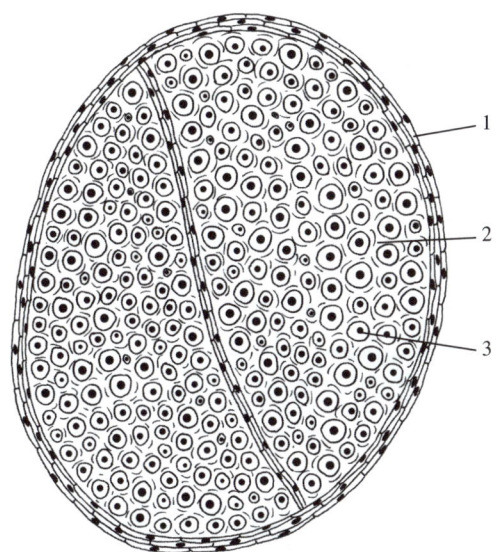

1 = Perineurium
   (Perineuralzellen, Neurothel)
2 = Endoneurium
3 = quer angeschnittene Nervenfaser

Abb. 5.158: Peripheres Nervenfaserbündel – Querschnitt

Wichtige Erkennungszeichen Nerv:
- hierarchische Struktur im Querschnittsbild: Epineurium – Perineurium – Endoneurium
- quer geschnittene Achsenzylinder (marklos, markhaltig)
- Schwann-Zellen.

Spinalganglien

Spinalganglien stellen „Paradebeispiele" für den Bau von Ganglien dar. Diese sensiblen Ganglien liegen in der **dorsalen Wurzel** des Spinalnerven, meist auf Höhe des Foramen intervertebrale.

Spinalganglien sind von einer straffen, bindegewebigen **Kapsel** umhüllt, die innen von epithelialen Zellen überzogen ist. Dieses **Perineuralepithel** entspricht wahrscheinlich dem Perineurium peripherer Nerven. Ganglienzellen und markscheidenhaltige Nervenfasern sind in ein lockeres bindegewebiges Stroma (**Endoneurium**) eingebettet (↗ Abb. 5.159).

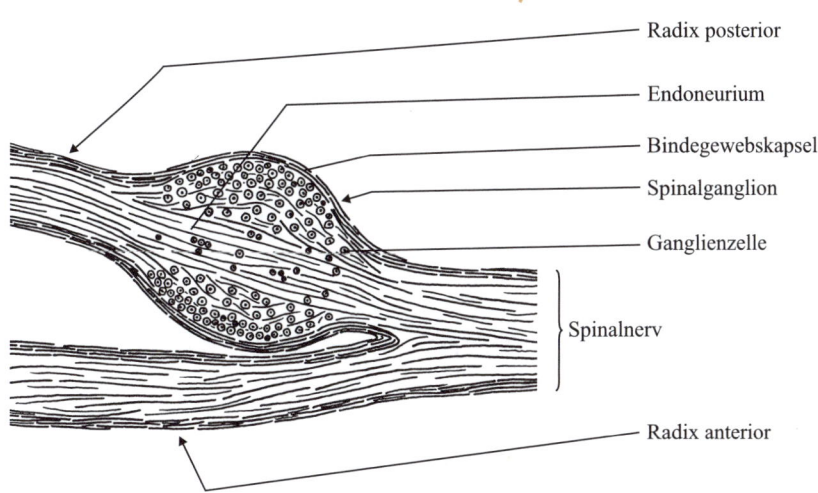

Abb. 5.159: Spinalganglion

Die **pseudounipolaren Ganglienzellen** gehören zu den größten Zellen des Körpers (Perikaryendurchmesser bis 120 µm) (↗ Abb. 5.160). Im Präparat ist vom Fortsatz meist nur der Ursprungskegel zu erkennen. Nach seiner Aufteilung läuft ein Teil, das eigentliche Axon, zum ZNS (hier Rückenmark), der andere, ein dendritisches Axon, in die Peripherie. Der Nukleus besitzt einen deutlichen Nukleolus. Im Zytoplasma ist viel feine Nissl-Substanz nachweisbar, im Alter sammelt sich Lipofuszinpigment an. Umgeben sind die Perikarya von flachen **Mantelzellen** (Satellitenzellen, Amphizyten, Lemnozyten, Gliocyti ganglii), die zur Glia gehören und für die Ernährung der Ganglienzellen zuständig sind. Mantel- und Ganglienzellen sind häufig durch einen Schrumpfspalt getrennt. Die markhaltigen Axone der pseudounipolaren Ganglienzellen sind von Schwann-Zellen umgeben. Neben den großen Ganglienzellen kommen in kraniospinalen Ganglien gelegentlich auch kleinere Ganglienzellformen vor, deren Zytoplasma meist dunkler gefärbt ist.

Andere Ganglien

Der Bau anderer Ganglien entspricht dem der Spinalganglien. In manchen Ganglien, v. a. im Kopfbereich, kommen auch bipolare Nervenzellen vor (z. B. Ganglion vestibulare).

Die **vegetativen Ganglien** enthalten die Perikaryen der zweiten efferenten Neurone. Zu den vegetativen Ganglien zählen:

- *Ganglien des Sympathikus*:
  - paravertebrale Ganglien: gehören zum Grenzstrang, enthalten meist multipolare Ganglienzellen
  - prävertebrale Ganglien, z. B. um Gefäße.
- *Ganglien des Parasympathikus*, z. B. im Verlauf des N. vagus.
- *Gemischte Ganglien*: enthalten Anteile beider vegetativer Komponenten, z. B. in vegetativen Organplexus, im intramuralen Nervensystem des Darms.

Praktikum!

Wichtige Erkennungszeichen Ganglien:

- Verdickung mit bindegewebiger Kapsel
- große, pseudounipolare Ganglienzellen
- Mantelzellen.

5.15 Knochenverbindungen und Gelenke

Dieses Kapitel enthält Angaben zur Histologie ausgewählter Präparate des Bewegungsapparates, die in histologischen Kursen häufiger vorgestellt werden.

Knochen können durch Bindegewebe oder Knorpel (**Synarthrosen, „unechte Gelenke",** Fugen) oder durch Gelenke (**Diarthrosen, „echte Gelenke", Articulationes synoviales**) miteinander verbunden sein.

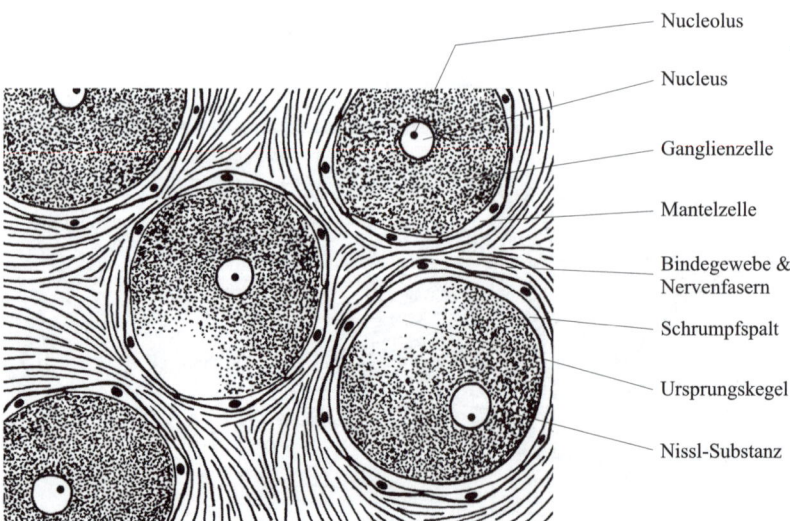

Abb. 5.160: Ganglienzellen eines Spinalganglions

„Echte Gelenke" sind durch das Vorhandensein eines Gelenkspaltes oder einer Gelenkhöhle und besonderer Baubestandteile gekennzeichnet.

5.15.1 Knochenverbindungen

Synarthrosen

Synarthrosen lassen kaum Bewegungsausschläge zu. Eine **Bandhaft** (Art. fibrosa) enthält meist kollagenes Bindegewebe, eine **Knorpelhaft** (Art. cartilaginea) Knorpelgewebe.

Bandhaften

Zu den Bandhaften zählt man:

- die **Syndesmosen** (z. B. Syndesmosis tibiofibularis), die durch ein straffes Bindegewebe verbunden und von einem kräftigen Bandapparat umhüllt sind,
- die **Suturen** (Schädelnähte, ↗ unten) sowie
- als Sonderform die **Gomphosis** (Einzapfung der Zähne in die Alveolen und Aufhängung durch einen Bandapparat [Desmodont], ↗ Kap. 5.7.2).

Suturen
Suturen (Schädelnähte) stellen Überreste des nicht verknöcherten desmalen Schädeldaches dar (**desmale Osteogenese**, ↗ Kap. 4.7.3). Sie erlauben ein Wachstum der Schädelkapsel, die sich aufgrund des Gehirnwachstums vergrößern muss. Straffe kollagene Fasern verbinden die Knochenränder, in denen sie als Sharpey-Fasern befestigt sind. Nach außen stehen sie in Verbindung zum Periost des Schädeldaches. An den knöchernen Rändern findet appositionelles Wachstum (desmale Osteogenese) statt. Hier können Osteoblasten gefunden werden, die sich wahrscheinlich aus Vorläuferzellen von der Mitte der Sutur her differenzieren. Durch fortschreitenden knöchernen Umbau kommt es schließlich zur vollständigen Verknöcherung (**Synostosierung**) der Nähte, die nach bestimmten zeitlich und örtlich regulierten Gesetzmäßigkeiten während des Jugend- und Erwachsenenalters abläuft.

> **Klinik!**
> Der Verschluss der Schädelnähte wird auf molekularer Ebene durch verschiedene Wachstums- und Transkriptionsfaktoren reguliert. Mutationen in den entsprechenden Genen (z. B. Rezeptoren für den Wachstumsfaktor Fibroblast-Growth-Factor) sind für einen Großteil der sog. prämaturen Synosten verantwortlich. Bei diesen angeborenen Krankheitsbildern kommt es durch den vorzeitigen Verschluss bestimmter Suturen zu Schädelfehlbildungen (z. B. Turmschädel) mit u. a. neurologischen, ophthalmologischen oder kieferorthopädischen Symptomen.

Knorpelhaften

Synchondrosen sind durch hyalinen Knorpel verbundene Haften, zu denen im weiteren Sinne auch die **Epiphysenfugen** gezählt werden müssen (↗ Kap. 4.7.3). Man findet sie u. a. auch als Nahtverbindungen an der Schädelbasis, zwischen Gesichtsknochen oder den Anteilen des Sternums. **Symphysen** stellen faserknorpelige Verbindungen dar, z. B. die Symphysis pubis (Schambeinfuge).

Zwischenwirbelscheiben
Die **Zwischenwirbelscheibe (Discus intervertebralis)** stellt eine kompliziert gebaute Symphyse dar, die aber auch syndesmotische Bauelemente aufweist (daher der umgangssprachliche Ausdruck „Bandscheibe"). Sie verbinden in segmentaler Anordnung die 24 präsakralen Wirbel mit Ausnahme des 1. und 2. Halswirbels miteinander. Ihr struktureller Aufbau bedingt eine Druck-, Zug-, Biegungs- und Torsions-Elastizität, die zur inneren stabilen Verspannung der Wirbelsäule beiträgt.

> **Praktikum!**
> Schnitte kompletter menschlicher Bandscheiben passen nicht auf die üblichen Objektträger. Deshalb werden für Kurse evtl. nur Teile präpariert oder kleinere Zwischenwirbelscheiben verschiedener Tiere (z. B. Maus, Kaninchen) verwendet. Bei Bandscheiben von Tieren müssen jedoch strukturelle Besonderheiten beachtet werden.

Median-sagittale Schnitte durch eine Zwischenwirbelscheibe zeigen am besten alle Kompartimente: zentral den Gallertkern (Nucleus pulposus), der ventral und dorsal von einem Faserring (Anulus fibrosus) begrenzt wird, kranial und kaudal knorpelige Endplatten, die die Grenze zu den benachbarten spongiösen, knochenmarkhaltigen Wirbelkörpern darstellen.

- **Nucleus pulposus** (↗ Abb. 5.161): Das Gewebe des Gallertkerns ist am ehesten mit einem embryonalen, gallertigen, gelartigen Bindegewebe vergleichbar. Einzeln oder in kleinen Gruppen liegende chondrozyten- und fibroblastenähnliche Zellen mit stärker gefärbten Zellhöfen sind in eine

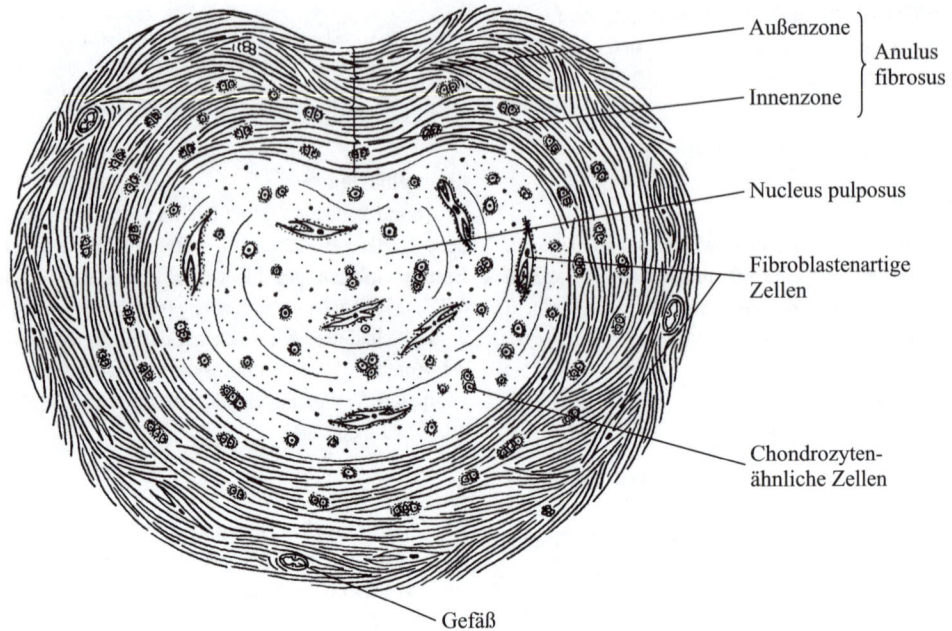

Abb. 5.161: Zwischenwirbelscheibe („Bandscheibe") – Übersicht, Horizontalschnitt

wenig anfärbbbare, amorphe Matrix eingebettet. Bei höherer Vergrößerung lassen sich darin feine Fasern und granuläre Strukturen ausmachen. Die Grundsubstanz des Nucleus pulposus ist ein typisches Beispiel für wasserbindende Matrizes: Der Reichtum an **Proteoglykanen** (z. B. Chondroitinsulfat, Hyaluronsäure) führt zu einem hohen H_2O-Gehalt, der die Ursache für den hohen Quellungsdruck und die Viskoelastizität des Nucleus pulposus („Wasserkissen") ist. Die faserigen Elemente im Nucleus pulposus stellen zum großen Teil **Kollagen Typ II** dar. Im gesunden Nucleus pulposus fehlen Blutgefäße, Nerven und immunkompetente Zellen (Bradytrophie). Die vor allem in Präparaten jüngerer Individuen gelegentlich anzutreffenden großen, blasigen Zellen können Überreste der embryonalen **Chorda dorsalis** sein.

Klinik!
Maligne Tumoren der Wirbelsäule, die sich aus Chordazellen ableiten, werden **Chordome** genannt.

Praktikum!
Isolierte Gewebeproben aus dem Nucleus pulposus könnten mit Gewebe aus Nabelschnur und Zahnpulpa verwechselt werden.

- **Anulus fibrosus** (↗ Abb. 5.161): Der straffe Faserring umgibt den Nucleus pulposus zirkulär und ist an den Randleisten der Wirbelkörper verankert. Auf histologischen Schnitten zeigt sich eine undeutliche Trennung in eine innere und äußere Zone. Die **Innenzone**, zum Nucleus pulposus hin, besteht aus einem faserknorpeligen Gewebe, in dem kleine Chondrozyten liegen. Die **Außenzone** wird von einem typischen Sehnengewebe aufgebaut. Konzentrisch in flachen Schraubentouren verlaufende Kollagenfaserbündel (**Kollagen Typ I**) überkreuzen sich gegensinnig. Eingebettet in die Faserbündel findet man spindelförmige, fibroblastenähnliche Sehnenzellen. Die äußeren Zonen des Anulus fibrosus enthalten Gefäße und Nerven. Auch elastische Fasersysteme lassen sich nachweisen. Ventral und vor allem dorsal geht die Außenzone in das straffe Bindegewebe der Wirbelsäulen-Längsbänder (Ligamenta longitudinalia) über.

> **Praktikum!**
> In histologischen Präparaten von Anuli fibrosi sieht man aufgrund der Faserbündelanordnung abwechselnd längs und quer bzw. schräg geschnittene Fasersysteme.

- Knorpelige **Endplatten** begrenzen die Wirbelkörper kaudal und kranial zur Zwischenwirbelscheibe hin. Sie bestehen aus typischem **hyalinem Knorpel** und reichen bis an den inneren Rand der Insertion der Anulus-fibrosus-Fasern in die außen gelegenen knöchernen **Randleisten** der Wirbelkörper. Sie stellen die Reste knorpeliger Wachstumsplatten der Wirbelkörper dar („Endplatten-Epiphyse").

> **Praktikum!**
> In Bandscheibenpräparaten jugendlicher Individuen erkennt man noch aktiven Wachstumsplattenknorpel mit unterschiedlich weit entwickelten Ossifikationszentren (Knochenkernen) zentral und im Bereich der späteren Randleisten (↗ Kap. 4.7.3).

Altersveränderungen in menschlichen Zwischenwirbelscheiben: Bereits ab der Jugendzeit beginnen sich alterungsbedingte degenerative Veränderungen zu manifestieren, die in fast allen histologischen Präparaten menschlicher Bandscheiben zu beobachten sind. Zeitliches Auftreten und Ausprägung dieser Veränderungen hängen von zahlreichen Faktoren ab (u. a. genetische Faktoren, exogene Faktoren wie Lebensweise, berufliche Tätigkeit, Sport, Systemerkrankungen). Dazu zählen u. a.:

- Verschwinden klarer Grenzen zwischen Anulus fibrosus und Nucleus pulposus.
- Durch zunehmenden Proteoglykan- und Wasserverlust im Nucleus pulposus Zunahme der Fibrosierung (mehr kollagene Fasern) und Verdichtung der Grundsubstanz, Nachweis atypischer Matrix-Komponenten (z. B. Kollagen Typ X), Auftreten pathologischer Matrix-Formen (z. B. Hyalin), Verkalkungen, Proliferation der Zellen mit Bildung von Riesenchondronen („Brutkapseln"), Apoptose von Zellen.
- Im Anulus fibrosus Auftreten von Rissen und Spalten („tears"; Abgrenzung von Artefakten!), konvexe Vorwölbungen des Anulus.
- Defekte in den Endplatten mit Durchtritt von Nucleus-pulposus-Material in die Spongiosa der Wirbelkörper (Schmorl-Knötchen).
- Spornartige Ossifikationen im Randleistenbereich (Osteophyten).

Die Bedeutung dieser degenerativen Veränderungen für die Entstehung sog. Bandscheibenvorfälle und sonstiger schmerzhafter Rückensyndrome ist unklar.

> **Klinik!**
> Bei den sog. **Bandscheibenvorfällen** handelt es sich tatsächlich um Vorfälle von Nucleus-pulposus-Gewebe **(Nucleus-pulposus-Prolaps)** durch den Anulus fibrosus in verschiedene Richtungen (z. B. in den Spinalkanal). Dabei sind oft Vorschädigungen von Nucleus (Degeneration) und Anulus (Rissbildungen) vorhanden. Mechanischer Druck auf benachbarte anatomische Strukturen (z. B. Spinalnerven, Spinalganglien) und Entzündungsvorgänge (Auftreten von Entzündungsmediatoren) können zu Schmerzen und neurologischen Symptomen führen. Abgetrenntes Prolaps-Gewebe kann im Spinalkanal verschleppt werden (Sequester). Eine Resorption von prolabiertem Nucleus-pulposus-Gewebe ist durch die Aktivierung phagozytierender Zellen möglich.

5.15.2 Gelenke

Sog. „echte Gelenke" (Diarthrosen) weisen bestimmte, typische Bauelemente auf. Dazu gehören (↗ Abb. 5.162):

- Artikulierende, kraftübertragende **Gelenkflächen** der Fortsätze einzelner Knochen (Processus articulares)
- auf den Gelenkflächen Überzüge aus Knorpelgewebe **(Gelenkknorpel)**
- eine **Gelenkhöhle** oder ein Gelenkspalt
- eine das Gelenk nach außen abschließende Kapsel **(Gelenkkapsel)**
- Vorhandensein von Flüssigkeit in der Gelenkhöhle **(Synovialflüssigkeit)**
- evtl. Einbau von **Gelenkzwischenscheiben** (Disci, Menisci) und Bändern.

> **Praktikum!**
> Um alle Gelenkstrukturen im Schnitt darzustellen, werden für Kurse kleinere Gelenke bevorzugt (z. B. Gelenke zwischen den Langknochen von Hand oder Fuß). Für die herkömmliche Paraffineinbettung müssen die Präparate wegen der knöchernen Anteile natürlich entkalkt sein. In histologischen Präparaten ist der Gelenkzwischenraum artefiziell erweitert.

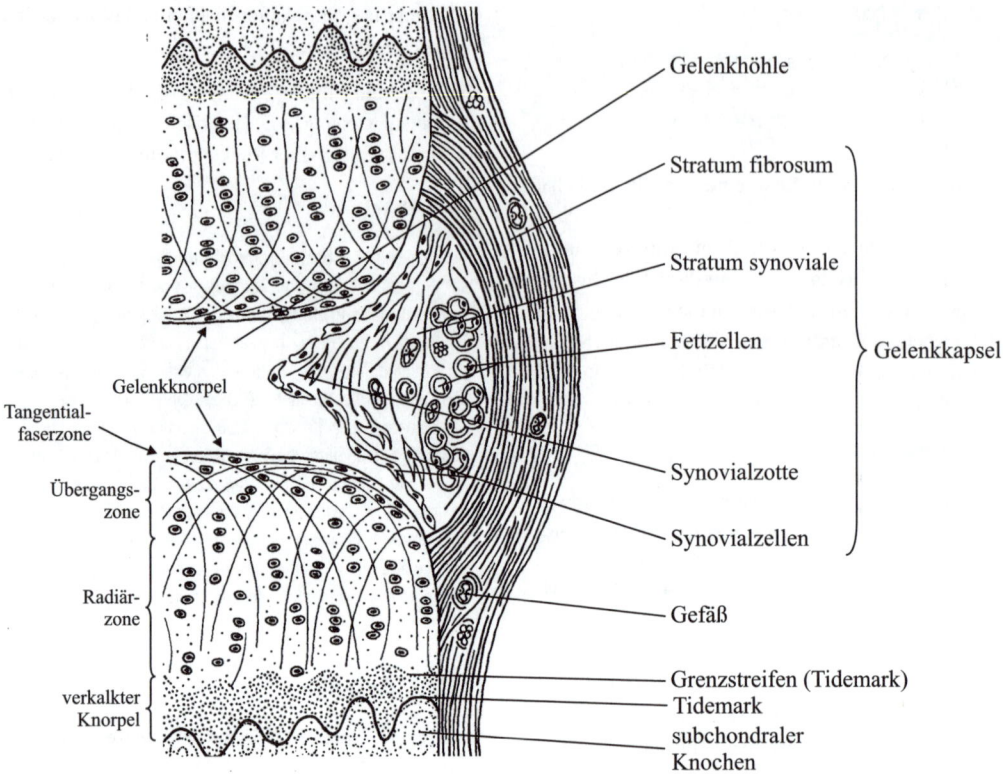

Abb. 5.162: Gelenk – Längsschnitt

Gelenkknorpel

Bei den Skelettelementen, die über eine chondrale Osteogenese gebildet werden, stellt der an den Gelenkenden lokalisierte **hyaline Knorpel** den Überrest des knorpeligen Primordiums dar (↗ Kap. 4.7.3). In einigen Gelenken kann der Gelenkknorpel jedoch auch aus **Faserknorpel** bestehen. Dieser entwickelt sich an Bindegewebsknochen (z. B. Klavikula) oder entsteht sekundär. Zu diesen Gelenken gehören z. B. das Sternoklavikulargelenk oder das Kiefergelenk.

Der normale hyaline Gelenkknorpel weist in den einzelnen Gelenken je nach biomechanischer Belastung unterschiedliche Dicken auf (ca. 0,2–6 mm) und ist zellarm. Sein histologischer Bau und seine molekulare Zusammensetzung (Kollagene, Proteoglykane, Glykoproteine usw.) entspricht den in ↗ Kap. 4.6 dargestellten Prinzipien. Auf Längsschnitten erkennt man am Gelenkknorpel eine Architektur, die sich mithilfe herkömmlicher Übersichtsfärbungen, z. B. anhand der Anordnung der Chondrone, festmachen lässt. Die **kollagenen Fasern** (↗ Kap. 4.4.3) sind für die Elastizität und Festigkeit des Knorpels verantwortlich und leisten Deformationen Widerstand. Sie sind aufgrund der funktionellen Beanspruchung arkadenförmig angeordnet. Ihren Verlauf kann man nur durch spezielle Verfahren darstellen (z. B. Polarisationsmikroskopie). Folgende Zonen können von außen (Gelenkhöhle) nach innen (Knochen) unterschieden werden:

- **Tangentialfaserzone:** Sie weist spindelförmige Chondrozyten und tangential verlaufende Fasern auf, die Abscherungen verhindern. Die Oberfläche des gesunden Gelenkknorpels ist glatt und zellfrei.

> **Praktikum!**
> Im Gegensatz z. B. zu embryonalen Knorpelstücken ist die Gelenkknorpeloberfläche nicht von einem Perichondrium bedeckt.

- **Übergangszone:** Die Fasern biegen tangential um und überkreuzen sich.

- **Radiärzone:** Es finden sich senkrecht von unten her aufsteigende Fasern und eine typische Form und Anordnung der Chondrozyten.
- **Verkalkter Knorpel:** Entspricht einer verkalkten Knorpelgrundsubstanz, in der die Kollagenfasern verankert sind. Die verkalkte Knorpelzone ist durch eine intensiver angefärbte, glykoproteinreiche Zementlinie (**Tidemark**, Grenzstreifen) zur Radiärzone hin abgegrenzt.

Der **subchondrale Knochen** ist mit dem Knorpelüberzug durch unregelmäßige Verzahnungen fest verbunden und besteht aus kompakter Knochensubstanz ohne Havers-Kanäle. Wie in jedem hyalinen Knorpel fehlen Blutgefäße und Nerven. Die Ernährung erfolgt durch Diffusion aus subchondralen Gefäßen und von der Gelenkflüssigkeit her. Eine physiologische mechanische Beanspruchung ist ein wichtiger Erhaltungsreiz für chondrale Stoffwechselvorgänge.

Praktikum!

Der Gelenkknorpel unterliegt schon früh alterungsbedingten degenerativen Veränderungen, die in menschlichen histologischen Präparaten häufig zu beobachten sind. Dazu gehören:

- **Asbestfaserung:** Sichtbarwerden (Demaskierung) kollagener Fasern in der Interterritorialsubstanz durch Veränderungen der Proteoglykanstrukturen
- Vergrößerung (Hypertrophie) oder Absterben (Apoptose) von Chondrozyten
- Chondrozytenproliferation unter Bildung von sog. **Brutkapseln** oder Riesenchondrone
- Verkalkungen in der Grundsubstanz
- Auffaserungen oder Defektbildungen an der Knorpeloberfläche.

Die Übergänge zu degenerativen Veränderungen bei pathologischen Prozessen (↗ unten) können fließend sein.

Regeneration

Hyaliner Gelenkknorpel zeigt, z. B. nach Verletzung, nie vollständige Regeneration. Oberflächliche Defekte führen zu arthrotischen Veränderungen (↗ unten). Im günstigsten Falle kommt es bei Defekten, die bis unter den subchondralen Knochen reichen, zu Reparaturversuchen durch Einwachsen eines bindegewebigen oder faserknorpeligen Ersatzgewebes.

Aus gesundem Gelenkknorpel eines Patienten isolierte Chondrozyten können jedoch neuerdings in vitro gezüchtet und behandelt werden (z. B. durch Wachstumsfaktoren). Sie können als autologe Transplantate z. B. in Knorpeldefekte retransplantiert werden.

Klinik!

Die **Arthrose** stellt heutzutage die häufigste nicht streng entzündlich bedingte degenerative Gelenkerkrankung dar. Genetische, mechanische (z. B. Fehlbelastungen) oder metabolische Faktoren führen zum Verlust der Vitalität der Chondrozyten und der Integrität der Knorpelmatrix (Überwiegen kataboler Stoffwechselvorgänge). Frühe Stadien sind histologisch kaum fassbar und z. B. durch Proteoglykanverlust oder enzymatische Matrixdegradierung (z. B. durch Matrixmetalloproteinasen) gekennzeichnet. Im weiteren Verlauf treten vielfältige histologische Veränderungen auf, die eine histopathologische Stadieneinteilung ermöglichen. Dazu gehören z. B. Chondrozytenhypertrophie, Asbestfaserung (↗ oben), Brutkapselbildung, Fissurenbildungen, in Spätstadien Knorpelverlust, subchondrale Sklerosierungen, Gefäßeinsprossungen. Veränderungen der Knorpelmatrix (z. B. Produktion atypischer Kollagene) können immunhistochemisch, biochemisch oder molekularbiologisch erfasst werden.

Gelenkkapsel

Eine **Gelenkkapsel (Capsula articularis)** (↗ Abb. 5.162) schließt den Gelenkspalt schützend nach außen ab und trägt zur Stabilität sowie zur Führung und Hemmung der Beweglichkeit bei. Man unterscheidet zwei Schichten:

- Außen **Stratum fibrosum** (Membrana fibrosa): Es besteht aus einem derben, kollagenfaserigen Bindegewebe mit elastischen Elementen und enthält Gefäße und Nervenfasergeflechte. Es ist oft durch Bänder (Kapselbänder) verstärkt, die mit ihr verflochten sind. Skelettmuskelfasern stammen von einstrahlenden Spannmuskeln. In manchen Gelenken besteht das Stratum fibrosum aus einem lockeren Bindegewebe oder enthält Fettgewebe (evtl. zu intraartikulären Corpora adiposa vergrößert).
- Innen **Stratum synoviale** (Membrana synovialis, Synovialmembran): Oft durch Bildung von **Synovialzotten und -falten** (Villi, Plicae synoviales) vergrößert. Besteht aus einem lockeren, zell-, gefäß- und nervenreichen, fetthaltigen Bindegewebe. Weiterhin finden sich elastische Fasern und Lymphgefäße. Die innere Oberfläche ist von einem lückenhaften ein- bis mehrschichtigen Zellbelag ausgekleidet, der aus endothelartigen Zellen mesenchymaler Herkunft besteht (Synovialmesothel,

Synovialzellen). Zwischen den Zellen und dem subendothelialen Bindegewebe ist keine Basalmembran ausgebildet. Ultrastrukturell lassen sich zwei Typen von Synovialzellen unterscheiden:
- Synoviozyten **Typ A**: sind unregelmäßig geformt und enthalten einen ausgeprägten Golgi-Apparat sowie zahlreiche Lysosomen. Sie sind zur Phagozytose befähigt.
- Synoviozyten **Typ B**: sind fibroblastenartig und enthalten viel raues endoplasmatisches Retikulum.

Synovialflüssigkeit: Die Synovialflüssigkeit („Gelenkschmiere") stellt ein Dialysat des Blutplasmas dar und enthält Sekretionsprodukte der Synovialzellen vom B-Typ (z. B. Hyaluronsäure). Sie liegt als dünner Film auf den Knorpeloberflächen und verhindert Reibung. Für den Knorpelstoffwechsel ist sie von großer Bedeutung.

Klinik!

Zu diagnostischen Zwecken kann Synovialflüssigkeit abpunktiert werden. Neben laborchemischen Untersuchungen können auch Ausstriche hergestellt werden. In normalen Synovialflüssigkeiten finden sich nur wenige Zellen (z. B. abgeschilferte Synovialzellen, Leukozyten, Makrophagen).

Die **Rheumatoide Arthritis** (RA) stellt eine Autoimmunerkrankung dar, bei der Synovia und Gelenkknorpel geschädigt werden. In der verdickten Synovia finden sich Infiltrate (v. a. Lymphozyten, Plasmazellen), an Stellen geschädigten Knorpels wächst ein gefäßreiches, faseriges Bindegewebe (Pannus).

Gelenkzwischenscheiben

Gelenkzwischenscheiben gleichen inkongruente Oberflächen aus, dienen der Druckverteilung und Pufferung oder bilden transportable Gelenkflächen. Sie sind mit der Innenfläche der Gelenkkaspel verwachsen. **Disci articulares** unterteilen ein Gelenk vollständig (z. B. Kiefergelenk, Sternoklavikulargelenk, Ulnokarpalgelenk), **Menisci articulares** nur unvollständig (z. B. Kniegelenk). Die Histologie der Disci und Menisci ist je nach Herkunft etwas unterschiedlich. Im Prinzip sind sie aus verflochtenen, in unterschiedlichen Richtungen verlaufenden, straffen Kollagenfaserbündeln aufgebaut, in die große, chondrozytenähnliche Zellen eingelagert sind. Stellenweise ist das Gewebe faserknorpelähnlich. Der Gehalt an Proteoglykanen ist sehr gering. Gemeinsam ist ihnen weiterhin eine Bradytrophie: Gefäße finden sich nur in den Randzonen. Das Vorhandensein von nervösen Strukturen ist umstritten. Beim jungen Menschen zeigen vor allem die Menisci Fähigkeit zur Regeneration (z. B. nach operativer Teilentfernung).

Klinik!

Menisci des Kniegelenks sind häufig durch Risse traumatisiert (Sport).

Index

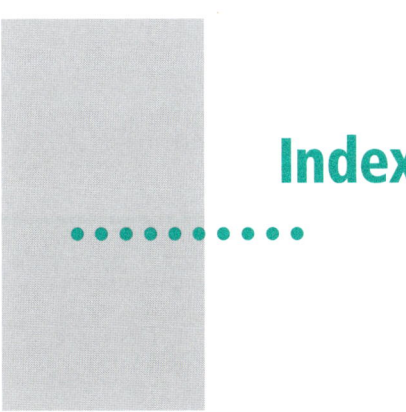

A

Abnutzungspigment 30
ABP (androgenbindendes Protein) 205
Abrasion, Schmelz 150
Abwehr, humorale/zelluläre 111
Acetylcholin 74
Acetylcholinrezeptoren 74
Achsen(faden)
– Spermatiden 203
– Zilien 24
Achsenzylinder 274
Acryle 4
ACTH (adrenokortikotropes Hormon) 127
Adamantoblasten 158, 160
Adenohypophyse (HVL) 126–128
adenoide Vegetation 122
Adergeflecht 270
Aderhaut 252–253
ADH (antidiuretisches Hormon) 128
Adhäsionsmoleküle 27
Adipositas 58
Adipozyten 57–58
Adrenalin 133, 163
adrenerge Synapsen 88
Adventitia 92, 162
ärztliche Ausbildung 2
Afferenzen
– Kleinhirn 268
– Nervenzellen 79
Afterbucht 145
Agglutinogene, Erythrozyten 101

Akne vulgaris 248
Akromegalie 128
Akrosom 203
akrosomale Vesikel 203
Akrosomphase, Spermatogenese 203–204
Aktin(filamente) 25–26, 71
– Mikrovilli 43
α-Aktinin 71
Aktivitätshypertrophie 37
Aldosteron 132
Allokortex 266
Altersinvolution 37
Alterspigment(flecken) 30, 240
Alveolarepithel(zellen) 40
– Typen 142
Alveolarknochen 156
Alveolarmakrophagen 104, 143
Alveolarsepten 142
Alveolen 142–143
– Nischenzellen 142
Alzheimer-Demenz 265
Alzianblau-Färbung 6, 8
Ameloblasten 149, 158, 160
Amelogenin 149
amine precursor uptake and decarboxylation s. APUD
Amitose 33
Amnionepithel 229, 231
Amnionhöhle 228–229, 231
Amphizyten 83, 276
Ampulla
– ductus deferentis 208
– recti 174
– tubae uterinae 219
Anagenphase, Haarwechsel 244
Analkanal 174–175

Anaphase
– Meiose 34–35
– Mitose 31–32
Anastomosen
– arteriovenöse 97
– porto-kavale 164
Anatomie
– makroskopische 2
– mikroskopische 1
androgenbindendes Protein (ABP) 205
Androgene 132, 248
ANF (atrial natriuretic factor) 99
Anfangssegmentsynapsen 87
Angina 122
Angiotensin I/II 197
Angiotensin-Converting-Enzym (ACE) 197
Anisozytose 101
Ankerfibrillen 53
ANP (atriales natriuretisches Protein) 76
Ansa nephroni 193
Anthrakose 116
Antigen-Antikörper-Komplex 111
Antigene, sequestrierte 205
Antigenpräsentation 240
antigen-presenting cells (APC) 104, 111
Antikörper, Immunhisto- bzw. -zytochemie 8
antinukleäre Autoantikörper 17
Anti-Onkogene 31
Antrum folliculi 217

Anulus
– fibrosus 278
– Spermium 204
Aorta 93
Aortenkörperchen 264
Apatitkristalle, Knochen 63
APC (antigen presenting cells) 104, 111
apikaler Pol, Hepatozyten 181
Apoplexie 273
Apoptose/apoptotische Körperchen 36–37
Appendix(-ces)
– epiploicae 173
– vermiformis 172–174
Appendizitis 173
APUD-(Zell-)System 50, 125, 163
Aquaeductus vestibuli 259
Arachnoidalzotten 271
Arachnoidea 271
Arbeitskern 16
Arbeitsphase, Zellzyklus 30
Arbor vitae 268
Area(-ae)
– densae 77
– Endhirn 266
– gastricae 165
Areola mammae 236
Artefakte, Präparate, histologische 4, 10
Arteria(-ae)
– bronchiales 144
– helicinae 212
Arterien 91, 93–95
– elastischer Typ 93
– Erkennungszeichen 95
– muskulärer Typ 93–94
Arteriolen 91, 94
arteriovenöse Anastomosen 97
Arthritis, rheumatoide 282
Arthrose 281
Articulationes synoviales 276
AS-Amyloid 265
Asbestfasern/-faserung
– Gelenkknorpel 281
– Knorpelgewebe 59
Assoziationsfasern 267
Asthma bronchiale 141
A-Streifen 70
Astrosphäre, Mitose 31
Astrozyten (protoplasmatische) 82
Astrozytennarbe 83

Astrozytome 83
Atelektase 143
Atemapparat 135–144
Atherosklerose 94
Atmung, äußere/innere 135
Atmungskette, Mitochondrien 18
ATPase 73
ATP-Synthese, Mitochondrien 18
atriales natriuretisches Protein (ANP) 76
Atrium 99
Atrophie (numerische) 37
Attachment 154
Attrition, Schmelz 150
Audiorezeptoren 250
Auerbachscher Plexus 162
Auflösungsvermögen 3
Augapfel 250
Auge 250–258
– Hilfseinrichtungen 257–258
Augenhaut
– äußere 250–251
– innere 250, 253–256
– mittlere 250, 252–253
Augenhöhle 250
Augenkammern, vordere/hintere 257
Augenlider 257
Auricula 259
Auris media 259
Ausführungsgänge
– Drüsen 48
– Pankreas 186
– Schweißdrüsen 248
Autoantikörper, antinukleäre 17
Autoimmunerkrankungen, Basalmembran 43
Autolyse 22, 36
Autophagie 22
Autophago(lyso)somen 22
Autoradiographie 8
Axilla 249
Axolyse 82
Axon 78–79, 274
– dendritisches 80
– Wachstumskolben 81
axonaler Transport 79
Axonaussprossung 81
Axonema 24, 203
Axonhügel 79
Axonstumpf, proximaler, Degeneration, traumatische 81
A-Zellen 187

Azidophilie 7
Azini
– Drüsen 45
– Pankreas 185
– Schweißdrüsen 248

B

Baillarger-Streifen 267
Balbiani-Komplex 216
Balkenarterien, Milz 117
BALT (Bronchus associated lymphatic tissue) 123
Bandscheiben 277
Bandscheibenvorfall 279
Barrett-Ösophagus 164
Barr-Körperchen 17
Bartholinsche Drüsen 226
basale Streifung 43
– Drüsenepithel 48
basales Labyrinth 43
– Nierentubulus, proximaler 194
Basalfuß, Zilien 24
Basaliom 239
Basalis 221
Basalkörperchen 24, 43
Basalkörperchensaum 24
Basallamina 43
Basalmembran 39, 42–43
– Aufbau 74
– Epidermis 239
– Muskelzellen 75
– Skelettmuskelzellen 69
Basalmembrankollagen 52–53
Basalplatte 229, 232
Basalzellen
– Ductus epididymidis 207
– Epidermis 238
– Geschmacksknospen 149
– Riechschleimhaut 136
basolateraler Pol, Hepatozyten 181
Basophilie 7
– Zytoplasma 19
Bauchfell 175–176
Bauchspeicheldrüse 185–188
Baufett 58, 241
Becherzellen
– Dünndarm 169
– Epithel 45
– Kolon 172
– Konjunktivalepithel 257
– Trachea 138

Begleitvenen 95
Belegzellen, Magen 167
Bergmann-Gliazellen, Kleinhirn 268
Berliner-Blau-Reaktion 8
Bertini-Säulen 188
Best-Glykogenfärbung 6
Betz-Riesenzellen 266–267
B-Gedächtniszellen 111
Bichatscher Wangenfettpfropf 146
Bilirubin 29, 181–182
Biliverdin 29
Bindegewebe 50–57
– Arten 55
– elastisches 55
– embryonales 55
– faseriges 55–56
– gallertiges 55–56
– geflechtartiges 55, 57
– mesenchymales 56
– parallelfaseriges 55
– retikuläres 55–56
– – Leber 179
– spinozelluläres 55
Bindegewebszellen 50–52
– freie 51–52
– ortsständige 50
Bindehaut 257
Binnenzellen, Rückenmark 273
Biopsie 4
Biotransformation, endoplasmatisches Retikulum, glattes 20
Birbeck-Granula 240
Bläschen 14
Bläschendrüse 209–210
Bläschenfollikel 216
Blasen, Haut 241
Blasenknorpel 67
Blastem 33, 60
Blastozyste 226, 229
Blastozystenhöhle 227
Blinddarm 172
Blut 98, 100–104
– Ausstrich 100–101
Blutbildung 33, 104–109
– intrauterine 104–105
– Milz 119
Blutergüsse 242
Blutfarbstoff, roter 29
Blutgefäße
– Gehirn 273
– Leber 180

Blutgefäße
– Lunge 143–144
– Nieren 189–198
– Penis 211
– Retina 255
– Rückenmark 273
– Wandbau, histologischer 91–92
Blut-Hirn-Schranke 273
Blut-Hoden-Schranke 205
Blutkörperchen
– rote s. Erythrozyten
– weiße s. Leukozyten
Blutkrebs 108
Blut-Liquor-Schranke 271
Blut-Luft-Schranke 143
Blut-Nerven-Schranke 274
Blutplasma 98
Blut-Thymus-Schranke 125
Blutzellen 100
B-Lymphozyten 103, 110–111
– Tonsillen 122
Bogengänge 259
Bone lining cells 62
Borstenhaare 242
Boutons terminaux 79, 86
Bowman-Drüsen 136
Bowman-Kapsel 181, 193
Bowman-Membran 251
Bowman-Raum 191
bradytrophe Gewebe 54
Bronchialbaum 139–140
Bronchien 139–144
– Wandbau 140–141
Bronchioli 139, 141–142
– respiratorii/alveolares 141–142
– terminales 141
bronchoarterielle Einheit 140
Bronchus associated lymphatic tissue s. BALT
Bruch-Membran 252
Brückenproteine, Aktin 25
Brunner-Drüsen 170
Brush border, Osteoklasten 62
Brustdrüse 233–236
– männliche 236
Brustfell 144
Brustwarze 236
Brutkapseln, Gelenkknorpel 279, 281
Bündelknochen 156
Bürstensaum 43
– Nierentubulus, proximaler 194

Bulbus
– Haarwurzel 244
– oculi 250
– vestibuli 226
Burdachscher Strang 272–273
Bursa-Äquivalent 103
B-Zellen, Pankreas 187
B-Zell-Region, Lymphknoten 115

C

Cadherine 27
Caecum 172
Cajal-Zellen 266
Calciosomen 18
Calices renales 188, 197–198
CAM (cell adhesion molecules) 13
Camera posterior 250
cAMP, Muskulatur, glatte 77
Canaliculi 61
– biliferi 180–181
– gustatorii 148
– interzelluläre 167
– lacrimales 258
Canalis(-es)
– analis 174
– centralis 271, 273
– perforantes 65
– radicis dentis 149
– semicirculares 259
Capsula
– adiposa, Niere 188
– articularis 281–282
– fibrosa, Leber 179
– – Niere 188
– lentis 256
Carboanhydrase 167
Carcinoma in situ 43
Cardiolipin, Mitochondrienmembran 18
Carrier-Proteine 13
Caveolae 15
Caveolin 15
Cavitas
– dentis 149, 152
– oris 145
– tympanica 259
– uteri 220
Cavum serosum testis 201
CD1 240
CD4 111
CD8 111

CD34 105
CD45R0 111
CD (cluster of differentiation) 103, 111
Cementum 155
Cerebellum 267–269
Cerumen 249, 259
Cervix
– dentis 149
– uteri 220
C-Fasern 86
CFU (colony forming units) 106
CFU-E/CFU-GM 106
cGMP, Muskulatur, glatte 77
Chalazion 257
Charcot-Boettcher-Kristalle 205
Chemorezeptoren 249
– Macula densa 197
Chemotaxis 102
Choanen 135
Cholestase 182
Cholezystitis 185
Cholezystokinin 163, 185
cholinerge Synapsen 88
Chondroblasten 60
Chondrodystrophie 21
Chondroitinsulfat 43, 62, 278
Chondroklasten, Ossifikation, perichondrale 66
Chondron 59
Chondrozyten 59–60
– hypertrophe 66–67
– isogene 60
Chorda(-ae)
– dorsalis 278
– tendinae 100
Chordome 278
Chorion(epithel) 229–232
– laeve 230
Chorionplatte 230–231
Chorionzotten 229, 231
Choroidea 252–253
Chromatiden, Meiose 34
Chromatin 16–17
Chromatinfaser/-fibrille 17
Chromatolyse 78
– zentrale 81
Chromosomen(satz)
– Aufbau 17
– non-disjunction 35
Chylusgefäße 170
cis-Seite, Golgi-Apparat 21
Clara-Zellen 141
Clathrin coat 4

Claudius-Zellen 262
Clearance, mukoziliäre 135
Cluster of differentiation s. CD
Coated vesicle 14
Cochlea 259–261
Cohnheim-Felderung 69
Colliculus seminalis 208
Columna(-ae)
– anales 175
– dorsalis 271
– lateralis 272
– renales 188
– Rückenmark 271
– ventralis 271
Commissura alba 273
Conchae 135
Connexine 28
Core protein 554
Cornu
– anterior, ventrale 271
– laterale 272
– posterior, dorsale 271
Corona
– ciliaris 252
– dentis 149
– radiata 217
Corpus(-ora)
– adiposum buccae 146
– albicans 218
– amylacea 211
– cavernosum clitoridis 226
– – penis 211–212
– – recti 175
– ciliare 252
– haemorrhagicum (rubrum) 218
– luteum 215, 218
– – cysticum/graviditatis 218
– spongiosum penis 211
– – urethrae 200
– uteri 220
– ventriculi 165–168
– vitreum 256–257
Corpusculum renale 181, 192
Cortex
– cerebelli 267
– cerebri 266
– ovarii 214
Corti-Kanal 262
Corti-Lymphe 261
Corti-Organ 260–261
– Sinneszellen 262
Cotyledonen 229
Cowper-Drüsen 201, 211

Cristae ampullares 263–264
Crista-Typ, Mitochondrien 18
Crossing over 35
Crusta, Urothel 41, 198
Cumulus oophorus 217
Cuniculus externus, internus bzw. medialis 262
Cupula 260, 264
Cuticula
– dentis 161
– pili 242
– vaginalis 244
Cutis 236–249
Cycline 31
C-Zellen 130

D

darmassoziiertes lymphatisches Gewebe 162
Darmtonsille 173
Dead tracts, Dentin 152
Decidua 232
– basalis 228–229, 232
– capsularis 228
Deckknochen 66
Deckzellen, Urothel 41
Degeneration 37
– Waller-Degeneration 81
Degranulation, Mastzellen 52
Dehnungsrezeptoren 74
Demenz, senile 265
dendritische Zellen 111
Dens 149–150, 152–161, 1510
Dentalleiste 157
Dentin 52, 151–152
– Bildung 159–161
– Demineralisation 152
– Sklerosierung 152
Dentinkanälchen 151
Dentinwunde 152
Depolymerisation 23
Depotfett 241
Dermis 236, 241
– Nervenendigungen, freie 247
dermoepithelialer Verbund 241
Descemet-Membran 251
Desmin 26, 77
Desmocollin 27
Desmodont 154
Desmoglea/Desmoglein 27
Desmoplakin 27

Desmosomen 27–28, 44
– Aktin 25
– Haftplatten 27
– Kittsubstanz 27
Desquamation(sphase)
– Endometrium 223
– Haut 239
Determination, Stammzellen 105
Detritus, Tonsillen 121
Deziduazellen 229, 232
DHEA (Dehydroepiandrosteron) 132
Diabetes mellitus 188
Diaden, Herzmuskulatur 76
Diagnostik
– histologische 9
– Untersuchungen 2
Diakinese 31
– Meiose 34–35
– Mitose 31
Diapedese 102, 105
Diaphyse, Verknöcherung 66–67
diaplazentarer Transfer 232
Diarthrosen 276
Diaster 31
Diazonien 160
Dickdarm 172–174
Differentialblutbild 102
– Linksverschiebung 102
Differentialdiagnose 2
Differenzialblutbild, Linksverschiebung 108
Diffusion 13
– Knorpelgewebe 60
– Lunge 143
Digestionsorgane s. Verdauungsorgane
Diktyosomen 21
Diktyotän, Meiose 35
Diplotän, Meiose 34–35
Discus intervertebralis 277
Discus(-i)
– articulares 282
– intercalares 76
– nervi optici 256
disjunction, Meiose 35
Disse-Raum, Leber 182
DNA, Mitochondrien 19
DNA-Doppelhelix 17
DNA-Färbung 6
Dopamin 135, 269
dopaminerge Synapsen 88
Doppelmembran 16
Dornsynapsen 87

Dotter 29
Dottersackgang 233
Down-Syndrom 35
Drosselvenen 96
Druck, kolloidosmotischer 100
Druckatrophie, Knochen 68
Drüsen(epithel) 44–50
– alveoläre 45
– Ausführungsgänge 48
– azinöse 45
– basale Streifung 48
– endoepitheliale, mehrzellige 45
– endokrine 50
– Endstücke 45
– exoepitheliale 45
– exokrine 45–50
– – Differentialdiagnose 47
– – einfache 45
– – endo-/exoepitheliale 45
– – zusammengesetzte 48–49
– gemischte (heterokrine) 49
– intraepitheliale 45
– Myoepithelzellen 48
– Parenchym 48
– periurethrale 200
– Schaltstücke 48
– Sekrete 49–50
– Stroma 48
– tubuloalveoläre 45
– tubulöse 45
– Verdauungskanal 176–188
– verzweigte 45
Drüsenläppchen 48
Drüsenzellen 42
– Gliederung, polare 44
Drumsticks 102
Ductuli
– efferentes 206
– prostatici 210
Ductus
– alveolares 142
– biliferus 180
– choledochus 184
– cochlearis 260
– cysticus 184
– deferens 201, 207–209
– ejaculatorius 208–209
– endolymphaticus 259
– epididymidis 206–207
– excretorii 48
– hepaticus communis 184
– – dexter/sinister 181

Ductus
– interlobularis(-es) 180
– – biliferi 181
– lactiferi 235
– lymphaticus dexter 98
– nasolacrimalis 258
– omphalo-entericus 233
– papillares 196, 235
– parotideus 176
– semicirculares 259
– submandibularis 76
– sudoriferi 248
– thoracicus 98
– utriculosaccularis 259
Dünndarm 169–172
– Histologie 169
– Zellen, endokrine 170
Duftdrüsen 249
Duodenum 170–171
Dura mater 270
Durchdringungszonen
– Plazentasepten 232
– Tonsillen 121
Durchlichtmikroskopie 3
Dynein 24–25
Dystrophin 72
D-Zellen
– Pankreas 187
– Somatostatin 163

E

(von) Ebner-Halbmonde 50, 177
(von) Ebner-Spüldrüsen 148
ECM (Extracellular matrix) 52
EC-Zellen
– Botenstoffe 163
– Pankreas 187
Effektorhormone 125
Efferenzen
– Kleinhirn 268
– Nervenzellfortsätze 79
EGF (Epidermal growth factor) 239
– Duodenum 171
Ehlers-Danlos-Syndrom 53
Eichel 211
Eigenfaserzement 155
Eihäute 229
Eileiter 218–220
Eileiterschwangerschaft 220
Einbettung, Proben 4
Eingeweidesensibilitäts- rezeptoren 249

Einschlüsse,
  paraplasmatische/reversible
  28
Einstülpungen 14
Einzeldrüsen 45–46
Eisen 30
  – Berliner-Blau-Reaktion 8
Eisprung 215, 217–218
Eiter (Pus) 102
Eiweiß 29
  – Ablagerungen, pathologische
    29
Eizellen 215
Ejakulat 213
Ektoderm 228
  – Zahnentwicklung 157
Ektomesoderm 157
Elastika-Färbung 5, 7
Elastin 53
elastische Fasern 53
Elektronenmikroskopie (EM)
  7–8
  – Präparatherstellung 7
Elementarkörperchen 18
Embolie 92
Embryoblasten 229
Enamelum 149–151
Encephalon 265–271
Endarterien 94
Endaufzweigung,
  Nervenzellfortsätze 79
Endharn 188
Endhirn 265–267
Endkapillaren 117
Endkappen, seröse, Drüsen 50
Endodont 151
Endokard 99
endokrine Funktion, Fettgewebe
  58
endokrine Organe 125–135
Endolymphe 260, 264
Endolysosom 22
Endometrium 220–223
  – Desquamationsphase 223
  – ischämische Phase 222–223
  – Ödeme, interzelluläre 222
  – Proliferationsphase 221
  – Sekretionsphase 221–222
  – Zervix 223
  – Zyklusveränderungen
    221–223
Endomitose 33
Endomysium 75
Endoneuralscheide 85

Endoneurium 274
endoplasmatisches Retikulum
  (ER) 19–21
  – glattes 20–21
  – raues (granuläres) 19–20
Endoreplikation 31
Endosom 22
Endost 62
Endosymbiontentheorie 19
Endothel(zellen) 40, 91
  – Endokard 99
  – Kapillaren 96
  – Milzsinus 117
Endozytose 14–15, 21
  – lysosomaler Abbau 22
  – Lysosomen 22
  – Rezeptor-vermittelte 14
Endplatten, Wirbelkörper 279
Endplattenpotential 74
Endzotten 229
enterochromaffine Zellen 156
enteroendokrine Zellen 162–163
  – Magen 168
Enteroglukagon 163
Enterozyten, Dünndarm 169
Entoderm 228
Enzyme, hydrolytische 21
Enzymhistochemie 8
Eosinophilie 103
  – Farbstoffe 7
Ependym(zellen)/Ependymo-
  zyten 84, 270, 273
Epidermal Growth Factor (EGF)
  239
Epidermis 236–237
  – Pigmentierung 240
  – Schichtung 237–240
  – Zellen 240
Epididymis 206–207
Epiglottis 137–138
Epikard 99
Epimysium 75
Epineurium 274
Epiorchium 201
Epipharynx 137
Epiphyse, Verknöcherung 68
Epiphysenfugen 68, 277
Epitendineum 75
Epithel(gewebe) 39–44
  – Becherzellen 45
  – Differenzierungen, basale 43
  – einschichtiges 40
  – gefäßloses (avaskuläres) 42
  – hochprismatisches 40

Epithel(gewebe)
  – – mehrreihiges 41
  – – mehrschichtiges 41
  – – zweireihiges 41
  – isoprismatisches 40
  – mehrreihiges 41–42
  – mehrschichtiges 40–41
  – Merkmale 42
  – Oberflächendifferenzierungen
    43
  – Paneth-Körnerzellen 45
  – plattes bzw. flaches 40
  – Regeneration 44
  – respiratorisches 135
  – Sonderformen 42
  – subkapsuläres, Linse 256
  – Verbundarten 44
  – Vorkommen 45
  – Ziliarkörper 252
Epithelium
  – anterius 251
  – lentis 256
Epithelkörperchen 130
Epithelzellen
  – helle, Sammelrohre 196
  – sezernierende, Dünndarm 169
Eponychium 245
Epoxidharze 4
ER s. endoplasmatisches
  Retikulum
Ergastoplasma 19
Erregungsbildungs- und
  -leitungssystem, Herz 100
Erregungsleitung, saltatorische
  85
Ersatzgewebe 36
Ersatzknochen 66
Ersatzzahnleiste 157–158
Ersatzzellen 42
Erythroblasten
  – basophile 106
  – poly-/orthochromatische 106
Erythropoetin (EPO) 107, 197
Erythrozyten 100–101
  – Zellmauserung 118
Erythrozytenabbau, Milz 118
Erythrozytopoese 106–107
Euchromatin 175
Exozytose 15–16
  – konstitutive 15
  – Lysosomen 22
Expression, Gene 9
extrazelluläre Matrix 52
Extrusion 44

F

Färbungen 4–5
Falschgelenk 69
Fanaña-Glia, Kleinhirn 268
Farnkrautphänomen,
 Zervixschleim 223
Fascia(-ae)
– adhaerens(-tes) 27, 76
– occludentes 28
– penis profunda 211
Fasciculus(-i) 265
– cuneatus (Burdach) 272–273
– gracilis (Goll) 272–273
Faserapparat, supraalveolärer 156
Faserastrozyten 82
Faserknochen 63
Faserknorpel 60–61, 280
Fasern 52
– elastische 53
– kollagene 280
Faserproblem 56
Faserzement
– azellulärer, extrinsischer 155
– zellulärer, intrinsischer 155
Fast switch fibers 73
Faszien 75
Faszikel 274
Faszin 25
Fat storing cells 183
FDC (follikuläre dendritische
 Zellen) 112
Felderhaut 238
Ferritin 30
Fettgewebe 57–59
– braunes 58–59
– endokrine Funktion 58
– subepikardiales, Herz 100
– weißes 57–58
Fettleibigkeit 58
Fettnachweis, Sudanschwarz
 5, 8
Fettstoffwechselstörungen 29
Fettvakuolen, Mamma lactans
 235
Fettzellen 57
– multi-/plurivakuoläre 58–59
– Siegelringform 58
– univakuoläre 57
Feulgen-Reaktion 6, 8
Fibrae
– lentis 256
– zonulares 252, 256
Fibrillen 52

Fibrillin 53
Fibrinoid, Plazenta 232–233
Fibroblasten 50–51
– Zahnpulpa 153
Fibroblast-Growth-Factor (FGF)
 277
fibroblastische/fibrozytische
 Retikulumzellen 51
Fibronektin 42, 54
Fibrozyten 50–51
– Zahnpulpa 153
Filae olfactoriae 136
Filamente 52
Filopodien 26
Filtration 13
Filtrationsschlitze,
 Glomerulusepithel 192
Fimbrien, Tuba uterina 218–219
Fimbrin 25
Fingerbeere, Haut 249
Fissura mediana anterior
 (ventralis) 271–272
Fixierung 4
Flagellen 24
Flaumhaare 242
Fleck
– blinder 256
– gelber 256
Fleckdesmosom 27
Flimmerepithel 135
– mehrreihiges 138
– Nase 136
Flimmerhärchen 24, 43
Flimmerzellen, Tuben 219
Flügelzellen 75
Flüssigkeit, interstitielle 54
Fluoreszenzmikroskopie 3
Folliculus pili 244
Follikel
– Atresie 218
– Entwicklungsstadien 216
– präovulatorischer 215
Follikelhöhle 216–217
follikuläre dendritische Zellen
 112
Foramen(-ina)
– nutricia 65
– papillaria 189
Fornix vaginae 224
Fotorezeptoren 250
Fossa navicularis 200
Fossulae tonsillares 120
Fovea centralis 256
Foveolae gastricae 165

Frakturen, Knochen 69
Fremdfaserzement 155
Fresszellen 15
– s.a. Makrophagen/Phagozyten
FSH (Follikel-stimulierendes
 Hormon) 127, 205
Functionalis 221
Fundus ventriculi 165–166
Funiculus
– anterior, lateralis bzw.
 posterior, Rückenmark 273
– posterior 273
– spermaticus 207–208
Furchen, Gehirn 265
Furunkel 248
Fußsohle, Haut 249

G

G_0-Phase, Zellzyklus 31
G_1-Phase, Zellzyklus 30
G_2-Phase, Zellzyklus 31
GABAerge Synapsen 89
Gänsehaut 244
Gallenblase 184–185
Gallenfarbstoffe 29
Gallengänge, extrahepatische
 185
Gallenkapillaren 180
Gallensäuren 181
Gallenwege, intrahepatische
 180–181
GALT (Gut associated lymphatic
 tissue) 123, 162, 170
Ganglien 275–276
– intramurale 162
– kraniospinale 275
– Parasympathikus/Sympathicus
 276
– pseudounipolare 276
– vegetative (autonome)
 275–276
Gangliosidosen 22
Gap junctions 27–28, 44
– Knochengewebe 61
Gasaustausch 143
Gaster 165–168
Gastrin 163, 168
Gastritis 168
gastro-entero-pankreatisches
 endokrines System 163
Gaumen, harter/weicher 146
Gaumenleisten 147
Gaumenmandel 120–122

GBM (glomeruläre
    Basalmembran) 192
G-CSF 106
GDNF (Glial cell line derived
    neurotrophic growth factor)
    83
Gebärmutter 220–224
Gebärmutterhalskrebs 224
Gedächtniszellen 110
Gefäßpol, Glomerulus 191
Geflechtknochen 63
Gefrierschnitte 7
Gehirn 265–271
– Blutgefäße 273
– Ventrikelsystem 269–270
Gehörgang, äußerer 259
Geißeln 24
gelber Fleck 256
Gelbkörper 218
Gelenke
– echte 276, 279
– unechte 276
Gelenkhöhle 279
Gelenkkapsel 279, 281–282
Gelenkknorpel 279–280
– Regeneration 281
– verkalkter 281
Gelenkzwischenscheiben 279,
    282
Gene, Expression 9
Generallamellen, Knochen 64
Genitalkörperchen 246
Gennari-Streifen 267
Gerinnungsfaktoren,
    Thrombozyten 104
Gerstenkorn 257
Geschlechtsdrüsen, akzessorische
    201
Geschlechtsorgane
– männliche 201–213
– weibliche 213–236
– – äußere 226
Geschmacksknospen 148–149
Geschmacksorgan 148
Gewebe, bradytrophe 54
Gewebeentnahmen 4
Gewebslehre 39
Gewebsmakrophagen 104
Gewebsmastzellen 103
GFAP (Glial fibrillary acid
    protein) 26, 82
GH (Growth hormone) 127
Giemsa-Färbung 5, 7
van Gieson-Färbung 5

Gingiva(epithel) 156
– äußeres/inneres 156
Gingivitis 157
GIP (Gastric inhibitory peptide)
    168
Glandula(-ae)
– anales 175
– bronchiales 140–141
– buccales 146
– bulbourethralis(-es) 201, 211
– cardiacae 166
– ceruminosae 249, 259
– cervicales uteri 223
– ciliares 249
– circumanales 175
– duodenales 170
– gastricae 165
– – propriae 166
– intestinales 169
– labiales 145
– lacrimalis 258
– linguales 147
– mammaria 233–236
– molares 146
– oesophageae 163
– olfactoriae 136
– palatinae 146
– parathyroideae s.
    Epithelkörperchen
– parotidea 176
– pituitaria s. Hypophyse
– praeputiales 213
– sebaceae 247–248
– seminalis 209–210
– sublingualis 178
– submandibularis 176–177
– sudoriferae 248–249
– suprarenales s. Nebennieren
– thyroidea s. Schilddrüse
– tracheales 139
– trigonales 199
– urethrales 200
– uterinae 221
– vesiculosa 209–210
– vestibulares majores/minores
    226
Glans
– clitoridis 226
– penis 211
Glanzstreifen, Herzmuskulatur
    76
Glashaut 42, 216, 244
Glasknochenkrankheit 53
Glaskörper 256–257

Glaukom 257
Gleichgewichtsorgan 263
Gleichgewichtsrezeptoren 250
Gliafasern 57
Glial cell line derived neuro-
    trophic growth factor (GDNF)
    83
Glial fibrillary acid protein
    (GFAP) 26, 82
Gliazellen 77, 82–84
– Retina 255
Glied, männliches 201, 211–213
Glioblasten 82
Glioblastome 82
Gliocyti ganglii 276
gliöse Sklerose 267
Gliose, fibröse 83
Glisson-Kapsel 179
Glisson-Trias 180
Glockenstadium,
    Zahnentwicklung 158–159
Glomerula cerebellaria 268
glomeruläre Basalmembran
    (GBM) 192
Glomerulus 181, 192
– Kapillarknäuel 191
glomerulusartige Synapsen 87
Glomerulusepithel 191–192
Glomerulusfiltrat 191
Glomus
– caroticum/aorticum 134, 264
– rectalium 175
Glomusanastomosen 97
Glomuskörperchen 241
Glomusorgane 264
Glottis 138
Glottisödem 138
Glukagon 187
Glukokortikoide 132
Glukoneogenese, endoplasmati-
    sches Retikulum, glattes 20
Glukose-6-phosphatase 20
Glycin 52
glycinerge Synapsen 89
Glykogen 29
– PAS-Methode 29
Glykogenfärbung nach Best 6
Glykogenfelder 29
– Hepatozyten 182
Glykogenosen/Glykogenspeicher
    krankheiten 22, 29
Glykokalix 13
– Epithel 43
– Erythrozyten 101

Glykoproteine 12, 42, 49, 54
– Knochenmatrix 62
Glykosaminoglykane 52
– Seitenketten 55
GM-CSF 106
Golgi-Apparat 21
– cis-/trans-Seite 21
Golgi-Felder 21
Golgi-Phase, Spermatogenese 203
Golgi-Sehnenorgane 75
Golgi-Zellen, Kleinhirn 268
Gollscher Strang 272–273
Gomphosis 277
Gonaden 201
Gonozyten 202, 215
Goormaghtigh-Zellen 197
G-Phase, Zellzyklus 30–31
Graaf-Follikel 217
Gradient, osmotischer, tight junctions 28
Grana mitochondrialia 18
Granula
– Granulozyten 102
– Mastzellen 52
Granulationes arachnoidales 271
Granulomer 104
Granulosaluteinzellen 218
Granulosazellen 215–216
Granulozyten 101–103
– basophile 51, 103
– eosinophile 51, 103
– neutrophile 51, 102
– – Drumsticks 102
– segmentkernige 102
– stabkernige 102, 108
Granulozytopoese 102, 107–108
graue Substanz
– Kleinhirn 268
– Rückenmark 271, 273
– ZNS 265–267
Gray-I/II-Synapsen 87
Grenzgewebe 39
Grenzzellen, innere 261
Grimmdarm 172
Größenvergleiche, histologische 3
Großhirnrinde 266
grüner Star 257
Grünwald-Färbung 101
Grundlagenforschung, biomedizinische 1
Grundlamellen, Knochen 64

Grundsubstanz 53–54
– Knorpelgewebe 59
Gürteldesmosomen 26–27
Gut associated lymphatic tissue s. GALT
Gynäkomastie 236
Gyrus(-i)
– Endhirn 265
– postcentralis 267
– praecentralis 266–267
G-Zellen
– Gastrin 163
– Magen 168
– Pankreas 187

H

Haarbalg 244
Haarbalgmuskeln 77, 244
Haarbildung 244
Haare 242–245
Haarfollikel 244
Haarmatrix 244
Haarpapille 244
Haarschaft 242–243
Haarwechsel 244
Haarwurzel 242–244
Haarzellen
– äußere/innere, Corti-Organ 262
– Maculae staticae 263
Haarzwiebel 243
Hämatoidin 29
Hämatokrit-Wert (Hk) 99
Hämatome 242
Hämatopoese 104–109
Hämatoxylin-Eosin(H.E.-)-Färbung 4–5
Hämatozytoblasten 105
Hämofuscin 30
Hämoglobin (Hb) 29, 101
Hämolyse 101
Hämorrhoiden 175
Hämosiderin 30, 118
Haftplatten s. Desmosomen
Haftproteine 27
Haftstrukturen 27
Haftzotten 230
Hagelkorn 257
Halbmonde, seröse, Drüsen 50, 177
Hals, Spermium 204
Hanken-Bünger-Bänder 81–82
Harnblase 199–200

Harnleiter 198–199
Harnorgane 187–201
Harnpol/-raum, Glomerulus 191
Harnröhre 200–201
Harnsamenröhre 200
Harnwege 198–201
Hassall-Körperchen 37, 125
Hauptbronchus 139
Hauptdrüsen 166
Hauptzellen
– Ductus epididymidis 206–207
– Epithelkörperchen 130
– Magen 167
Haustren 172
Haut 236–249
– Alterungsvorgänge 241
– Anhangsgebilde 235–236, 242–249
– Blasen 241
– Desquamation 239
– Langerhans-Zellen 240
– Schichten 224
– Sinnesrezeptoren 245–247
Hautdrüsen 247–249
Hautkrebs, schwarzer 240
Haut-Turgor 241
Havers-Kanal/-System 64
Havers-Lamellen 64
HCG (Choriongonadotropin) 218
heat shock proteins (HSP) 20
Heistersche Klappe 184
Helicobacter pylori 168
Helicotrema 260
Hemidesmosomen 27, 44
Henlesche Schicht 244
Henlesche Schleife 191, 193
Hensen-Zone 70
Hepar 178–184
Heparansulfat 42
Heparin 52, 103
Hepatic stellate cells 183
hepatolienale Phase, Blutbildung 104
Hepatozyten 179, 181–182
– Pole 181
– Zellorganellen 182
Hering-Kanälchen 181
Herring-Körper 128
Hertwig-(Epithel-)Scheide 160–161
Herz 99–100
– Erregungsbildungs- und -leitungssystem 100

Herzbeutel 99
Herzfehlerzellen 143
Herzhormone 99
Herzinfarkt 76
Herzklappen 99–100
Herzkranzgefäße 100
Herzmuskulatur 76–77
– Charakteristika 70
– Glanzstreifen 76
Herzskelett 99
Heterochromatin 17
Heterophagie 22
Heterophago(lyso)somen 22
Heteroplasie 36
Heusersche Membran 228
HEV (high endothelial venules) 113
Hexenmilch 233
Hilum
– Lymphknoten 113
– Muskel 75
– renale 188
Hilum-Zellen, Ovarien 214
Hinterhorn, Rückenmark 271
Hinterstrang 273
Hirnanhangsdrüse s. Hypophyse
Hirnhaut
– harte 270
– weiche 271
Hirninfarkt 273
Hirnmantel 265
Histamin 52, 103, 163
Histiozyten 51–52, 104
Histochemie 8
Histologie/histologische Präparate 1
– Artefakte 4
– Größenverhältnisse 3
– Herstellung 3–7
– Konservierung 4
– Materialentnahme 4
– spezielle 8
Histopathologie 1
Hoden 201–206
– Stützzellen 205
Hodennetz 201
Hörvorgang 263
Hofbauer-Zellen 104, 231–232
Homöobox-Gene 33
Hopewell-Smith-Lage, Zement 155
Hordeolum internum 257
Horizontalzellen, Retina 255

Hormone 125
– Thymus 124
Hornhauttrübung 252
Hortega-Glia 84
Howell-Jolly-Körperchen 107
Howship-Lakunen 62
Hoyer-Grosser-Organe 97
HSP (heat shock proteins) 20
Hülsenkapillaren, Milz 117
Humor aquosus 253, 257
Huxleysche Schicht 244
Hyalin 29
Hyalomer 104
Hyaloplasma 11
Hyaluronsäure 278
Hydrolasen, saure 102
Hydroxylapatit 63, 65
Hydroxyprolin 52
Hymen 224, 226
Hyperaldosteronismus 132
Hyperdontie 158
Hyperplasie 37
Hypertrophie 37
Hyperzementosen 155
Hypodontie 158
Hyponychium 244
Hypopharynx 137
Hypophyse 126–129
– Hinterlappen 128–129
– Vorderlappen 126–128
Hypoxie 36
H-Zone 70

I

IDC (interdigitierende dendritische Zellen) 112
IFAP (intermediate filament associated proteins) 26
Ikterus 182
Ileum 171–172
Immersionsfixierung 4
Immunantwort
– spezifische 109–111
– unspezifische 109
Immunglobuline 15
– B-Lymphozyten 110
– Bronchien 140
– Plasmazellen 110
Immunhistochemie 8
Immunoblasten 110
immunologische Hypothese, Erythrozytenabbau 118
Immunzytochemie 8

Implantation 228
Inaktivitätsatrophie 37
– Knochen 68
Infarkt, anämischer 94
Infundibulum tubae uterinae 218
Innenohr 259–263
Inselorgan 187
In-situ-Hybridisierung 9
Insulin 187
Integrine 27, 50
Integrinrezeptoren 62
Integumentum commune 236–249
Interdigitationen 44
interdigitierende dendritische Zellen (IDC) 112
interfollikuläre Zonen, Tonsillen 122
Interglobulardentin 160
Interkinese 35
Intermediärfilamente (IF) 26
Intermediärsinus 113
Intermediärzellen, Vagina 224
Intermediate filament associated proteins (IFAP) 26
Interneurone 79
Internodium 85
Interphase, Mitose 32
Interphasekern 16
Interstitium, Nieren 197
Interterritorium, Chondron 59
intervillöser Raum, Plazenta 229–230, 232
Interzellularsubstanzen 52–57
intestinale Metaplasie 164
Intestinum crassum 172–174
Intima 91
intrinsic factor 168
Intumescentia cervicalis/lumbalis 272
Involution 37
Iris 253
Ischämie 36
Isokortex 266
Isthmus
– faucium 145
– tubae uterinae 219
– uteri 220
I-Streifen 70
Ito-Zellen 183
I-Zellen 163

J

Jejunum 171
Jungfernhäutchen 224, 226
Junktionen 27
juxtaglomeruläre Zellen 17
juxtaglomerulärer Apparat 192, 197

K

Kalknachweis nach Kossa 6
Kallus 69
Kalzitonin 130
Kalzium 63
– Knochenstoffwechsel 68
– Muskulatur, glatte 77
Kambiumschicht, Knochen 63
Kammerwasser 253, 257
kanalikulärer Pol, Hepatozyten 181
Kapazitätsgefäße 96
Kapazitation 219
Kapillaren 91, 96–97
– Nieren 189–190
– sinusoidale 232
– Typen 97–98
Kapillarendothel, Glomerulus 192
Kapillarknäuel, Glomerulus 191–192
Kapillarplexus, Zahnpulpa 153
Kappenphase, Spermatogenese 203
Kapselraum, Glomerulus 191
Karbonat 63
Kardia 165–166
Kardiodilatin 99
Kardiomyozyten 76
Karies 150, 152
Karotiskörperchen 264
Karyogramm 32
Karyolyse 36
Karyon 16–17
Karyorrhexis 36
Karzinoid 174
Karzinome 39
Katagenphase, Haarwechsel 244
Katalasen 23
Katecholamine 133
Kathepsine 62
Kehldeckel 137
Kehlkopf 137–138
Keimentwicklung, frühe 227
Keimepithel, Hoden 202

Keimschicht, Epidermis 239
Keimzentrum, Lymphfollikel 112–113
Keratin(e) 26, 39, 238–239
Keratinosomen 239
Keratinozyten 238
– Melaningranula 240
Keratohyalin 238
Keratohyalingranula 239
Kerckringsche Falten 169
Kernhülle 16
– Lamine 26
Kernkörperchen 16
Kernmembran 16
– Proteine 16
Kern-Plasma-Relation 16
Kernpyknose 17, 36
Keulenzellen 141
Kinesin 24
Kinetochor 31
Kinetosomen 24, 43
Kinozilien 24, 43, 138
– Flimmerbewegungen 25
Kittsubstanz 53
– Desmosomen 27
Kleinhirn 267–269
– graue Substanz 268
– weiße Substanz 268–269
Klitoris 226
Knäueldrüsen 45, 248
Knochenalter 68
Knochenbälkchen 68
Knochenbiopsie 69
Knochenbruchheilung 69
Knochenerweichung 66
Knochen(gewebe) 60–69
– Aufbau 61
– Biomechanik 68
– Entwicklung 65–69
– Funktionen 60
– Involution 69
– membranöse 66
– remodeling 68
– Schliffpräparate/Ultradünnschliffe 64
– Stoffwechsel 68
– Umbau 61, 68–69
– Wachstum, appositionelles 66
Knochenhöhlen 64
Knochenkanälchen 61
Knochenkerne 68
Knochenkollagen 52, 62
Knochenmanschette, perichondrale 66

Knochenmark, gelbes/rotes 105
Knochenmatrix 62–63
Knochenschwund 69
Knochenverbindungen 276–282
Knochenzellen 61
Knorpel(gewebe) 59–60
– Bildung 60
– Diffusion 60
– elastischer 60–61
– Grundsubstanz 59
– hyaliner 60–61, 279–280
– Kollagenfasern 59
– Resorptions-/Verknöcherungszone 68
– verkalkter 68, 281
– Wachstum,, appositionelles bzw. interstitielles (intususzeptionelles) 60
Knorpelhaften 277
Knorpelhof 59
Knorpelkapsel 59
Knorpelkollagen 53
Knorpelmatrix 59
Knorpelzellen 59
Körnerzellen
– Epidermis 239
– Kleinhirn 268
Körperchen
– apoptotische 36–37
– perizentrioläre 24
Kohlrausch-Falte 174
Kolchizin 24, 32
Kollagen(fasern) 52
– (De-)Maskierung 59
– Knorpelgewebe 59
– Polarisationsmikroskopie 53
– Querstreifung 53
– Typen 42, 52–53, 278
Kollateralen (rekurrente) 79
Kolloid, Schilddrüse 129
Kolon 172–174
Kolostrum 235
Komedonen 248
Kommissurfasern 267
Kompartimente, Zytoplasma 11
Komplementfaktoren 15
Kondensor 3
Konjunktiva(epithel) 257
Konservierung, histologische Präparate 4
Kontaktdermatitis 240
Kontaktplatte 27
Kontaktzonen, Mitochondrien 18

Kontraktion, isometrische/isotonische 72
Kopf, Spermium 204
Kopfdarm 144–161
Kopfmesoderm 157
Kopfschwarte, Haut 249
Korbfasern, Kleinhirn 268
Korbzellen 48, 268
Korium 236
Kornea(lepithel) 251
– hinteres 251–252
– vorderes 251
Koronargefäße 100
Korpus, Magen s. Corpus(-ora) ventriculi
Kortex
– Haarschaft 242
– Lymphknoten 113
– Nieren 189
– Thymus 124
Kossa-Kalknachweis 6
Kotsteine 173
Krampfadern 96
Krause-Drüsen 257
Krause-Endkolben 246
Kreislauf 91–100
Krinozytose 44
Kristalline 42
Kronendentin 151
Kropf 130
Krupp-Husten 138
Krypten
– Dickdarm 172
– Tonsillen 120–121
Kürettage 4
Kunstprodukte s. Artefakte
Kunststoffe 4
Kupffersche Sternzellen 104, 182–183
Kurzhaare 242

L

Labia majora/minora 226
Labyrinth
– basales, Epithel 43
– – Nierentubulus 194
– häutiges/knöchernes 259
Lacis-Zellen 197
Lacuna(-ae)/Lakunen
– Knochen 66
– Knorpel 59
– Plazenta 229
– urethrales 200

Läppchenbronchus 139
Lamellae anulatae 20
Lamellenknochen 63–64
Lamellenkörperchen 239
Lamina(-ae)
– cementoblastica 161
– choroidocapillaris 252
– cribrosa 156
– densa 42, 192
– dura 156
– epithelialis mucosae 161
– fibroreticularis 42
– granularis externa 266–267
– – interna 267
– limitans 202
– – anterior/posterior 251
– molecularis 266
– multiformis 267
– muscularis mucosae 161
– propria (mucosae) 161
– – Gingiva 156
– – Nasenhöhle 136
– pyramidalis externa 266–267
– – interna 267
– rara 42
– – externa/interna 192
– Rückenmark 272
– spiralis ossea 260
– suprachoroidea 251
– vasculosa 252
Lamine 26
Laminin 42
Langerhans-Inseln 187
Langerhans-Zellen, Haut 112, 240
Langhaare 242
Langhans-Fibrinoid 230–231, 233
Lanugohaare 242
Lappenbronchus 139
Larynx 137–138
Lasermikroskopie, konfokale 3
Lebensbaum 268
Leber 178–184
– Funktionen 179
– Gefäßaufbau 180
Leberazinus 183
Leberflecken 240
Leberläppchen 179, 181
– Gliederung 183–184
Leberpforte 180
Leberschädigung, alkoholische 181

Lebersinusoide 179–180, 182–183
Leberzellbalken 179
Leberzellen 179
Leberzirrhose 183
Lederhaut
– Auge 250–251
– Kutis 237
Leiomyome, Uterus 221
Leistenhaut 237–238, 249
Lektine 8
Lektinhistochemie 8
Lemnozyten 82–84, 276
Leptin 58
Leptomeninx 270
Leptotän, Meiose 34
Leukämie 105, 108
Leukinfuchsin 8
Leukotriene 52
Leukozyten 51, 100–102
– mononukleäre 101, 103–104
– polymorphkernige 101
Leydigsche Zwischenzellen 205–206
Leydig-Zell-Hyperplasie 205
LH (Luteinisierendes Hormon) 127, 205
Lichtmikroskopie 3–7
Lieberkühn-Krypten 45, 169
Lien s. Milz
Ligamentum(-a)
– anularia 139
– longitudinalia 278
– suspensorium ovarii 213
– vocalia 138
Limbus laminae 262
Linksverschiebung, Differentialblutbild 102, 108
Linse 256
Linsenepithelien 42
Linsenfasern 42, 57, 256
Linsenkapsel 256
Linsenproteine 42
Lipid-Doppelschicht, Zellmembran 12
Lipide 29
Lipidspeicherkrankheiten 29
Lipidtropfen, Hepatozyten 182
Lipochrome 30, 57
Lipocytes perisinusoidales 183
Lipofuszin 22, 30, 76
Lipozyten 57
Lippen 145–146
Lippenrot 145–146

Liquor
– cerebrospinalis 269–270
– folliculi 217
Liquorraum, äußerer/innerer 270
Littré-Drüsen 200
Lobuli 48
– hepatis 179
– pulmonales 140
– testis 202
L-System, Skelettmuskulatur 72
Luftröhre 138–139
Lumbalmark 272
Lunge 139–144
– Selbstreinigung 143
Lungenfell 144
Lungengefäße 143–144
Lungenläppchen 140
Lungenstroma 144
Lungenvenen 143
Lunula 245
Luschkasche Gänge/Tunnel 184
Lutealphase 221
lymphatische Organe 112–113
lymphatische Scheiden, periarterioläre (PALS) 116–117, 119
lymphatisches Gewebe, darmassoziiertes 162
lymphatisches System 109–125
Lymphe 98
Lymphfollikel 112–113
– Appendix vermiformis 173
– Dünn-/Dickdarm 162
– Ileum 171
– Keimzentrum 113
– Mantelzone 112
Lymphgefäße 91, 98–99
– Flüssigkeitstransport, interstitieller 54
– Zahnpulpa 153
Lymphkapillaren 98
Lymphknoten 113–116
– B-Zell-Region 115
– Hilum 113
– Kortex 113
– Markstränge 113
– Medulla 113
– Parakortex 113, 115
– Sinusgefäße 113
Lymphoblasten 108
Lymphödem 99
lymphoepitheliale/-retikuläre Organe 112

Lymphozyten 51, 103, 108
– Immunantwort, spezifische 109
– intraepitheliale, Dünndarm 170
Lymphozytenwall/-kappe 112
Lymphozytopoese 108
lysosomaler Abbau, endozytierte Substanzen 22
Lysosomen 21–22, 107
– Hepatozyten 182
– primäre 21
– sekundäre 21–22

M

Macula(-ae)
– adhaerens 27, 76
– communicantes 28
– densa 192, 196–197
– lutea 256
– occludentes 28
– staticae 263
Magen 165–168
– Beleg-, Haupt-, Neben- bzw. Parietalzellen 167
– Schleimhaut 165–166
Magendrüsen 165
Magengrübchen 165
Makroblasten 106
Makroglia 82–84
Makrophagen 51, 108
– freie 52
– interstitielle 110
– ortsständige (sessile) 52
Makropinozytose 15
Malassez-Epithelreste 161
Malassez-Epithelzellen 154
Mallory-Körper(chen) 181–182
Malpighi-Körperchen 116, 119
MALT (Mucosa associated lymphatic tissue) 112, 123
Mamma 233–236
– lactans 235–236
– reife, ruhende 233
– Schwangerschaft 235
Mammakarzinom 236
Mantelzellen 83
Mantelzellen, Lymphfollikel 112
MAPs (Mikrotubulusassoziierte Proteine) 24
Marginalsinus
– Lymphknoten 113
– Milz 118

Marginalzone, Milz 118
Mark
– Kleinhirn 267
– Nebennieren 131
– Nieren 188
– Ovarien 214
– Thymus 124
Mark-/Myelinscheiden 83–84
– Färbungen 6, 265
Markhöhle, primäre 68
Markpyramiden 188
Marksinus 113
Markstränge, Lymphknoten 113
Markstrahlen 189, 191
Markvenen, Nebennieren 133
Maßeinheiten 3
Masson-Goldner-Färbung 5
Mastdarm 174–175
Mastopathie 236
Mastzellen 51–52
– Degranulation 52
– Granula 52
Materialentnahme, histologische Präparate 4
Matrix
– extrazelluläre 52
– Granula 18
– mesangiale 181
Matrixmetalloproteinasen 102, 281
Matrixvesikel, Osteoblasten 65
May-Grünwald-Färbung 5, 7
M-CSF 62
Meatus acusticus externus 259
mechanische Hypothese, Erythrozytenabbau 118
Mechanorezeptoren 245
Meckel-Knorpel 159
Media 92
Medulla
– cerebelli 267
– Lymphknoten 113
– spinalis 271–273
medulläre Phase, Blutbildung 104
Medulloblastom 268
Megakaryoblasten 109
Megakaryozyten 109
megaloblastische Phase, Blutbildung 104
Meibom-Drüsen 248, 257
Meiose 33–35
Meißner-Plexus 162

Meißner-Tastkörperchen 237, 245
Melanin(granula) 30, 240
Melanom 240
Melanosomen 30, 240
Melanotropin 128
Melanozyten 240
Melatonin 134
Membran(a)
– elastica interna/externa 94
– limitans 267
– – gliae superfacialis/perivascularis 82
– Mitochondrien 18
– prä-/subsynaptische 86
– tectoria 261–263
– tympani 259
– – secundaria 261
– vestibuli 260
Membranbläschen 15
Membrandifferenzierungen 14
Membranproteine 13
Membranrezeptoren 14
Meningealzellen 271
Meningen 270–271
Meningeom 271
Menisci articulares 282
Merkel-Tastkörperchen 245
Merkel-Zellen 241
Merosin 72
mesangiale Matrix 181
Mesangiumzellen 181, 192–193
– extraglomeruläre 197
Mesaxon 84
Mesektoderm 50
Mesenchym 50, 55
Mesenteriolum 173
Mesoderm 50
– extraembryonales 228
– Zahnentwicklung 157
Mesopharynx 137
Mesophragma 27
Mesothel 40
– Epikard 99
– Milz 116
– Peritoneum 175
– Pleura 144
Mesovar 213
Metachromasie 7
Metachronie 25
Metamyelozyten 107
Metaphase
– Meiose 34–35
– Mitose 31–32

Metaphasechromosomen 31–32
Metaphasekern 16
Metaplasie 36
Metaplasma 11
Metarteriolen 94
MHC (major histocompatibility complex) 111
Microfold cells s. M-Zellen
Mikrofibrillen, Fasern, elastische 53
Mikrofilamente 25
Mikroglia 84, 104
Mikrophagen 101–102
Mikropinozytose 14
Mikroplicae 14
Mikroskopvergrößerung, Präparate, Betrachtung 9
Mikrosomen 11
Mikrotome 4
Mikrotrabekelgitter 23
Mikrotubuli 23–24
mikrotubulusassoziierte Proteine (MAPs) 24
Mikrotubulus-Organisationszentrum (MTOC) 23
Mikrovilli 14, 43
– Aktin(filament) 25, 43
– Dünndarm 169
Mikrozirkulation 91
Milchgänge 235
Milchleisten 233
Milchsäckchen 235
Milchsäure, Vaginalsekret 225
Milz 116–119
– Blutbildung 119
– Erythrozytenabbau 118
– immunologische Funktionen 118
– Marginalzone/-sinus 118
– Trabekel 116
Milzknötchen/-follikel 116, 119
Milzmakrophagen 118
Milzsinus 117
Milzstroma 116
Mineralokortikoide 132
Mitesser 248
Mitochondrien 18–19
Mitochondriopathien 19
mitogene Signale 33
Mitose 30–33
– Häufigkeit 32
– Hemmstoffe 33
– Phasen 31–32

Mitose
– proliferationsstimulierende Signale 33
– Sonderformen 33
Mitosefiguren 33
Mitosegift 32
Mitoseindex 32
Mitosekern 16
Mitosespindel 31
Mittelohr 259
Modiolus 260
Molekularbiologie 1
Molekularschicht 268
Moll-Drüsen 249, 257
Monaster 31–32
Mongolismus 35
Monoblasten 108
Monozyten 51, 103, 108
– Osteoklastenbildung 62
Monozyten-Makrophagen-System (MPS) 52, 84, 104, 143
Monozytopoese 108
Moosfasern, Kleinhirn 268
Morbus
– Alzheimer 265
– Parkinson 269
Morgagni-Säulen 175
Morphogene, aktive 33
Motilin 187
α-/γ-Motoneurone, Rückenmark 273
motorische Einheit 74
motorische Endplatte 74
Motorprotein 25
M-Phase, Zellzyklus 31
M-Phase-stimulierende Faktoren (MPF) 31
MPS (mononukleäres Phagozyten-System) 52, 84, 104, 143
mRNA 19
MSH (melanozytenstimulierendes Hormon) 128
M-Streifen 71
MSX1, Zahnentwicklung 158
MTOC (Mikrotubulus-Organisationszentrum) 23
Mucosa associated lymphatic tissue s. MALT
Müllerzellen, Retina 255
Mukopolysaccharidosen 22
Mukosa 42
Mukosamastzellen 52

Mukoziliäre Clearance 135
Multilamellar bodies 142
Multiple Sklerose 85, 267
Mumps 176
Mundbucht 145
Mundhöhle 145
Mundspeichel 176
Musculus(-i)
– arrector pili 242, 244
– ciliaris 253
– dilatator pupillae 253
– orbicularis oculi 257
– sphincter ani internus/externus 175
– – pupillae 253
– – pylori 168
– tarsalis inferior/superior 257
– vocales 138
Muskelbiopsien 72
Muskeldystrophien 72
Muskelfasern 57
– Arten 73
– Aufbau 74–75
– intermediäre 73
– intrafusale 74
– Typ I (rote, langsame) 73
– Typ II (weiße, schnelle) 73
Muskelfaszien 75
Muskelgewebe 69–77, 84
– Regeneration 74
Muskelkontraktion, isometrische/isotonische 72
Muskelpumpe 95
Muskelspannung 72
Muskelspindeln 74, 273
Muskelzellfarbstoff 29
Muskulatur, glatte 77
– Charakteristika 70
Mutterkuchen 226–233
Muttermund 220, 224
Muzine 49
Mydriasis 253
Myelin 84
Myelinolyse 82
Myeloblasten 107
Myeloperoxidase 102
Myelozyten 107
myoendokrine Zellen 99
Myoepithelien 42
– Drüsen 48
– Schweißdrüsen 248
– Tränendrüsen 258
Myofibrillen 69
Myofibroblasten 51, 221

Myoglobin 29, 69
Myokard 76, 99
Myome, Uterus 221
Myometrium 220–221
Myosin 25
Myosinfilamente 71
Myosinknöpfchen 71
M-Zellen
– Darm 162, 172
– Tonsillen 121

N

Nabelschnur 229, 233
Nachgeburt 226
NADH-Transferase 73
Naevi 240
Nagel 244–245
Nagelbett 244
Nagelfalz 245
Nagelmatrix 245
Nageltasche 245
Nagelwall 245
Narben 36
Nares 135
Nase 135–137
– Schwellkörper, kavernöse 136
Nasenfurunkel 135
Nasenhöhle 135–136
Nasenlöcher 135
Nasenmuscheln 135
Nasennebenhöhlen 136–137
Nasenscheidewand 135
Nasenschleimhaut 135–136
Nasenvorhof 135
Nasopharynx 137
Natrium, Harnausscheidung 196
Natural-Killer-Zellen 111
Nebenhoden 201, 206–207
Nebennieren 131–133
– fetale/prä- bzw. postnatale 133
– Markvenen 133
Nebennierenmark (NNM) 131, 133
Nebennierenrinde (NNR) 131–132
Nebenschilddrüsen 130
Nebenzellen, Magen 167
Nekrose 36
Neokortex 266
Neopallium 265
Nephron 190
Nervenendigungen, freie, Dermis 247

Nervenfasern 57, 84–86
– markhaltige 84–85
– marklose 85–86
– Nodien/Internodium 85
– Regeneration 82
Nervengewebe 77–89, 810
Nervensystem 265–276
– enterisches 162
– ex-/inzitatorisches 80
– extrinsisches (vegetatives) 162
– intrinsisches (darmeigenes) 162
– peripheres (PNS) 77, 265, 274–276
– somatisches (animales) 80, 265
– vegetatives (autonomes) 80, 265
– zentrales s. ZNS
Nervenzellen/-zellfortsätze 77–89
– afferente 79
– Anfangssegment/Endaufzweigung 79
– bipolare 80
– efferente 79–80
– pseudounipolare 80
– uni-/multipolare 80
– Ursprungskegel 79
– Zytoskelett 79
Nervus(-i)
– opticus 256
– vasorum 92
Netzhaut 250
Neuralleiste 50
Neurit 79, 274
Neuroektoderm 157
neuroendokrine Zellen 80, 135
neuroendokrines System, diffuses 50, 125, 135
Neurofilamente 26
Neuroglia 77, 82
Neurohypophyse (HHL) 126, 128–129
Neurolemm 84, 274
Neurom 82
Neuromelanin 269
neuronale Plastizität 89
Neurone 77
Neuropil 265
Neurosekretion 128
Neurothel 271, 274
Neurotransmitter 86
Neutralfett 57

Neutrophile s. Granulozyten,
  neutrophile
Nexus 27–28
– Herzmuskulatur 76
Nidogen 42
Nieren 188–198
– Aufgaben 188
– Gefäßversorgung 189–198
– Interstitium 197
– Makroskopie 188–190
– Mikroskopie 190
– Tubulussystem 193–197
Nierenbecken 188, 190, 197–198
Nierenfettlager 188
Nierenkelche 188, 197–198
Nierenkörperchen 181, 190
Nierenmark 186, 188, 190–191
– Außen-/Innenstreifen 196
Nierenpapillen 188
Nierenpforte 188
Nierenrinde 189–190
Nischenzellen, Alveolen 142
Nissl-Färbung 6, 265
Nissl-Schollen 19, 78
Nitabuchsches Fibrinoid
  230–231, 233
NK-Zellen 111
Nodien 84
Nodus lymphaticus 113–116
Non-disjunction, Chromosomen
  35
Noradrenalin 133, 135
Normoblasten 106
Nucleus pulposus 277–278
– Prolaps 279
Nuël-Raum 262
Nuhnsche Drüsen 147
Nukleasen 21
Nukleolemm 16
Nukleolus 16–17
Nukleoplasma 16
Nukleus 11, 16–17
Nullzellen, Adenohypophyse
  127
Nymphen 226

O

Oberflächendifferenzierungen,
  Epithel 43
Oberflächenepithelien 40–42
Oberflächensensibilitäts-
  rezeptoren 249
Oberhaut 236

Objektiv 3
Oculus 250–258
Odland-Körperchen 239
Odontoblasten 151–152
– Entwicklung 159
Odontoklasten 154–155
Ödeme, interzelluläre,
  Endometrium 222
Ösophagus 163–165
– Längsfalten 163
– peristaltische Wellen 164
Ösophagussphinkter 164
Östrogene 217–218, 221, 248
Ohr 258–264
– äußeres 258–259
Ohrmuschel 259
Ohrschmalz 249, 259
Ohrschmalzdrüsen 259
Ohrspeicheldrüse 176
Ohrtrompete 259
Okular 3
Oligodendrogliome 83
Oligodendrozyten 83
Onkogene 33
Onkozyten 18
Oogenese 215–217
Oogonien 215
Oozyten (primäre/sekundäre)
  215–216
OPSI-Syndrom 119
Opsonierung 15
optischer Apparat 250, 256–258
Orbiculus ciliaris 252
Orbita 250
Orchitis 205
Organe, zirkumventrikuläre
  270
Organum
– spirale 261
– vestibulocochleare 259
Oropharynx 137
Os
– alveolare 156
– penis/priapi 212
osmotischer Gradient, Tight
  junctions 28
Ossifikation 65–69
– s.a. Osteogenese
– chondrale (indirekte) 66–68,
  70
– desmale (direkte, häutige,
  membranöse) 65–66, 69, 277
– enchondrale 66–67, 69
– perichondrale 66

Ossifikationszentren 68
– epiphysäre 68
– primäre 66
Osteoblasten 61, 65
– Matrixvesikel 65
Osteocalcin 62
Osteogenese s.a. Ossifikation
Osteoidosteom 62
Osteoid(säume) 63
– Bildung 65
Osteoklasten 62, 104
– brush bzw. ruffled border 62
Osteomalazie 66
Osteome 66
Osteon 64
Osteonektin 62
Osteophyten 279
Osteopontin 62
Osteoporose 69
Osteoprogenitorzellen 65
Osteosarkom 62, 66
Osteosynthese 69
Osteozyten 61–62, 65
Otolithen(membran) 263–264
Ovarialfollikel 216
Ovarien 213–218
– Ischämie 217
– Mark/rinde 214
– Peritonealepithel 213
– Stigma 217
– Tunica albuginea 214
Overwhelming-Post-
  Splenectomy-Infection(OPSI)-
  Syndrome 119
Ovozyten 215
Ovula Nabothi 223
Ovulation 215, 217–218
Owen-Linie 150
Oxidasen, wasserstoffperoxidbil-
  dende 23
β-Oxidation, Mitochondrien 18
Oxisomen 18
oxyphile Zellen 130
Oxytocin 128, 236

P

p53 31
Pacchionische Granulationen
  271
Pachymeninx 270
Pachytän, Meiose 34
Palatum durum/molle 146
Pallium 265

Palpebrae 257
PALS (periarterioläre lymphatische Scheiden) 116–117, 119
Paneth-Körnerzellen
– Dünndarm 170
– Epithel 45
Pankreas 185–188
– Ausführungsgänge, intralobuläre 186
– Azini 185
– endokrines 185, 187–188
– exokrines 185–187
– Schaltstücke 186
Pankreaskarzinom 187
Pankreostatin 187
Panniculus adiposus 237, 241
Pannus 282
Papanicolaou-Färbung 5, 224
Papilla(-ae)
– filiformes 147
– foliatae 147
– fungiformes 147
– mammae 236
– renales 188
– vallatae 147–148
Papillarkörper 241
Papillen, Dermis 241
Papillengänge 196
Pappenheim-Färbung 5, 101
Paraffin-Wachs 4
Paraganglien 134–135, 264
Parakortex, Lymphknoten 113, 115
Parallelfasern, Kleinhirn 268
Paraneurium 274
Paraplasma 28–30
– Einschlüsse 28
Parasympathikus, Ganglien 276
Paratendineum 75
Parathormon (PTH) 130
Paraurethraldrüsen 226
Parazonien 160
Parenchym, Drüsen 48
Parietalauge 134
Parietalzellen, Magen 167
Parkinson-Syndrom 269
Parodontitis 153
Parodontium 153–157
Parodontologie 153
Parodontopathien 153
Parotis 176
Parotitis 176

Pars
– caeca 252
– cardiaca 165
– convoluta 194
– – Tubulus, distaler 195
– – – proximaler 194
– cutanea, Lippen 145
– densa, Trommelfell 259
– distalis, Hypophyse 126
– flaccida 259
– intermedia, Hypophyse 126–127
– – Lippen 145
– membranacea 200
– mucosa, Lippen 145
– petrosa 259
– plana 252
– plicata 252
– prostatica 200–201
– recta 195
– spongiosa 200
– tuberalis 126
– uterina 219
PAS (Perjod-Schiffreaktion) 6, 8
– Glykogen 29
patho(physio)logische Veränderungen 2
Paukenhöhle 259
Paukentreppe 249
PAX9, Zahnentwicklung 158
PCNA (Proliferating cell nuclear antigen) 33
PCR (Polymerase chain reaction) 9
PDL (Periodontal-Ligament) 154
PDL-Fibroblasten 154
Pelvis renalis 188, 197–198
Pemphigus vulgaris 28
– Antigen 27
Penicilli s. Pinselarterien
Penis 201, 211–213
– Hüllen 212
– Schwellkörper 211–212
Penishaut 211
Pepsin 167
Pepsinogen 167
Peptidasen 21
peptiderge Synapsen 89
Perfusionsfixierung 4
periarterioläre lymphatische Scheiden (PALS) 116–117, 119
peribiliärer Pol, Hepatozyten 181

Perichondrium 59
Perifollikulitis 248
perikapillärer Raum, Leber 182
Perikaryon 77–78, 275
– Reparationsvorgänge 81
Perikymatien 150
Perilymphe 260
Perimetrium 220
Perimysium 75
Perineuralzellen 274
Perineurium 274
perinukleärer Raum 16
Periodic-acid-Schiff-Reaktion s. PAS-Reaktion
Periodontal-Ligament (PDL) 154
Periodontium 154
periodontoblastischer Raum 151
Periorchium 201
Periost 63
– Entwicklung 66
Periportalfeld 180
perisinusoidaler Pol, Hepatozyten 181
perisinusoidaler Spaltraum, Leber 182
peristaltische Wellen, Ösophagus 164
Peritendineum 75
Peritonealepithel, Ovarien 214
Peritonealflüssigkeit 175
Peritonealmakrophagen 104
Peritoneum 175–176
Peritonitis 176
periurethrale Drüsen 200
periurethrale Mantelzone, Prostata 210
perizentrioläre Körperchen 24
Perizyten 96
Perjod-Schiffreaktion s. PAS
Perlecan 42
Permeabilitätsbarriere, tight junctions 28
Peroxisomen 22–23
Peyer-Plaques 112, 162, 171
Pfeifferzellen, innere/äußere 262
Pfortader 180
Phäochromozytom 133
Phagolysosomen 22
Phagosomen 15, 22
Phagozyten 15
Phagozyten-System, mononukleäres (MPS) 52, 143
Phagozytose 14–15, 103

Phalangenzellen, äußere/innere 262
Pharynx 137
Phasenkontrastmikroskopie 3
Phosphatase
– alkalische, Osteoblasten 66
– saure, Lysosomen 21
– – Monozyten 103
– – Osteoklasten 62
Pia mater 271
Piatrichter 271
Pigmente 29–30
– autochthone 30
– endogene 29–30
– exogene 30
– nicht-hämoglobinogene 30
– Rest-/Residualkörper 22
Pigmentepithel/-zellen, Retina 253–254
Pigmentierung 29
– Epidermis 240
Pinealorgan 133–134
Pinealozyten 133–134
Pinosomen 14
Pinozytose 14
Pinselarterien, Milz 117
Pituizyten 84, 128
Plaques, Desmosomen 27
Plasmalemm 12
Plasmamembran 11–16
Plasmazellen 51, 104, 110
Plasmoblasten 110
Plasmodien 33
Plastizität, neuronale 89
Plattenepithel
– einschichtiges 40
– mehrschichtiges 40
– – (un)verhorntes 41
Plazenta 226–233
– Fibrinoid 232–233
– intervillöser Raum 229–230, 232
– Lakunen 229
– Spiralarterien 232
– Zottenbäume 229
Plazentaschranke 232
Plazentasepten 232
Plazentazotten 229–230
Pleura 144
Plexus
– choroidei 270
– myentericus 162
– oesophageus 164

Plexus
– submucosus 162
– subpapillärer, Dermis 241
– venosus subcutaneus 175
Plexusepithel 270
Plica(-ae)
– circulares 169
– gastricae 165
– palmatae 223
– semilunares 172
– spiralis 184
– synoviales 281
– transversales 174
– tubariae 219
– vestibulares 137
– vocales 137
pneumatische Räume 136
Pneumozyten
– Typ I 142
– Typ II 142–143
PNS s. Nervensystem, peripheres
Podozyten 191–193
Poikilozytose 101
Polarisationsmikroskopie 3
Pole, Hepatozyten 181
Polkissen 192, 197
Polychromasie 106
Polymerisation 23
Polypen 122
Polypeptid, pankreatisches (PP) 187
Polyribosomen/Polysomen 19
Porenkomplexe 16
portale Hypertonie 164
Portalläppchen 183
Portio vaginalis uteri 220, 224
– Ektopie 224
– Transformations-/Umwandlungszone 224
portokavale Anastomose 164
Porus gustatorius 148
Porzellangallenblase 185
postmitotische Phase 32
PP-Zellen, Pankreas 187
Prädentin 151, 160
Prämelanosomen 240
Präosteoklasten 62
Präparate, histologische 8–9
– Herstellung 3–7
– Mikroskopieren 9
– Schnittebene 9–10
Praeputium
– clitoridis 226
– penis 213

Präribosomen 17
präsynaptische Membran 86
Präzement 155
Primärbündel, Sehnen 75
Primärfilamente 52
Primärfollikel
– Lymphknoten 112
– Ovar 215–216
Primärharn 188
Primordialfollikel 216
Prismen-Typ, Mitochondrien 18
Probeexzision 4
Proben, Einbettung/Schneiden 4
Processus ciliaris 252
Proelastin 53
Proerythroblasten 106
Progesteron 218, 221
Projektionsfasern 267
Projektionsneurone 79
Proktodealdrüsen 175
Prolaktin (PRL) 127, 235
proliferating cell nuclear antigen (PCNA) 33
Proliferationsknospen
– ruhende, Brustdrüse 235
– Synzytiotrophoblast 230
Proliferationsphase, Endometrium 221
Prolin 52
Prolymphozyten 108
Promonozyten 108
Promyelozyten 107
Prophase
– Meiose 34
– Mitose 31–32
Propriorezeptoren 74
Prostata 201, 210–211
– Hyperplasie/Karzinom 210
– Sekret 210
Prostatasteine 211
Proteasomen 23
Proteine 12, 29
– aktinbindende 26
– IF-assoziierte 26
– integrale 12
– mikrotubulusassoziierte (MAPs) 24
– periphere 12
– sekretorische, Biosynthese 19
– transmembranäre 14
Proteoglykane 42, 49, 54, 192
– Knochenmatrix 62
– Zwischenwirbelscheiben 278

Protofilamente 26
Protonenpumpen 167
Protoonkogene 33
Protrusionen 26
Pseudoarthrose 69
Pseudodeziduazellen 222
Pubertas praecox 132
Pulmonalarterien 143
Pulpa
– rote 116
– weiße 116–117
Pulpaarterien, Milz 117
Pulpa-Dentin-Einheit 151
Pulpahöhle 149, 152
Pulpavenen, Milz 118
Pulpitis 153
Pulpozyten 153
Punctum adhaerens 27
Punktdesmosomen 27
Punktion 4
Pupillenweite 253
Purkinje-Fasern 57, 100
Purkinje-Zellen 268
Pyknose, Zellkern 106
Pylorus 168
Pylorussphinkter 168
Pyramidenbahn 267
Pyramides renales 188

R

Rachen 137
Rachenmandel 122
Rachitis 66
Radiärzone, Gelenkknorpel 281
Radix
– dentis 149
– pili 242
Randleisten, Wirbelkörper 279
Randschlingenkapillaren, Dünndarmzotten 170
Randsinus 113
Rankenarterien, Ovarien 212, 214
Ranvier-Schnürringe 84
Raschkow-Plexus 153
Rasterelektronenmikroskopie (REM) 8
Reaktionszentrum, Lymphfollikel 112
Regenbogenhaut 253
Regeneration 35–36
– Epithel 44

Regio
– cutanea 135
– olfactoria 136
– respiratoria 135–136
Reifeteilung 33–35
– erste 34–35
– zweite 35
Reifungsphase, Spermatogenese 204
Reinke-Kristalle 29, 205
Reinke-Spalt 138
Reissner-Membran 260
Reizdentin 152
Rektum 174–175
rekurrente Kollateralen 79
REM (Rasterelektronenmikroskopie) 8
remodeling, Knochen 68
Renshaw-Zellen 273
Reparationsdentin 152
Reparaturzement 155
Reserveknorpel 69
Residualkörper 22
respiratorisches Epithel 135
response 14
restitutio ad integrum 36
Restkörper 22
Rete
– ovarii 214
– testis 201–202, 206
Retentionszysten, Glandulae cervicales 223
Retikulozyten 107
Retikulozytose 107
Retikulum s. unter endo- bzw. sarkoplasmatisches Retikulum
Retikulumzellen
– dendritische 55
– epitheliale 55
– – Thymus 124
– fibroblastische 51, 55, 105
– histiozytäre 55
Retina 250, 253–256
– Blutgefäße 255
– Glia-/Müllerzellen 255
– Pigmentzellen 242, 254
– Stratum nervosum 254–255
– Topographie 256
Retinaculum trabeculare 257
Retinopathie, diabetische 255
Retzius-Linien 149–150
Rezeptoren 142
– intrazelluläre 14
– primäre/sekundäre 249

Rezeptorproteine 13–14
rheumatoide Arthritis 282
RHS (retikulo-histiozytäres System) s. MPS
Ribonukleinsäure, ribosomale 19
Ribosomen 16–17, 19
Riechepithel 42
Riechschleimhaut 136
Riechzellen 136
Riesenchondrone, Gelenkknorpel 279
Riesenzellen, vielkernige/trophoblastische 232
Rinde
– Kleinhirn 267
– Nebennieren 131
– Ovarien 214
Rindenfelder, Endhirn 266
Rindenlabyrinth 190
Rippenfell 144
Risenchondrone, Gelenkknorpel 281
Röhrenknochen, Verknöcherung
– Diaphyse 66–67
– Epiphyse 68
Rohrsches Fibrinoid 230–231, 233
Rokitansky-Aschoff-Sinus 184
Romanowsky-Färbung 101
rRNA 17, 19
Rückenmark 271–273
– Blutgefäße 273
– graue Substanz 271, 273
– weiße Substanz 271, 273
Ruffini-(End-)Körperchen
– Haut 246
– Wurzelhaut 154
Ruffled border, Osteoklasten 62
Rugae
– palatinae 147
– vaginales 224
Ruhekern 16
Rumpfdarm 144–145, 161–176

S

S (Svedberg-Einheit) 19
Sacculus(-i) 21
– alveolares 142, 259
Sacculus-Typ, Mitochondrien 18
Saccus lacrimalis 258
Säureschutzmantel, Haut 239
Salpingitis 220
Salpinx 218–220

SALT (Skin associated lymphatic tissue) 241
saltatorische Erregungsleitung 85
Salvia 176
Salzsäure, Magensaft 167
samenbildende Zellen 202–204
Samenblase 209–210
Samenflüssigkeit 213
Samenhügel 208
Samenkanälchen 201–206
Samenleiter 201, 207–209
Samenstrang 207–208
Sammelrohre 181, 193, 196
Sarkolemm 69
Sarkomer 71
Sarkoplasma 69
sarkoplasmatisches Retikulum 20, 69
Sarkosomen 69
Satelitten(zellen)
– Ganglien 24, 83–84
– Skelettmuskulatur 69, 74
Saumzellen, Dünndarm 169
Scala
– tympani 261
– vestibuli 260
Scanning electron microscopy (SEM) 8
Scapus pili 242
Schaltlamellen, Knochen 64
Schaltstücke
– Drüsen 48
– Pankreas 186
Schaltzellen, dunklere, Sammelrohre 196
Schamlippen, große/kleine 226
Scheidenvorhof 226
Schilddrüse 129–130
– Kolloid 129
Schilddrüsenfollikel 129
Schlaganfall 273
Schleimhaut 42
Schlemm-Kanal 257
Schlundenge 145
Schlussleistennetz 28, 44
– Dünndarm 169
– Hepatozyten 181
Schmelz 149–151
– Bbildung 159–161
– Demineralisation 152
– Hypoplasien 161
Schmelzepithel 158
– äußeres/inneres 158

Schmelzepithel
– reduziertes 161
Schmelzkappen 157
Schmelzknoten 157
Schmelzlamellen 150
Schmelzmatrixproteine 149
Schmelzoberhäutchen 161
Schmelzorgan, Bildung 157
Schmelzprismen 149
Schmelzpulpa 158
Schmidt-Lantermann-Spalten 84
Schmorl-Knötchen 279
Schnecke 259
Schneckenspindel 260
Schneidegeräte, histologische 4
Schneiden, Proben 4
Schnellschnittdiagnostik 7
Schnittebene, Präparate, histologische 9–10
Schreger-Hunter-Streifen 150, 160
Schwann-Zellen 82–84, 274
Schwanz, Spermium 204
Schweiß 248–249
Schweißdrüsen 248–249
– Abszess 249
– Myoepithelien 248
Schwellkörper
– Harnröhre 210
– kavernöse, Nase 136
– Penis 202, 211–212
Scrotum 201
Sebum 248
Second messenger 14
Segmentbronchus 139
Sehnen 75
Sehnen(fasern) 58, 75–76
Sehnenscheiden 76
Sehnenscheidenentzündung 76
Sehnenzellen 75
Sehnerv 256
Seitenhorn 272
– Rückenmark 272
Seitenstränge/-strang
– Rückenmark 273
– Waldeyerscher Rachenring 120
Sekrete
– Drüsen 49–50
– muköse 49
– seröse 49

Sekretion 15, 44
– apokrine 44, 249
– autokrine 45
– ekkrine (merokrine) 44
– endokrine 44
– exokrine 44
– holokrine 44, 248
– konstitutive 44
– parakrine 45
– regulierte 44
Sekretionsphase, Endometrium 221–222
Sekundärbündel, Sehnen 75
Sekundärdentin 152
Sekundärfollikel 216
– Lymphknoten 112
– Ovar 215–216
– Tonsillen 121
Selbstassoziation, Zytoskelett 23
Selbsttoleranz, T-Lymphozyten 125
Selektine 27
SEM (Scanning electron microscopy) 8
Semidünnschnitte 7
Septula testis 202
Septum(-a)
– nasi 135
– placentae 232
Serienschnitte 10
Serosa 162
Serosadeckepithel 40
Serotonin 163
Serres-Körper 158
Sertoli-Zellen 205
Sex-Chromatin 17
Sharpey-Fasern 56, 64, 150, 154, 277
Siderin 30
Siderosomen 30
Siegelringform, Fettzellen 58
Signale, mitogene 33
Signalmoleküle, Zahnentwicklung 158
Signalpeptide 20
Signaltransduktionskaskaden 14
Silikose, Lymphknoten 116
Sinnesepithelien 42
Sinnesorgane 249–264
Sinnesrezeptoren, Haut 245–247
Sinneszellen
– Corti-Organ 261–262
– Geschmacksknospen 148
– Maculae staticae 263

Sinneszellen
– primäre/sekundäre 42
Sinus
– anales 175
– lactiferi 235
– paranasales 136–137
– renalis 188, 197–198
– subkapsulärer 113
– venosus sclerae 257
Sinusgefäße, Lymphknoten 113
Sinusitis 137
sinusoidale Gefäße 105
sinusoidale Kapillaren 232
Skelettmuskulatur, quergestreifte 69–75
– Aufbau 7, 74–75
– Charakteristika 70
– Faserarten 73
– Feinbau 71–72
– Hyper-/Hypotrophie 74
– Innervation 74
– Kontraktionsvorgang 72
– motorische Einheit 74
– motorische Endplatte 74
– Regeneration 74
Skene-Drüsen 200, 226
Skin associated lymphatic tissue (SALT) 241
Sklera 250–251
Sklerose, gliöse/tuberöse 267
Sliding filament theory 71–72
Slow switch fibers 73
Smegma 213
Solitärfollikel, Ileum 171
Somatostatin 163
Sonic hedgehog, Zahnentwicklung 158
Speicheldrüsen 176–178
Speicherfett 58
Speicherkrankheiten, lysosomale 22
Speicherproteine 25
Speiseröhre s. Ösophagus
Spektrin-Netz, Erythrozyten 101
Spermatiden 202–203
Spermatogene 33, 203–204
Spermatogonien, Typ A/B 202–203
Spermatozoon 204
Spermatozyten, primäre/sekundäre 203
Spermato(zyto)genese 202–204
S-Phase, Zellzyklus 31
Spinalganglien 275–276

Spinaliome 239
Spindelfasern 25
Spinngewebsfasern 271
Spinngewebshaut 271
Spiralarterien
– Endometrium 221
– Ovarien 214
– Plazenta 232
Spirem, Mitose 31
Splen s. Milz
Splenomegalie 119
Spongiozyten 132
Spritzgang 208
Stachelsaumbläschen 14
Stachelzellen 239
Stäbchen 255
Stäbchensaum 43
Stammzellen 33, 37, 105
– adulte (ASZ) 37
– Determination 105
– embryonale (ES) 37
– hämatopoetische 37
Stammzotten 229
Staubzellen 143
Stechapfelform, Erythrozyten 101
Stereozilien 14, 43
Sterilität, weibliche 220
Sternzellen 268
Steroidhormone, endoplasmatisches Retikulum, glattes 20
Steuerhormone 125
Stiftchenzellen, Tuba uterina 219
Stigma, Ovarien 217
Stimmbänder/-muskeln 138
Stimmfalten 137
Stoffwechselend-/-zwischenprodukte 29
Stoffwechselräume, Zytoplasma 11
Stomata 175
Strangzellen, Rückenmark 273
Stratum
– basale 41, 221, 238–239
– cellulare 60
– – osteogenicum 63
– circulare 162
– compactum, Endometrium 221
– corneum, Epidermis 239–240
– fibrosum 60
– – Gelenkkapsel 281
– – Knochen 63
– functionale 221

Stratum
– ganglionare 255
– gangliosum, Kleinhirn 268
– germinativum 41, 239
– granulosum, Epidermis 239
– – Kleinhirn 268
– intermedium 41
– limitans externum 254–255
– – internum 255
– longitudinale 162
– lucidum 239
– moleculare, Kleinhirn 268
– nervosum 254–255
– neuroepitheliale 254–255
– neurofibrarum 255
– neuronorum piriformium 268
– nucleare externum 254–255
– – internum 255
– papillare, Dermis 241
– (para)basale, Vagina 224
– pigmentosum 253
– plexiforme externum/internum 255
– reticulare, Dermis 241
– – intermedium 160
– – Schmelzpulpa 160
– spinosum 239
– spongiosum, Endometrium 221
– superficiale 41
– – Vagina 224
– synoviale, Gelenkkapsel 281
Streifendesmosom 27
Streifenstücke, Drüsen 48
Streifung, basale 43
Stressfasern 92
Stria vascularis 261
Stroma
– Drüsen 48
– Kornea 251
– ovarii 214
Strombahn, terminale 97
Strukturproteine 52
Struma 130
Stützzellen
– äußere 262
– Corti-Organ 261
– Geschmacksknospen 149
– Hoden 205
– Kleinhirn 268
– Maculae staticae 263
– Riechschleimhaut 136
Subarachnoidalraum 271
subglottischer Raum 138

Subkutis 237, 241–242
Substantia
– adamantina 149–151
– alba 265
– compacta 63
– eburnea 151–152
– gelatinosa 271
– granulofilamentosa (reticularis) 107
– grisea 265
– intermedia centralis 272
– nigra 269
– ossea 155
– propria 251
– spongiosa 63
Substanz P 153, 163, 187
subsynaptische Membran 86
Succinatdehydrogenase 18
Sudanschwarz, Fettnachweis 5, 8
Sulcus(-i)
– Endhirn 265
– gingivae 156
– medianus posterior (dorsalis) 271
– spiralis externus 261
– – internus 262
– terminalis 147
Sulfatasen 21
Suppressorgene 31, 33
supraalveolärer Faserapparat 156
Surfactant 143
Suturen 277
Svedberg-Einheit (S) 19
Sympathikus, Ganglien 276
Symphysen 277
Synapsen 79, 86–87
– adrenerge 88
– axo-dendritische, -somatische bzw. -axonale 87
– chemische 86
– cholinerge/dopaminerge 88
– en passant/à distance en passent 88
– Formen 87
– GABAerge 89
– glycinerge 89
– komplexe/serielle 87
– myo-neurale (neuromuskuläre) 87
– neuroglanduläre/-sensorische 87
– peptiderge 89
– mit Purin bzw. Stickstoffmonoxid 89

synaptische Bläschen 86
Synarthrosen 276–279
Syndesmosen 277
Synovialflüssigkeit 279, 282
Synovialmesothel 281
Synovialzellen 281
Synovialzotten/-falten 281
Synoviozyten, Typ A/B 282
Synzytiotrophoblast 33, 228–232
Synzytium 33, 69

T

Tänien, Dickdarm 172
Tätowierung 30
Talg 248
Talgdrüsen 244, 247–248
– freie 248
Tangentialfaserzone, Gelenkknorpel 280
Tanizyten 84, 270
Taschenfalten 137
tau-Proteine 24
Teilungskern 16
Tela
– subcutanea 237
– submucosa 137, 161
– subserosa 162
Telencephalon 265–267
Telodendron 79
Telogenphase, Haarwechsel 244
Telolysosomen 22
Telophase
– Meiose 34–35
– Mitose 31–32
TEM (Transmissionselektronenmikroskopie) 7
Tendinozyten 75
Tenon-Kapsel 251
Terminal web 25, 27, 43
terminale Strombahn 97
Terminalgespinst 25, 43
Terminalhaare 242
Terminalsinus 113
Territorium 59
Tertiärdentin 152
Tertiärfollikel 215–216
Testis 201–206
Testosteron, Leydigsche Zwischenzellen 205
T-Gedächtniszellen 111
Theca folliculi (externa/interna) 216–217
Thekaluteinzellen 215, 218

Thekaorgan 216
T-Helfer-Zellen 111
Thiaminpyrophosphatase 21
Thionin-Pikrinsäure-Färbung 62
Thorakalmark 272
Thrombopoietin 109
Thrombose 92, 94, 96
Thrombozyten 100, 104, 109
Thrombozytopoese 109
Thymopoietin/Thymosin 124
Thymozyten 124
Thymus 112, 123–125
– Hormone 124
– Kortex/Mark 124
– Rest-/Fettkörper 123
– T-Lymphozyten 124
Thyroglobulin 129
Thyroxin (T_4) 129
Tiefensensibilitätsrezeptoren 249
Tight junctions 27–28, 44
T-Killer-Zellen 111
T-Lymphozyten 103, 110–111
– Selbsttoleranz 125
– Thymus 124
Tomes-Fasern 57, 152, 160
Tomes-Fortsätze 160
Tonofibrillen 238
Tonsilla(-ae)
– lingualis 122
– palatina 120–122
– pharyngealis 122
– tubariae 120, 259
Tonsillarpfröpfe 121
Tonsillen 120–122
– Krypten 120–121
Tonus, Muskulatur 72
tote Zonen, Dentin 152
Trabekel
– Leber 179
– Lymphknoten 113
– Milz 116
Trabekelarterien, Milz 117
Trabekelvenen, Milz 118
Trachea 138–139
Tractus 265
– corticospinalis 267
Tränenapparat 257–258
Tränendrüse 258
Tränensack 258
Tränenwege, ableitende 258
Transformationszone, Portio 224
Transmissionselektronenmikroskopie (TEM) 7

Transport
– aktiver 13
– Zytoskelett 23
Transportproteine 13
Transportprozesse, Glykokalix 13
Transportvesikel 20
trans-Seite, Golgi-Apparat 21
Transzytose 16
Tricho(kerato)hyalingranula 244
Trichrom-Färbung 4–5
Trijodthyronin (T$_3$) 129
Trisomie (21) 35
Trommelfell 259
Trophoblastzellen 229
Tropomyosin 71
– Muskulatur, glatte 77
Troponin (C, I bzw.T) 71
TSH (Thyroidea-stimulierendes Hormon) 127
T-Suppressor-Zellen 111
T-System, Skelettmuskulatur 72
Tuba
– auditiva 259
– uterina 218–220
Tubargravidität 220
Tubentonsille 120, 259
tuberöse Sklerose 267
Tubulin 23
Tubulinprotofilamente 23
Tubulus(-i)
– colligens 196
– contortus distalis 195
– – proximalis 194
– dentales 151
– distaler 193, 195–196
– intermediärer 193, 195
– proximaler 185, 193–195
– seminiferi 202–206
Tubulussystem, Nieren 190, 193–197
Tubulus-Typ, Mitochondrien 18
Tumoren, bösartige, Entstehung 35
Tunica
– adventitia 92, 162
– – Trachea 139
– albuginea, Hoden 202
– – Ovarien 214
– – Penis 211
– dartos 202
– externa 92
– fibromusculocartilaginea 139, 141

Tunica
– fibrosa bulbi 250–252
– interna bulbi 250, 253–256
– intima 91
– media 92
– mucosa 161
– – respiratoria 138–140
– muscularis 161
– – mucosae 141
– serosa 162
– vaginalis testis 201
– vasculosa bulbi 251
– vasculosa bulbi 250, 252
Tunnel, äußerer, innerer bzw. mittlerer, Corti-Organ 261–262
Tunnelproteine 13
Typ-I/II-Diabetes 188

U

Ubiquitin 23
Übergangsepithel (Urothel) 41, 197–199
– Crusta 41
Übergangszone, Gelenkknorpel 280
Übersichtsfärbungen 4–7
Uferzellen 113
Ulcus
– corneae 252
– ventriculi 168
Ultradünnschnitte 7
Umwandlungszone, Portio 224
Unguis 244–245
Unterhaut 237
Unterkieferdrüse 176–177
Unterzungendrüse 178
Ureier 215
Ureter 198–199
Urethra 200–201
– feminina/masculina 200
Urgeschlechtszellen 215
Urothel 41, 197–199
– Crusta 41
Ursprungskegel, Nervenzellfortsätze 79
Uterus 220–224
– Myome 221
Utriculus 259
Uvea 250

V

Vagina
– bulbi 251
– tendinis 76
– weibliches Geschlechtsorgan 224–226
Vaginalsekret 225
vakuolärer Apparat 195
Valvula(-ae)
– anales 175
– spiralis 184
Varikositäten, Muskulatur, glatte 77
Varizen 96
Vas(-a)
– afferens 113
– efferens 113
– privata 92, 144
– publica 143
– vasorum 92
Vater-Pacini-Körperchen 237, 245–246
Vellushaare 242
Vena
– centralis 179
– portae 180
Venen 91, 95–96
Venenklappen 95
Venolen/Venulen 91, 96
– hochendotheliale, postkapilläre 113
Ventriculus 165–168
Ventrikel 99
Ventrikelsystem, Gehirn 269–270
Ventrikelwand 270
Venulae rectatae 190
Verbindungsproteine, Muskelkontraktion 72
Verbindungsstück, Tubulussystem 193, 196
Verdauungskanal, Drüsen 176–188
Verdauungsorgane 144–176
Verknöcherung s. Ossifikation
Vermis 267
Versilberungen 6, 265
Vesica
– biliaris 184–185
– fellea 184–185
– urinaria 199–200
vesicle 14
Vesicula seminalis 209–210

Vesikel 15
– akrosomale 203
vestibuläre Leiste,
    Zahnentwicklung 157
Vestibulum
– Labyrinth 259
– laryngis 138
– nasi 135
– oris 145
– vaginae 200, 224, 226
Vibrissae 135
Villi
– intestinales 169
– Plazentazotten 229
Vimentin 26, 77
Virchow-Robin-Räume 271
Volkmann-Kanäle 65
Vorderhorn, Rückenmark 271, 273
Vorderstrang 273
Vorhaut 213
Vorhof, Mundhöhle 145
Vorhofleiste 157
Vorhoftreppe 260
Vorsteherdrüse 201, 210–211
Vulva 226

W

Wachstumsfuge, Knochen 68
Wachstumskolben, Axon 81
Waldeyerscher Rachenring 120
Waller-Degeneration 81
Wanderzellen 52
Wange 146–147
Weibel-Palade-Körperchen 92
Weilsche Zone 152–153
weiße Substanz
– Kleinhirn 268–269
– Rückenmark 271, 273
– ZNS 265, 267
Whartonsche Sulze 56, 233
Wimpern 257
Windkesselfunktion, Aorta 93
Windungen, Gehirn 265
Wirbelkörper,
    Endplatten/Randleisten 279
Wollhaare 242
Wurm 267
Wurmfortsatz 172–174
Wurzeldentin 151
– Bildung 161
Wurzelfaser 24

Wurzelfüßchen 24
– Epidermis 238
Wurzelhaut 154
Wurzelkanal 149
Wurzelscheide
– epitheliale, Haar 244
– – Zahn 160
Wurzelscheide (Haar), bindegewebige, Haar 244
Wurzelzellen
– Rückenmark 272–273
– vegetative 273

Z

Zahn 149–150, 152–161, 1510
Zahnbein 52, 151–152
Zahnentwicklung 157–161
– Dentin-/Schmelzbildung 159–161
– Epitheleinsenkung und Leistenstadium 157
– Glockenstadium 158–159
– Knospen-/Kappenstadium 157–158
Zahnfäule 152
Zahnfleisch 156
Zahnglocke 158
Zahnhals 149–150
Zahnhalteapparat 153–157
– Entwicklung 161
Zahnhöhle 149
Zahnknospen 157
Zahnkrone 149–150
Zahnleiste 157
Zahnpapille 158
Zahnpulpa 149, 152
– Altersveränderungen 153
– Innen-/Außenzone 153
Zahnsäckchen 160
Zahnschliffpräparate 149
Zahnwurzel 149–150
– Entwicklung 161
Zapfen 255
Zeis-Drüsen 257
Zelladhäsionsmoleküle 13
Zellbewegung, Zytoskelett 23
Zellbiologie s. Zytologie
Zelleib 12
Zelleinschlüsse 11
Zellen 11
– adrenalinproduzierende 133
– amakrine 255
– antigenpräsentierende s. APC

Zellen
– apikal gekörnte s. Paneth-Körnerzellen
– astrozytenartige, interstitielle 134
– azidophile, basophile bzw. eosinophile 127
– bipolare, Retina 255
– chromaffine, NNM 133
– chromophobe 127
– dendritische (DC) 111
– – follikuläre (FDC) 112
– – interdigitierende (IDC) 112
– dunkle, Schweißdrüsen 248
– endokrine, Dünndarm 170
– enterochromaffine 163
– – Magen 168
– enteroendokrine 162–163
– – Magen 168
– Epidermis 240
– gonadotrope 127
– helle, Ductus epididymidis 207
– – Schweißdrüsen 248
– kortikotrope 127
– mammotrope 127
– myoendokrine 99
– neuroendokrine 80, 125, 135
– – diffuse 50, 133
– noradrenalinhaltige 133
– oxyphile 130
– parafollikuläre 130
– phäochrome, NNM 133
– polyploide 31
– samenbildende 202–204
– sezernierende, Tuba uterina 219
– somatotrope 127
– thyrotrope 127
– zentroazinäre 185
Zellenlehre s. Zytologie
Zellerkennung, Glykokalix 13
Zellfortsätze 26
Zellhof, Knorpelzellen 59
Zellkern 11, 16–17
– Formen 16
– Pyknose 106
– Ultrastruktur 16–17
Zellkontakte 27–28
Zellkortex 25
Zellkultur 4
Zell-Matrix-Interaktion 50
Zellmauserung, Erythrozyten 118

Zellmembran 11–16
– Differenzierungen 14
– Funktionen 12
– Lipid-Doppelschicht 12
– Transportprozesse 13
Zellorganellen 11, 18–23
– Hepatozyten 181
Zellskelett s. Zytoskelett
Zellteilung 30–35
– differenzierte 33
Zelltod 17, 36–37
– provozierter 36
Zellularpathologie 11
Zellwachstum, malignes 33
Zellzyklus 30–35
– Hemmfaktoren 31
– Phasen 30
Zement 155
– (a)zellulärer 155
Zementlinien 155
Zementoblasten 155
Zementogenese 161
Zementoid 155
Zementozyten 155
Zement-Schmelz-Grenze 155
Zentralkanal 271, 273
Zentralkörperchen 24
Zentralspindel 25
Zentralvenen, Leber 180
Zentralvenenläppchen 183
Zentriolen 24
zentroazinäre Zellen 185
Zentroblasten 113
Zentromer 31
Zentroplasma 24

Zentrosom 24
Zentrozyten 110, 113
Zeroid 30
Zervikalmark 272
Zervix 223–224
Zervixkarzinom 224
Zervixschleim,
  Farnkrautphänomen 223
Ziliarkörper 252
Zilien 24–25
zirkumventrikuläre Organe 270
Zitratzyklus, Mitochondrien 18
ZNS (Zentralnervensystem) 77,
  265–273
– Fasern, marklose 86
– graue Substanz 265–267
– weiße Substanz 265, 267
Zona
– columnaris 175
– cutanea, Analkanal 175
– fasciculata 132
– glomerulosa 132
– intermedia, Analkanal 175
– pellucida 216
– reticularis 132
Zonulae
– adhaerentes 26–27
– occludentes 27–28
Zonulafasern 53, 252, 256
Zoten, Plazenta 229–230
Zotten
– Plexus choroideus 270
– Synovia 281
Zottenbäume, Plazenta 229
Zottenpumpe, Dünndarm 170

Zottenstroma 232
Z-Protein 71
Z-Streifen 70
Zuckerkandlsches Organ 134
Zunge 147–149
Zungenbälge 122
Zungenkörper 147
Zungenmandel 122
Zungenpapillen 147–148
Zungenwurzel 147
Zuwachszähne, Entwicklung 157
Zwillinge 233–234
– ein-/zweieiige 233–234
Zwischenwirbelscheiben 277
– Altersveränderungen 279
Zwölffingerdarm 170–171
Zyanose 145
Zygotän, Meiose 34–35
Zyklusveränderungen,
  Endometrium 221–223
Zymogengranula, Pankreas 185
Zytokeratine 26, 39
Zytokinese 31
Zytologie 1, 10–37
– klinische 1–2
Zytomembran 12
Zytoplasma 11
– Basophilie 19
Zytoskelett 23–26
– Hepatozyten 182
– Nervenzellen 79
Zytosol 11
Zytostatika, Mitosehemmung 32
Zytotrophoblast 220, 228–230,
  232